中国妇幼保健机构
改革发展政策研究

主　审　宋　莉　秦怀金

主　编　王禄生　朱兆芳

副主编　傅　卫　许宗余　裘　洁　王　亮

编　者（以姓氏笔画为序）

王　亚　王　亮　王禄生　朱兆芳　许宗余　那春霞

孙广宁　纪瑞云　苏　岱　李　旭　杨　琳　宋　莉

张瑞琨　陈　颖　陈乔依　罗　荣　金　曦　赵　梦

胡晓梅　侯贵林　黄爱群　曹晓琳　崔　斌　程　斌

傅　卫　谢家磊　谢婷婷　裘　洁

人民卫生出版社
·北　京·

图书在版编目（CIP）数据

中国妇幼保健机构改革发展政策研究 / 王禄生，朱
兆芳主编 . -- 北京 ：人民卫生出版社，2024. 7.
ISBN 978-7-117-36491-1

Ⅰ. R197. 322

中国国家版本馆 CIP 数据核字第 2024L7N795 号

| 人卫智网 | www.ipmph.com | 医学教育、学术、考试、健康，购书智慧智能综合服务平台 |
| 人卫官网 | www.pmph.com | 人卫官方资讯发布平台 |

中国妇幼保健机构改革发展政策研究

Zhongguo Fuyou Baojian Jigou Gaige Fazhan Zhengce Yanjiu

主　　编：王禄生　朱兆芳
出版发行：人民卫生出版社（中继线 010-59780011）
地　　址：北京市朝阳区潘家园南里 19 号
邮　　编：100021
E‑mail：pmph @ pmph.com
购书热线：010-59787592　010-59787584　010-65264830
印　　刷：廊坊一二○六印刷厂
经　　销：新华书店
开　　本：710×1000　1/16　　印张：26
字　　数：480 千字
版　　次：2024 年 7 月第 1 版
印　　次：2024 年 9 月第 1 次印刷
标准书号：ISBN 978-7-117-36491-1
定　　价：129.00 元

打击盗版举报电话：**010-59787491**　E-mail：**WQ @ pmph.com**
质量问题联系电话：**010-59787234**　E-mail：**zhiliang @ pmph.com**
数字融合服务电话：**4001118166**　E-mail：**zengzhi @ pmph.com**

前　言

　　妇女儿童健康关系着人类兴旺和民族的希望,1949年以来,国家非常重视妇女儿童健康问题,在20世纪50年代就建立了以妇幼保健机构为骨干的妇幼保健服务体系,从最初开展新法接生到逐步开展各项医疗保健服务,在降低全国孕产妇死亡率、新生儿死亡率和减少出生缺陷等方面作出了重要贡献。进入21世纪以来,妇幼保健机构发展面临着新的挑战,其核心是功能定位,焦点是该不该做临床服务,并因此影响国家投资政策支持,十多年来没有得到国家有关部门的建设投资,严重影响其发展。为此,原卫生部妇幼司领导于2012年立题,特委托我们进行"妇幼保健机构功能定位和发展政策"课题研究。

　　本研究从我国已进入新时期的大背景出发,以妇女儿童健康为中心的新思路和全生命周期服务新理念,通过对妇女儿童健康需求和妇幼保健服务特点的大量调研,依据现代医学模式理论、三级预防理论和防治结合理论,提出了妇幼保健机构的"二维功能定位",即服务对象为妇女、儿童、孕产妇三个群体,服务内容为一级病因预防、二级三早预防和三级临床预防服务。为实现防治结合,研究提出机构内部实行妇女保健部、儿童保健部和孕产保健部的大部改革架构等一系列相关政策建议。新功能定位的意义首先在于满足新时期妇女儿童的健康需求,提供从防病到治病的三级服务,同时为全生命周期服务搭建了全方位的功能平台;其次是大部制为实现以健康为中心,保健与临床融合,绩效激发机构内部活力创建了良好的体制机制平台;另外,破解了长期以来保健与临床的分离,结束了保健与临床之争,并在理论上解除了妇幼保健机构不可做临床的政策瓶颈,扩展了发展空间。此研究提出的功能定位既符合习近平主席在全国卫生健康大会上提出的"全生命周期,全过程,全方位健康服务"的要求,又符合中共中央、国务院2016年发布的《"健康中国2030"规划纲要》的新时期卫生发展战略及政策精神,为新时期由以医疗为中心向健康为中心转变,由防治分离向防治结合转变的转型改革提供了示范。

本研究成果得到了原卫生部及国家有关部委、各级卫生行政部门和各级妇幼保健机构的广泛认可,尤其是得到国家发展改革委的高度肯定,并决定从2013年开始安排专项投资启动全国的妇幼保健机构建设。随之原国家卫生计生委依据研究成果相继出台了《关于妇幼健康服务机构标准化建设和规范化管理的指导意见》(国卫妇幼发〔2015〕54号)等一系列改革发展文件,明确了功能定位、科室设置、人员配置、建设标准和机构等级评审等相关政策。至此,全国妇幼保健机构进入了建设、改革、发展新的历史时期。十年来在国家相关部委支持和国家卫生健康委妇幼司的正确领导下,全国的妇幼保健机构得到长足发展,截至2020年底,全国共建设妇幼保健机构1 803所,总投资2 378亿元,其中中央投资381亿元,地方投资1 463亿元。各级妇幼保健机构基础设施明显改善,服务能力明显提升,保健与临床得到弥合,运行活力显著增强,全国孕产妇死亡率、婴儿死亡率、5岁以下儿童死亡率和出生缺陷率等妇女儿童健康指标有明显改善。

十年来我们的研究与妇幼保健机构的建设、改革、发展相伴而行,功能定位课题完成后又先后受国家卫健委妇幼司委托开展了十多项课题研究。在发展规划战略方面相继完成了"全面两孩政策的妇幼卫生服务研究""'十四五'妇幼健康服务体系建设研究""新两纲编制社会政策领域前瞻性研究"等;在资源配置标准方面相继完成了"妇幼健康服务资源配置研究""妇幼保健机构人员配置和岗位管理研究""2018年度危重孕产妇新生儿救治体系建设督导评估"等;在体制机制改革方面相继完成了"妇幼保健机构运行补偿机制研究""妇幼保健机构大部制改革与发展评估研究""妇幼保健机构绩效考核研究"等。这些研究成果为政府政策决策提供了重要参考依据,有些已转化为政策文件,为促进妇幼健康事业改革发展发挥了一定的作用。为便于广大妇幼人和关心妇幼事业的人们学习参考,也为新时期妇幼保健机构发展留下文献资料,我们将十年来完成的有关妇幼改革发展的主要研究报告汇编出版,以此献给妇幼健康事业。

我们的研究得到了国家卫生健康委妇幼司信任和指导,得到国家卫生健康委妇幼健康中心的大力协助,得到各省市卫生厅(局)妇幼处和各级妇幼保健机构领导及专家的大力支持,在此一并表示衷心的感谢!

王禄生 朱兆芳
2024年5月

目　录

第一部分

中国妇幼保健机构功能定位研究报告

（2013 年）

一、妇幼保健机构的机遇与挑战

(一)妇幼保健政策制定与效果

为促进中国妇幼卫生事业的发展,保障妇女和儿童的健康,提高全民健康水平,促进社会公平和可持续发展,1949年以来,中国政府制定并实施了一系列相关政策。

1. 妇幼卫生工作的相关政策　中华人民共和国成立初期至20世纪90年代,中国的妇幼卫生工作从最初的"推广新法接生,降低产妇感染率和婴儿死亡率,宣传和推广节制生育",发展到围产期保健和推行优生优育等。1986年颁布了《妇幼卫生工作条例》,明确"妇幼卫生工作要认真贯彻预防为主的方针,根据妇女儿童的生理特点,运用医学科学技术,对妇女儿童进行经常性的预防保健工作,采取有效的防治措施,不断提高妇女儿童健康水平,发展中国的妇幼保健学科",从而为妇幼保健工作的发展指明了方向。

20世纪90年代,根据中国国民经济和社会发展规划及第八个五年计划提出的目标任务,参照世界儿童问题首脑会议和第四次世界妇女大会通过的有关文件,结合中国妇女儿童发展的实际情况,1992年国务院颁布了《中国儿童发展规划纲要(1995—2000年)》和《中国妇女发展纲要(1995—2000年)》。这两个纲要的实施使儿童的生存、保护和发展取得了历史性的进步;妇女在政治、经济、文化、社会和家庭生活等各个领域获得了更多的权利。1994年,第八届全国人民代表大会颁布了《中华人民共和国母婴保健法》,这是中国第一部保护妇女儿童健康权益的专门法律,标志着中国妇幼卫生工作走向法治化管理、依法行政和依法服务的轨道。以"一法两纲"的颁布实施为标志,国家相继出台了一系列配套政策法规,如1995年卫生部颁布的《母婴保健专项技术服务基本标准》《母婴保健专项技术服务许可及人员资格管理办法》《母婴保健医学技术鉴定管理办法》等。这些都规范了妇幼保健服务的人员和方式等,促进了妇幼卫生工作更有效地开展。

21世纪以来,面对改革开放和社会主义现代化建设的新形势、新任务,以及经济全球化的发展趋势,为实现新千年妇女儿童行动计划,促进妇女儿童健康事业的可持续发展,2001年颁布了《中华人民共和国母婴保健法实施办法》,提出"母婴保健工作以保健为中心,以保障生殖健康为目的,实行保健与临床相结合、面向群体、面向基层和预防为主的工作方针"。同年,国务院批准实施《中国儿童发展纲要(2001—2010年)》和《中国妇女发展纲要(2001—2010年)》,对妇女儿童发展提出了更高的目标和要求。到2010年为止,两个"纲要"确立的主要目标已基本实现,在促进妇女发展和性别平等方面取得了重大进展,儿童健康和营养状况等持续得到改善。

2011—2020 年是中国全面建成小康社会的关键时期,经济全球化深入发展,国际竞争日趋激烈,妇女儿童发展面临着前所未有的机遇与挑战,为了贯彻落实科学发展观,进一步促进妇女发展和性别平等,为儿童健康成长创造更加有利的社会环境。2011 年,国务院批准实施《中国儿童发展纲要(2011—2020 年)》和《中国妇女发展纲要(2011—2020 年)》。

不同时期"两纲"的提出,顺应了社会经济水平的发展和人民群众的健康需求,明确了中国妇女儿童发展在各阶段的目标任务和相关政策措施,成为指导、推动和规范中国妇女儿童工作的行动纲领。

实践证明,坚持以"一法两纲"为核心的妇幼卫生工作,是维护和提高中国妇女儿童健康水平必须长期坚持的工作原则,也是妇幼保健机构发展中始终坚持的方向。

2. 妇幼保健机构功能相关政策　中华人民共和国成立初期至 20 世纪 70年代,孕产妇死亡率和儿童死亡率居高不下,新生儿破伤风和妇女生殖道感染高发,中国政府为保障儿童生存和保护妇女劳动力,相继出台了一系列妇幼卫生政策,并制定了妇幼保健专业机构的试行办法,各省、市、县相继成立了妇幼卫生机构。以此为依托,全国多地开展了推广新法接生、预防乳房炎-子宫内膜炎-无乳综合征(产褥热)和新生儿破伤风,以及妇女病普查普治等工作。

1986 年,卫生部颁布的《妇幼卫生工作条例》中,要求省、地、县各级妇幼保健机构负责所辖区域内妇幼保健和计划生育技术指导,各级妇幼保健机构要以预防保健为中心,指导基层为重点,保健与临床相结合的方式开展工作。要求妇幼保健机构的业务人员既能从事保健工作,又能从事临床工作。各级妇幼保健院应首先按编制配备保健人员,防止医疗削弱保健。国家从法律层面明确了妇幼保健机构的发展方向,对妇幼保健机构建设,规范妇幼保健服务起到重要指导作用。

20 世纪 90 年代,随着"一法两纲"及其配套文件的颁布,中国的妇幼卫生政策体系更加完善。1997 年,国务院出台了《关于卫生改革与发展的决定》,指出完善县、乡、村三级卫生服务网,依法保护重点人群健康,加强妇幼保健工作,提高出生人口素质。

21 世纪以来,中国的妇幼卫生政策向均等惠民方向发展。妇幼保健机构被定性为专业提供妇幼保健方面的公共卫生和医疗服务的机构。

2006 年《妇幼保健机构管理办法》明确提出:"各级妇幼保健机构是由政府举办,不以营利为目的,具有公共卫生性质的公益性事业单位,是为妇女儿童提供公共卫生和基本医疗服务的专业机构。"规定"妇幼保健机构应坚持以群体保健工作为基础,面向基层、预防为主,为妇女儿童提供健康教育、预防保健等公共卫生服务。在切实履行公共卫生职责的同时,开展与妇女儿童健康密切相关的基本医疗服务。"要求妇幼保健机构根据所承担的任务和职责设置内部科室。其中保健科室包括妇女保健科、儿童保健科、生殖健康科、健康教育科、信息管理科等。临床科室包括妇科、产科、儿科、新生儿科、计划生育科等,以及医学检验科、医学影像科等医技科室。

随着中国医疗卫生改革的深入进行,一系列基本公共卫生服务项目和重大公共卫生服务项目在全国基层实施,妇幼保健机构承担着指导城乡基层医疗卫生机构相关妇幼保健项目运行的任务。在重大公共卫生服务项目中,农村妇女两癌筛查、增补叶酸预防神经管缺陷、农村孕产妇住院分娩等项目均主要依托妇幼保健机构实施。基本公共卫生服务和重大公共卫生服务的顺利实施,在一定程度上提高了妇幼保健服务的可及性,促进了妇幼保健服务的均等化。

3. 妇幼保健机构建设的相关政策

妇幼保健机构建设:1991—2001 年的 10 年间,卫生部会同国家发展改革委、财政部共同安排 12.5 亿元专项资金,开展以乡镇卫生院、县妇幼保健院(所)、县防疫站为建设内容的"三项建设"项目。1992 年原卫生部制定了《妇幼保健院、所建设标准(试行)》,对中国妇幼保健机构的建设规模、选址、建筑面积指标、用地指标和建筑标准作出明确规定。1994 年原卫生部发布的《医疗机构基本标准(试行)》规定了一级、二级、三级妇幼保健院的床位、科室设置、人员、房屋、设备等。2006 年,国家提出了《农村卫生服务体系建设与发展规划》,要求每一个县(市、区)由政府举办一所妇幼保健机构。中央对中西部及东部贫困地区每所妇幼保健机构投资了 50 万元,共投资建设了 950 所县级妇幼保健机构,并提出县级妇幼保健机构建设指导意见,对县级妇幼保健机构的建设规模、科室设置、设备配备标准等作出明确规定,主要目的是改善贫困地区妇幼保健机构房屋破旧、基本医疗设备短缺的状况。

总之,从 20 世纪 90 年代以后,由国家批准的县级妇幼保健机构建设项目只有两个,投资很少,90 年代的《妇幼保健院、所建设标准》已远不能适应当前的妇幼保健需求。

4. 小结 通过中国妇幼卫生和妇幼保健机构相关政策的简要回顾,可以看出中国妇幼卫生发展有以下几个特点。

(1) 政策方向明确,力度较大:面对不同历史时期的社会经济发展和妇女儿童突出的健康问题,国家针对性地制定了包括条例、一法两纲、方针等一系列妇幼卫生相关政策。方向明确、力度较大,保障了妇幼卫生事业的发展,显著提高了中国妇女儿童健康水平。

(2) 针对妇幼保健机构功能,原则性政策要求多:国家对妇幼保健机构的功能和任务,在不同时期提出过不同的要求,更多的是出现在卫生改革和妇幼卫生政策等文件中,大多是原则性的。不同的文件各有不同的描述。2006年出台的《妇幼保健机构管理办法》明确了妇幼保健机构性质,提出了对服务功能的原则要求,而且在科室设置上依旧按照保健与临床分设的模式表述。总之,关于妇幼保健机构职能的政策有很多方向性、原则性的要求,但具体政策少,缺乏完整性和系统性,尤其是对长期以来存在争论的保健与临床结合问题,缺乏可操作的解决政策。

(3)部分政策落后于时代的发展:原卫生部颁布的《各级妇幼保健机构编制标准(试行)》和《妇幼保健院、所建设标准(试行)》都是20多年前制定的政策,发文单位和格式都与现行文件要求不同,都面临着重新制定妇幼保健机构各项标准的问题。同时,随着妇幼保健机构服务范围的不断拓宽,服务项目的不断拓展,已出台的标准和政策与当前的形势不相适应,明显落后于时代的发展。

(二)妇幼保健发展与需求现状

1. 妇幼保健体系建设与发展 中国的妇幼保健服务体系是中华人民共和国成立以来较早建立的卫生组织之一,经过70多年的发展,已经形成了由妇幼卫生行政管理部门、专业妇幼保健机构、妇幼保健服务相关机构和基层卫生机构四类机构组成的较为完善的妇幼卫生管理和服务体系(图1-1-1)。

妇幼保健行政管理机构是指国家、省级、地市级和县级四级卫生行政部门的妇幼卫生行政管理机构;专业妇幼保健服务机构指国家妇幼保健中心、省级、地市级和县区级妇幼保健院(所);妇幼保健服务相关机构指与各级专业妇幼保健机构同级的综合医院妇产科、儿科以及儿童医院、妇产医院等专科医院。基层卫生机构指乡村两级和社区卫生服务机构。

妇幼卫生行政管理机构承担着管辖区域内妇幼卫生政策的制定、专业妇幼保健机构的准入、监督和管理;专业妇幼保健服务机构为妇女儿童提供妇女保健、围产期保健和儿童保健服务,并指导相关服务机构和基层妇幼保健服务;综合医院的妇产科、儿科以及妇儿专科医院,配合专业妇幼保健机构完成妇幼卫生工作。基层卫生机构是三级妇幼卫生服务的网底,在上级专业妇幼保健机构的指导下,承担着基本公共卫生服务中规定的妇幼保健服务。

2. 妇幼保健发展与需求现状 1949年以来,中国的妇幼卫生事业获得了长足的发展,在基本完善的妇幼卫生体系及政策的支持下,中国的妇幼卫生工作从解放初期的推广新法接生,到20世纪80年代的围产期保健、推行优生优育,再到90年代的普及孕产妇和儿童系统保健服务和住院分娩。妇女儿童的健康水平有了显著提高。

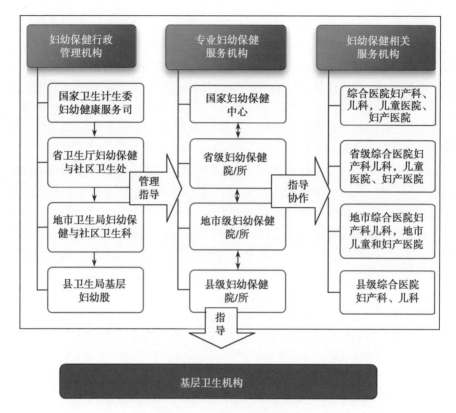

图1-1-1　妇幼卫生体系组成

（1）妇幼卫生成效显著：近20年来，随着中国改革开放和社会经济的发展，以及社会保障制度的建立，妇幼卫生事业也得到了显著发展，妇幼保健服务走向系统化，妇女儿童的健康水平明显提高。

妇幼卫生信息资料显示，近20年来，中国孕产妇死亡率和婴儿死亡率均下降了50%以上，住院分娩率从1991年的50.6%上升到2009年的96.3%，三岁以下儿童的系统保健管理率也上升了近50%（表1-1-1）。

表1-1-1　妇女儿童健康水平和服务情况

	1991 年	1999 年	2009 年
孕产妇死亡率/10^{-5}	80.0	58.7	31.9
婴儿死亡率/‰	50.2	33.3	13.8
住院分娩率/%	50.6	70.0	96.3
3 岁以下儿童系统保健管理率/%	46.3	72.3	77.2

(2)"两纲"目标实现,区域差距缩小:2010 年,妇幼卫生年报数据显示,中国的妇女儿童健康水平在 2000—2010 间得到显著提高,中国的孕产妇死亡率与 5 岁以下儿童死亡率大幅度下降,均实现了 2001—2011 年《中国妇女发展纲要》和《中国儿童发展纲要》中提出的目标。2010 年,中国 5 岁以下儿童死亡率已提前实现了联合国千年发展目标,但孕产妇死亡率距离千年发展目标的 22.0/10 万仍有一定的差距,需要进一步努力。

此外,由表 1-1-2 可以看出,近 10 年来妇女儿童健康水平的城乡和区域差距仍然存在,但差距明显缩小,2010 年城市妇女儿童健康水平仍然高于农村,东部地区仍然高于中部和西部地区。因此,如何更有针对性地开展妇幼卫生工作,提高中国欠发达地区妇女儿童的健康水平,成为亟待解决的问题。

表1-1-2　2000—2010 年儿童和孕产妇死亡率变化

		5 岁以下儿童死亡率/‰			孕产妇死亡率/10 万		
		2000 年	2010 年	下降率/%	2000 年	2010 年	下降率/%
按城乡分	全国	40.3	16.4	59.3	52.9	30.0	43.3
	城市	14.8	7.3	50.8	29.3	29.7	-1.4*
	农村	46.1	20.1	56.5	69.7	30.1	56.8
按地区分	东	20.2	9.7	51.9	21.2	17.8	16.0
	中	41.6	14.8	64.4	52.1	29.1	44.1
	西	61.9	21.1	65.9	114.8	45.1	60.7

*2010 年中国城市孕产妇死亡率比 2000 年上升了 1.4%。

(3)妇幼保健服务需求和利用增加:随着时代的发展、社会的进步和医疗保障水平的提高,尤其是实施医疗卫生改革以来,妇女儿童的健康需求和利用逐步提高,主要表现在妇女儿童在妇幼保健院、综合医院门诊就诊人次和住院人次的显著增加。

1)妇女儿童门诊量显著增加:统计年鉴显示(表 1-1-3),2009—2011 年期间,综合医院的妇产科门(急)诊人次由 2009 年的 14 320 万次上涨到 2011 年的 17 422 万次,年均增幅度为 4.65%;儿科的门诊人次在 3 年间由 13 009 万次增加到 15 235 万次,年均增幅为 4.12%。

与此同时,妇幼保健机构的门(急)诊服务量也逐渐增加。统计年鉴表明,2009 年妇幼保健机构的门(急)诊量为 14 292 万次,到了 2011 年增加到 16 837 万次,三年内增幅达到了 17.8%。

2)妇女儿童住院人次逐年增加:根据统计年鉴数据,从总的妇女儿童住院人次来看,2009—2011 年间综合医院妇产科和儿科与妇幼保健机构的出院人数增长较快。其中,2009 年的综合医院妇产科和儿科的出院人数为 1 983.6

表 1-1-3　2009—2011 年妇女儿童门(急)诊人次变化

单位:万人次

年份	综合医院妇产科		综合医院儿科		妇幼保健机构	
	门(急)诊人次	增长环比	门(急)诊人次	增长环比	门(急)诊人次	增长环比
2009	14 320	—	13 009	—	14 292	—
2010	15 456	7.9%	13 811	6.2%	15 315	7.2%
2011	17 422	12.7%	15 235	10.3%	16 837	9.9%

万人次,2011 年达到了 2 441.4 万人次,年均增幅为 4.8%;妇幼保健机构的妇女儿童出院人数由 2009 年的 564 万人增加到 2011 年的 682.2 万人次,年均增幅为 4.58%(表 1-1-4)。

表 1-1-4　综合医院妇产科和儿科与妇幼保健机构的出院人数

单位:万人次

年份	综合医院妇产科和儿科合计		妇幼保健机构	
	出院人次数	增长环比/%	出院人次数	增长环比/%
2009	1 983.6	—	564	—
2010	2 186.8	10.2%	622	10.3%
2011	2 441.4	11.6%	682.2	9.7%

(三) 妇幼保健机构发展与现状

中国的妇幼保健事业起步于 20 世纪 50 年代初。作为中国较早建立的公共卫生机构之一,1949 年以来,妇幼保健机构在机构规模、床位规模、人力资源、基础设施建设和服务能力等方面均得到了较大发展,但同时也存在一些问题和发展困境。

1. 机构规模

(1) 机构数量:1949 年以来,妇幼保健机构的数量逐年增多,从 1949 年的 9 所增加到 2011 年的 3 060 所。

根据 2011 年国家妇幼保健中心的调查资料显示,虽然妇幼保健机构数量在 20 世纪 60 年代和 70 年代因种种原因出现了大起大落,但 80 年代改革开放后,机构数由 2 000 多所增加到 90 年代的 3 000 多所,在之后的 30 多年始终稳定在 3 000 所左右,基本实现每个省(自治区、直辖市),每个地(市、州),每个县(市、区)都有一所妇幼保健院(所)(图 1-1-2)。

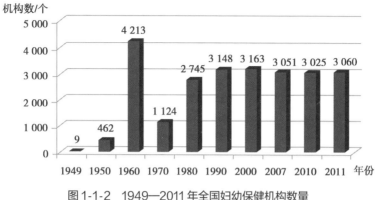

图1-1-2　1949—2011年全国妇幼保健机构数量

(2) 机构服务模式与类型：随着妇幼保健服务需求的增长和妇幼保健机构的数量的增加，妇幼保健机构的服务内容和模式也在逐步发生转变，由早期的以基层指导和群体保健服务为主，逐步发展为基层指导、群体保健和门诊保健诊疗服务，后来逐步发展为针对孕产妇、妇女和儿童的住院保健和诊疗服务。各级妇幼保健机构也逐步由过去的妇幼保健所、站、中心逐步过渡到设有床位的妇幼保健院，开展保健与临床相结合的妇幼保健服务。从图1-1-3可以看出，1958年所有妇幼保健机构中开展住院服务的仅占5%，2011年开展住院服务的占66.0%，其中省级妇幼保健机构开展住院服务的占80%，地市级78.6%，县区级占64.3%。妇幼保健机构数量的增加，服务内容的扩展，服务模式的改变，是为了适应妇女儿童健康保健服务的需要，是妇幼保健机构发展的必然要求。

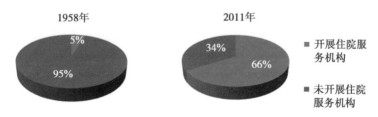

图1-1-3　1958—2011年全国妇幼保健机构院所构成变化

(3) 机构床位规模与用途：随着妇幼保健机构孕产妇、妇女和儿童住院保健诊疗服务的开展，妇幼保健机构床位数大幅度增加，2010年妇幼卫生年报数据显示，从2000年至2010年的10年期间，全国妇幼保健机构的床位数从7.12万张增加到13.4万张，比10年前的床位数翻了近一番，达到了每万人口1张床，东部、中部、西部地区妇幼保健机构每万人口床位数分别为1张、0.99张和0.99张床，不同地区稍有差距(图1-1-4)。

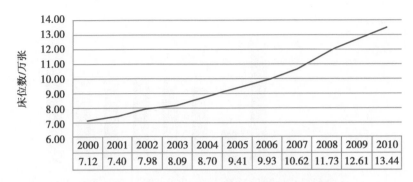

图 1-1-4   2000—2010 年全国妇幼保健机构床位数

　　根据国家妇幼保健中心的调查资料,2005—2011 年期间,各级妇幼保健机构的床位都有不同程度的增加,设有床位的省级、地市级和县区级妇幼保健院的每院平均床位数分别由 2005 年 250 张、75 张和 27 张增加到 2011 年的 332 床、109 张和 40 张。

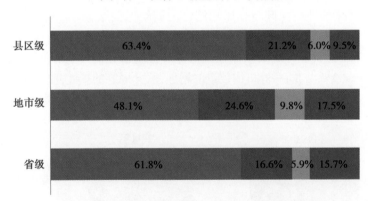

图 1-1-5   2011 年各级妇幼保健机构床位分科构成
注:图中数据进行了四舍五入,下同。

　　2011 年,妇幼保健院床位的使用情况(图 1-1-5),妇产科、儿科、新生儿科和其他科床位中,省级分别占 61.8%、16.6%、5.9% 和 15.7%;地市级分别占 48.1%、24.6%、9.8% 和 17.5%;县区级分别占 63.4%、21.2%、6.0% 和 9.5%。由此看出,妇幼保健机构的床位 85% 用于妇产科和儿科,为降低孕产妇和儿童死亡率提供了保障。

　　2. 人力资源　人是重要的生产要素,分析妇幼保健机构的人员规模、组成和人员编制,可以了解人力资源配置政策的合理性以及存在的问题。

(1) 机构人员及构成:根据国家妇幼保健中心 2011 年调查资料显示,省级、地市级和县级妇幼保健机构平均每机构实有人员数分别为 643 人、139 人和 44 人,其中有床位的保健院分别为 732 人、231 人和 79 人;无床位的保健所/站分别为 54 人、33 人和 21 人,有住院服务保健院职工数远大于无住院服务的机构,平均每床人员数分别为 2.2 人、2.1 人、2.0 人(表 1-1-5)。

表 1-1-5　2011 年各级妇幼保健机构人员情况

	机构数	平均每机构实有人员数/人	设床保健院平均每院职工数/人	无床保健所/站平均每机构职工数/人	卫生技术人员占比/%	技术人员中副高及以上比例/%
省级	30	643	732	54	82.2	14.5
地市级	318	139	231	33	82.9	13.3
区县级	2 675	44	79	21	81.5	5.8

由表 1-1-5 还可看出,有床和无床保健机构的卫生技术人员占比均在 80% 以上,没有明显差异,说明配比较为合理。省级和地市级妇幼保健机构的技术职称层次明显高于县级,这说明人员技术素质较好。

(2) 实际用人与编制:1986 年,卫生部曾颁布《各级妇幼保健机构编制标准(实行)》,规定各级妇幼保健机构的编制标准为:省(自治区、直辖市)级 121~160 人,市(地)级 61~90 人,县(区)级 41~70 人。各级妇幼保健院内,临床部人员按设立床位数,以 1∶1.7 增加编制,该编制标准直至 2011 年,已 20 多年没有调整。

表 1-1-6　各级妇幼保健机构人员及编制情况(平均每机构人数)

单位:人

级别	实有人员数	编制人数	编外人数	标准编制人数	编制不足人数
省级	643	386	257	481	80
地市级	139	100	39	197	59
区县级	44	36	8	76	36

从表 1-1-6 可以看出,省级、地市级和县区级妇幼保健机构平均每个机构现有编制人数即使与编制标准下限相比,也分别少 80 人、59 人和 36 人。2011 年省、地、县三级妇幼保健机构平均每机构实有人员数分别为 643 人、139 人和 44 人,比现有编制人数分别超出 40%、39% 和 18%,显示现有编制严重不足,造成保健机构大量使用编外用人。主要原因是妇幼保健机构一直沿用 1986 年的编制标准,当年的编制标准已不能满足妇幼保健机构的服务需求。

3. 业务用房与专业设备

(1) 业务用房:根据国家妇幼保健中心调查,2011 年上报的 3 009 所各级妇幼保健机构中,租用业务用房的 106 个(地市级 12 个、县区级 94 个),借用业务用房的 110 个(地市级 6 个、县区级 104 个),也就是说全国 216 个妇幼保健机构没有自己的业务用房,由此可见,国家对妇幼保健机构业务用房建设的滞后较为严重。

表1-1-7   2010 年各级妇幼保健机构业务用房面积情况

级别	有住院服务		无住院服务
	床均业务用房面积/m^2	人均业务用房面积/m^2	人均业务用房面积/m^2
省级	80.9	31.9	63.9
地市级	84.3	41.7	38.0
区县级	72.9	41.6	40.0

根据 1992 年卫生部制定的《妇幼保健院、所建设标准(试行)》,各级妇幼保健机构人均保健业务用房面积的标准为:省(自治区、直辖市)级 49~59m^2,市(地)级 53~63m^2,县(区)级 55~65m^2。同时,规定妇幼保健院、所设置正规床位的,按同等规模的综合医院或乡(镇)卫生院床位面积指标相应增加。该建设标准直至 2011 年,已经有 20 多年没有调整过了。即使按照这个标准,2010 年有住院床位和无住院床位的各级妇幼保健院机构的人均业务用房面积,除省级无床位保健所外,其他均没有达到标准规定的面积(表 1-1-7)。

与国家规定的专业公共卫生机构人均业务用房标准 45m^2 比较,除省级妇幼保健所达到标准外,其余均未达到公共卫生机构建设标准。从床均面积来看,目前医疗机构的床均面积标准约为 90m^2,妇幼保健院的床均面积最高仅为约 84m^2(表 1-1-7)。说明妇幼保健机构的建设标准远低于公共卫生机构和医院的建设标准。

(2) 配套设施:与医疗机构相同,妇幼保健机构配套设施应包括锅炉房、配电室、洗衣房、总务库房、通信设施、设备机房、传达室、室内厕所、总务修理、污水处理和垃圾处理 11 项。根据 2012 年卫生部卫生发展研究中心的调查,地市级妇幼保健机构配套设施不健全,除室内厕所拥有率达到 100% 之外,其他配套设施均存在一定不足。县级妇幼保健机构的配套设施情况更为落后,11 项配套设施均未达标。

(3) 专业设备:根据国家妇幼保健中心调查,2011 年各级妇幼保健机构均以 1 万~10 万元设备为主,省级、地市级和县区级分别占 77.5%、78.6% 和 81.3%。10 万元以上设备只占 20% 左右(表 1-1-8)。

表1-1-8　2011 年各级妇幼保健机构设备拥有情况(中位数)

级别	1 万~10 万/台	构成比/%	10 万~50 万/台	构成比/%	50 万台以上	构成比/%
省级	455	77.5	110	17.2	30.5	5.2
地市级	71	78.6	14	16.7	3	4.6
区县级	16	81.3	3	14.8	0	3.8

　　2011 年,被调查的各级妇幼保健机构中 28 种常用保健和临床设备的拥有率均未达到 100%,被调查的区县级妇幼保健机构 38 种设备的平均拥有率低于 35%,其中 8 种设备不足 10%。

4. 业务开展情况

　　(1) 保健服务开展情况:根据 2011 年国家妇幼保健中心的调查资料,各级妇幼保健机构开展的主要项目有围产期保健、妇女保健、儿童保健和计划生育服务。

　　1) 围产期保健:全国各级妇幼保健机构的孕前保健、常规孕产期保健、孕产期营养咨询、高危妊娠筛查等开展率均超过 80%。开展住院分娩服务的妇幼保健机构在 70% 以上。孕产期口腔保健等在各级机构开展率低于 70%。

　　2) 妇女保健:全国各级机构的婚前保健、妇女病(宫颈癌、乳腺癌、生殖道感染)普查普治等开展率均超过 80%。不同机构间差别较大的是围绝经期保健,省、地级机构的开展率明显高于县级。新婚学校、家长学校、妇女心理保健咨询等在各级机构的开展率均较低。

　　3) 儿童保健:全国各级妇幼保健机构的儿童系统保健、体格生长检测评估、儿童喂养指导与评估、喂养指导与咨询等开展率均在 80% 以上。89.7% 的省级和 62.4% 的地市级妇幼保健机构开展了新生儿疾病筛查,60% 以上的省级机构和 1/3 以上的地市级机构能提供神经管缺陷、体表缺陷以及染色体病产前诊断服务。其他服务项目的开展率随着机构级别的降低而降低。言语训练、儿童神经康复、听力障碍诊断等在各级机构中均较少开展。

　　4) 计划生育服务:全国各级妇幼保健机构的优生咨询、避孕咨询和计划生育手术开展率均超过了 80%。

　　(2) 门诊和住院服务情况:根据国家妇幼保健中心 2011 年调查资料显示,各级妇幼保健机构开展的门诊和住院服务及服务能力情况如下。

　　1) 门(急)诊服务情况:由图 1-1-6 可知,2011 年省级、地市级和区县级妇幼保健机构平均每机构的年门(急)诊总人次数分别为 44.5 万、8.0 万和 2.1 万,日门(急)诊人次分别为 1 483 人次、266 人次和 70 人次(按年工作日 300 天计算)。

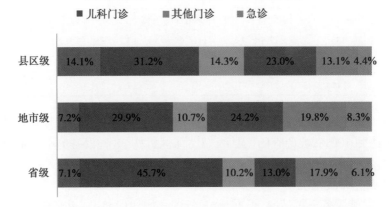

图 1-1-6   2011 年各级妇幼保健机构各类门(急)诊人次数构成比

在省、地、县三级保健机构的门(急)诊人次构成比中,妇女保健和妇产科门诊人次分别占 52.8%、37.1% 和 45.3%,儿童保健和儿科门诊人次分别占 23.2%、34.9% 和 37.3%,急诊人次分别占 6.1%、8.3% 和 4.4%,其他门诊人次分别占 17.9%、19.8% 和 13.1%。

2) 住院服务:2011 年,省级、地市级、区县级妇幼保健机构平均每机构年出院总人次分别为 18 445 人次、5 189 人次和 1 527 人次。在三级妇幼保健机构的出院人次中,妇科和产科人次分别占 62.7%、51.5% 和 65.5%;儿科和新生儿科分别占 30%、38.6% 和 28.4%;其他科室出院人次分别占不到 10%(图 1-1-7),在各级妇幼保健机构的出院人次中妇科和产科患者占了大多数。

由此可见,各级妇幼保健机构的各项妇幼保健服务项目开展率普遍在 80% 左右;门诊服务以妇女、儿童保健、妇科以及儿科诊疗服务为主;住院服务

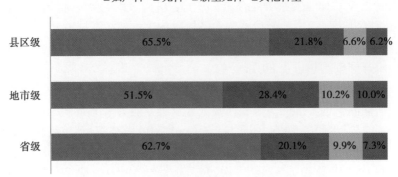

图 1-1-7   2011 年各级妇幼保健机构出院人次构成比

以产科、妇科和儿科为主;除急诊服务外,门诊其他服务人次占 13%~20%,住院其他服务人次占 6%~10%,省级和地市级明显高于县级妇幼保健机构。由此说明,妇幼保健服务还有 20% 左右没有开展,而门诊和住院服务中有一定比例的其他服务。

3) 床位利用情况:表 1-1-9 的数据显示,2011 年有住院服务的省级、地市级和区县级妇幼保健机构的出院者平均住院日分别为 6.8 天、6.1 天和 4.9 天,病床利用率分别为 101.0、84.0% 和 70.4%。由此看出,妇幼保健机构的床位利用除县级外,省级和地市级均在较高水平。

表1-1-9　各级妇幼保健机构平均床位利用(中位数)情况

床位利用	省级	地市级	县区级
出院者平均住院日/d	6.8	6.1	4.9
病床利用率/%	101.0	84.0	70.4

(3) 住院分娩开展情况

1) 各级医疗保健机构住院分娩的流向变化。随着住院分娩率的提高,孕产妇分娩安全意识和对分娩的质量要求逐步提高,住院分娩逐渐呈现出从基层医疗卫生机构向上级医疗卫生机构流动的趋势。根据卫生发展研究中心对东、中、西部 8 地市抽样调查数据显示(图 1-1-8),从 2007 年到 2011 年,乡镇卫生院分娩占比下降近 9%,县级医疗保健机构上升近 3%,县级以上医疗保健机构上升 5%,其他医疗机构上升 1%。2011 年住院分娩主要以县级和县级以上级机构为主,约占 80%(县级 38.3%,县外 42.3%),乡镇卫生院已下降到近 17%。

2) 住院分娩在县级各医疗保健机构的分流变化:根据原卫生部卫生发展研究中心对东、中、西部 8 地市抽样调查的数据(图 1-1-9),在县医院住院分娩

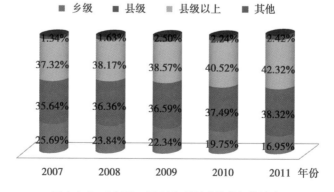

图1-1-8　2007—2011 年住院分娩的机构流向

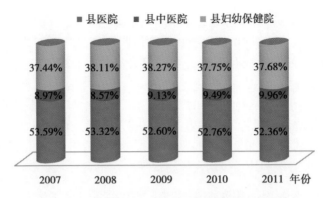

图1-1-9　2007—2011年住院分娩的县级机构流向

的占52%左右,县中医院占10%左右,县妇幼保健院占38%左右。相对于县级综合医院,妇幼保健机构住院分娩占第2位。

3) 各级妇幼保健机构住院分娩情况:根据妇幼保健中心2011年的调查数据显示,省级、地市级和区县级的妇幼保健机构的年平均住院产妇分别为5 620人、2 018人和970人,平均每天住院分娩数分别为15.4人、5.5人和2.7人(按365天计算)。其中,剖宫活产数分别为2 747人、905人和351人,剖宫产率分别为50.5%、47.7%和40.4%(表1-1-10)。由此可见,在妇幼保健机构住院分娩以省级居多,地市级次之,县级最少,另外各级的剖宫产率都很高。

表1-1-10　各级妇幼保健机构平均住院分娩服务(中位数)情况

住院分娩服务	省级	地市级	县区级
产妇数/人	5 620	2 018	970
剖宫活产数/人	2 747	905	351
剖宫产率/%	50.5	47.7	40.0

5. 机构经济运行

(1) 各级妇幼保健机构收入及构成:根据妇幼保健中心2011年的调查数据显示,省级、地市级和区县级妇幼保健机构年平均总收入分别为16 566万元、2 532万元和613万元,其中,政府补助分别占13.1%、12.1%和28.4%;医疗保健收入分别占58%、56.7%和47%;药品收入分别占26.7%、29.7%和22.5%(图1-1-10)。由此可见,各级妇幼保健机构的收入均以医疗保健为主,尤其是省级和地市级的接近60%;药品收入比重明显低于医院;政府补助在县区级约占1/4,省级和地市级只占百分之十几。

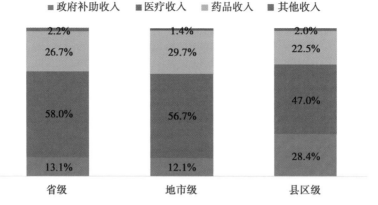

图 1-1-10　各级妇幼保健机构总收入(中位数)的构成比

(2) 各级妇幼保健机构支出及构成:根据国家妇幼保健中心 2011 年调查数据显示(图 1-1-11),省级、地市级和区县级妇幼保健机构的年平均总支出分别为 13 546 万元、2 454 万元和 543 万元。其中,医疗保健支出分别为 8 941 万元、1 522 万元和 271 万元;药品支出分别为 3 188 万元、530 万元和 59 万元;财政专项支出分别为 821 万元、43.5 万元和 37 万元;其他支出分别为 99 万元、16 万元和 1 万元。由此看出,妇幼保健机构医疗保健支出约占 60%,药品支出占 20%~30%,明显低于医院的药品支出比例。

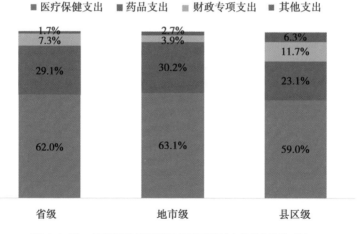

图 1-1-11　各级妇幼保健机构经费支出(中位数)的构成比

(3) 各级收支平衡情况:根据国家妇幼保健中心 2011 年调查数据显示,省、地、县三级妇幼保健机构 80% 以上处于收支有余或平衡状况,处于亏损状态的分别占 13.3%、12.9% 和 18.3%(图 1-1-12)。

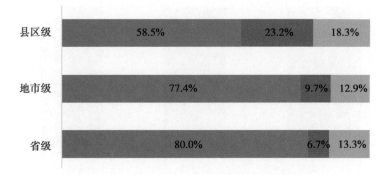

图1-1-12   各级妇幼保健机构年收支盈亏的构成比

6. 小结

(1) 中国妇幼保健服务体系基本健全,机构设置基本实现了每个省、市、县都有妇幼保健机构,66% 的妇幼保健机构可以提供住院服务,总床位数达到每万人一张床,床位使用率在 85% 左右,妇产科、儿科和新生儿科床位占 80% 以上。

(2) 各级妇幼保健机构的人员编制严重不足,保健人员的编制尤为缺乏。与 20 多年前的人员编制标准相比,实有人员数超过编制人数的 40% 左右。

(3) 各级妇幼保健机构业务用房严重不足,即使按 20 世纪 90 年代的建设标准衡量仍不达标;配套设施及专业设备配备不完善的现象较为普遍。

(4) 各级妇幼保健机构的围产期保健、妇女保健、儿童保健、生殖保健和计划生育等保健服务项目的开展率均达到 80% 左右;门(急)诊与住院服务人次中,妇女、儿童保健和妇产科及儿科占 80% 以上,其他服务占 10%~20%。

孕产妇选择到乡镇卫生院住院分娩的比例在下降,选择到县及县以上医疗保健机构的比例在上升。省、地和县妇幼保健机构平均每天住院分娩数分别为 15.4 人、5.5 人和 2.7 人。

(5) 各级妇幼保健机构的收入以业务收入为主,其中医疗保健收入约占 50% 以上,药品支出比例低于综合医院,政府补助约占 20%,80% 以上处于盈余或平衡状况,20% 左右收不抵支。

(四) 妇幼保健面临的机遇与挑战

虽然各级妇幼保健机构有了一定的发展,服务规模和服务能力逐步提高,服务范围不断扩展,为妇幼卫生事业作出了突出贡献,但随着新时期妇女儿童保健需求的增长,妇幼保健机构同时面临着机遇和挑战。认识是解决问题的关键,认识到问题所在就会把挑战变成机遇,认识不到问题所在就会把机遇变成挑战。

1. 健康水平与千年目标差距 尽管近十年妇女儿童健康水平实现了"两纲"目标,城乡和地区差距明显缩小。但2010年中国孕产妇死亡率距离千年发展目标的22.0/10万还有一定的差距。城乡之间、地区之间、人群之间的妇女儿童健康水平仍然存在明显差距,农村地区孕产妇和新生儿死亡率明显高于城市地区。

近年来,中国新生儿出生缺陷发生率逐步上升,全国每年有近100万出生缺陷儿发生,约占每年出生人口数的4%~6%。此外,随着艾滋病等垂直传播疾病的高发,中国妇女儿童仍面临着新的传染病、意外伤害等疾病的威胁。

2. 需求变化与发展机遇 随着社会经济的快速发展,时代在变化,妇幼保健的服务对象也已经变成了新一代,妇女儿童和家庭的健康意识显著增强,妇幼保健的服务需求也在增加,这些改变给妇幼保健机构带来了前所未有的发展机遇,关键是如何认识和应对这些改变。

(1) 时代变迁,需求增长:与中华人民共和国成立初、改革开放前以及20世纪90年代相比,中国的社会经济水平发生了翻天覆地的变化,人民群众物质生活和文化水平显著提高,从解决温饱到奔小康,人们更加重视生活质量和健康水平。随着社会的发展,尤其是城镇化进程的加快,农村交通条件显著改善,村村通公路,乡乡通柏油路,县县通一级公路,高速公路和高速铁路网正在全面建成,许多家庭有了私家车,交通更加便利,卫生服务可及性明显提高。近年来,尤其是医改以来,政府加大卫生投入,实施一系列重大公共卫生服务项目,对住院分娩实行补助,加之医疗保障制度的普遍覆盖,对住院分娩的补偿,人民群众的疾病和分娩经济负担明显减轻。因此,在目前这个不想生病、方便看病和看得起病的时代,人们对妇幼保健服务的需求数量和质量都明显增长,但同时也提出了新的要求。

(2) 妇女分娩方式的变迁:中华人民共和国成立以来,中国的妇女分娩也发生了多次变迁。从20世纪60年代改造旧产婆接生、70—80年代推广新法接生,到80年代后期推广在基层卫生机构住院分娩,中国的妇女分娩地点和方式已经发生了巨大变化(图1-1-13)。但随着社会的进步和人民生活水平的提高,越来越多的人倾向于到更安全和更舒适的医疗保健机构分娩,出现了乡镇卫生院分娩数量显著减少,县级医疗保健机构产科床位爆满,地市级及以上医疗保健机构一床难求的现象。

(3) 妇幼保健服务客体变化:从妇幼保健的服务对象来看,与20世纪各个时期比较,目前的妇女儿童都不是传统意义所理解的妇女儿童。从生育理念来看,实行计划生育以来,一对夫妻只生一个孩子,孕妇和孩子是家庭的希

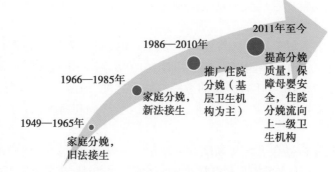

图 1-1-13　过去 60 年来妇女分娩的变迁

望,因此对孕产妇分娩安全和新生儿健康高度重视,一个孩子通常由四位老人关心和照顾。从生育主体来看,目前处于生育高峰期的人群绝大部分为 80 后和 90 后,是改革开放后接受较高文化教育的新一代,其健康意识、安全意识和隐私意识更为强烈,对住院分娩、孕产期保健和儿童保健的质量和环境要求更高,同时对孕期和孕后的保健更加重视,对儿童的生长发育、智力发育和情感发育等更为用心,这些都成为促使妇幼保健服务加快发展的外在动力。

这些改变对于妇幼保健机构来说既是挑战也是机遇,关键是如何认识与对应,如果还停留在分娩属于临床不能做的思维上,就错过了机遇,永远是挑战;如果认识到位,积极调整服务功能,主动适应和满足需求变化,那就是前所未有的发展机遇。

3. 需求数量与质量变化　妇女儿童的保健需求是妇幼保健机构存在的价值和发展的动力,近年来随着社会经济的发展和人民生活水平的提高,妇幼保健服务的需求日益增长,不仅体现在数量上,还体现在内涵和质量上。

(1) 妇幼保健服务需求增加:如前所述,随着时代的发展、社会的进步和医疗保障水平的提高,妇女儿童的健康需求逐步提高,对卫生服务的利用也显著增加。

门诊方面,妇女儿童门诊量显著增加,与 2009 年相比,2011 年综合医院妇产科和儿科门诊 3 年增幅超过了 20%,妇幼保健机构的门(急)诊人次增幅也超过了 17%。住院方面,妇女儿童的住院人次也呈现逐年增加的趋势,与 2009 年相比,2011 年综合医院妇产科和儿科与妇幼保健机构的出院人数三年增幅达到 23%,妇幼保健机构的妇女儿童出院人数增幅达到 21%。同时,孕产妇住院人次也明显增加,2009—2011 年,全国各类医疗卫生机构妊娠、分娩和产褥期的出院人数由 340.0 万人增长到 440.0 万人,3 年增幅近 30%。

(2) 妇幼保健服务质量新需求:随着居民健康意识的提高,妇女儿童对于服务的质量也提出了更高的要求,主要表现在服务机构选择、服务项目和服务质量方面。

1)服务机构选择更倾向于县级或县级以上机构:在选择妇幼保健服务机构时,越来越多的人选择综合水平较高的县级及以上的妇幼机构,而不再是乡镇卫生院。如图 1-1-8 所示,选择县级以上妇幼保健机构的分娩人数比例由 2007 年的 37.32% 上升到 2011 年的 42.32%;乡级机构比例由 25.69% 下降到 16.95%,下降幅度近 10%。

2)对服务项目的要求更加多样化:随着人们的健康意识提高,对妇幼保健服务项目也提出了新的要求。以儿童保健为例,各级妇幼保健院在 20 世纪 80 年代初步开展了儿童保健,保健内容仅为身高体重的测量及喂养护理指导,当时家长对儿童保健的意识也不高,基本可以满足当时需要。在当今的社会经济环境条件下,不让孩子输到起跑线上已成为家长对子女身体生长发育和教育的目标,家庭不仅关注孩子的身体发育,更关注儿童智商和情商的全面发展,尤其对独生子女更是加倍珍惜和呵护。如今儿童保健学科体系发展也逐步适应社会的需求,涌现出了如新生儿抚触按摩、儿童生长发育评估、运动和认知训练、新生儿眼底筛查、耳聋基因筛查、儿童语言评估与训练、饮食营养个体化指导和骨密度测量等新的保健服务项目。

3)人们更加关注妇幼保健服务的质量:随着生活水平的提高和医疗保障制度的建立,医疗费用已不再是影响居民卫生服务利用的主要因素。妇女儿童作为社会中的特殊弱势人群,也是家庭中备受关注的对象。因此在服务利用时更加关注服务质量和感受。近年来,妇女儿童在服务质量方面提出了许多新的需求。以住院分娩为例,孕妇在选择分娩服务机构时,不仅要考虑交通便利性和医疗水平,还要考虑该机构的设施条件和服务内容,如是否开展了助产训练,是否实行连续的孕期管理和产后康复,医生护士的服务态度是否友好等,也是选择考虑的因素。随着社会的进步、法制理念的意识增强,现代人对于自己的人权和隐私更加注重,尤其是对于妇女保健、孕产期保健等涉及隐私的服务,更加关注对其隐私的保护,因此服务安全、环境舒适、私密温馨成为妇女儿童就诊的新要求。

4. 妇幼保健服务供给严重不足

(1)妇幼保健基础设施不足:各级妇幼保健机构因十多年来未得到较大规模的建设投资,欠账太多,不同程度地存在着业务用房面积不达标、配套设施及专业设备不完善的现象,甚至还有 200 多个妇幼保健机构租房或借房开展工作。从床均业务用房面积的现状分析,即使以 20 年前的建设标准衡量,省级和县级妇幼保健院的床均面积与标准差距较大;从人均业务用房面积来看,地市级和县级妇幼保健院都未达到公共卫生机构人均 45m² 的业务用房标准。

妇幼保健机构的配套设施和专业设备情况更不容易乐观,县级妇幼保健机构11 项配套设施的拥有率都较低,38 种常用设备的拥有率均低于 35%。设施条件严重不足直接影响着妇幼保健机构正常开展服务。

(2) 妇幼保健人员编制不足:妇幼保健机构的人员编制标准仍沿用 1986 年卫生部颁布的《各级妇幼保健机构编制标准(试行)》,时隔近 30 年,妇女儿童的健康需求发生了巨大变化,妇幼保健机构的服务项目也大量扩展,原有的编制标准已远远落后于妇幼保健卫生服务的发展,导致保健机构出现了大量的编外人员。

(3) 妇幼保健服务能力不足:近些年来,妇幼保健需求增长迅速,需求也呈现了多样化的趋势,综合医院已无法满足日渐增加的需求,但妇幼保健机构受到设施和人员条件的限制,孕产期保健、妇女保健、儿童保健服务项目的开展比例随着机构级别的下降而降低,即便是省级机构,孕产期口腔保健、儿童神经康复、听力障碍诊断等项目的开展比例也较低,县级医院更是由于其设施条件差,服务能力不高。妇幼保健机构的总体服务能力不高,导致住院分娩一床难求和涌向城市大医院的趋势。

5. 功能定位误区及不利影响　对妇幼保健机构的功能定位,长期以来存在着分歧和争议,焦点是妇幼卫生保健机构应不应该或是否允许开展医疗(即临床)服务。在广泛的调查研究中发现,以"保健"与"临床"定功能的普遍思维定式,已经广泛地影响着医疗卫生系统相关部门。对妇幼保健机构的认知、管理、发展和政策方面的误区,产生了负面影响,极大地影响了妇幼保健机构的发展。

(1) 认识误区:对妇幼保健机构功能定位存在的认识误区主要表现在以下几个方面。

1) 概念误解:《辞海》对"保健"的释义是指"对个人或集体能采取的医疗预防与卫生防疫相结合的综合性措施。"但由于妇幼保健机构早期以提供预防性个体和群体服务为主,所以"保健"的概念被习惯性地局限于预防性的非诊疗服务,而诊疗属于"临床"。

2) 观念误导:公共卫生与临床医学的分离是医学发展的悲哀,人群中普遍存在的防治分离观念,严重误导医疗卫生机构的功能定位和机构设置。医疗机构和预防机构分设,泾渭分明,非白即黑,所以有人觉得妇幼卫生机构又治又防,是个"怪胎"。

3) 思维固化:在以上观念的误导下,以"保健"与"临床"论功能,并将两者对立,已成为很多人的固化思维定式,由此,将妇幼保健机构功能定位引向了认识误区。

(2) 管理误区:受以上认识误区的影响,妇幼保健机构内部将保健科室和临床科室分开管理。两类科室的保健人员和临床人员在业务上无交叉融合。保健人员常年下基层开展针对群体健康教育、咨询和指导,有些地方虽然允许保健人员在门诊开展个体保健咨询服务,但也很难接触和熟悉临床诊疗技术。临床人员常年在院内从事临床诊疗服务,关心诊疗技术和手术,不关心群体健康教育和预防性保健服务。有些保健机构对两类人员实行不同的待遇,编制内保健人员实行财政全额预算拨款,工资、津贴和业务活动经费有财政保障,但没有奖金;临床人员实行差额预算拨款,工资、补助工资、津贴、补贴等主要通过业务收入发放,可发奖金、收入水平明显高于保健人员,严重影响了保健人员的工作积极性。

在医疗卫生机构内部存在着保健与临床分离的管理误区,使对外宣传的妇幼保健机构防治结合的美誉徒有虚名;也没有实现妇幼保健机构一致追求的通过临床服务提高保健人员业务水平的目的。同时,造成保健人员和临床人员之间在收入待遇、事业前景和地位等方面的差距拉大,甚至对立情绪加剧,越来越多的保健人员涌向临床机构,保健人员后继乏人;导致轻保健,重临床的结果愈演愈烈。

(3) 发展误区:由于对妇幼保健机构功能定位的认识误区和政府补贴的缺乏妇幼保健机构的发展失去了方向,出现了功能和发展方向的分化现象。第一类是把临床服务完全剥离出去,仅承担群体性、预防性妇幼保健服务和妇幼卫生管理,部分机构被纳入当地疾病预防控制中心,机构退出保健功能,逐渐萎缩。这一类的认识误区是把妇幼保健机构定位为单纯的公共卫生服务机构,只提供群体性、预防性的服务。第二类是保持以妇女儿童群体、个体保健为重点,有限开展一些临床服务,发展受到各种因素制约,目前占大多数。第三类是向综合医院或专科医院方向发展,仿照医院设置科室,紧随医院发展方向,有些直接挂出医院牌子,重医疗、轻保健,妇幼保健功能逐步萎缩。这类保健院看似发展势头强劲,实则已经脱离妇幼保健机构的原本定位。

(4) 政策误区:政策上的误区主要表现在两个方面。一方面,受防治分离设置医疗卫生机构的影响,出台的各项政策基本上都是针对医疗机构、公共卫生机构和基层卫生机构,对既有公共卫生服务又有医疗服务的妇幼保健机构等防治结合类机构存在着政策空白,如事业单位分类、财政补助政策不适合妇幼保健机构。有关部门在制定政策时缺乏对防治结合机构的了解和理解。医改实施以来,将妇幼保健机构界定为专业公共卫生机构,若完全按照专业公共卫生机构的相关政策执行,将严重影响妇幼保健机构按妇女儿童需求开展防治结合服务,影响机构的发展,妇幼保健机构的生存陷入专业公共卫生机构和临床医疗机构的政策夹缝中。

另一方面是受上述认识误区、管理误区和发展误区的影响,有关部门在制定防治结合机构的政策时无所适从,顾虑重重,因此对妇幼保健机构建设和投资政策表现得十分谨慎。自 2000 年以来,除 2004 年获得了 960 所县级妇幼保健机构的建设项目,平均每院投资 50 万元外,近 10 年来再未获得建设投资,妇幼保健机构业务用房不足,硬件设施条件难以得到有效改善。由于存在以上误区,政府有关部门在出台支持妇幼保健机构发展和投资的同时,提出卫生部门必须采取有效的措施防止轻保健、重临床和向医院发展现象的出现。

总之,由于中国妇幼保健机构功能定位的多重混乱,直接影响到机构的发展和服务的提供,功能定位已经成为妇幼保健机构发展面临的最大挑战。因此,需要对妇幼保健机构的功能与发展方向以及临床与保健的界定进行理性研究,为政策制定者提供清晰合理的功能定位概念、服务范围界定和政策建议,也促使妇幼保健机构明确自身定位,调整内部管理,把握未来发展方向,促进健康发展。

二、妇幼保健机构功能的理性分析与界定

社会上任何组织或机构的存在都取决于需求,机构组织的功能就是满足某种需求,这就是组织或机构存在社会价值。妇幼保健机构是满足妇女儿童健康服务需求的专业卫生机构,在妇幼保健服务体系中承担着重要角色,具有骨干和中坚力量的地位和作用。根据妇幼卫生工作方针,妇幼保健机构的功能定位似乎是明确的。但是,从本报告第一部分的妇幼保健机构发展、现状和面临挑战来看,现实中存在着对妇幼保健机构功能定位的认识误区、管理误区、政策误区和发展误区,直接影响着妇幼保健机构的生存和发展,这也说明不能以"方针"代替功能定位,原卫生部相关业务司提出妇幼保健机构功能定位这个研究课题是非常必要性。我们认为要更深层次地明确妇幼保健机构功能定位,解决认识误区问题,就有必要从妇女儿童健康问题与干预措施、妇幼保健服务的特点、相关理论等方面,探讨妇幼保健机构面临的需求和本应具备的功能和服务方式,用新的思维和理念提出功能定位的基本原则。

(一) 妇女儿童的主要健康问题

妇幼保健机构的特定服务对象是妇女和儿童,他们的健康问题就是妇幼保健机构的服务需求。以健康为目的,提高妇女儿童健康水平是妇幼卫生工作的基本宗旨,也是妇幼保健机构的根本任务。妇女儿童在不同年龄阶段存在着不同的生理和心理特点,面临不同的健康风险,因此有不同的健康问题和服务需求。

1. 妇女的健康问题 妇女占社会总人口的一半,是家庭和社会的主要成员。无论是家庭妇女还是职业女性,她们承担着社会上的各种劳动以及生儿育女的重要责任,在社会经济发展和人类文明中发挥着重要作用。同时,妇女是社会弱势的群体,其生理特点的脆弱性表现在,一生中生殖器官、生殖系统和生殖功能变化复杂,按其生理发育变化可以划分为女童期、青春期、育龄期、围绝经期和老年期[①],不同时期都有不同的生理和心理特点,同时也面临着不同的健康风险和健康问题。

青春期是女性从儿童走向成熟的一个过渡期,一般从10岁左右开始到17岁或18岁结束。这一时期女性第二性征出现、生殖器官开始发育,生理和心理上变化极大。青春期是女性生长发育中的一个敏感时期。在这一时期,如果缺乏生理卫生知识,不了解自身发育过程,当女性第二性征开始发育时,会

---

① 熊庆,吴康敏,等. 妇女保健学[M]. 北京:人民卫生出版社,2012:2.

出现心理上的不适应。例如,可能出现对初潮月经的恐慌心理问题,出现女性内分泌疾病如痛经、闭经、月经紊乱等和性发育异常疾病如性早熟、性幼稚等,以及阴道闭锁、输卵管发育异常、两性畸形等。青春期女性还会遇到意外伤害、少女妊娠、精神性厌食等健康问题。这一时期如缺乏健康知识不仅难以顺利度过,容易引发社会心理疾病,影响其身心健康。处于青春期的女性需要了解相关的健康知识,了解自身的生理发育特点,注意青春期卫生,做好常见疾病的预防和心理准备。

育龄期是女性生殖功能的旺盛期,多数国家和地区把女性育龄期划定为15~49岁。在这一时期,女性要经历结婚、妊娠、分娩、产褥期、哺乳和生育调节等特殊生理过程。如果女性在婚前因缺乏知识而患病,会影响婚后双方夫妻生活,甚至使其配偶患病;或不了解自身健康状况,孕前没有采取有效措施避免相应危险因素,使后代患有遗传性疾病或者先天缺陷,造成后代严重伤残或死亡,给社会带来负担。因此需使适婚双方了解相应的生理卫生和性健康知识,增加主动接受婚前检查的意识。孕产期如果缺乏专业的健康指导和干预措施,很难保证孕妇和胎儿的健康,甚至会出现流产、新生儿出生缺陷、产妇胎儿死亡等情况。产后缺乏专业指导,影响婴儿喂养和母亲身体健康恢复(详细内容请见围产期健康部分)。

按照中国计划生育政策的要求,目前允许中国妇女一生只生育一或两个孩子,女性在育龄期很长一段时间处于节制生育状态,面临着计划生育的健康问题。一方面对准备生育的女性,做好优生优育指导,做好妊娠和生育的充分准备;同时对有节育需求的女性加强相关知识指导,采取有效的避孕措施。如果没有做好避孕节育措施,出现意外妊娠,不仅威胁妇女健康,甚至会产生不孕不育的严重后果。避孕失败时,根据需要及时采取安全有效的措施,如药物流产、人工流产等进行补救。开展适宜的辅助生殖技术,使不孕不育的夫妻能够健康分娩下一代。

围绝经期是女性需要面对的第二个过渡时期,也是女性围绝经期。在这一阶段性功能逐渐衰退、生育功能停止,生理上又一次发生极大的变化。围绝经期的变化主要是卵巢功能的衰退,性腺激素分泌减少,造成内分泌系统平衡失调,带来神经内分泌功能一系列的变化和调整,因此会引起身体以及心理上许多不适反应。该阶段女性容易出现阴道及泌尿系统炎症;同时也是女性生殖器官良性和恶性肿瘤、糖尿病、高血压、心脏病等生活方式疾病的高发期。由于雌激素的突然变化,出现围绝经期综合征,需要预防和治疗。应防止发生因激素变化引起的生殖系统疾病和过度情绪波动,避免出现抑郁症甚至自杀等极端现象。

围绝经期常见的疾病会在老年期持续存在,同时老年期容易出现因缺钙引发骨质疏松甚至发生骨折,乳腺癌、宫颈癌等恶性肿瘤高发,生殖道感染和器质性病变也比较常见,需要早预防、早发现、早诊断、早治疗,尽可能降低疾病的危害。

2. 孕产期的健康问题 妇女孕产期是女性妊娠分娩的阶段,是女性生命中十分关键的时期。传统意义上的围产期指孕期满 28 周(胎儿体重≥1 000g,或身长≥35cm)至出生 7 天,世界卫生组织与中国均采用这种划分办法。围产期可以说是生命的准备和开始阶段,因为许多不良或致畸因素在孕早期,甚至在孕前期就要加以预防,因此围产期应提前至孕前,广义上的围产期一般包括孕前期、孕期、分娩期和产褥期,为区别称为"孕产期"。

孕前期是已婚夫妇为妊娠做准备的阶段。孕前婚配双方患有遗传性疾病、传染性疾病会直接将疾病传给下一代,或者某一方有吸烟酗酒等不良嗜好,或受生活环境中不良因素(如放射线,铅、汞等重金属)的影响,这些都会严重危害妊娠和胎儿的发育。

孕妇体内孕育着新的生命。孕妇的生殖系统以及血液循环和内分泌等系统会随着胎儿的生长发育而产生一系列的变化。孕妇需要负担胎儿生长的营养需求和物理压迫,心肺负荷增加,新陈代谢加快,肝肾负担加重,并面临异位妊娠、流产、妊娠高血压、妊娠糖尿病、早产等诸多健康风险。

分娩期虽然短暂,但它关系到母婴生命安危,是围产期的关键时期。分娩对产妇是一个巨大的应激反应,一方面要确保母亲的安全,另一方面要保证胎儿的安全娩出,要防止滞产、感染、产伤、大出血和胎儿在娩出过程中窒息,还要避免产程中可能出现的羊水栓塞、胎盘早剥、脐带绕颈等风险。

产褥感染、产后抑郁症等是经常容易出现的健康问题,产后身体功能的恢复也应该得到重视。此外,胎儿在子宫内的营养状况会影响其成年期的健康素质。

3. 儿童的健康问题 儿童处于生长发育阶段,是人的一生之中至关重要的时期,其身体状况直接影响成年期的健康素质。该时期是一个生理相对比较脆弱的时期,婴幼儿死亡率较高,并且健康状况易受营养、疾病、外界环境等各种因素影响。儿童时期分为围产期、新生儿期、婴儿期、幼儿期和学龄前期。围产期指孕满 28 周至产后 7 天;新生儿期是从胎儿娩出结扎脐带开始至出生后满 28 天;婴儿期是出生后不到 1 周岁;幼儿期是 1 周岁到 3 周岁;学龄前期是 3 周岁到 7 周岁[1]。

新生儿(包括围产儿阶段)是生理发育相当脆弱的阶段,容易受外界环境中不利因素的影响而发生病理变化,严重的会导致功能发育不全、器官发育

---

① 刘筱娴,杜开玉,等. 妇幼卫生管理学[M]. 北京:人民卫生出版社,2006:58.

不全、肢体残疾,甚至导致死胎、死产和新生儿死亡。在新生儿期,尤其需要加强新生儿护理,包括帮助新生儿建立呼吸,防止刚娩出的新生儿缺氧、窒息,及时做好保温保暖措施,防止低体温、寒冷损伤综合征,预防娩出过程中可能发生的感染;低出生体重儿和早产儿尤其需要特殊照护,以保证新生儿健康和安全,降低新生儿死亡率。

婴幼儿期的营养摄入至关重要,影响着小儿的生长和发育过程。婴儿期的母乳喂养或者代乳品喂养,需要根据婴儿的生理需要、消化吸收能力确定合理的奶量和次数。幼儿期喂食需要合理安排饮食,保证食物丰富和营养充足,食物的形态一定要符合小儿的咀嚼功能和胃肠道消化功能。如果小儿营养摄入不足,易患有营养不良性疾病,如维生素缺乏性佝偻病和营养性缺铁性贫血,而营养摄入过量导致超重和肥胖,同样影响其正常生长发育。在这个阶段,小儿的语言和动作能力开始发展,所以要做好小儿说话和走路行动的训练。同时,由于婴幼儿阶段的免疫系统比较脆弱,容易患急慢性传染病,需要通过计划免疫积极预防。婴幼儿喜欢活动,但协调能力和反应能力不够完善,缺乏识别危险的能力,容易发生异物吸入、中毒、外伤等意外。这些问题需要提前预防和尽力避免。

学龄前儿童的主要健康问题仍然是围绕小儿的生长发育。营养失衡性疾病、儿童常见疾病等严重影响着儿童健康,甚至威胁到他们的生命。同时智力、语言、运动和心理在这一时期迅速发展,这方面经常出现的健康问题包括听力和语言能力发育障碍、运动不协调、小儿焦虑甚至出现抑郁等心理问题。意外伤害的多发同样威胁着儿童的健康。关注儿童健康问题,应掌握其生理和心理特点,采取多种手段,预防各种疾病,促进生长发育、增强体质,降低儿童疾病发病率和儿童死亡率。

(二) 妇女儿童健康问题的干预措施

妇幼保健服务功能主要针对妇女儿童的健康问题,采取一系列干预措施,解决这些问题以满足妇女儿童的健康需求。

1. 针对妇女主要健康问题的干预措施　妇女保健是妇幼保健工作的重要内容,并贯穿女性的一生,服务项目针对青春期、育龄期、围绝经期和老年期几个不同阶段的主要健康问题开展,包括青春期保健、计划生育、妇女常见病筛查、妇女健康咨询和指导、围绝经期保健和绝经后期保健等(表 1-2-1)。

2. 针对孕产期主要健康问题的干预措施　孕产期妇女的健康问题主要围绕生育方面,根据这一时期主要健康问题的干预措施包括:孕前医学检查、优生优育指导、孕产期保健服务、分娩助产服务、产后保健服务等(表 1-2-2)。

表 1-2-1　针对妇女主要健康问题的干预措施

时期	主要健康问题	干预措施
青春期	1. 对青春期生理发育不了解 2. 对第二性征发育现象有羞涩和抵触心理	1. 开展青春期健康教育,介绍青春期生理卫生和性健康知识 2. 开展心理咨询与指导
	青春期生殖健康	青春期生殖健康服务:体格发育和性发育相关诊疗;生殖系统疾病诊疗 相关健康教育与心理辅导 提供营养咨询与指导
	少女妊娠	终止非意愿性妊娠,并开展相关咨询与辅导
育龄期	1. 婚前缺乏婚育知识,对性健康和生育不了解 2. 对自身健康状况不了解,将自身疾病传染给配偶 3. 不了解避孕知识意外妊娠 4. 不适当的终止妊娠措施引发身心疾病 5. 多种因素引起的不孕不育 6. 女性常见疾病,如阴道炎等生殖道感染、月经不调、功能失调性子宫出血等内分泌疾病等 7. 常见妇科良性肿瘤、恶性肿瘤等	1. 开展婚前健康教育,介绍婚育和性健康知识 2. 实施婚前医学检查,了解婚姻双方的身体健康状况,有无传染性和遗传性疾病 3. 进行避孕节育知识宣传与指导,提供计划生育技术服务 4. 采取有效适当措施终止意外妊娠 5. 辅助生殖技术 6. 开展女性常见病和多发病健康教育,做好常见病和多发病的预防、普查和治疗 7. 开展乳腺癌和宫颈癌筛查,常见良性肿瘤的诊治,做到早发现、早诊断、早治疗
围绝经期 老年期	1. 围绝经期综合征、抑郁症、心理不适应等 2. 骨质疏松症 3. 生殖系统和泌尿系统疾病	1. 开展健康教育,介绍围绝经期健康知识和围绝经期健康管理 2. 进行心理咨询与指导 3. 营养咨询与指导 4. 采取围绝经期综合征的干预治疗 5. 生殖系统和泌尿系统疾病的筛查和诊疗 6. 骨质疏松预防与康复

表 1-2-2　针对孕产期主要健康问题的干预措施

时期	主要健康问题	干预措施
孕前期	不了解正常的妊娠分娩过程,影响孕妇健康和胎儿发育 孕期常见的妊娠高血压综合征、妊娠糖尿病等	1. 孕前优生优育保健服务 2. 开展孕产期保健,健康教育与管理 3. 健康体检与生殖系统疾病诊疗
孕期	孕产妇患有先兆流产、异位妊娠等妊娠并发症	1. 产前重点疾病筛查与诊断 2. 妊娠并发症的治疗

续表

时期	主要健康问题	干预措施
分娩期	1. 分娩知识缺乏、紧张、产道分娩障碍等 2. 分娩时出现产后出血、羊水栓塞等并发症	1. 正常住院分娩、助产等 2. 鼓励自然分娩和分娩陪伴的助产 3. 符合医疗指征的剖宫产 4. 对分娩并发症的处理与转诊
产褥期	乳房炎-子宫内膜炎-无乳综合征(产褥热)、产后抑郁症等	1. 产后访视(产后42天健康检查)等产后保健服务 2. 母乳喂养指导、心理咨询指导等 3. 盆底与全身肌肉功能恢复

3. 针对儿童主要健康问题的干预措施　针对不同年龄阶段儿童的主要健康问题,主要干预措施包括:准妈妈的育儿知识指导、产前筛查和产前诊断;新生儿期的新生儿访视和新生儿疾病筛查;婴幼儿至学龄前期的营养、心理咨询指导、生长发育监测与促进、五官科疾病及干预和治疗、儿科常见疾病的治疗、儿童其他系统疾病(如骨折)等的治疗等(表1-2-3)。

表1-2-3　针对儿童主要健康问题的干预措施

时期	主要健康问题	干预措施
新生儿期	1. 产妇不了解新生儿生理特点,不能合理喂养,影响新生儿的生长发育 2. 新生儿出生缺陷与常见疾病	1. 开展准妈妈养育指导,进行新生儿访视和新生儿喂养指导 2. 对新生儿生长发育进行监测 3. 新生儿疾病和出生缺陷的筛查,尤其是高危新生儿筛查与监测 4. 新生儿眼病筛查、新生儿听力筛查 5. 新生儿出生缺陷的诊断、治疗和转诊,以及出生缺陷患儿的随访 6. 常见新生儿疾病的治疗
婴幼儿期学龄前期	1. 营养不均衡和缺乏锻炼,出现营养不良、超重和肥胖、运动和认知功能发育落后等 2. 儿童常见病和多发病	1. 婴幼儿保健和学龄前儿童保健管理 2. 生长发育监测,定期进行体格检查与认知心理测评,提供相应保健服务 3. 营养咨询与指导 4. 运动体质监测、训练、评估与指导 5. 常见病和多发病的防治
学龄期	1. 儿童心理疾病 2. 儿童行为异常 3. 儿童常见五官科疾病	1. 开展儿童心理咨询,对心理疾病进行治疗,并能够及时转诊 2. 儿童行为异常的矫治与训练 3. 新生儿眼部感染性疾病的处理;儿童斜视的诊断、儿童屈光不正/弱视的医学验光、诊断及视功能矫治 4. 儿童常见龋病、牙髓病、根尖周病等口腔问题的诊断与治疗 5. 儿童常见听力障碍诊断与治疗

(三) 妇幼保健服务的特点

以上一系列针对妇女儿童主要健康问题采取的积极、连续、全面的干预措施,正是妇幼保健机构开展的妇幼保健服务,其服务的意义、服务内容和服务方式呈现出以下特点。

1. 特殊性与公平性　妇女和儿童是特殊群体,妇女是生育的载体,儿童是人类的希望。生殖是生理现象,但从胚胎到分娩都存在较大的潜在风险,如果没有科学的指导和干预,可能会付出妇女和儿童的生命代价,出生缺陷会给社会和家庭带来沉重的负担。儿童生长发育是一种生理现象,但如果没有科学监测和技术指导,会直接影响儿童生长发育和健康。在国际上,妇女儿童的健康水平被作为衡量一个国家发展水平和社会文明进步程度的重要指标。中国妇女和儿童占中国总人口的 2/3,妇女儿童的健康直接关系着中国人口的健康水平、人口素质和民族的未来。妇幼保健服务不仅是提高妇女儿童健康水平,同时对中国人口素质的提高、社会经济发展和中华民族的繁荣有至关重要的作用。妇幼保健服务的特殊人群决定了服务的特殊性和重要性。

另一方面,妇女儿童的特殊性表现在生理上的脆弱性和社会上的弱势群体形象。妇女承载了较多的生育功能,同时也承载了生殖过程中较多的风险和生殖器官疾病的风险,并付出比男性更多的劳动和辛苦。儿童的脆弱性表现在他们的身体容易受到外界的影响,使他们无法正常发育或患病,易被伤害等。妇女儿童在社会经济生活中的从属地位,使他们带有社会弱势群体的特征。妇幼保健服务满足了妇女儿童的健康服务需求,提高了健康水平,确保了妇女儿童享有卫生服务的公平性,也体现了社会的公平性。

2. 周期性与连续性　从以上针对妇女儿童的服务特点可以看出,妇幼保健服务具有周期性,一是围绕人的生命周期,从胚胎、出生到生长发育为成人,包括男性和女性;二是围绕妇女的生命周期,从青春期、育龄期到围绝经期和老年期;三是围绕生殖周期,从婚前、孕前、孕期、分娩和产后,主要对象是生育女性。三个周期性覆盖了人类生殖繁衍的全部,生命周期是永恒的,决定了妇幼保健服务是永恒的。

三个周期性是不以人的意志为转移的客观规律,它决定了妇幼保健服务的连续性,要求妇幼保健服务必须按周期的规律连续提供服务,只有这样才能保证在周期的每个环节都有呵护健康的妇幼保健服务提供,实现对健康的保障。这是妇幼保健服务的独有特征,是医院和其他公共卫生机构无法做到的。

3. 主动性与针对性　从以上对妇女儿童主要健康问题的干预措施中,我们可以看出,妇幼保健服务具有较强的主动性和针对性。主动性首先突出地表现在通过开展指导、咨询和健康教育等干预措施使妇女儿童不患病或少患病,达到预防疾病的效果;其次是通过对某些重点疾病实施筛查等干预措施,实现对疾病的早发现、早诊断和早治疗,达到事半功倍的效果。这些干预措施都是在健康问题发生之前或发生初期采取的,是妇幼保健机构主动开展的工作,与医院医生坐等患者到医院诊疗的被动式服务完全不同,主动保健与被动医疗的实际效果也完全不同。

针对性一是针对特定人群,即妇女、育龄群体和儿童。二是针对不同人群的不同时期,女性人群针对女性在不同年龄阶段的生理和心理变化特点,划分为青春期、育龄期、围绝经期和老年期;儿童人群针对不同生长发育时期的生理变化特点,划分为新生儿、婴幼儿、学龄前儿童等;孕产期妇女针对不同阶段特点,分为孕前期、孕期、分娩期和产褥期。三是针对不同人群,不同时期的主要健康问题采取针对性干预措施。这种针对不同人群、不同阶段和不同健康问题采取针对性的干预措施的科学做法,既提高了干预措施的有效性,又保护了妇女儿童健康,体现了精准预防的优势。

4. 结合性与综合性 妇幼保健以健康为目的,针对妇女儿童主要健康问题采取多种干预措施,这就决定了妇幼保健服务必须采取结合和综合的方式。首先是预防和治疗相结合,既要提供预防性保健服务,又要提供诊疗性保健服务,将保健服务与临床服务有机结合,才会收到事半功倍的效果。如果人为地把预防和诊疗分开,只做预防,不做诊疗,就无法实现对主要健康问题的有效干预。其次是群体保健和个体保健的结合,在基层将针对群体保健服务与个体保健服务有机结合,如将针对群体的健康教育与针对个体的咨询、指导和诊疗服务结合,还有中西医结合等,会取得良好效果。

妇幼保健服务的综合性表现在运用各种综合的方式对妇女儿童的主要健康问题实施干预,包括:对群体的健康教育与宣传,对个体的健康咨询与指导,对群体或个体进行监测与评估,对重点疾病进行筛查,对院内门诊和住院患者采取公共卫生预防和临床治疗两种方式,针对不同情况采取有效手段。从这角度看,保健和临床治疗只是解决健康问题过程中不同阶段的不同措施。因此,妇幼保健是应用整合医学手段为妇女儿童提供健康服务,比医疗机构坐等患者就诊的单一医疗手段有更好的医疗保健效果。

5. 系统性和协调性 妇幼保健服务的系统性和协调性由服务的针对性、连续性、结合性和综合性决定的,主要表现为以妇幼保健为核心的服务体系化以及与各方面的协调化关系。经过多年的建设和发展,中国已形成了以专业妇幼保健机构为核心,以基层医疗卫生机构为基础,以大中型医疗机构和相关科研教学机构为技术支持的妇幼保健服务体系。各级妇幼保健机构作为辖区妇幼保健服务的组织者、管理者和提供者,在妇幼卫生工作中发挥了重要作用。基层医疗卫生机构作为妇幼保健服务体系的网底,承担了基本的群体和个体妇幼保健服务以及基础信息收集等职责。大型综合医疗机构则承担了妇女儿童重大疾病和疑难杂症的治疗职责。以妇幼保健机构为核心,相互协作,协调各方达成一致,共同为妇女儿童的健康服务,是医疗卫生工作的发展趋势。

(四) 妇幼保健机构功能的相关理论诠释与应用

妇幼保健机构是为保护、促进和改善妇女和儿童健康而服务的专业卫生机构。其功能定位应在现代医学模式、防治结合和三级预防理论的指导下,按照中国妇幼卫生工作方针,紧紧围绕妇女儿童的保健需求来界定。

1. 应用相关理论指导功能定位

(1) 现代医学模式理论:医学模式是人类在与疾病抗争和认识自身生命过程的实践中,得出的对健康观和疾病观等重要医学观念的本质概括,它是指导人类的医学实践的基本观念。随着疾病谱的变化,疾病的发生与个体行为和生活环境密切相关,社会因素往往起到决定性作用。同时伴随着医学科学的进步,人类对健康认识的提高和需求的变化,传统的生物医学模式逐步被生物-心理-社会医学模式所取代。

生物-心理-社会医学模式是为适应医学环境的变化,它要求整合生物医学、行为医学和社会医学等方面的研究成果,用三维或多维的思维方式去观察和解决人类健康问题。现代医学模式要求人们转变"没有疾病就是健康"的传统健康观,树立大健康观,即"健康不仅是没有疾病或虚弱,而是一种身体、心理和社会的完好状态"。在大健康观下,消除疾病和获得健康不能单纯依靠治疗,而是更多依靠预防,消除各种行为、社会、心理等方面的危险因素,达到身心平衡[1]。这不是一个简单的整合,而是需要医务人员改变思维方式、改变服务模式。以预防为导向的服务模式是符合现代医学模式的最佳服务模式。

妇女儿童的健康也受到生理、心理和社会因素的影响。妇幼保健服务正是基于现代医学模式的大健康观,以预防为导向,针对妇女儿童在不同年龄时期的身体生理、心理和社会方面的影响因素,采取了健康教育、咨询、指导、体检等多种干预措施,消除妇女儿童多方面的危险因素,实现妇女儿童身心健康。妇幼保健机构的这种符合现代医学模式的服务应该坚持发扬。

(2) 防治综合理论:19 世纪以前,临床医学与公共卫生原本是不分家的,当时的医生既治病又防病[2]。在公共卫生学院出现前,只有一种医学院,其职责是临床医疗服务、医学教育和群体健康服务。到 20 世纪,医学发展到了使用分子生物学技术手段来诊治疾病的程度,也取得了像消灭天花这样的公共卫生方面

---

[1]　李鲁,吴群红. 社会医学[M].4 版. 北京:人民卫生出版社,2012:18-25.

[2]　乌正赉. 论临床医学与公共卫生的协调发展[J]. 中华医院管理杂志,2006,22(3):145-146.

的胜利。但医学也深陷危机,无法将其治疗疾病和预防疾病的双重使命统一起来。防治分离实际上是预防医学和临床医学的分离,片面认为预防只是公共卫生的事,治疗只是医疗单位的事,两者互不相干。并且两者之间缺乏有效的联系与协调,导致资源不能合理利用和整合,对疾病防治产生了一定的阻碍。

1994年美国学者卡尔·怀特在《弥合裂痕——流行病学、医学和公众的卫生》一书中,介绍了公共卫生的产生和流行病学的起源,阐述了基础医学与公共卫生相互间不可分的联系,并提出今后医学的发展将取决于基础医学、临床医学以及公共卫生学之间的相互协调、结合与促进的结论。医学的根本目的是预防疾病和促进健康。随着社会的进步和人们生活水平的不断提高,更多的人关注的不仅仅是疾病的治疗,而是如何防治疾病,促进和维护健康,提高生活质量。为了维护和促进健康,需要应用预防医学的科学知识及技能;为了减轻患者的痛苦和恢复健康,需要临床医学的知识和技能,两者必须结合起来。临床医学应从单纯研究疾病转向同时研究健康,临床医学的重心应从单纯的疾病治疗转向提供防治疾病上来;公共卫生也应从单纯研究健康转向同时研究疾病,重心必须从单纯的预防疾病转向同时提供诊疗服务上来。通过防治结合弥合临床医学和公共卫生之间的裂痕,实现医学保护健康的根本目的。

妇幼保健机构以提高妇女儿童健康水平为目标,对妇女儿童的健康问题开展综合性的干预措施,既提供预防性的公共卫生服务,又提供诊疗性的临床服务,这完全符合公共卫生与临床医学结合的理论。从实际效果来看,在开展群体预防的同时也提供个体治疗,在个体治疗过程中宣传防病知识,可以最有效的促进健康和卫生资源利用。预防与治疗相结合的服务模式是妇幼保健机构具有的独特优势和服务模式创新。

(3)三级预防理论[1-2]:疾病的发展和转归有其自然规律,称为疾病自然史。现代预防医学根据疾病自然史的不同阶段,采取不同的相应措施来预防疾病的发生、发展或恶化,提出疾病的"三级预防"学说。三级预防措施贯穿在疾病防治的整个阶段,在疾病防治的整个过程中三级服务是一个有机整体(图1-2-1)。

一级预防又称为病因预防,是指在疾病尚未发生时,针对致病因素(或危险因素)采取措施,是预防疾病和消灭疾病的根本措施。一级预防的策略主要包括健康促进和健康保护。健康促进是通过多种策略创造促进健康的环境和健康的行为和生活方式,使人们避免或减少对危险因素的暴露,改变机体的易感性,保护和改善人群的健康。它主要包括健康教育、自我保健、环境保护和

① 王建华,王子元,等.预防医学[M].2版.北京:北京大学医学出版社,2009:345-346.

② 施侣元.流行病学[M].北京:人民卫生出版社,2008,:230-232.

监测等措施。健康保护是对有明确病因(危险因素)或具备特异预防手段的疾病所采取的措施,在预防和消除病因上起主要作用。

二级预防又称"三早"预防,即早发现、早诊断、早治疗,是防止或减缓疾病发展而采取的措施。可通过普查、筛查、定期健康检查、高危人群重点项目检查等措施达到早发现、早诊断、早治疗,同时要向群众宣传防病知识和有病早治的好处,提高医务人员的诊断水平。例如,妇幼保健服务中通过产前检查、早期诊断遗传病,进而终止妊娠,预防遗传病儿出生,妇女的两癌筛查等均属于二级预防措施。

三级预防又称临床预防,可以防止伤残和促进功能恢复,提高生存质量,延长寿命,降低病死率,主要采取对症治疗和康复治疗措施。对症治疗可以改善症状,减轻疾病的不良反应,防止复发和转移,预防并发症和伤残等。对已丧失劳动力或伤残者提高康复治疗,促进其身心方面早日康复,使其恢复劳动能力,争取病而不残或残而不废,保存其创造经济价值和社会价值的能力。

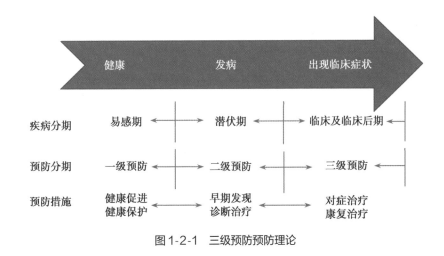

图 1-2-1　三级预防预防理论

2. 三级预防理论指导下的"大保健"概念　在处理长期存在争议和难以解决的问题时,应学会转换思维方式,用新思维去寻找解决问题的方法和途径。虽然妇幼保健机构保健与临床相结合在工作方针和相关政策中已有明确规定,但从报告前述的四个误区可以看出,保健与临床结合在认识、管理、发展和政策层面都存在着问题,也就是说方针与政策只解决了"要过河"的方向问题,但在实践中还没有解决好"怎么过河"的方法问题。严重影响了妇幼保健机构的健康发展。保健与临床的长期之争仍然存在,依然并没有找到很好的解决办法,结症在于按保健与临床划分功能的固化思维方式。

为此,本研究试图换个思维角度,在现代医学模式、防治结合和三级预防理论的指导下,应用三级预防理论,确立三级保健服务的"大保健"概念,整合保健与临床的分离,结束保健与临床之争。"大保健"概念的内涵就是妇幼保健机构提供的孕产期保健、儿童保健和妇女保健服务,包括一级预防的基本卫生保健、二级三早预防的卫生保健和三级临床预防的卫生保健(表1-2-4)。"大保健"概念区别于以往习惯的狭隘"保健"概念,本质上是对保健概念和内含的放大和合理诠释。

表1-2-4 "大保健"概念下的三大妇幼保健的三级保健服务

服务项目		妇幼保健机构的三级保健服务			综合医院/专科医院	基层卫生机构
		一级卫生保健服务	二级卫生保健服务	三级卫生保健服务		
孕产保健	婚前孕前	优生优育(如婚前检查、补服叶酸等)	孕期疾病筛查	常见不孕不育症的治疗(如输卵管不通)		孕产妇信息报送
		计划生育手术和避孕指导	意外妊娠的早期流产	严重计划生育手术并发症的治疗		
	孕期	孕产期保健服务	高危妊娠因素的诊断和处理	辅助生殖(如人工授精、体外受精-胚胎移植等)	孕产期患其他系统疾病(如骨折、心脏病等)	定期孕检通知
	产中	生理产科:正常住院分娩	产科相关并发症的预防和监测	病理产科:产科并发症处理(如羊水栓塞、围产期子宫出血、胎盘早剥、胎位不正、脐绕颈)病理产科	分娩伴发其他系统疾病(如心脏病、癫痫等)	
		正常分娩助产				
	产后	产后保健和指导	产后心理问题的干预(产后抑郁症等)	NICU危重新生儿急救和治疗	产后伴发其他系统疾病,如精神性疾病	产后访视
儿童保健		儿童生长发育监测	儿童疾病筛查(重大疾病筛查、听力、视力、口腔等)	与儿童生长发育密切相关疾病和一般常见疾病诊疗	儿童其他系统疾病(如先天性心血管病、白血病)	疾病康复
		脑瘫儿童运动康复				
妇女保健		青春期、育龄期、围绝经期妇女保健服务	妇女疾病筛查	与妇女保健密切相关的一般常见病诊治(如生殖道感染、常见妇科内分泌疾病诊治等)	妇科恶性肿瘤治疗	疾病康复

一级卫生保健服务是指针对尚未发生疾病的健康妇女儿童的个体或群体,采取某种干预措施避免或降低危险因素的影响,促进和保护健康。据此,妇幼保健开展的健康咨询、健康教育、保健指导、健康管理等服务都属于基本卫生保健服务。孕产期检查和自然分娩作为一种正常的生理现象,通过保健手段,运用科学知识,通过指导和助产分娩,引导产妇顺利怀孕和分娩健康的婴儿,这些都应属于基本卫生保健服务项目。

二级卫生保健服务指为了及早发现疾病,尽早诊断和治疗,防止和延缓疾病的发生和发展而采取的针对群体或者部分个体的干预活动。一般来说,它是在疾病的潜伏期或早期,通过群体或个体的干预,如健康体检、孕期疾病筛查、妇女乳腺癌、宫颈癌以及部分儿童疾病筛查等,还包括早期发现疾病的及时治疗,预防疾病的发生和发展,这些都属于二级卫生保健服务项目。

三级卫生保健服务主要针对疾病发生后的个体,借助一定的药物、手术或仪器设备等临床手段进行治疗,并通过康复或矫正等仪器设备帮助患者恢复健康或恢复部分功能,以达到促进功能恢复、提高生活质量、降低死亡率的目的。例如,妇女生殖系统常见疾病的检查和诊治需要使用治疗手段,儿童常见疾病、新生儿筛查出的疾病以及视力、听力矫正等康复活动都属于三级卫生保健服务项目。

3. 确立"大保健"概念的目的和意义　现代医学模式提出由传统生物医学模式的健康观转变为生物-心理-社会医学模式的大健康观,扩大了健康观的内涵,由此健康观出现了狭义和广义的区别。妇幼保健服务原来被狭义地理解为单纯的一级预防性服务,本研究为了解决保健与临床之争等功能定位的诸多问题,根据辞海对"保健"的释义,应用三级预防理论,将妇幼保健机构提供的服务诠释为包括一级预防的基本卫生保健、三早预防的二级卫生保健和临床预防的三级卫生保健确立了"大保健"服务概念,并以此确定妇幼保健机构功能,其目的和意义有以下几点。

(1)"大保健"服务概念符合妇幼保健服务特点:"大保健"服务的概念有利于针对妇女儿童在不同生命周期的不同健康问题采取多种方式的干预措施,提供针对性的、连续的、综合性的服务,有利于保护、促进和改善妇女儿童的健康。

(2)"大保健"服务概念解决了保健与临床之争:"大保健"服务概念以保健涵盖了一级预防的健康教育,咨询与指导等;三早预防的疾病筛查、监测和诊治等;临床预防的门诊和住院诊治等三级卫生保健服务,不再以保健与临床来划分功能,解决了保健与临床之争。

(3)"大保健"服务概念扩展了发展空间:"大保健"概念依据三级预防理论,将三大保健(围产期保健、儿童保健和妇女保健)的三级保健服务(基本卫生保健、二级卫生保健和三级卫生保健)合理地确定为妇幼保健机构的功能，而且在具体服务项目上对省级、地市和县级根据服务能力有所区别，合理地扩展了妇幼保健机构的发展空间，尤其是省级和地市级保健机构的发展空间。

4. 防治分离的批判和认识误区的澄清　"预防为主，防治结合"既是卫生工作方针，也是妇幼卫生工作的方针，但在现实中看到的往往是在认识上、政策上、执行上的防治分割，为此，有必要进行分析、评判和澄清，以纠正认识误区，促进防治结合政策的实施。

(1) 防治结合的政策空间缺失：长期以来，强调防治结合方针更多的是针对基层卫生组织，实际上在基层也没有做到真正的防治结合。基层以上的二级和三级医疗卫生机构的习惯性思维是公共卫生机构和医疗机构分而设之，不提防治结合，不是公共卫生机构，就是医疗机构，形象地说，不是"白"的，就是"黑"的，"白加黑"的结合是没有空间的，也就是说没有防治结合的灰色地带。像妇幼保健机构这样的防治结合典范，长期以来围绕是否应该有临床功能争论不休，甚至被认为是"怪胎"，应该取缔。在这种惯性思维指导下制定的政策不可能有防治结合机构的空间，如在事业单位分类改革中，只有承担公共卫生服务的公益一类和承担非营利医疗服务的公益二类，没有适合妇幼保健机构的分类。在补偿政策上，要么对公共卫生机构全额补助，要么对医疗机构差额补助，没有针对既有公共卫生服务，又有医疗服务机构的补偿政策。这种方针上、口号上的防治结合，在具体政策上防治分离的做法，应予以批判和纠正，否则难以真正贯彻防治结合的方针。

(2) 机构内部防治分割：妇幼保健机构既提供公共卫生服务，又提供基本医疗服务。从形式上看，应该是防治结合的典范，但如果内部管理和发展仍然按照防治分离模式，一面是负责公共卫生服务的保健科室，另一面是负责疾病治疗的临床科室，两者相互分割，相互独立，从事保健的人员长期下乡，接触不到临床技术，从事临床的人员热心于临床技术，不关心预防性保健服务，实际上在内部还是防治分离。而且这种状态使保健人员的收入明显低于临床人员，造成内部两类人员的对立情绪。如果再加上"重临床、轻保健"的倾向，大力发展临床科室，向医院方向发展，预防保健服务就会处于长期不被重视的地位。

(3) 模糊概念需要澄清：认识误区与对预防、保健、临床等概念的模糊有关。从词典释义来看，预防是指预先做好防备，医学上的预防是针对疾病的病因和病情的发展采取的措施，英文翻译为"prevention"。保健一词在辞海的释义是"对个人和集体所采取的医疗预防与卫生防疫相结合综合性措施"，在医学概念上是"保护健康，亦指为保护和增进人体健康、防治疾病，医疗机构所采取的综合性措施"。治疗通常是指干预或改变特定健康状态的过程,英文翻译为 "treatment"。临床是指医生为患者诊断和治疗疾病,因诊断必临病床,故名。在医学领域中,临床相对基础医学,医疗机构内部的临床相对于医技和行政,是直接面对患者,直接参与诊治工作,与预防、保健和诊疗不属于同一层次的分类。

从三个词的含义来理解三者的区别:预防是指在疾病发生或高危因素出现之前,为了预防疾病的发生而进行的针对群体或者个体的活动;保健是为保护和增进健康,包括防治疾病所采取的综合措施;诊疗是借助一定的手段对个体的身体进行诊治。妇幼保健的服务正是综合运用预防、保健和诊疗的多种手段来提高妇女儿童健康水平,可以覆盖预防、保健、诊疗和临床等手段。

(4) 其他认识误区需要澄清:对妇幼保健机构的认识误区还包括,一种认为是作为公共卫生服务机构,妇幼保健机构应该开展群体性服务的,针对个体的服务应当划归到医院等机构;另一种认为是妇幼保健机构应只能开展预防保健服务,可以设门诊,不应该设病床;还有人认为是把院外开展的服务项目划归为妇幼保健,而在院内开展的门诊和住院治疗等看作是医疗行为,不属于妇幼保健服务范畴;甚至把妇女自然分娩的生理现象误划为临床。这些认识误区是由于我们没有清楚地认识到妇幼保健服务的本质和特点,错误地把个体和群体、门诊与住院、院内与院外、服务对象、服务地点、服务形式、服务手段等作为划分妇幼保健机构服务内容的标准。这不仅违背了疾病发生发展的规律和妇幼卫生工作的规律,也不符合防治结合的理念,严重影响了妇幼保健机构的发展。

(五) 妇幼保健机构的必要性

1. 国际妇幼保健服务体系状况　中国人民大学翟振武教授的《妇幼卫生政策国际比较研究》,报告选择了与中国经济水平相似、婴儿死亡率也相似的发展中国家(如马来西亚、斯里兰卡、玻利维亚、菲律宾等)的妇幼保健服务体制,得出如下结论。

(1) 妇幼卫生既融入国家的整个医疗卫生系统,又具有相对独立的妇幼保健体系,是一种独具优势的选择。斯里兰卡、洪都拉斯和马来西亚都是成功的案例。

(2) 由于妇幼保健与一般意义的医疗卫生,不仅在服务理念、遵循的基本原则上根本不同,而且在服务提供的方式和内容上也有很大差别,特别是妇幼卫生是面向健康人群、面向基层、面向预防保健的服务,这都使得妇幼保健服务提供系统的存在具有必要性和必然性,它需要加强而不是削弱(表 1-2-5)。

表1-2-5　国际妇幼保健服务模式

模式	服务提供所要求的要素	代表性国家（地区）
家庭中的非专业接生	适宜的正常生育服务 非专业人员了解复杂性 对由家庭或非专业人员安排的 EOC 设施的可及性 能履行职能的 EOC 可获得	巴西 中华人民共和国成立初期
家庭中的专业人员接生	同上，只是非专业人员接生改为专业人员接生	马来西亚（1970—1980 年）
基础 EOC 设施（如健康中心）中的专业人员接生/综合性 EOC（如医院）	经过培训的接生者了解复杂性，在卫生设施中能提供基础的 EOC 设施组织对 EOC 的可及性 能履行职能的 EOC 可获得	马来西亚（1980—1990 年）、荷兰、斯里兰卡
设施中的专业人员接生	专业人员了解复杂性 专业人员提供基础的和综合的 EOC	墨西哥城、英国、美国（最理想，但最昂贵，经济可行性差）

2. 妇幼保健机构符合中国现实国情

（1）建立独立妇幼保健服务机构的必要性：妇女儿童的健康水平是社会文明进步的重要标志，也是衡量人群健康水平的重要指标，这已经成为世界各国的共识。中国是人口大国，其中妇女和儿童占人口的 2/3，大部分人口在农村。中国卫生服务机构是根据中国国情，按照行政区划设立的。在广大的农村地区，针对总人口 2/3 的妇女儿童的保健工作，如果分散到医院和公卫机构则不能形成重点，会使得妇幼卫生工作大打折扣，难以保证妇女儿童的健康需求。中国是世界上第二大经济体，作为一个负责任的国家，应该为妇女儿童设立专门的卫生服务机构，这既是符合中国国情的必然选择，也是与国际妇幼保健服务模式的特点相一致。

（2）妇幼保健服务助力优生优育：中国平均年出生 1 200 万~1 600 万新生儿，出生缺陷率为 4%~6%，防止出生缺陷的主要措施是婚前、孕期、新生儿保健服务的落实。通过孕产期的保健服务，可以在孕前通过遗传学检查确定能否妊娠，孕期筛查，早期发现和尽早结束妊娠，以减少出生缺陷的发生。出生缺陷的预防和干预可降低出生缺陷的发生率，减轻个人、家庭、社会的痛苦和负担，减少残疾人的出现。这些服务都需要专门从事优生优育、孕期筛查和保健的机构来开展服务，这些功能是只注重临床治疗的医院和不具备临床能力的疾控中心所无法替代的。因此，妇幼保健机构在预防出生缺陷，提高人口素质中起到不可替代的作用，妇幼保健机构不应该被忽略和取缔，而是应该得到加强和引导。

（3）防治结合符合医学发展规律：从医学发展历史和医学模式的演变规律来看，防治结合符合疾病发展的规律，有利于疾病的预防和控制。妇幼保健机构开展的孕期保健和住院分娩，对降低孕产妇死亡率发挥了重要作用，疾病筛查和治疗也对预防出生缺陷和死亡起到了显著效果。相比之下，近年来慢性病的激增反映了当前在慢性疾病的预防和治疗分离方面存在的缺陷。因此，对防治结合的服务模式，应得到肯定和推广，而不是被扼杀，应通过管理促进医学的健康发展，而不是回归到原来的守旧状态，应支持和扶持而不是掩盖和忽略。

3. 妇幼保健机构是防治结合的创举和典范

（1）开展防治结合的探索：近 70 年以来，妇幼保健工作一直围绕着妇幼卫生的工作方针开展，从新中国初期消灭性传播疾病，推广新法接生、无痛分娩，到实现联合国千年目标，都发挥了防治结合的力量，孕产妇和新生儿死亡率显著下降。尽管 20 世纪 90 年代以来，由于受到政府下拨经费不足的影响，部分妇幼保健机构为了生存和发展，向临床倾斜，重治轻防，妇幼保健机构的发展方向出现一定的偏离。但近年来，妇幼保健开展了学科体系建设探索，围绕孕产期保健、妇女保健和儿童保健服务，重新梳理妇幼保健服务项目，保健与临床紧密结合，也产生了一些示范性妇幼保健机构，部分纠正了重医轻防的误区，妇幼保健机构逐步向健康可持续方向发展。

（2）实践证明防治结合为最佳典范：按照三个相关理论衡量，妇幼保健机构探索实行的服务模式，是防治结合的最佳典范。保健与临床相结合模式，具有更好的成效，住院分娩率要明显高于没有住院服务的机构，孕产妇死亡率明显低于仅有保健服务的地区。对妇幼保健机构连续 7 年的监测结果表明，坚持防治结合的妇幼保健机构，在机构的资源、运营和发展、妇幼保健公共卫生职能履行、辖区妇幼卫生工作指标和妇女儿童健康指标等方面都优于单纯从事纯公共卫生服务以及与综合性医院和疾控中心合并的机构，说明妇幼保健机构不应选择走单纯公共卫生或并入疾控部门的道路。

实践也证明，妇幼保健机构防治结合模式具有存在的合理性。目前，中国70% 以上的妇幼保健机构是以防治结合的模式存在。从群体管理服务来看，防治结合确立了自身作为区域性妇幼保健技术指导中心的地位，既提升了技术管理水平，又带动了辖区整体妇幼保健工作水平。防治结合的服务模式可以促进妇女儿童享受一体化的保健和医疗服务，体现了以人为本的理念，弥补了妇女儿童健康领域预防和治疗的不足，提供了从保健到医疗的连续服务，得到了公众的广泛认可。多年形成的妇幼保健服务网络在辖区深入人心，防治结合的服务模式，特别是近年来不断拓展的妇女儿童保健服务，符合群众日益增加的医疗卫生服务需求，妇幼保健机构的门诊人数和床位利用率也在逐年增加。

（六）妇幼保健机构功能定位及界定原则

根据以上对妇女儿童健康问题、干预措施、服务特点以及妇幼保健机构职能的理论和概念定位的讨论，依据妇幼卫生工作方针，提出妇幼保健机构功能定位的界定原则及其与相关业务机构的界限，为确定各级妇幼保健机构的服务项目提供依据。

1. 妇幼保健机构功能定位界定原则　根据现代医学模式、三级预防理论和防治结合理念，本报告提出以下妇幼保健机构功能定位的原则。

（1）功能界定原则：坚持以妇女儿童健康为目的和全生命周期服务理念，按照"大保健"的概念，根据服务特定对象，人群特点，主要健康问题及针对性干预措施确定其功能定位。

（2）三大保健服务功能：第一维度服务对象，根据以上原则和研究结果，现阶段妇幼保健机构的基本功能是为妇女儿童提供"孕产期保健、儿童保健、妇女保健"服务，以三大保健为中心，以孕产期保健为重点。

（3）三级保健服务功能：第二维度服务内容，确立"大保健"概念，其内涵是妇幼保健机构提供的三大保健服务，包括一级预防的基本卫生保健、三早预防的二级卫生保健和临床预防的三级卫生保健。

（4）服务项目界定原则：按照防治结合，依据周期性、针对性、可及性和连续性服务的原则，确定三大保健的三级保健服务项目。

1）孕产期保健应根据孕前期、孕期、分娩期、产褥期等不同阶段的主要健康问题，确定有针对性的服务项目，如孕前检查、孕期保健、住院分娩、产后保健等。

2）儿童保健应根据新生儿期、婴儿期、幼儿期、学龄前和儿童期等各个生长发育阶段的主要健康问题，确定有针对性的服务项目，如健康教育、咨询、指导、筛查、诊疗等。

3）妇女保健应根据青春期、育龄期、围绝经期等各个生理时期的主要健康问题，确定有针对性的服务项目，例如健康教育、咨询、指导、筛查、门诊或住院诊疗等。

（5）各级妇幼保健机构服务项目界定原则：基本妇幼保健服务项目在省、地、县三级妇幼保健机构原则上均应开展，但应有所侧重。

1）县级妇幼保健机构是为辖区内妇女儿童服务的主体，提供三级服务内容，重点提供基本妇幼保健项目，并对基层提供指导和培训。

2）地市级妇幼保健机构在提供三级服务项目的基础上，对县级妇幼保健机构提供指导和培训，开展妇幼保健常见急诊和疑难病症诊治和处理项目。

3）省级妇幼保健机构在提供三级服务项目基础上，开展妇幼保健相关疑难重症诊治工作,重点开展全省服务规范制定、培训教材开发、妇幼保健学科和管理科研等工作。

　　4) 对于技术难度要求较高、风险较大的服务项目,应根据相关要求和各级妇幼保健机构服务能力和资质认证等情况,按准入审批原则确定服务项目。

　　(6) 保健服务方式与服务技术手段:按照妇幼保健服务的特点,针对主要健康问题主动开展针对性和连续性服务。采取防与治结合,群体保健与个体保健服务结合,院外与院内服务结合,门诊和住院服务结合的方式。应用健康教育与宣传、咨询与指导,监测与筛查以及诊断和治疗等适宜的综合技术手段开展妇幼保健服务。

　　2. 妇幼保健机构与相关机构的服务界定原则　　妇幼保健机构是妇幼保健服务的专业骨干服务机构,但并不完全承担本地区的妇女和儿童保健服务。为此,要科学地界定妇幼保健机构与医院、基层医疗卫生机构、学前教育和社会保健机构的服务界限。

　　界定原则:一是界定与妇幼保健密切相关的服务;二是界定具有医疗技术内涵的服务;三是界定不属于妇幼保健范围的服务;四是界定妇幼保健机构不能承担的服务,如其他系统的并发症和疑难杂症的治疗和康复(图 1-2-2)。

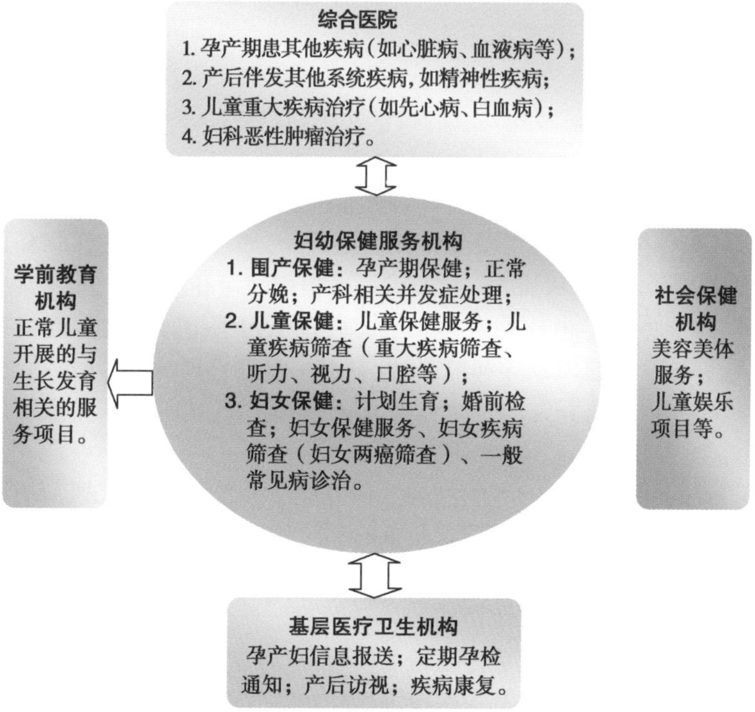

综合医院
1. 孕产期患其他疾病(如心脏病、血液病等);
2. 产后伴发其他系统疾病,如精神性疾病;
3. 儿童重大疾病治疗(如先心病、白血病);
4. 妇科恶性肿瘤治疗。

妇幼保健服务机构
1. 围产保健:孕产期保健;正常分娩;产科相关并发症处理;
2. 儿童保健:儿童保健服务;儿童疾病筛查(重大疾病筛查、听力、视力、口腔等);
3. 妇女保健:计划生育;婚前检查;妇女保健服务、妇女疾病筛查(妇女两癌筛查)、一般常见病诊治。

学前教育机构
正常儿童开展的与生长发育相关的服务项目。

社会保健机构
美容美体服务;儿童娱乐项目等。

基层医疗卫生机构
孕产妇信息报送;定期孕检通知;产后访视;疾病康复。

图 1-2-2　妇幼保健机构与相关机构的界限

本研究把属于基本卫生保健和二级卫生保健以内的服务以及一般常见病和多发病的诊疗服务划归为妇幼保健机构的服务范畴,包括住院分娩等孕产期保健服务、女性生殖系统疾病筛查与诊疗、与儿童生长发育相关的保健服务和相关疾病的治疗、儿童智力、心理以及运动障碍的治疗和功能恢复训练。

同时,在服务范围上与综合医院、基层医疗卫生机构、学前教育和社会保健机构划定界限,界定的标准是与妇女儿童保健密切相关的服务,不包括其他系统的并发症和疑难杂症的治疗和康复。

(1) 与综合医院的服务项目界限:妇幼保健机构应该承担孕产妇分娩、孕产妇保健服务、妇女保健服务和生殖系统相关疾病诊疗,儿童保健服务和与儿童生长发育相关的疾病的诊疗,儿童常见病诊疗,儿童智力、心理以及运动障碍的治疗和功能恢复训练。考虑到妇幼保健机构的服务能力和区域内卫生资源的综合利用效率,三级卫生保健中需要多学科配合,风险较大的疾病治疗,以及所需设备投资和房屋面积要求较大的项目,应灵活界定,按照妇幼保健机构服务条件和能力确定是否承担女性生殖系统恶性肿瘤、孕产妇合并其他系统疾病以及儿童重大疾病等诊疗工作,或者由有能力的综合医院承担。

(2) 与基层医疗服务机构的界限:为充分利用基层医疗服务资源,更好体现社区卫生服务机构"六位一体"的服务功能,针对妇女儿童的健康教育与宣传,咨询与指导应主要在社区卫生服务中心开展。公共卫生服务均等化规定在基层医疗服务机构开展的内容,应交由基层医疗服务机构开展。个体保健服务和康复服务项目按照其要求的技术含量和设备条件灵活界定是否由基层机构承担。

(3) 与学前教育机构的界限:针对儿童生长发育相关的服务项目,儿童生长发育监测、评估和诊断,以及异常儿童的诊疗,如发育迟缓的认知和运动功能促进训练、运动障碍和脑瘫的康复训练等由妇幼保健机构承担,正常儿童认知和运动功能训练等由托幼机构和学前教育机构承担。妇幼保健机构要对这些机构进行专业技术指导和监督,做好卫生保健管理常规、儿童膳食管理、工作人员体检以及入托在园儿童体检、新开办托幼机构卫生保健资质认定等工作。

(4) 与社会保健机构的界限:根据《服务业"十二五"发展规划》精神,鼓励健康服务业发展的需求,针对妇女儿童的非医疗服务应交由社会保健机构,例如妇女的美容美体服务、一般的保健按摩,儿童娱乐项目等。

3. 妇幼保健机构与相关机构的协作关系 作为中国卫生服务体系的一部分,妇幼保健机构在开展服务项目的同时,需要充分发挥中国三级医疗服务网络的作用,与综合医院和基层医疗卫生机构建立双向转诊的协作关系,实现资源共享(图 1-2-3)。

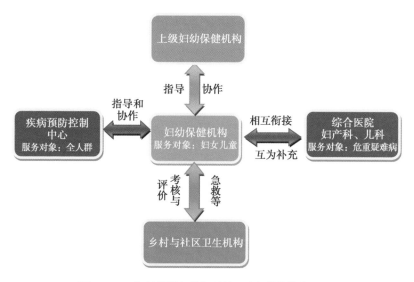

图 1-2-3　妇幼保健机构与其他医疗机构的协作关系

　　妇幼保健机构作为专业指导机构,要指导基层医疗机构开展健康教育、健康管理、个体保健等服务,技术含量低的简单康复服务项目应下转到基层医疗服务机构。同时,对于超出服务能力的疑难重症病例,转入有条件的综合医院的妇科、产科和儿科进行治疗,充分利用综合医院的医疗资源,避免重复建设和医疗资源的浪费。

三、妇幼保健机构功能和服务项目

(一) 妇幼保健机构功能及服务项目研究方法

在研究妇幼保健机构功能的理论、理念和功能定位原则的基础上,本部分主要研究妇幼保健机构的服务项目。研究采用专家咨询德尔菲法,通过两轮专家重要性打分和一轮集中讨论,对省、地、县三级妇幼保健机构的功能和服务项目进行了界定。

1. 主要调查内容 调查问卷旨在判断妇幼保健机构与综合医院、基层卫生机构、社会服务业等服务项目的边界,请专家对妇女保健服务、儿童保健服务和围产期生殖保健服务项目的重要性进行评分,判定哪些服务项目应由妇幼保健机构开展,哪些应交由综合医院或基层卫生机构。同时了解专家的基本情况和对所调查问题的熟悉程度,以此作为专家权威系数和相关系数的判断依据。

2. 咨询专家构成 根据原卫生计生委妇幼健康服务司和国家妇幼中心推荐,本次研究共邀请20位专家进行咨询,其中卫生行政部门领导4名,国家级妇幼保健专家5名,省级妇幼保健院院长4名,地市级妇幼保健院院长4名,县级妇幼保健院院长3名。

本次专家的组成兼顾了妇幼卫生行政管理人员、国家级专家以及省、地、县妇幼保健机构院长,涵盖了管理层、专家和业务人员,具有较好的代表性和政策制定的可行性。

3. 专家的可靠性

(1) 专家积极性:专家积极性主要通过发放调查表的回收情况反映出来。本次研究发放专家咨询问卷2次,第一轮发放问卷20份,回收18份,问卷回收率为90%,第二轮发放问卷20份,回收16份,问卷回收率为80%。总体来看,专家对妇幼保健机构服务项目界定的积极性较高。

(2) 专家权威系数:专家的权威程度是对所问问题的熟悉程度和判断依据(即判断的影响程度)的算术平均值,是衡量专家对所回答问题的熟悉情况和专业程度的标准。本次专家咨询中,第一轮专家权威系数为0.87,第二轮为0.87,两轮基本一致。说明所选专家是业内对此类问题相对熟悉和较为权威的人士。

4. 专家意见集中程度 衡量专家意见集中程度是指专家对所提问问题回答的一致性。主要指标包括重要性打分的均数、满分比、变异系数和协调程度。

(1) 均数:均数是专家对卫生服务项目打分的均值,均值越大,对应的指标重要性越高。本次专家咨询打分中,第一轮的均值在3.25~4.90之间;第二轮在 3.44~5.00 之间,第 8 和第 43 项均得到满分。

(2)满分比:满分比是指对卫生服务项目重要性打分给满分的专家占专家总数的百分比。满分比数值越大,说明该指标给满分的专家越多,指标越重要。第一轮所有服务项目重要性评分的满分比在 9.5%~90.5% 之间,第二轮满分比在 6.25%~100.00% 之间,两次调查结果满分比最低的项目一致,均为“运用传统中医方法对儿童常见健康问题进行保健指导和干预”。

(3)变异系数:变异系数是指专家对卫生服务项目重要性打分的标准差和均值的比值,变异系数逐渐减小,说明专家意见趋向集中。一般认为变异系数大于等于 0.25 则认为该指标的专家意见不一致。

本次评分中,第一轮变异系数在 6.13%~36.93% 之间,第二轮变异系数在 0.00%~30.28% 之间,比第一轮变异系数有所减小。从打分情况来看,大部分服务项目的变异系数低于 0.25,也有少部分服务项目的变异系数较大。

(4)协调程度:专家意见的协调程度用 Kendall 协调系数来表示,是计算多个等级变量相关程度的指标,即多个专家对多个服务项目重要性打分的一致性程度。W 在 0~1 之间,W 越大表示协调程度越好。协调系数是否可信是通过 W 的 χ^2 检验实现的,如果 $P>0.05$,认为专家意见的评估或预测的可信度差,评价或预测结果不可取;如果 $P<0.05$,则认为专家意见的评估或预测的可信度好,评价或预测结果可信。

本次专家评分中,第一轮专家协调程度为 0.186,$P<0.05$($P=0.00$),第二轮专家协调系数为 0.51,$P<0.05$($P=0.00$),比第一轮有较大的提高。总体看来,第二轮专家评分的一致性较高,结果可信。

5. 筛选的标准　根据两轮专家打分结果,本次专家咨询对卫生服务项目的重要性按照均数、变异系数和满分比三个指标进行服务项目的筛选,并根据重要性得分把服务项目确定为基本项目、有条件开展项目和禁止开展项目。同时根据专家对卫生服务项目的打分情况划分三级妇幼保健机构职责。

(1)选择服务项目的标准:主要包括:①均数:专家对妇幼保健机构服务项目打分均数 >3.5 列入,<3.5 的不列入;②变异系数 <0.25;③满分比 >20%。

(2)基本服务项目和差别服务项目:在入选的服务项目中,根据其打分均值,均值大于 4 分列为基本服务,均值在 3.5 和 4 分之间为有条件开展项目。

(二)“大保健”概念下的三级妇幼保健服务项目

妇幼保健的服务需要综合运用预防、保健和治疗的多种手段来增进妇女儿童的健康。因此,妇幼卫生工作也应充分应用三级预防的理念,进一步梳理和规范妇幼保健工作和服务项目。在“大保健”理念下,依据妇幼保健服务项目的特点和三级预防理论,根据服务的人群、服务手段等特征,将妇幼保健服务项目划分为基本卫生保健、二级卫生保健和三级卫生保健项目。

1. 基本卫生保健服务项目   基本卫生保健服务项目是指通过指导个体或群体采取某种措施来增强个体健康水平,一般不需要服药和仪器设备,主要针对的是健康人群和亚健康人群,保健的目的在于帮助个体在未发生疾病的时期保持身体健康,防止疾病发生。根据服务手段和重要性评分,省、地、县三级妇幼保健机构开展的健康咨询、健康教育、基层指导、信息管理、教学培训等7大类195项服务都属于基本卫生保健服务(表1-3-1)。

基本卫生保健服务项目属于纯公共产品,具有非竞争性和非排他性,妇幼保健机构以提供公共卫生服务为主,需要通过政府购买的形式免费向居民提供。住院分娩属于基本卫生保健服务项目中的重要内容,虽然是个人行为,但孕产妇分娩安全和新生儿的生命质量已经越来越受到关注,已经开展的降消项目对农村孕产妇分娩补助,同时新型农村合作医疗制度也实施按一定比例补偿的政策,住院分娩正在逐步向政府补助和医保补偿的低收费和免费方向迈进。

2. 二级卫生保健服务项目   二级卫生保健服务项目指针对疾病刚发生早期或潜伏期而采取的针对群体或者部分个体的干预活动,其服务目的是防止疾病发生、严重或扩散,是妇女儿童疾病的早期发现、早期诊断和早期治疗。根据服务手段和重要性评价,省、地、县三级妇幼保健机构开展的孕期疾病筛查、妇女乳腺癌、宫颈癌以及部分儿童疾病筛查等3大类67项服务属于二级卫生保健服务(表1-3-1)。

二级卫生保健服务项目属于准公共产品,具有正外部效应。当前一部分预防接种项目已经成为国家计划免疫项目,一部分发病后疾病造成经济负担沉重的,且早期筛查成本效益好的筛查服务,已经纳入国家的重大公共卫生服务项目中,实行免费提供。还有一部分筛查属于单位或个人行为。从长远看,二级卫生保健服务项目可随着国家卫生投入的增加,逐步降低个人付费水平,转变为政府免费提供。

3. 三级卫生保健服务项目   三级卫生保健服务项目主要发生在疾病发生后,是借助一定的药物或仪器设备、康复或矫正等综合手段对个体的身体进行治疗和康复,其服务目的在于帮助患者恢复其健康或部分功能。根据服务手段和重要性评价,省、地、县三级妇幼保健机构开展的妇女生殖系统常见疾病的检查和诊治、儿童常见疾病、新生儿筛查出的疾病以及视力、听力矫正、康复活动等,3大类30项服务项目属于三级卫生保健服务项目(表1-3-1)。

三级卫生保健服务项目属于个人产品,基本上为必需消费品,是人人患病后应该得到的医疗服务,其具备价格弹性小、疗效显著等特点。妇幼保健机构提供的三级卫生保健服务项目仍属基本服务,主要针对常见病的治疗和康复

表 1-3-1　三级卫生保健服务项目

服务类别		基本卫生保健服务	二级卫生保健服务	三级卫生保健服务
儿童保健	1. 新生儿保健 1. 院内新生儿保健	1. 新生儿评估 2. 母乳喂养指导 3. 新生儿护理	4. 新生儿疾病筛查（血样采集）、预防接种 5. 新生儿听力筛查 6. 高危新生儿的筛查与转诊	
	2. 新生儿疾病筛查 2. 国家规定的新生儿疾病筛查项目（两病）	1. 新生儿疾病筛查指导与咨询 2. 样本采集和转运 5. 对新生儿疾病筛查阳性患儿建立档案 6. 阳性患儿的随访 7. 开展新的筛查方法和病种范围科学研究	3. 实验室检测诊断（新生儿筛查中心）	4. 阳性患儿临床确诊、治疗
	3. 其他新生儿疾病筛查项目	各地区根据当地的实际情况开展其他疾病筛查		
	3. 儿童生长发育 4. 生长发育监测服务	1. 儿童体格生长发育指导与咨询 2. 儿童体格测量与评价 8. 建立体格生长偏离个体儿童健康档案并追踪随访，开展针对儿童生长促进相关的流行病学调查，提出干预措施 9. 酌情开展体质测试，建立儿童的体质健康档案	3. 体格生长偏离儿童的筛查（低体重、生长迟缓、消瘦、肥胖） 4. 体格生长偏离儿童的病因确定（营养问题、疾病问题），实验室检测方法：生化、染色体、基因等（省市县分级掌握）	5. 体格生长偏离儿童的营养处方干预 6. 体格生长偏离儿童的运动处方干预 7. 体格生长偏离儿童的内分泌治疗

续表

服务类别		基本卫生保健服务	二级卫生保健服务	三级卫生保健服务
儿童保健	4. 儿童认知、心理行为发育与监测	1. 一般心理咨询与指导 3. 神经心理行为发育促进 9. 掌握辖区儿童神经心理行为问题的流行病学特征,开展研究,提供有针对性的干预措施	2. 神经心理行为发育筛查 4. 神经心理行为发育异常诊断 7. 心理疾病识别和转诊	5. 对心理行为发育异常儿童提供康复指导和基本干预训练 6. 开设专科康复训练和治疗 8. 心理咨询治疗
	5. 儿童营养与喂养指导服务	1. 儿童营养健康教育 5. 营养与喂养指导 8. 掌握辖区儿童营养健康问题的研究,开展研究,提供有针对性的干预措施	2. 营养测评(体格测评和膳食营养素计算) 3. 营养测评(实验室检测:微量营养素及部分代谢指标) 4. 饮食行为评估 7. 继发性营养疾病的识别与转诊	6. 常见儿童营养性疾病管理(贫血、佝偻病、营养不良等)
	6. 儿童眼病筛查与保健服务	1. 眼保健指导与咨询 2. 新生儿外眼检查及眼部护理指导 8. 视力筛查异常儿童的复查与随访 10. 儿童配镜指导 13. 掌握辖区儿童眼保健健康问题的流行病学特征,开展研究,提供有针对性的干预措施	3. 新生儿眼病的筛查 5. 高危儿视网膜病变筛查 6. 婴幼儿视觉功能评估 7. 学龄前儿童视力筛查 12. 儿童斜视的诊断	4. 新生儿眼部感染性疾病的处理 9. 屈光不正的医学验光与矫正 11. 儿童屈光不正/弱视的诊断及视功能矫治

续表

服务类别		基本卫生保健服务	二级卫生保健服务	三级卫生保健服务
儿童保健	7. 儿童口腔保健	8. 儿童口腔保健服务 1. 口腔保健指导与咨询(口腔不良行为的纠正) 3. 龋齿预防(氟化物、窝沟封闭等) 5. 掌握辖区儿童口腔健康问题的流行病学特征,开展研究,提供有针对性的干预措施	2. 口腔健康检查(如龋齿、口腔先天畸形、错合畸形、感染、溃疡等)	4. 常见口腔问题(龋齿病、牙髓病、根尖周病)的诊断与治疗
	8. 儿童听力障碍康复	9. 儿童听力筛查与语言训练 1. 听力保健指导与咨询 3. 对初筛异常及具有听力损失(包括迟发性、进行性听力下降)高危因素跟踪随访 7. 掌握辖区儿童听力障碍流行病学特征,开展研究,提供有针对性的干预措施	2. 定期开展儿童听力筛查 4. 听力异常婴幼儿的听力学诊断	5. 验配助听器 6. 听力异常婴幼儿言语康复(家庭和门诊康复)
	9. 儿童运动障碍康复	10. 儿童康复训练 1. 根据评估结果制定方案 3. 干预效果评估		2. 实施康复干预
	10. 中医儿童保健	11. 中医儿童保健 运用传统中医方法对儿童常见健康问题进行保健指导和干预		
	11. 集体儿童保健	12. 托幼机构儿童保健 1. 提供儿童入园前体检服务 2. 在园儿童定期体检(龋齿、视力等) 3. 掌握集体儿童健康问题的流行病学特征,开展研究,提供有针对性的干预措施		

续表

服务类别		基本卫生保健服务	二级卫生保健服务	三级卫生保健服务
儿童保健	12. 儿童常见病诊治	3. 儿童先天性心脏病的随访和转诊 4. 先天性髋关节发育不良的转诊和随访	1. 儿童常见病门诊(常见感染性疾病诊断和治疗) 2. 基层转诊的可疑先天性心脏病的确诊	5. 基层转诊的可疑先天性髋关节发育不良的确诊和治疗
	13. 辖区儿童保健规划与管理	1. 对辖区儿童保健规划与管理 2. 开展儿童保健适宜技术的研究与推广		
围婚与围产期保健	14. 婚前保健	15. 婚前卫生指导 1. 有关性保健与性教育 2. 新婚避孕知识及计划生育指导 3. 妊娠前的准备、环境和疾病对后代影响等孕前保健知识指导 4. 遗传病的基本知识咨询 5. 影响婚育的有关疾病的基本知识指导 6. 其他生殖健康知识指导		
		16. 婚前卫生咨询 1. 影响婚育疾病的咨询 2. 遗传咨询 3. 常见婚育问题的咨询		
		17. 婚前医学检查 1. 男女双方的体格检查 2. 影响婚育疾病及异常问题的筛查 3. 涉外婚姻的医学检查	3. 异常问题病例识别与转诊 4. 提供医学意见,出具医学证明	

续表

服务类别		基本卫生保健服务	二级卫生保健服务	三级卫生保健服务
围婚与围产期保健	15. 孕前保健	**18. 孕前指导** 1. 安全孕育的指导（妊娠期、营养、用药、生活方式等） 2. 异常情况的指导（遗传性疾病、不适宜妊娠的情况等）	3. 异常情况的转诊（染色体异常、遗传性疾病等）	
		19. 孕前咨询 1. 一般健康咨询 2. 遗传咨询		
		20. 孕前医学检查 2. 综合评估指导 4. 异常情况的转诊（性传播疾病、严重遗传性疾病等）	1. 体格检查、辅助检查、专科检查	3. 异常情况的治疗（性传播疾病、严重遗传性疾病等）
	16. 孕期保健	**21. 常规保健** 1. 早孕建册 2. 产前检查（体格检查、专科检查、辅助检查）	3. 高危孕妇的筛查与管理 4. 妊娠合并症/并发症的筛查 5. 一般妊娠并发症的治疗与转诊	6. 严重妊娠并发症的治疗（如妊娠高血压疾病、妊娠合并糖尿病、妊娠合并心脏病） 7. 危重症的治疗与转诊
		22. 产前筛查与诊断	1. 产前筛查（血清学检查和超声检查等） 2. 产前诊断	
		23. 孕期营养 1. 营养指导与咨询 2. 营养问题的评估与干预		
		24. 孕期口腔保健 1. 孕期口腔保健指导	2. 孕期口腔疾病的防治	
		25. 心理保健 1. 心理保健指导 2. 心理问题的咨询	3. 心理问题的治疗	

续表

服务类别		基本卫生保健服务	二级卫生保健服务	三级卫生保健服务
围婚与围产期保健	17. 分娩期保健			
	26. 产程监护	产程观察与管理（母亲、胎儿和产程）		
	27. 接产/助产	1. 自然分娩（分娩镇痛、陪伴分娩等） 2. 阴道助产	3. 剖宫产	
	28. 并发症的防治		1. 分娩并发症的识别（产后出血、羊水栓塞、子宫破裂、胎儿窘迫等） 2. 分娩并发症的急救 3. 新生儿复苏 4. 高危新生儿的处理与转诊	3. 分娩并发症的处理与转诊
	29. 新生儿保健	1. 新生儿评估与评分 2. 新生儿护理		
	30. 新生儿科病房	3. 建立新生儿高危转诊三级网络和绿色通道 4. 对本辖区新生儿死亡病例评审提供技术支持	1. 常见新生儿疾病的诊治与转诊 2. 危重新生儿疾病的诊治与转诊	
	31. NICU	2. 全辖区新生儿救治机构提供培训和督导，开展新生儿危重症救治适宜技术研究	1. 危重新生儿急救和治疗	
	18. 产褥期保健			
	32. 常规保健	1. 新生儿护理、喂养指导 3. 卫生指导 4. 母婴体格检查 5. 产后康复 7. 产后 42 天的复查	2. 新生儿疾病筛查（血样采集）、预防接种 6. 产褥期并发症的防治	

续表

服务类别		基本卫生保健服务	二级卫生保健服务	三级卫生保健服务
围婚与围产期保健	18. 产褥期保健	33. 营养保健	1. 产妇营养咨询与指导 2. 产妇营养问题的评估与干预		
		34. 心理保健	1. 产后心理问题的指导与咨询	2. 产后心理问题的筛查与转诊	3. 产后心理问题的干预(产后抑郁等)
		35. 产后访视的指导	为基层医疗卫生机构提供产后访视的技术指导		
	19. 辖区围产期保健规划与管理	36. 辖区围产期保健规划与管理	辖区围产期保健规划与管理,开展围产期保健适宜技术的研究		
妇女保健	20. 青少年综合保健	37. 常规保健	1. 体质发育评估与指导 2. 常见问题的咨询与指导 3. 心理保健指导 4. 心理问题的咨询 6. 营养指导与咨询 7. 营养问题的评估与干预		5. 心理异常的治疗
		38. 青少年生殖健康保健	2. 非意愿性妊娠的预防与指导		3. 终止非意愿性妊娠
	21. 育龄期妇女保健	39. 妇科常见病筛查与防治	1. 常规体检与管理	1. 常见生殖健康疾病的防治 2. 常见生殖道感染(如阴道炎、宫颈炎、盆腔炎等)的防治 3. 其他生殖道感染疾病的防治(如性传播疾病)	

续表

服务类别		基本卫生保健服务	二级卫生保健服务	三级卫生保健服务
妇女保健	40. 妇科内分泌疾病防治		1. 常见妇科内分泌疾病诊治（月经不调/闭经、功能失调性子宫出血等） 2. 内分泌疾病诊治（多囊卵巢综合征等）	
	41. 妇科肿瘤防治		1. 常见妇科肿瘤的筛查（宫颈癌、子宫肌瘤、卵巢肿瘤等） 2. 常见妇科良性肿瘤的诊治（子宫肌瘤、宫颈疾病等）	3. 妇科恶性肿瘤的早期防治（手术、化疗） 4. 妇科恶性肿瘤的中晚期诊治（放疗）
	42. 乳腺疾病的防治	1. 乳腺常见问题的咨询与指导	2. 乳腺癌的筛查与转诊 3. 乳腺常见疾病的防治 乳腺炎 乳腺囊性增生 乳腺纤维瘤	乳腺癌的治疗
21. 育龄期妇女保健	43. 计划生育技术服务	1. 避孕指导与咨询	2. 常见节育手术服务（四术） 3. 中期妊娠引产	4. 严重手术并发症的治疗 2. 辅助生殖技术服务
	44. 不孕不育防治		1. 不孕不育症的防治	
	45. 妇女性暴力医学干预	1. 妇女暴力的识别与评估	2. 妇女性暴力的医学干预	
	46. 女职工劳动保护	1. 企业女职工劳动保护与健康指导（四期保护）		

续表

服务类别		基本卫生保健服务	二级卫生保健服务	三级卫生保健服务
妇女保健	22. 围绝经期、老年期保健	47. 常规保健 1. 常规体检与管理 3. 围绝经期/老年期的保健咨询与指导	2. 生殖道感染/性传播疾病的防治 4. 围绝经期相关疾病的防治(内分泌疾病、代谢性疾病、骨质疏松等)	5. 老年期相关疾病的防治和康复
		48. 心理保健 1. 常见心理保健咨询与指导		2. 常见心理问题治疗
		49. 营养保健 1. 营养咨询与指导		
		50. 妇科肿瘤筛查与防治	1. 常见妇科肿瘤的筛查(宫颈癌、子宫肌瘤、卵巢肿瘤等) 2. 常见妇科肿瘤的诊治(子宫肌瘤、宫颈疾病等)	
		51. 乳腺疾病的防治 1. 乳腺常见问题的咨询与指导	2. 乳腺癌的筛查与转诊 3. 乳腺常见疾病的防治	
	23. 其他专业	52. 中医妇科 1. 运用传统中医方法对妇女常见健康问题进行保健指导和干预		
	24. 辖区妇女保健规划与管理	53. 保健规划与管理,开展适宜技术研究 辖区妇女保健规划与管理,开展妇女保健适宜技术的研究与推广		

活动,基本由医保购买服务。对于特需卫生服务,应根据服务能力酌情提供,或交由其他医疗机构提供。

(三) 各级妇幼保健机构服务项目界定与主要职能

确定了妇幼保健机构的服务范围后,课题组召开各级卫生行政部门、妇幼保健机构领导和妇幼卫生专家的座谈会,对确定的服务范围划分为省、地、县三级服务项目。专家们依据不同级别妇幼保健机构的基本功能定位和服务能力,讨论确定了各级妇幼保健机构应承担的不同层次的妇幼保健服务项目(表1-3-1)。各级妇幼保健机构承担的服务项目均包括围产期保健(含计划生育和技术指导)、儿童保健、妇女保健、基层指导、信息管理、健康教育和科研与培训七项服务。其中基层指导、信息管理和健康教育融合在三大保健过程中,根据不同级别妇幼保健机构的服务能力,各服务项目中的内容有所差别。

1. 省级妇幼保健机构

(1) 省级妇幼保健机构服务项目:作为妇幼保健服务体系的龙头,省级妇幼保健机构是三级妇幼保健服务机构中的疑难杂症诊疗、高危孕产妇急救以及遗传实验室检验检测中心,服务项目以妇幼保健的重点学科发展、科研教学和对基层妇幼保健机构的知识技能培训等为主,侧重于妇幼保健服务技术的开发和应用、遗传实验室和疑难杂症诊疗等服务。根据省级妇幼保健机构的功能定位和专家咨询意见,本研究界定省级妇幼保健机构服务项目包括7个大项,288 个小项(表 1-3-1)。省级妇幼保健机构的三级卫生保健服务项目较多,基本公共卫生服务和直接面对群体管理服务项目较少。

(2) 省级妇幼保健机构的主要职能:省级妇幼保健机构承担了辖区内围产期保健、妇女保健(含计划生育技术指导)和儿童保健服务的疑难杂症治疗服务、辖区内的妇幼卫生和管理工作,并针对危害妇女、儿童健康和计划生育技术的主要问题开展科学研究,培训和协助医学院校培养高级妇幼卫生人员。

主要工作包括以下几个方面。

1) 全省层面的妇女儿童群体管理和规划工作。全面掌握全省妇女和儿童的健康状况;主要的健康问题、常见疾病及妇女和儿童群体的多发性疾病;孕产妇死亡、围生儿死亡、婴儿及 5 岁以下儿童死亡情况和主要致死原因;计划生育技术服务需求和服务质量;出生人口质量及影响妇女和儿童群体健康的主要生物、心理、社会环境因素;协助卫生计生行政部门制定全省的妇幼卫生规划和支持性规划。省级妇幼保健院作为业务的牵头单位,参与规划的具体实施。对主要死因提出干预策略,协助卫生行政部门制定干预规划并参与实施。

2) 开展妇女儿童保健服务和影响因素的科研工作。能承担国家、省级科学研究课题并进行国际合作;开展应用性研究工作,负责科研成果的推广应用,掌握本省妇女和儿童身心健康的主要问题和重点疾病,掌握本省影响儿童生长发育、影响儿童和妇女身体与心理健康的主要生物、心理与社会因素,针对这些主要因素提出预防措施,协助卫生行政部门制定规划并参与实施。

3) 全省妇幼保健人员的培训工作。掌握全省妇幼卫生专业队伍数量、业务知识结构和技术水平,根据妇幼卫生工作的实际需要,协助卫生行政部门制定在职人员及基层妇幼卫生人员的培训规划,并具体组织实施,有计划地培训妇幼卫生专科人才,以满足保健工作的需要。

4) 妇幼保健服务的技术指导工作。省级妇幼保健机构作为全省的妇幼保健龙头,通过重点学科建设,重点开展妇女儿童疑难杂症的诊疗服务和遗传学检验与检查项目;掌握妇幼保健学科发展的方向;接受下级妇幼卫生机构的转诊;处理妇女和儿童高危病例;开发基层妇幼保健适宜技术,为地(市)级妇幼卫生机构和县级妇幼卫生机构提供技术指导与技术支持;负责全省妇幼卫生业务工作的质量监测和质量审评,并定期向卫生行政部门提交报告;协助卫生计生行政部门管理妇产医院、儿童医院和综合医院中的妇幼保健业务。

5) 协助卫生计生行政部门进行妇幼保健信息统计和管理工作。负责收集、整理、分析全省妇女和儿童健康指标、计划生育技术服务及人口出生质量、各项妇幼卫生工作指标及妇幼卫生资源等数据资料,按规定时间上报省卫生行政部门,同时反馈给地市卫生行政部门和妇幼卫生机构。负责对危害妇女和儿童健康的主要疾病的流行病学调查并开展防治工作,承担国家检测室的监测任务,指导下级妇幼卫生机构的信息工作,抽查和核实信息资料。

2. 市级妇幼保健机构

(1) 地市级妇幼保健机构服务项目:地市级妇幼保健机构是省、地、县三级妇幼保健体系的中枢,负责上传下达,接受省级妇幼保健机构的指导,并指导县级妇幼保健机构的妇幼保健服务和管理工作。地市级妇幼保健机构以二级卫生保健和基本卫生保健服务项目为主,重点开展妇幼保健的二级卫生保健服务项目,对县级妇幼保健机构的指导、在省级妇幼保健机构的指导下推广妇幼保健适宜技术,进行部分科研、适当开展部分群体管理工作,遗传实验室和疑难杂症治疗等三级卫生保健项目依据资质开展。根据地市级妇幼保健机构的功能定位和专家咨询结果,地市级妇幼保健院服务项目包括7个大项,272个小项(表1-3-1)。

(2) 地市级妇幼保健院的主要职能:地市级妇幼保健机构主要职能是承担辖区内围产期保健、妇女保健(含计划生育技术指导)和儿童保健服务,和辖区内的妇幼卫生管理,承担一定的科研任务,培训中级妇幼卫生人员和协助大中专院校培养妇幼卫生医师。

1）全市层面的妇幼保健规划管理工作：地市妇幼保健院以提高本地区妇女和儿童群体的健康水平和人口质量为目标，以妇女保健、儿童保健、计划生育技术指导、优生优育为中心任务，指导基层的妇幼保健服务开展，肩负着本地区妇女和儿童健康规划的实施与监测任务。

2）开展必要的科研和调查工作：地市级妇幼保健机构根据其自身能力承担必要的科研课题和国际合作项目。能够掌握本地区妇女和儿童的健康状况、健康问题、主要疾病、孕产妇和婴儿死亡情况及主要死因，计划生育手术的质量、转归和影响因素，协助卫生计生行政部门制定妇幼卫生发展规划，以及防治计划并牵头实施。

3）妇幼保健的技术服务和指导工作：根据区域卫生规划，承担政府部门规划区域内的群体保健工作和常见病诊治工作，并接受或转诊县级医院上转的妇女儿童疑难杂症或高危孕产妇，能够熟练开展妇女和儿童的常见病、多发病的预防、筛查和诊治，以及计划生育技术服务等各项工作。

4）对基层妇幼保健人员的培训：承担基层医疗保健单位妇幼卫生人员的专业进修、本院人员的在职教育，并全面掌握本地区妇幼卫生技术人员的现状，协助卫生计生行政部门制定培训规划并组织实施。

5）本地区的妇幼卫生信息报告：负责本地区妇幼卫生常规报告、抽样调查、监测点的数据收集、整理、分析、储存并按规定时间上报卫生计生行政部门及上一级妇幼保健院。

3. 县级妇幼保健机构

（1）县级妇幼保健机构服务项目：县级妇幼保健机构是省、地、县三级妇幼保健服务网的最基本单位，是妇幼儿童健康的第一道防线，指导乡镇卫生院和村卫生室开展妇幼保健基本公共卫生服务，直接为全县妇女儿童服务，承担着降低孕产妇死亡率和新生儿死亡率的重要任务，是妇幼保健服务体系的基础。县级妇幼保健机构面向全县妇女儿童开展群体保健和个体保健工作，以围产期保健为核心，妇女保健和儿童保健为支撑，以开展一级妇幼保健和二级妇幼保健服务项目为主，根据服务能力适当开展三级卫生保健服务项目。根据县级妇幼保健机构的功能定位和专家咨询结果，县级妇幼保健机构服务项目包括7个大项，264个小项（表1-3-2）。

（2）县级妇幼保健机构的主要职能：县级妇幼保健机构的功能主要是承担全县围产期保健、妇女保健（含计划生育技术指导）、儿童保健服务和辖区内的妇幼卫生管理，掌握全县计划生育服务的质量和转归，开展提高人口质量和素质的服务，对乡村两级的业务指导，受县级卫生行政部门委托，承担全县降低孕产妇死亡率、婴儿和5岁以下儿童死亡率、提高出生人口素质的综合协调与管理职责。

表1-3-2 各级妇幼保健机构功能和服务项目

必须开展:● 　　根据资质开展:◌ 　　不允许开展:⊗

一级学科	二级专业		基本服务内容	省级	市级	县级
儿童保健	1. 新生儿保健	1. 院内新生儿保健	1. 新生儿评估	●	●	●
			2. 母乳喂养指导	●	●	●
			3. 新生儿护理	●	●	●
			4. 新生儿疾病筛查(血样采集)、预防接种	●	●	●
			5. 新生儿听力筛查	●	●	●
			6. 高危新生儿的筛查与转诊	●	●	●
	2. 新生儿疾病筛查	2. 国家规定的新生儿疾病筛查项目(两病)	1. 新生儿疾病筛查指导与咨询	●	●	●
			2. 样本采集和转运	●	●	●
			3. 实验室检测诊断(新生儿筛查中心)	◌	◌	⊗
			4. 阳性患儿临床确诊和治疗	◌	◌	⊗
			5. 对新生儿疾病筛查阳性患儿建立档案	●	●	●
			6. 阳性患儿的随访	●	●	●
			7. 开展新的筛查方法和病种范围科学研究	◌	◌	⊗
		3. 其他新生儿疾病筛查项目	各地区根据当地的实际情况开展其他疾病筛查	◌		◌
	3. 儿童生长发育	4. 生长发育监测服务	1. 儿童体格生长发育指导与咨询	●	●	●
			2. 儿童体格测量与评价	●	●	●
			3. 体格生长偏离儿童的筛查(低体重、生长迟缓、消瘦、肥胖)	●	●	●
			4. 体格生长偏离儿童的病因确定(营养问题、疾病问题),实验室检测方法:生化、染色体、基因等(省市县分级掌握)	◌	◌	◌
			5. 体格生长偏离儿童的营养处方干预	●	●	●
			6. 体格生长偏离儿童的运动处方干预	●	●	◌
			7. 体格生长偏离儿童的内分泌治疗	●		◌
			8. 建立体格生长偏离个体儿童健康档案并追踪随访,开展针对儿童生长促进相关的流行病学调查,提出干预措施	●	●	●
			9. 酌情开展体质测试,建立儿童的体质健康档案	●	●	◌

一级学科	二级专业		基本服务内容	省级	市级	县级
儿童保健	4. 儿童心理保健	5. 儿童认知、心理、行为发育与监测	1. 一般心理咨询与指导	●	●	●
			2. 神经心理行为发育筛查	●	●	●
			3. 神经心理行为发育促进	●	●	●
			4. 神经心理行为发育异常诊断	●	●	●
			5. 对心理行为发育异常儿童提供康复指导和基本干预训练	●	●	●
			6. 开设专科康复训练和治疗	●	●	●
			7. 心理疾病识别和转诊	●	●	●
			8. 心理咨询治疗	◐	◐	◐
			9. 掌握辖区儿童神经心理行为健康问题的流行病学特征,开展研究并提供有针对性的干预措施	●	●	●
	5. 儿童营养保健	6. 儿童营养与喂养指导服务	1. 儿童营养健康教育	●	●	●
			2. 营养测评(体格测评和膳食营养素计算)	●	●	●
			3. 营养测评(实验室检测:微量营养素及部分代谢指标)	●	●	●
			4. 饮食行为评估	●	●	●
			5. 营养与喂养指导	●	●	●
			6. 常见儿童营养性疾病管理(贫血、佝偻病、营养不良等)	●	●	●
			7. 继发性营养疾病的识别与转诊	●	●	●
			8. 掌握辖区儿童营养健康问题的流行病学特征,开展研究,提供有针对性的干预措施	●	●	●
	6. 儿童眼保健	7. 儿童眼病筛查与保健服务	1. 眼保健指导与咨询	●	●	●
			2. 新生儿外眼检查及眼部护理指导	●	●	●
			3. 新生儿眼病的筛查	●	●	◐
			4. 新生儿眼部感染性疾病的处理	●	●	●
			5. 高危儿视网膜病变筛查	●	●	◐
			6. 婴幼儿视觉功能评估	●	●	●
			7. 学龄前儿童视力筛查	●	●	●

续表

一级学科	二级专业	基本服务内容	省级	市级	县级
儿童保健	6. 儿童眼保健	7. 儿童眼病筛查与保健服务	8. 视力筛查异常儿童的复查与随访	●	●	●
			9. 屈光不正的医学验光与矫正	●	●	●
			10. 儿童配镜指导	●	●	●
			11. 儿童屈光不正/弱视的诊断及视功能矫治	●	●	●
			12. 儿童斜视的诊断	●	●	●
			13. 掌握辖区儿童眼部健康问题的流行病学特征,开展研究,提供有针对性的干预措施	●	●	
	7. 儿童口腔保健	8. 儿童口腔保健服务	1. 口腔保健指导与咨询(口腔不良行为的纠正)	●	●	
			2. 口腔健康检查(如龋齿、口腔先天畸形、错合畸形、感染、溃疡等)	●	●	
			3. 龋齿预防(氟化物、窝沟封闭等)	●	●	
			4. 常见口腔问题(龋病、牙髓病、根尖周病)的诊断与治疗	●	●	●
			5. 掌握辖区儿童口腔健康问题的流行病学特征,开展研究,提供有针对性的干预措施。	●	●	
	8. 儿童听力保健	9. 儿童听力筛查与语言训练	1. 听力保健指导与咨询	●	●	●
			2. 定期开展儿童听力筛查	●	●	
			3. 对初筛异常及具有听力损失(包括迟发性/进行性听力下降)高危因素者跟踪随访	●	●	
			4. 听力异常婴幼儿的听力学诊断	◎	◎	◎
			5. 验配助听器	◎	◎	◎
			6. 听力异常婴幼儿言语康复(家庭和门诊康复)	◎	◎	◎
			7. 掌握辖区儿童听力障碍的流行病学特征,开展研究,提供有针对性的干预措施	●	●	●
	9. 儿童运动障碍康复	10. 儿童康复训练	1. 根据评估结果制定方案	●	●	●
			2. 实施康复干预	●	●	●
			3. 干预效果评估	●	●	●

续表

一级学科	二级专业	基本服务内容		省级	市级	县级
儿童保健	10. 中医儿童保健	11. 中医儿童保健	运用传统中医方法对儿童常见健康问题进行保健指导和干预	●	●	●
	11. 集体儿童保健	12. 托幼机构儿童保健	1. 提供儿童入园前体检服务	●	●	●
			2. 在园儿童定期体检(龋齿、视力等)	●	●	●
			3. 掌握儿童集体健康问题的流行病学特征,开展研究,提供有针对性的干预措施	●	●	●
	12. 儿童常见病诊治	13. 儿童常见病门诊	1. 儿童常见病门诊(常见感染性疾病诊断和治疗)	●	●	●
			2. 基层转诊的可疑先天性心脏病的确诊	●	●	⊗
			3. 儿童先天性心脏病的随访和转诊	●	●	●
			4. 基层转诊的可疑先天性髋关节发育不良的确诊和治疗	●	●	⊗
			5. 先天性髋关节发育不良的转诊和随访	●	●	●
	13. 辖区儿童保健规划与管理	14. 辖区儿童保健规划与管理	1. 对辖区儿童保健规划与管理	●	●	●
			2. 开展儿童保健适宜技术的研究与推广	●	●	⊘
围婚与围产期保健	14. 婚前保健	15. 婚前卫生指导	1. 有关性保健与性教育	●	●	●
			2. 新婚避孕知识及计划生育指导	●	●	●
			3. 妊娠前的准备、环境和疾病对后代影响等孕前保健知识指导	●	●	●
			4. 遗传病的基本知识指导	●	●	●
			5. 影响婚育的有关疾病的基本知识指导	●	●	●
			6. 其他生殖健康知识指导	●	●	●
		16. 婚前卫生咨询	1. 影响婚育疾病的咨询	●	●	●
			2. 遗传咨询	●	●	●
			3. 常见婚育问题的咨询	●	●	●
		17. 婚前医学检查	1. 男女双方的体格检查	●	●	●
			2. 影响婚育疾病及异常问题的筛查	●	●	●
			3. 异常问题病例识别与转诊	●	●	●
			4. 提供医学意见、出具医学证明	●	●	●
			5. 涉外婚姻的医学检查	●	●	⊗

续表

一级 学科	二级 专业		基本服务内容	省级	市级	县级
围婚与围产期保健	15. 孕前保健	18. 孕前指导	1. 安全孕育的指导(妊娠期、营养、用药、生活方式等)	●	●	●
			2. 异常情况的指导(遗传性疾病、不适宜妊娠的情况等)	●	●	●
			3. 异常情况的转诊(染色体异常、遗传性疾病等)	●	●	●
		19. 孕前咨询	1. 一般健康咨询	●	●	●
			2. 遗传咨询	●	●	●
		20. 孕前医学检查	1. 体格检查、辅助检查、专科检查	●	●	●
			2. 综合评估与指导	●	●	●
			3. 异常情况的治疗(性传播疾病、严重遗传性疾病等)	●	●	◎
			4. 异常情况的转诊(性传播疾病、严重遗传性疾病等)	●	●	●
	16. 孕期保健	21. 常规保健	1. 早孕建册	●	●	●
			2. 产前检查(体格检查、专科检查、辅助检查)	●	●	●
			3. 高危孕妇的筛查与管理	●	●	●
			4. 妊娠合并症/并发症的筛查	●	●	●
			5. 一般妊娠并发症的治疗与转诊	●	●	●
			6. 严重妊娠并发症的治疗(如妊娠高血压疾病、妊娠合并糖尿病、妊娠合并心脏病)	◎	◎	◎
			7. 危重症的治疗与转诊	●	●	◎
		22. 产前筛查与诊断	1. 产前筛查(血清学检查和超声检查等)	●	●	●
			2. 产前诊断	●	●	◎
		23. 孕期营养	1. 营养指导与咨询	●	●	●
			2. 营养问题的评估与干预	●	●	●
		24. 孕期口腔保健	1. 孕期口腔保健指导	●	●	●
			2. 孕期口腔疾病的防治	●	●	●
		25. 心理保健	1. 心理保健指导	●	●	●
			2. 心理问题的咨询	●	●	●
			3. 心理问题的治疗	●	●	⊗

续表

一级学科	二级专业	基本服务内容	省级	市级	县级
围婚与围产期保健	17. 分娩期保健	26. 产程监护　产程观察与管理(母亲、胎儿和产程)	●	●	●
		27. 接产/助产　1. 自然分娩(分娩镇痛、陪伴分娩等)	●	●	●
		2. 阴道助产	●	●	●
		3. 剖宫产	●	●	●
		28. 并发症的防治　1. 分娩并发症的识别(产后出血、羊水栓塞、子宫破裂、胎儿窘迫等)	●	●	●
		2. 分娩并发症的急救	●	●	●
		3. 分娩并发症的处理与转诊			
		产后出血	●	●	⊘
		羊水栓塞	●	●	⊘
		子宫破裂	●	●	⊘
		脐带异常	●	●	⊘
		29. 新生儿保健　1. 新生儿评估与评分	●	●	●
		2. 新生儿护理	●	●	●
		3. 新生儿复苏	●	●	●
		4. 高危新生儿的处理与转诊	●	●	⊘
		30. 新生儿科病房　1. 常见新生儿疾病的诊治与转诊	●	●	●
		2. 危重新生儿疾病的诊治与转诊	⊘	⊘	⊘
		3. 建立新生儿高危转诊三级网络和绿色通道	●	●	●
		4. 对本辖区新生儿死亡病例评审提供技术支持	●	●	●
		31. NICU　1. 危重新生儿急救和治疗	⊘	⊘	⊘
		2. 全辖区新生儿救治机构提供培训和督导,开展新生儿危重症救治适宜技术研究	⊘	⊘	⊘
	18. 产褥期保健	32. 常规保健　1. 新生儿护理、喂养指导	●	●	●
		2. 新生儿疾病筛查(血样采集)、预防接种	●	●	●
		3. 卫生指导	●	●	●
		4. 母婴体格检查	●	●	●
		5. 产后康复	●	●	●
		6. 产褥期并发症的防治	●	●	●
		7. 产后42天的复查	●	●	●

续表

一级学科	二级专业		基本服务内容	省级	市级	县级
围婚与围产期保健	18. 产褥期保健	33. 营养保健	1. 产妇营养咨询与指导	●	●	●
			2. 产妇营养问题的评估与干预	●	●	⊘
		34. 心理保健	1. 产后心理问题的指导与咨询	●	●	●
			2. 产后心理问题的筛查与转诊	●	●	●
			3. 产后心理问题的干预(产后抑郁症等)	●	●	⊘
		35. 产后访视的指导	为基层医疗卫生机构提供产后访视的技术指导	●	●	●
	19. 辖区围产期保健规划与管理	36. 辖区围产期保健规划与管理	辖区围产期保健规划与管理,开展围产期保健适宜技术的研究	●	●	●
妇女保健	20. 青少年综合保健	37. 常规保健	1. 体质发育评估与指导	●	●	●
			2. 常见问题的咨询与指导	●	●	●
			3. 心理保健指导	●	●	●
			4. 心理问题的咨询	●	●	●
			5. 心理异常的治疗	⊗	⊗	⊗
			6. 营养指导与咨询	●	●	●
			7. 营养问题的评估与干预	●	●	●
		38. 青少年生殖健康保健	1. 常见生殖健康疾病的防治	●	●	●
			2. 非意愿性妊娠的预防与指导	●	●	●
			3. 终止非意愿性妊娠	●	●	●
	21. 育龄期妇女保健	39. 妇科常见病筛查与防治	1. 常规体检与管理	●	●	●
			2. 常见生殖道感染/性传播疾病的防治(如阴道炎、宫颈炎、盆腔炎等)	●	●	●
			3. 其他生殖道感染疾病的防治(如性传播疾病)	⊘	⊘	⊘
		40. 妇科内分泌疾病防治	1. 常见妇科内分泌疾病诊治(月经不调、闭经、功能失调性子宫出血等)	●	●	●
			2. 内分泌疾病诊治(多囊卵巢综合征等)	●	●	●
		41. 妇科肿瘤防治	1. 常见妇科肿瘤的筛查(宫颈癌、子宫肌瘤、卵巢肿瘤等)	●	●	●
			2. 常见妇科良性肿瘤的诊治(子宫肌瘤、宫颈疾病等)	●	●	●
			3. 妇科恶性肿瘤的早期诊治(手术、化疗)	●	●	●
			4. 妇科恶性肿瘤的中晚期诊治(放疗)	⊗	⊗	⊗

续表

一级学科	二级专业	基本服务内容	省级	市级	县级
妇女保健	21. 育龄期妇女保健	42. 乳腺疾病的防治			
		1. 乳腺常见问题的咨询与指导	●	●	●
		2. 乳腺癌的筛查与转诊	●	●	●
		3. 乳腺常见疾病的防治			
		乳腺炎	●	●	●
		乳腺囊性增生	●	●	●
		乳腺纤维瘤	●	●	⊘
		乳腺癌	⊗	⊗	⊗
		43. 计划生育技术服务			
		1. 避孕指导与咨询	●	●	●
		2. 常见节育手术服务(四术)	●	●	●
		3. 中期妊娠引产	●	●	●
		4. 严重手术并发症的治疗	●	●	⊘
		44. 不育不孕防治			
		1. 不孕不育症的防治	●	●	●
		2. 辅助生殖技术服务	⊘	⊘	⊘
		45. 妇女性暴力医学干预			
		1. 妇女性暴力的识别与评估	●	●	●
		2. 妇女性暴力的医学干预	●	●	●
		46. 女职工劳动保护			
		1. 企业女职工劳动保护与健康指导(四期保护)	●	●	●
	22. 围绝经期、老年期保健	47. 常规保健			
		1. 常规体检与管理	●	●	●
		2. 生殖道感染/性传播疾病的防治	●	●	●
		3. 围绝经期/老年期的保健指导	●	●	●
		4. 围绝经期相关疾病的防治(内分泌疾病、代谢性疾病、骨质疏松等)	●	●	●
		5. 老年期相关疾病的防治和康复	●	●	●
		48. 心理保健			
		1. 常见心理保健咨询与指导	●	●	●
		2. 常见心理问题治疗	●	●	⊘
		49. 营养保健			
		1. 营养咨询与指导	●	●	●
		50. 妇科肿瘤筛查与防治			
		1. 常见妇科肿瘤的筛查(宫颈癌、子宫肌瘤、卵巢肿瘤等)	●	●	●
		2. 常见妇科肿瘤的诊治(子宫肌瘤、宫颈疾病等)	●	●	●
		51. 乳腺疾病的防治			
		1. 乳腺常见问题的咨询与指导	●	●	●
		2. 乳腺癌的筛查与转诊	●	●	●
		3. 乳腺常见疾病的防治	●	●	●

续表

一级学科	二级专业		基本服务内容	省级	市级	县级
妇女保健	23. 其他专业	52. 中医妇科	运用传统中医方法对妇女常见健康问题进行保健指导和干预	●	●	●
	24. 辖区妇女保健规划与管理	53. 保健规划与管理,开展适宜技术研究	辖区妇女保健规划与管理,开展妇女保健适宜技术的研究与推广	●	●	●
基层指导	25. 妇幼保健网络管理	54. 妇幼保健网络管理	1. 协助卫生行政部门制定辖区妇幼卫生工作规划	●	●	●
			2. 制定辖区妇幼保健机构工作年度考核标准	◐	●	●
			3. 对辖区妇幼保健机构工作实施年度考核	●	●	●
			4. 召开辖区妇幼保健机构年度工作会议	●	●	●
			5. 定期召开县乡村三级工作例会	⊗	⊗	●
	26. 儿童保健管理	55. 出生缺陷监测管理	1. 制定出生缺陷监测方案	●	⊗	⊗
			2. 定期业务指导、督导	●	●	●
			3. 病例追踪服务	●	●	●
			4. 信息资料收集、统计分析、上报和电子化管理	●	●	●
		56. 儿童保健系统管理	1. 制定工作规范、管理制度、技术规范及评估标准	●	⊗	⊗
			2. 制定统一的儿童保健手册	●	⊗	⊗
			3. 定期质量控制、督导	●	●	●
		57. 托幼机构管理	1. 辖区内托幼机构卫生保健工作业务管理与指导(卫生消毒、膳食营养、健康管理等)	●	●	●
			2. 辖区内托幼机构人员培训、考核	●	●	●
			3. 提供工作人员上岗体检和健康合格证书办理	●	●	●
			4. 掌握集体儿童健康问题的流行病学特征,开展研究,提供有针对性的干预措施	●	●	●
		58. 新生儿疾病筛查管理	1. 建立筛查网络	●	⊗	⊗
			2. 检测实验室质量控制	●	⊗	⊗
			3. 定期技术指导与督导	●	●	●
			4. 患儿管理	●	●	●
			5. 信息资料收集、统计分析、上报和电子化管理	●	●	●

续表

一级学科	二级专业		基本服务内容	省级	市级	县级
基层指导	26. 儿童保健管理	59. 儿童死亡监测管理	1. 死亡监测方案制定	●	⊗	⊗
			2. 业务指导、督导	●	●	●
			3. 建立 5 岁以下儿童死亡评审制度	●	●	●
			4. 开展 5 岁以下儿童死亡评审	●	●	●
			5. 信息资料收集、统计分析、上报和电子化管理	●	●	●
	27. 围婚期及围产期保健管理	60. 围婚期和围产期保健服务管理	1. 制定工作规范、管理制度、技术规范和评估标准	●	⊗	⊗
			2. 制定统一的孕产妇保健手册	●	⊗	⊗
			3. 制定产科质量标准	●	⊗	⊗
			4. 定期业务指导与督导	●	●	●
			5. 信息资料收集、统计分析、上报和电子化管理	●	●	●
		61. 产前筛查管理	1. 制定产前筛查工作规范	●	⊗	⊗
			2. 定期业务指导、督导	●	●	●
			3. 定期质量控制	●	●	●
			4. 疑似病例转诊	●	●	●
			5. 病例追踪	●	●	●
			6. 信息资料收集、统计分析与上报和电子化管理	●	●	●
		62. 产前诊断管理	1. 制定产前诊断工作规范	●	●	⊗
			2. 定期业务指导、督导	●	●	⊗
			3. 定期质量控制	●	●	⊗
			4. 疑似病例转诊	●	●	⊗
			5. 病例追踪	●	●	⊗
			6. 信息资料收集、统计分析与上报和电子化管理	●	●	⊗
		63. 孕产妇、新生儿死亡监测管理	1. 孕产妇死亡监测方案制定	●	⊗	⊗
			2. 新生儿死亡监测方案制定	●	⊗	⊗
			3. 监测工作业务指导、督导	●	●	●
			4. 建立孕产妇、新生儿死亡评审制度	●	●	●
			5. 开展孕产妇死亡评审	●	●	●
			6. 开展新生儿死亡评审	●	●	●
			7. 信息资料收集、统计分析、上报和电子化管理	●	●	●

续表

一级学科	二级专业	基本服务内容	省级	市级	县级
基层指导	28. 妇女保健管理	64. 妇女常见病普查普治管理			
		1. 制定妇女常见病普查普治方案	●	⊗	⊗
		2. 定期业务指导、督导	●	●	●
		3. 信息资料收集、统计分析、上报和电子化管理	●	●	●
		65. 计划生育技术管理			
		1. 制定计划生育技术规范	●	⊗	⊗
		2. 手术并发症的监测	●	●	●
		3. 新技术推广	●	●	●
		4. 信息资料收集、统计分析、上报和电子化管理	●	●	●
	29. 妇幼重大和基本公共卫生服务项目管理	66. 妇幼重大和基本公共卫生服务项目管理			
		1. 制定项目工作方案	●	⊗	⊗
		2. 督导、技术指导	●	●	●
		3. 人员培训	●	●	●
		4. 考核评估	●	●	●
		5. 信息资料收集、统计分析、上报和电子化管理	●	●	●
信息管理	30. 妇幼卫生信息管理	67. 妇幼卫生信息管理			
		1. 制定妇幼卫生信息管理方案	●	⊗	⊗
		2. 制定和印发统一的基层妇幼信息登记、统计表、簿、卡	●	●	●
		3. 召开信息工作年会	●	●	●
		4. 各项工作的信息资料收集、汇总、分析、总结、上报及电子化管理	●	●	●
		5. 质量控制、督导	●	●	●
		6. 辖区妇幼卫生信息网络的建设和运行维护	●	●	●
	31. 医院信息管理	68. 医院信息管理			
		1. 负责院内的医院信息系统及其网络平台的规划、建设和运行维护	●	●	●
		2. 负责院内医疗保健服务、药品、病案统计、经济管理等各类信息的搜集、整理、上报、统计分析以及质量控制等信息管理工作	●	●	●
		3. 承担本院的医院信息系统使用人员技术培训与考核	●	●	●

续表

一级学科	二级专业		基本服务内容	省级	市级	县级
健康教育	32. 院外健康教育	69. 院外健康教育	1. 制定辖区健康教育工作计划	●	●	●
			2. 健康教育需求调查	●	●	●
			3. 健康教育资料制作、分发	●	●	●
			4. 开展面向社会的宣传活动	●	●	●
			5. 定期工作督导、检查	●	●	●
			6. 健康教育效果评价	●	●	●
	33. 院内健康教育	70. 院内健康教育	1. 制定机构内的妇幼健康教育工作计划、相关制度	●	●	●
			2. 健康教育处方的编写	●	●	●
			3. 健康教育宣传橱窗、展板、手册等材料的制作	●	●	●
			4. 负责组织机构内妇幼保健专业人员健康教育相关知识、技能的培训	●	●	●
			5. 开展新婚学校、孕妇学校、父母学校、患者宣教等健康教育活动	●	●	●
科学研究与培训	34. 科学研究	71. 科学研究	1. 开展流行病学调查,掌握当地妇女儿童的健康状况和影响当地妇女儿童健康的主要疾病和影响因素	●	●	●
			2. 开展控制出生缺陷技术、妇女儿童常见病多发病的预防和干预技术研究,解决危害妇女儿童健康的突出问题	●	●	⊗
			3. 开展儿童生长发育促进技术的研究	●	●	⊗
			4. 推广妇幼保健医疗新技术和适宜技术	●	●	●
	35. 人员培训	72. 人员培训	1. 对辖区内妇幼保健机构、基层医疗卫生机构从事妇幼保健医疗服务的相关人员进行培训	●	●	●
			2. 接受下级机构和基层医疗卫生机构人员进修	●	●	●
			3. 派专业技术人员到基层蹲点提供现场技术支持	●	●	●

1) 妇幼保健技术服务工作:为全县妇女儿童提供基本的妇女、儿童和围产期保健服务,并指导乡镇卫生院和村卫生室相关人员开展妇女儿童系统化管理和适宜技术。县级妇幼保健机构按照三大保健的核心任务,开展一级和二级卫生保健服务。

保健服务项目包括孕产妇和儿童系统管理、孕产期的健康教育和咨询、分娩期的助产和手术、妇女常见疾病的筛查和治疗、妇女两癌筛查和转诊、施行避孕、节育手术和输卵(精)管复通手术、计划生育手术并发症和计划生育药具不良反应的诊断、治疗,开展围绕生育、节育、不育的其他围产期保健项目,开展新生儿疾病筛查和儿童生长发育的监测和指导、儿童常见疾病的预防、治疗和康复。

2) 妇幼人口信息的管理工作:负责全县妇幼卫生和人口发展常规报告等信息收集、整理、分析评价工作,为县卫生计生行政部门提供决策的依据,并同时报上一级妇幼保健院。

3) 基层妇幼保健人员的培训指导:正确指导农村的新法接生,努力创造条件,提高乡卫生院产科助产水平,改善产科住院及接生条件,提高住院分娩率,降低农村孕产妇死亡率。负责乡卫生院和中心乡卫生院产科的技术指导,开展产科质量、孕产妇死亡、儿童生长发育监测、计划生育技术事故的审评工作。

4) 群体保健工作:负责县和乡镇的儿童入托和入学前的健康体检及托幼机构保健人员的培训和考核工作。

四、妇幼保健机构功能和发展政策建议

（一）明确妇幼保健机构功能定位和发展方向

为保证妇幼保健机构健康发展，纠正误区，结束争议，建议国家卫生计生委参考本课题研究成果，出台政策文件指导妇幼保健机构，明确功能定位和发展方向。

1. 确立"大保健"概念，明确妇幼保健机构性质和功能 根据理论梳理和诠释，首先明确妇幼保健机构是为保护、促进和提高妇女儿童健康服务水平的公益性事业单位，是防治结合的专业公共卫生机构。妇幼保健机构功能定位应依据《中华人民共和国母婴保健法》，坚持妇幼卫生工作方针，以围产期保健、儿童保健和妇女保健为中心，以围产期保健为龙头。

根据一级预防，二级"三早"预防，三级临床预防的三级预防理论，应确立三级妇幼保健服务的"大保健"概念。在"大保健"概念下，明确三大保健（围产期保健、妇女保健和儿童保健）不同周期的三级卫生保健服务项目；在"大保健"概念下，针对妇女儿童的主要健康问题，采取预防和诊治手段、门诊和住院服务形式、院内和院外服务模式等综合措施和方式，保护、促进和提高妇女儿童健康服务水平；在"大保健"概念下，融合保健与临床，实现真正的防治结合，纠正误区，结束争议。

建议通过适当方式向政府有关领导和部门传播"大保健"理念，争取得到领导和有关部门的理解和支持。通过文件、会议、培训和宣传等方式向各级妇幼保健机构领导和相关人员传播"大保健"概念的道理和意义，树立"大保健"理念，按"大保健"行动。

2. 明确发展方向，划定各级妇幼保健机构服务范围 建议明确妇幼保健机构发展方向，在明确三大妇幼保健功能的基础上，进一步明确服务范围，按三级卫生保健服务划定各级妇幼保健机构必须开展的服务项目，根据资质可以开展的项目和不允许开展的项目（见本部分报告三，表 1-3-2），保证基本服务项目的开展，确保服务质量，体现妇幼服务特色，防止妇幼保健机构向医疗机构方向发展。三大保健服务范围如下：

围产期保健主要开展婚前保健、优生优育咨询和检查、孕前保健、孕期保健、分娩期保健（助产分娩）、产褥期保健、分娩过程中与产科密切相关的并发症和病理产科。产科伴发其他系统疾病，如妊娠合并心脏病、癫痫等应在孕期保健过程中转由综合医院处理。

妇女保健主要开展青春期保健、育龄期保健、计划生育服务和围绝经期老年期保健。开展疾病的筛查和常见病治疗。恶性肿瘤或妇科合并其他系统疾病等重大疾病应转诊到专科医院或综合医院处理。

儿童保健主要开展新生儿保健、儿童生长发育保健、疾病筛查和儿童常见病的诊治。妇幼保健机构可根据服务能力,开展儿童呼吸和消化系统一般性常见疾病的诊治,对于需要专科支持的疾病,如先天性心血管病、儿童白血病等应转到综合医院或儿童医院诊治。

对妇女儿童的群体保健和协助政府部门开展的妇幼卫生管理职能,应融入三大保健服务过程中,包括制定妇幼卫生规划、妇幼卫生监测、基层技术指导培训、妇女儿童健康教育、信息统计和科研活动等。

3. 加强行业管理,实行服务项目准入 针对目前妇幼保健机构服务能力参差不齐、业务发展不均衡、服务项目开展不一的现状,在明确了妇幼保健机构功能定位和服务项目后,对于技术难度大、质量要求高、设施和人员条件要求严、而且有一定风险的服务项目,原则上采取准入方式,根据妇幼保健机构的服务能力逐步批准开展。

建议建立服务项目准入制度,划定准入服务项目和准入条件,规范妇幼保健服务项目和质量标准,允许具备了相应资质和能力的妇幼保健机构开展相应的服务项目,确保妇幼保健机构的服务质量。

4. 加强医院、社区、社会的分工协作 妇幼保健机构的服务开展要符合当地卫生发展规划,要根据实际情况,与当地综合医院的妇产科和儿科,基层卫生机构合理划分服务范围,形成协同服务、合作共赢的局面。

各级妇幼保健机构负责承担三大妇幼保健的三级卫生保健服务项目(表1-4-1)。需要多学科配合、所需设备投入、房屋面积要求较高、风险较大的服务,应尽可能交由综合医院或专科医院;康复和访视、公共卫生服务均等化规定,在基层医疗服务机构开展的服务等由基层卫生机构提供,妇幼保健机构负责指导和培训;与正常儿童生长发育相关的服务项目,如早期儿童智力开发、运动能力训练等项目,交由早教机构、托幼机构等学前教育机构完成;妇幼保健机构负责体检、监测、指导和非正常儿童的训练;对妇女儿童的非医疗服务项目应交由社会保健机构完成,例如妇女的美容美体服务、儿童娱乐项目等。

(二)建议启动妇幼保健机构建设规划

良好的设施条件是妇幼保健机构提供卫生服务的重要保障。近年来,政府加大了对基层和基本卫生服务的投入,但由于对妇幼保健机构功能定位不明确,自身发展也存在一定误区,因此对妇幼保健机构的硬件设施建设也一度滞后。目前,妇幼保健机构的业务用房空间不足,房屋设备陈旧,远远不能满足为妇女儿童提供温馨、舒适、安全和人性化服务的需求,已成为妇幼保健服

表 1-4-1　投资测算结果

级别	人口规模/万	机构个数/个	现有业务用房/m²	支持保健用房/m²	支持住院床位/张	建设总面积/m²	平均投资/万元	平均中央投资/万元
县级	>80	442	5 748.14	8 000	60	9 920	2 401	1 441
	>40	1 139	3 171.32	6 000	50	7 600	1 963	1 178
	>10	906	1 664.75	3 000	30	3 960	1 022	613
	≤10	188	687.31	2 000	0	2 000	531	319
	小计	2 675					4 322 411	2 593 446
地市级	>500	93	17 109.00	16 172	90	19 052	4 199	2 519
	>300	83	11 169.03	9 241	60	11 161	2 231	1 338
	>100	104	9 829.51	4 621	50	6 221	522	313
	≤100	36	5 665.49	3 000	30	3 960	451	271
	小计	316					646 218	387 731
省级	>7 000	6	32 145.77	18 938	500	34 938	7 546	4 528
	>4 000	8	32 280.06	13 527	300	23 127	2 795	1 677
	>1 000	14	20 956.13	8 116	200	14 516	1 615	969
	<1 000	4	1 990.08	3 000	100	6 200	2 082	1 249
	合计	32					98 575	59 145
总计		3 023					5 067 204	3 040 322

务体系的薄弱环节。本研究对妇幼保健机构的功能定位提出了清晰的界定，同时明确了各级妇幼保健机构的具体服务项目，这些研究成果已得到了国家发改委和卫生计生委的认可，并准备在全国推行。为此，建议启动妇幼保健机构建设规划，改善设施条件，促进发展，保证妇幼保健服务的提供。

1. 建议制定妇幼保健机构建设规划　"十二五"规划中提出，要对卫生服务提供的薄弱环节进行重点建设，在政府逐步加大卫生投入和深化医疗卫生体制改革的形势下，应尽快起草妇幼保健机构建设规划，将妇幼保健机构建设纳入"十二五"规划。门诊和住院是妇幼保健机构开展服务的主要形式，妇幼保健机构需要硬件设施的支撑，需要对妇幼保健机构的业务用房和设备进行投入建设。因此，规划应根据妇幼保健机构的功能定位和服务范围确定妇幼保健机构的建设规模，同时考虑到未来人口的发展、妇女儿童卫生服务需求的增加、妇幼疾病发病和分流情况，通过需求预测，并结合当前妇幼保健机构的规模和床位，确定各级妇幼保健机构的建设规划和投资测算。

根据需求预测,县级保健院业务用房面积按照每万服务人口 141m² 计算,地市级按照每万服务人口 23m² 计算,省级按照每万服务人口 2.7m² 计算,扣除现有业务用房面积后为规划建设面积。妇幼保健机构新建造价格按照 3 000 元/m² 测算,改造按照 2 000 元/m² 测算,中央投资按照平均 0.6 比例计算。据此,县级妇幼保健院共计投资 432 亿元,其中中央投资 259 万元;地市级妇幼保健院共计投资 64.6 亿元,其中中央投资 38.7 亿元;省级妇幼保健机构共计投资 9.85 亿元,中央投资 5.9 亿元;省、地、县三级 3 023 所妇幼保健机构建设共需投资 506.7 亿元,其中,中央投资 304 亿元(表 1-4-1)。

2. 制定妇幼保健机构建设标准 妇幼保健机构需要依据建设标准进行建设,为此,应加快制定《妇幼保健建设标准》(以下简称《标准》)。《标准》应坚持以三大保健为中心,以围产期保健为龙头的原则,规范三大保健部的布局流程;应体现大保健理念,将临床和保健充分融合,避免套用医院模式;要根据需求合理制定建设面积标准和各功能单元的面积,合理分配门诊、医技、住院和行政后勤业务用房;在布局流程上要体现妇幼保健的特色,为孕产妇候诊、检查和儿童保健康复提供必要的场地;要坚持以人为本、方便患者的原则,做到规模适度、功能适用、装备适宜、方便患者、流程科学、运行经济和节能环保。

3. 制定妇幼保健机构专业设备装备标准 医疗设备是妇幼保健机构提供服务的基本条件,加强妇幼保健机构建设,应注重房屋设施和设备配备的同步建设。建议在梳理妇幼保健服务项目的基础上,研究制定各级妇幼保健机构的基本设备包,根据区域内医疗设备的配置情况,优先为妇幼保健机构配备必要的、具有妇幼特色的保健、检查、化验、手术等基本设备,防止盲目引进大型仪器设备,造成诱导需求和资源浪费。

(三) 以改革推动妇幼保健机构发展

改革是任何机构发展的永恒主题,在深化医改的进程中,妇幼保健机构应以功能定位和建设为契机,以改革促发展。为此,建议启动妇幼保健机构综合改革,通过改革推动功能到位,促进服务到位,转变服务模式,再造科室流程,增强内部活力,促进质量规范,强化社会职责,从而实现妇幼保健机构的可持续性的科学发展。

1. 转变服务模式,体现主动连续性 妇幼保健机构是防治结合的公共卫生机构,需要充分利用多种服务手段和形式,为广大妇女儿童提供主动的、有针对性的、周期性和连续性的围产期保健、儿童保健和妇女保健服务。应改变妇幼保健机构重医轻防、重个体轻群体、重院内轻院外的误区,转变坐堂行医、只想动刀不想动嘴的落后医疗服务模式。遵循三个生命周期的服务内容,主动上门,系统化专人化管理,为辖区内的妇女儿童提供以三大保健为中心,以三级卫生保健为主体的妇幼保健服务。

2. 内部科室再造,实现防治高度融合 根据妇幼保健工作连续性和防治结合的特点,针对妇幼保健机构内部保健与临床割裂的误区,必须要进行机构内部科室设置的再造,从而实现保健与临床的高度融合。在妇幼保健机构的科室设置中应按照三大保健功能和三级卫生保健服务的"大保健"概念,体现系统性和防治结合特点。妇幼保健机构一级科室建议设立四个部,即围产保健部、儿童保健部、妇女保健部和医技保障部(图 1-4-1),三大保健部的职责覆盖从一级、二级到三级卫生保健服务的所有内容。三大保健部实行主任负责制,负责本部工作安排计划,业务工作目标的实现,学科发展和业务建设,要有一定的人员调配权和经费使用权。

(1) 孕产保健部:围产保健部主要职责是围绕生殖健康的不同阶段,提供婚前检查、优生优育咨询、孕前指导、孕期咨询检查、孕期疾病筛查、孕期相关疾病的治疗、分娩和产后保健等,还可以根据服务能力设立不孕不育和遗传咨询门诊。可选择温馨的、暖性色彩的名称,如准妈妈课堂、准妈妈俱乐部、康乐

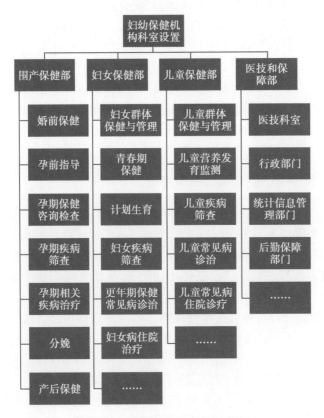

图 1-4-1 妇幼保健机构的功能设置

分娩等名称。围产保健部门诊和产科住院,医护人员实行轮岗制,保证每个医护人员都能掌握个体和群体的保健知识,不仅仅能针对某个阶段采取一对一服务的模式,同时了解孕产妇妊娠到分娩的整个过程,也可以开展群体的健康教育和筛查。门诊和住院的轮岗使得孕产妇能够得到专人、专业、连续性治疗,有利于保障和提高服务质量。

(2) 妇女保健部:妇女保健部服务内容主要包括妇女群体保健管理、重点时期保健管理(如青春期、围绝经期)、计划生育技术服务、妇女疾病筛查、妇女常见病诊治和住院治疗几个部分。妇女保健部的人员配置应以妇科为主,实行轮岗制,保证每个医护人员都在各个分科室锻炼,了解最新的群体保健情况和临床医学知识,方便为患者提供咨询和诊疗服务。

(3) 儿童保健部:儿童保健部职责主要包括儿童群体保健管理、儿童营养发育监测、儿童疾病筛查、常见新生儿疾病和儿科疾病的诊治等。儿童保健部包含儿科门诊和儿科住院。医护人员也应实行轮岗制,以保证每位医护人员既能了解群体保健,也能掌握新的临床知识。

(4) 医技保障部:为满足妇幼保健开展服务的需要,妇幼保健机构应配备必要的常规仪器设备,并根据业务需求配备必要的专业诊疗设备。如乳腺透照设备、钼靶 X 射线机、阴道镜、宫腔镜、新生儿听力筛查仪、新生儿视力筛查仪等。科室专用的设备可由各相关科室负责管理和使用,公用设备由医技科室负责管理使用。

行政和后勤保障部是妇幼保健机构正常运转的保证,包含对妇幼保健的行政管理、人事管理、财务管理、信息统计、质量管理等,各级妇幼保健机构应根据需要设立相应的保障科室。

3. 开展绩效考核,强化妇幼保健社会职责 妇幼保健机构作为专业的公共卫生机构,除开展基本的妇幼保健服务外,还承担着全区域内的群体保健和重大公共卫生服务项目,以及降低孕产妇、新生儿死亡率的重要使命。因此,应开展政府卫生行政部门对妇幼保健机构的绩效考核,将全地区妇幼保健服务开展情况和妇幼保健水平纳入对妇幼保健机构的绩效考核范围,以此作为对妇幼保健机构开展的重大公共卫生服务项目和公共卫生服务财政补助的考核依据,促使妇幼保健机构重视群体保健和区域内妇幼卫生的管理指导工作,强化其社会公共职责。

妇幼保健机构内部科室考核的重点是对三大保健部的考核,考核指标首先应该是服务辖区内服务对象人群的健康水平指标,如围产保健部的孕产妇死亡率和新生儿死亡率等;儿童保健部的五岁以下儿童死亡率,佝偻病患病率等。妇女保健部的乳腺癌和宫颈癌的患病率和术后存活率等。应根据各保健部的业务工作职责确定各项工作指标和绩效指标等。考核结果既要与科室的奖金分配挂钩,又要与主任工资和奖金挂钩。这种考核可以促进保健部主任承担责任,既重视基本卫生保健,又重视二级和三级卫生保健,与全部门的医务人员共同做好三级卫生保健服务。

4. 改革管理运行机制,增强妇幼保健机构活力　妇幼保健机构应参照公立医院改革的思路,实施内部管理运行机制的改革,包括用人制度、分配机制和运行机制改革。妇幼保健机构应根据实际情况,围绕功能定位和发展方向制定本机构的发展战略目标,强化执行力,健全组织管控体系,落实科室及岗位职责,优化运作流程等管理系统平台,形成自我完善、自我促进、自我发展的现代管理机制。通过制定保健发展目标,提高凝聚力;通过科室再造和岗位管理,灵活利用用人机制;通过三个保健部的科室成本核算,提高工作效率;通过人员绩效考核提高工作积极性,增强妇幼保健机构的活力,使妇幼保健机构逐步进入良性的发展轨道。

5. 制定妇幼保健机构等级评审标准,开展等级评审　妇幼保健机构作为防治结合的公共卫生机构,其服务内容、服务规范和服务质量与医疗机构的评价指标有所不同,因此,应研究制定妇幼保健机构的等级评审标准,开展等级评审,评审等级可以作为妇幼保健机构的服务项目准入、人员编制和服务项目收费的依据。同时,通过等级评审的约束和激励机制,确立妇幼保健服务的质量规范和临床路径,促进妇幼保健的学科建设和发展。

(四) 研究妇幼保健机构发展的相关配套政策

1. 补偿政策和补偿机制研究　建议立题研究妇幼保健机构补偿政策和补偿机制。目前,妇幼保健机构作为政府举办的防治结合的公共卫生机构,具有社会公益性。虽然多个文件中都提到了妇幼保健机构的补偿政策,但不同地方政府对妇幼保健机构的投入和补偿政策不一,多数妇幼保健机构还存在自收自支,自负盈亏,在综合医院与基层卫生机构的夹缝中生存。因此,应在深入研究妇幼保健机构的公益性和服务范围的基础上,根据妇幼保健机构的防治结合特点性质,结合不同地区和不同类型的妇幼保健机构,提出妇幼保健机构补偿和运行的政策建议。

2. 收费项目和收费标准的研究　各级妇幼保健机构作为政府设立的承担妇女儿童基本保健服务的机构,其服务以三大保健为主,与医疗服务项目有较大区别。目前,妇幼保健机构的收费项目参照医疗机构,但基本都是诊疗服务,对保健项目还未形成统一的收费标准。同时,随着新兴保健服务项目的推广和应用,新兴保健服务项目也没有可以参照的收费标准。因此,应以妇幼保健学科发展为基础,对妇幼保健机构承担个体服务中的基本保健服务项目,进行全成本测算,确定科学的妇幼保健服务收费项目和收费标准。

3. 基于功能定位的人员编制标准研究　　妇幼保健机构的人员编制标准仍沿用 1986 年卫生部颁布的《各级妇幼保健机构编制标准(试行)》。经过 30 年左右的发展,妇女儿童的健康需求已经发生了巨大的变化,妇幼保健机构的服务项目也大大扩展,原有的妇幼保健机构编制标准已远远落后于当今妇幼保健卫生服务的发展。为适应新时期妇幼保健机构的发展,应根据妇幼保健机构的功能定位,研究制定新的人员编制标准,使其适应妇女儿童的健康需求,满足妇幼保健机构为妇女儿童提供服务的需要。

第二部分

中国妇幼保健机构
发展规划战略研究

报告一 全面两孩政策的妇幼卫生服务研究(2016 年)

一、研究目标和内容

(一) 研究背景

妇女儿童健康是人类持续发展的前提和基础,也是衡量一个国家人口素质和社会发展水平的重要标志。联合国已将孕产妇死亡率、婴儿死亡率和五岁以下儿童死亡率列为衡量一个国家或地区社会发展水平的重要指标。妇幼卫生服务对于提升全民健康水平、提高全国人口素质、推动经济社会可持续发展具有重要的战略性意义。中华人民共和国成立以来,特别是改革开放以来,中国采取一系列有效措施提高妇幼卫生服务的能力,强化保障措施,使孕产妇死亡率、婴儿及 5 岁以下儿童死亡率等主要指标持续下降。人口稳定和均衡发展是中国计划生育工作的重要目标,随着中国人口红利的逐渐消失和人口老龄化的加剧,及时调整生育政策是党和国家适应经济社会发展的重大举措。近年来,中国的人口形势发生了转折性变化,人口总量增长的势头减弱,人口结构性问题突出,劳动年龄人口开始减少,老龄化程度加深,出生人口性别比居高难下,人口均衡发展的压力增大。2013 年 11 月,中共十八届三中全会决定启动实施"单独二孩"政策。随后,关于调整完善生育政策的决议由十二届全国人大常委会第六次会议表决通过,"单独二孩"政策正式实施。2015 年,党的十八届五中全会作出了"促进人口均衡发展,坚持计划生育的基本国策,完善人口发展战略,全面实施一对夫妇可生育两个孩子政策"的总体部署。2015 年 12 月 27 日,全国人大常委会表决通过了人口与计划生育法修正案,2016 年 1 月 1 日起正式实施全面二孩政策,这是对人口和计划生育政策的一次重大调整。近年来,中国城乡居民的妇幼健康需求不断提高。随着经济和交通状况的改善,妇幼健康服务可及性显著增强,城乡居民健康素养不断提高,人们更倾向于在二级以上医疗机构获取妇幼卫生服务。同时,家庭和社会更加关注孕产妇和儿童的健康问题,并加大了这方面的投入。妇幼健康服务机构为满足人们不断提高的健康需求,开展了大量的新技术新项目,妇幼健康服务需求和提供均呈现出多层次、多元化的特点。

生育高峰的来临和居民健康意识的提高,对中国妇幼健康服务体系的发展带来巨大的压力。全面二孩政策实施后,累积生育需求集中释放,出生人口数量增加。据专家预测,中国出生人口峰值将达到 2 188.5 万,比 2014 年增加501.5 万。高龄孕产妇比例增高,妇幼健康服务的数量、质量和服务资源都将面临新挑战。

为积极应对全面二孩政策后妇幼健康服务需求的增加,更好开展小康社会的妇幼卫生工作,满足现代孕产妇的分娩需求和儿童健康需求,亟待进一步研究分析全面二孩政策实施后的妇幼健康服务的供需情况,了解生育政策调整后的城乡居民生育服务需求,以及当前中国妇幼健康服务体系的数量、质量和能力,为今后妇幼保健服务体系建设和发展提供重要的实证依据和政策建议。

(二) 研究目的

在全面二孩政策实施的背景下,了解全面二孩政策放开后,城乡居民的生育需求和生育情况,对妇幼健康服务体系的资源配置、服务能力和服务效率进行调查,分析全面二孩政策实施后,妇幼健康服务体系存在的问题和挑战,为今后妇幼健康服务体系的发展提供政策建议。

(三) 研究内容

本研究主要围绕以下四个方面来展开。首先,研究妇幼健康面临的社会经济背景,分析新时期与妇幼卫生服务相关的政策和经济社会背景,及其对妇幼卫生服务需求的新要求。其次,研究全面二孩政策实施后的剩余需求与利用情况,对全国和监测地区全面二孩政策放开后的生育意愿和生育情况进行调查,了解城乡居民的生育数量、生殖健康问题和生育服务利用情况,分析城乡居民的生育服务需求和利用。此外,研究妇幼健康服务体系服务提供情况。全国统计数据和重点地区监测数据,对妇幼健康服务体系进行调查,了解各级各类妇幼健康机构的房屋、床位、人员等的资源数量和质量,妇幼健康服务体系的服务能力和服务效率以及影响服务提供的政策因素等情况,分析妇幼健康服务体系的数量、质量和资源情况。最后,进行需求分析,结合全面二孩政策实施后的妇幼健康需求和资源能力状况,分析当前妇幼健康服务体系面临的机遇和挑战,并提出政策建议。

(四) 研究数据来源

本研究的数据主要来自全国卫生统计年鉴和卫生统计报表、国家妇幼中心妇幼健康监测数据、调研地区部分数据、其他相关研究报告数据结果。

二、妇幼健康服务的新时代背景

妇女儿童在社会和人口发展过程中承担着重要角色,对妇女儿童的关注体现了政府的执政目标和社会的公平正义。妇幼健康服务体系是中国卫生服务体系的重要组成部分,妇幼健康服务的对象涵盖了妇女和儿童两大类人群,占总人口的 2/3 以上。其健康需求广泛,服务需求多样。妇幼健康服务是社会公共服务的重要组成部分,也受到社会经济和政策等多方面影响。在当前社会、经济、人口等快速发展的背景下,新时期的妇幼健康服务面临着新的挑战。

（一）社会经济发展的新常态

妇幼健康服务的需求和提供都离不开经济社会的发展。2012 年以来,中国的经济社会发展呈现出新的特点,这也对中国的人口发展和社会经济带来了直接影响,也成为生育政策调整的重要社会原因。

1. 经济稳定增长,增速放缓　中国经济保持了 30 年年均 10% 左右的高速增长。自 2012 年起,中国 GDP 增速开始回落,2012 年、2013 年、2014 年上半年增速分别为 7.7%、7.7%、7.4%。2014 年 5 月,习近平总书记指出,"中国经济呈现出新常态",这是对中国经济社会发展的重要判断[1]。

新常态经济是经济学范式转换、经济发展模式转轨、经济增长方式转变,新常态经济是与 GDP 导向的旧经济形态与经济发展模式不同的新的经济形态与经济发展模式。新常态经济强调用发展促进增长,以社会全面发展摒弃 GDP 增长为导向,用价值机制取代价格机制作为市场的核心机制,把改革开放的目标定位于可持续发展的社会主义市场经济,而不是不可持续增长的资本主义市场经济。新常态经济主要表现在三个方面:一是经济发展从高速增长转为中高速增长;二是经济结构不断优化升级;三是经济发展的动力从要素驱动、投资驱动转向创新驱动[2,3]。

习近平总书记指出,新常态经济给中国带来新的发展机遇:一是经济增速虽然放缓,实际增量依然可观。二是经济增长更趋平稳,增长动力更为多元。三是经济结构优化升级,发展前景更加稳定。四是政府大力简政放权,市场活力进一步释放[4]。

随着新常态经济的到来,中国经济增速放缓,带来了中国经济结构和社会发展的一系列转型。在经济转型期,政府投入增幅降低,社会公共事业的财政保障情况趋紧,中央和地方财政事权进一步划分,政府投入和购买的重点更倾向于影响社会公平的领域和群体。地方政府投入差异加大。作为充分反映社会公平的典型代表,关注人群的妇幼健康服务是真正的民心工程,逐渐成为政府公共财政投入的重点。

2. 人口红利消失,养老负担加重　新常态经济的显著特征之一是,经济

① 中国新闻网. 习近平"新常态"表述中的"新"和"常" [EB/OL]. (2014-08-10) [2023-03-02]. https://www.chinanews.com.cn/gn/2014/08-10/6477530.shtml.

② 大公网. 陈世清:新常态经济学的理论建构. [EB/OL]. (2015-04-21) [2015-12-27]. http://finance.takungpao.com/mjzl/mjhz/2015-04/2975500.html.

③ 大公网. 陈世清:什么是新常态经济? [EB/OL]. (2015-03-19) [2015-12-27]. http://finance.takungpao.com/mjzl/mjhz/2015-03/2950874.html.

④ 新华网. 习近平首次系统阐述"新常态". [EB/OL]. (2014-11-09) [2015-12-27]. http://www.xinhuanet.com//world/2014-11/09/c_1113175964.htm.

发展的结构和动力都与以往不同,传统的粗放型、资源型经济逐渐式微,经济增长点应更多放在创新技术驱动方面。人力资本作为创新的主体,其数量、结构和素质决定了经济发展的动力。然而,近年来,中国人口数量得到控制,人口结构发生了较大变化,人口红利逐渐消失,老龄化严重,这即将成为经济发展的短板。

(1) 人口红利消失:"人口红利"是指一个国家的劳动年龄人口占总人口比重较大,抚养率比较低,为经济发展创造了有利的人口条件,整个国家的经济呈高储蓄、高投资和高增长的局面。人口变化对经济发展带来的红利,不仅包括劳动力供给的增加,还包括扩大积蓄,以及人力资本投入与回报上升。由于40~60岁的人群拥有积蓄的可能性最大,这一年龄段人口比例大,就会带来更多的积蓄以及更多的资本。每个劳动者资本占有量提高,劳动生产率就会提高。期望寿命的延长从根本上改变了人们对人力资本投资的观念,赋予了使用更多技术发明的机会,并提高了人力资本投资的回报。健康的人口是更富有生产力的人口。健康的定义远不限于增强体力的范围,而更在于智力思维的开拓与使用。

"人口红利"是一国人口变迁过程中的必经阶段,即人口出生率尚未显著下降,而死亡率明显下降的阶段。2013年1月,国家统计局公布的数据显示,2012年中国15~59岁劳动年龄人口在相当长时期里第一次出现了绝对下降,比上年减少了345万人。从图2-1-1可以看出,2012年中国总人口增速超过劳动年龄人口增速,这意味着人口红利趋于消失,其原因之一是20世纪70年代开始,实施计划生育政策。此外,中国呈现出较快的人口老龄化趋势,人口的老龄化和青壮年劳动力供给速度的持续下降,将从劳动力要素供给以及与

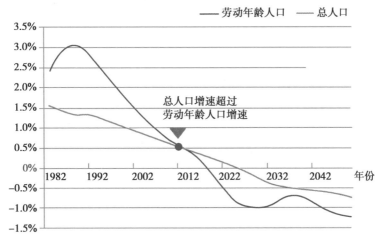

图 2-1-1 中国总人口与劳动年龄人口增速

此相关的社会储蓄和资本积累两方面,制约中国经济未来的增长。

(2) 人口老龄化和养老负担加重:作为人口大国,随着计划生育政策的实施,中国人口的生育率下降,人口结构发生了较大变化,老龄化程度加速。中国老龄化存在以下几个特点。

1) 老年人口数量大:国际上将老年人口超过人口总数的 10% 定义为老龄化社会。截至 2015 年底,中国内地总人口为 13.7 亿人,60 岁以上人口占总人口比例为 16.1%,比上年增加 0.6%[①]。

2) 中国老龄化速度快:1950 年以来,65 岁以上老年人占总人口的比例从 4.4% 增长到 2014 年的 10.1%,中国仅用了 18 年时间,就进入了老龄化社会,而在发达国家中,法国用了 115 年,美国 50 年,德国 40 年。据世界卫生组织预测,到 2050 年,中国将有 35% 的人口超过 60 岁,将成为世界上老龄化最严重的国家。

3) 未富先老:老年人口绝对数和相对数的增加,劳动人口比例下降,社会养老负担沉重。而且,由于农村流动人口数量巨大,将导致未来农村老化程度高于城市,农村的养老保障制度却还未完全建立。

由此可见,随着人口红利的消失,劳动人口的比例下降,社会养老负担沉重。图 2-1-2 可见,2010 年以后,中国老年抚养比超过了少儿抚养比,中国目前职工养老保险的抚养比是 3.04∶1,即大约 3 个劳动人口养 1 个老年人,2020 年即将下降到 2.94∶1,2050 年将下降到 1.3∶1。中国劳动力的养老负担不断加重,人口生育政策调整迫在眉睫。

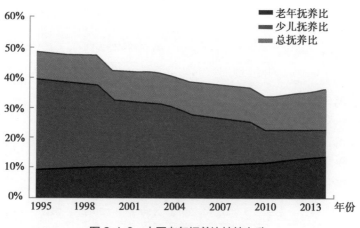

图 2-1-2   中国老年抚养比持续上升

① 　国家统计局. 2015 年国民经济和社会发展统计公报 . [EB/OL].(2016-02-29)[2016-03-27]. http://www.stats.gov.cn/tjsj/zxfb/201602/t20160229_1323991.html.

(二) 生育政策调整

随着中国社会经济增速减缓和老龄化社会的到来,生育政策调整逐渐成为党和国家面临的重要议程。中国的生育政策实施经历了单独二孩到全面二孩政策的平稳过渡,但目前看,生育高峰还未到来。

1. 从单独二孩到全面二孩的政策调整 1982 年,计划生育被确定为基本国策,在执行了近 30 年的"只生一个好"的计划生育政策后,2013 年 11 月启动实施"单独二孩"政策。2016 年 1 月 1 日起,全面二孩政策正式实施,这是中国人口计划生育政策的重大调整,也是中国人口发展战略的重要内容。

实施全面二孩政策的预期效应是出生人口的增长。据预测,现阶段,全国符合全面二孩政策条件的夫妇约有 9 000 万对,今后几年出生人口总量会有一定程度的增长,最高年份的出生人口预计超过 2 000 万人。

从对经济发展的影响来看,实施全面二孩政策,短期可以直接拉动对妇幼健康、婴幼用品、托幼服务、教育等领域的消费。长期看,到 2050 年,15 岁到 59 岁劳动年龄人口将增加 3 000 万左右,有利于稳定经济增长的预期。全面二孩政策的实施将带来公共服务需求的增长,医疗卫生、儿童照料、教育等方面会面临一定的压力。这将通过加大投入、盘活存量和优化配置来应对。

从对资源环境的压力来看,中国在制定资源环境中长期战略规划目标时,已经为生育政策调整完善预留了空间。据有关部门测算,中国的能源、粮食等供给都在可承受范围之内。实施全面二孩政策对资源环境压力略有增加,但不会影响国家既定资源环境战略目标的实现。

从对社会的影响来看,实施全面二孩政策,是遵循人口发展规律,顺应人民群众期盼的重要举措,有利于优化人口结构、保持经济社会发展活力、促进家庭幸福与社会和谐,有利于中华民族长远发展和"两个一百年"奋斗目标的实现[1]。

2. 二孩生育意愿 单独二孩和全面二孩政策的实施,将逐步释放城乡居民的生育需求。但单独二孩政策实施以来,中国人口增长稳定,出生人口 2014 年比 2013 年仅增加了 47 万人,2015 年出生人口比 2014 年减少了 32 万。从人口总量来看,全面二孩政策的施行,并未带来出生率的猛增和人口数量的剧烈反弹,预期的生育高峰并未来临(表 2-1-1)。

---

[1] 中央政府门户网站.国家卫生计生委副主任王培安就实施全面二孩政策答记者问. [EB/OL].(2015-11-02) [2015-12-27].http://www.gov.cn/guowuyuan/2015-11/02/content_2958579.htm

表 2-1-1   2013—2015 年中国人口和出生人口情况 [①]

	2013 年	2014 年	2015 年
人口总数/万人	136 072	136 782	137 462
出生人口数/万人	1 640	1 687	1 655
出生率/‰	12.08	12.37	12.07
人口自然增长率/‰	4.92	5.21	4.96

3. 总体二孩生育意愿不强   单独二孩和全面二孩的预冷,说明了社会对二孩的生育意愿不强。据统计,截至 2015 年 10 月底,全国共有 185 万对单独夫妻申请了再生育,占全国 1 100 万对符合政策夫妻的 16.8%。

专家分析,二孩生育意愿不强的主要原因是随着工业化、城镇化及现代化进程的推进,人们的生活环境、生活方式及生育观念均发生了重大变化,生活、就业、教育、医疗的成本大幅增加,导致人们生育意愿大大降低。网络调查也显示,目标人群中不愿意生育二孩的主要原因是经济成本太高(占 56%),其次是太累太辛苦(占 16%),第三是工作太忙没时间(占 9%),"生一个就好"及其他原因占 18%[②]。

由此可见,生育意愿转变为生育行为,不仅仅是一个生育政策就可以实现的,还需要各项保障配套政策的实施。

4. 生育意愿逐步释放   尽管从全国出生人口统计数字上看,目前育龄夫妻的生育意愿还不高,但从重点地区监测和部分地区的实际情况看,人们的生育意愿正经历一个逐步释放的过程。孕产妇建档比例和二孩活产比例可以反映各地二孩政策的实施情况。

2014 年起,国家疾控中心妇幼中心对北京、武汉、成都、深圳四城市二孩生育情况的监测数据显示,2014—2016 年,单独二孩和全面二孩孕产妇建档人次占比逐渐增加,四城市孕产妇建册占比逐渐升高,从 2014 年第四季度的 6.7% 提高到 2015 年第四季度的 8.4%,2015 年建卡比例与 2014 年同比增长 23.8%,深圳二孩占比增幅高达 38%(表 2-1-2,表 2-1-3)。

2014—2016 年,每季度二孩活产占比都有提高,二孩活产比例从 2015 年的 6.7% 增长到 2016 年前三季度的 23.5%,年度增长率均超过 10%(表 2-1-4,表 2-1-5)。

---

① 国家统计局. 2015 年国民经济和社会发展统计公报[EB/OL].(2016-02-29)[2016-03-27].
    http://www.stats.gov.cn/tjsj/zxfb/201602/t20160229_1323991.html

② 搜狐调查 http://business.sohu.com/s2015/picture-talk-272/index.shtml

表2-1-2　重点监测地区单独二孩新建册(卡)占比

单位:%

监测地区	2014 年		2015 年				合计
	第 3 季度	第 4 季度	第 1 季度	第 2 季度	第 3 季度	第 4 季度	
北京	14.1	14.1	9.3	6.5	6.2	5.7	9.0
深圳	1.4	2.4	6.2	5.1	5.1	5.5	4.2
武汉	—	7.2	7.4	7.6	6.1	7.5	—
成都	5.2	12.3	15.4	16.8	15.8	16.9	13.8
合计	—	6.7	9.1	8.3	7.9	8.4	—

表2-1-3　监测地区孕产妇新建册(卡)情况

监测地区	2016 年				与 2013 年同比增长率/%	与 2014 年同比增长率/%	与 2015 年同比增长率/%	全面二孩占比/%
	第 1 季度/册	第 2 季度/册	第 3 季度/册	合计/册				
北京	30 285	35 408	24 339	90 032	—	—	57.1	27.7
武汉	19 223	19 535	18 928	57 686	—	—	19.5	21.2
深圳	84 148	107 363	86 831	278 342	10.9	3.6	12.5	38.8
成都	45 973	56 643	51 044	153 660	51.9	46.0	33.2	30.1
合计	179 629	218 949	181 142	579 720	—	—	23.8	33.0

表2-1-4　重点监测地区单独二孩活产数占比

单位:%

监测地区	2014 年		2015 年				合计
	第 3 季度	第 4 季度	第 1 季度	第 2 季度	第 3 季度	第 4 季度	
北京	1.5	9.7	10.5	9.6	9.5	8.0	7.8
深圳	0.3	1.8	4.9	5.2	7.3	6.2	3.8
武汉	0.0	3.5	4.0	5.8	6.0	5.0	4.0
成都	3.2	4.2	12.3	15.7	17.5	15.4	11.3
合计	1.3	4.2	7.9	9.2	10.8	9.2	6.7

表 2-1-5   监测地区助产机构活产数情况

监测地区	2016 年				与 2013 年同比增长率/%	与 2014 年同比增长率/%	与 2015 年同比增长率/%	全面二孩占比/%
	第 1 季度/册	第 2 季度/册	第 3 季度/册	合计/册				
北京	22 540	28 540	30 132	81 212	25.8	0.2	40.7	19.1
武汉	27 592	29 982	34 400	91 974	26.5	17.6	13.3	17.6
深圳	44 764	53 008	61 784	159 556	13.6	5.5	9.0	29.5
成都	45 972	49 911	56 376	152 259	39.8	24.2	16.3	23.0
合计	140 868	161 441	182 692	485 001	25.4	12.0	16.5	23.5

（三）高度重视健康的国内外局势

健康是基本人权,是社会可持续发展的人力支撑。2000 年以来,国际社会和中国政府越来越把健康摆在社会发展的重要位置,妇女和儿童健康也越来越受到关注。这是当前中国卫生事业和妇幼健康事业发展的重要机遇。

1. 联合国和世界卫生组织对妇女儿童的关注   2015 年以来,随着千年发展目标的实现,联合国又开展了对新征程的规划布局,世界卫生组织随后也对 2030 年的健康发展目标进行了谋划。可持续发展成为 2030 年社会发展的重要目标。

面对国家、区域和国家内部发展不平衡、不平等的现实,以及人类社会面临的暴力、人道主义危机和日益严重的自然资源枯竭和环境恶化,联合国于 2015 年 6 月 5 日发布了题为《新的征程和行动——面向 2030》(*Transforming our world by 2030: A new agenda for global action*)的报告[①],对于 2015 年后全球的发展进行了展望和规划。报告提出可持续发展的目标,从经济、社会和环境三个关键维度出发,把消除贫困和不平等、保护地球、创造包容性的经济增长作为 2030 年可持续发展的目标,并分解为 17 个总目标和 169 个子目标。建立在千年发展目标之上的新目标,旨在适用于所有的国家,注重增进公平以满足妇女、儿童和最贫困以及最弱势民众的需求。

在可持续发展目标中,对全球的健康目标确定为"促进健康生活,并提升各个层次的福利"。具体目标包括:①到 2030 年,全球孕、产妇死亡率减少到万分之七以下的水平;②到 2030 年,彻底消除 5 岁以下儿童和新生儿的意外死亡;③到 2030 年,采取相应措施,以结束艾滋病、结核病、疟疾、肝炎、食源性

---

① United Nations.Transforming our world by 2030: A new agenda for global action [EB/OL]. (2015-10-21)
[2016-03-27].https://sdgs.un.org/publications/transforming-our-world-2030-agenda-sustainable-development-17981

疾病和其他传染病的蔓延和扩张;④到 2030 年,减少因非传染性疾病的死亡比例,并加强心理健康和心理干预等工作。⑤加强和预防药物滥用,包括麻醉药物滥用和有害酒精使用等;⑥到 2020 年,因交通事故的死亡率减半;⑦建立完善的生殖保健服务体系,包括计划生育、生殖保健等方面的教育、健康宣传等;⑧实现全民医疗保险,获取高质量的医疗服务和负担得起的药物和疫苗。⑨到 2030 年,大幅度减少因危险化学品和空气、水和土壤污染而导致的死亡。⑩在所有国家实施《世界卫生组织烟草控制框架公约》;⑪支持在传染病和非传染病方面的疫苗和药物研究等。可持续发展目标大部分都直接或间接地与卫生相关。

此外,世界卫生组织对 2030 可持续发展目标议程进行了回应,认为可持续发展目标将消除贫困、健康、教育、食品安全和营养作为重点领域,体现了前所未有的眼界和抱负。目标③既体现了对自身健康的关注,也成为实现其他目标的组成部分,是考察可持续发展目标总体进展的可靠指标。2030 可持续发展目标和健康目标成为各国 2030 年的社会发展目标。

2. 对妇女儿童健康的高度关注　妇女儿童的健康是衡量人群健康水平的重要指标。妇女儿童作为弱势群体,其健康水平提升程度受到很多社会、经济、政治等不公平因素的影响,因此,妇女儿童的健康水平改善较为困难,也成为全球和各国关注的焦点。

2010 年,世界卫生组织根据千年发展目标中改善孕产妇保健方面健康指标滞后的问题,颁布了《促进妇女儿童健康全球战略》,提出了迫切需要采取行动的关键领域,以推动卫生相关的千年发展目标的实现,包括:①支持国家主导的卫生计划,通过增加可预见和可持续投资给予支持。②综合提供卫生服务和拯救生命干预措施,使妇女儿童能够在需要时和在适当地点获得预防、治疗和护理。③加强卫生系统,配备足够数量和技术熟练的卫生骨干队伍。④以革新方法开展融资、产品开发和提供优质高效的卫生服务。⑤改进监测和评估,确保所有行为者对结果负责[①]。

2015 年,为响应联合国提出的 2030 年可持续发展目标,世界卫生组织根据全球妇女儿童的健康状况,发布了《妇女、儿童和青少年健康全球战略(2016—2030 年)》(以下简称《战略》),该《战略》以生存、繁荣、变革为三个总目标,提出 2030 年全球妇女、儿童和青少年健康的愿景:到 2030 年,全世界各种环境下的每一位妇女、儿童和青少年都实现其身体和精神健康和福祉的权利,拥有社会和经济机会,并且能够完全参与塑造可持续的繁荣社会。

---

① 联合国.促进妇女儿童健康全球战略[EB/OL].(2010-09-22)[2016-03-27].https://www.un.org/zh/conferences/environment/newyork2010

生存是指终结可预防的死亡,主要包括五个子目标:①将全球孕产妇死亡率降低到每10万例活产中不到70例死亡;②将各国新生儿死亡率降低到每千例活产中12例死亡;③将各国5岁以下儿童死亡率至少降低到每千例活产中25例死亡;④终结艾滋病毒、结核病、疟疾、被忽视的热带病和其他传染病的流行;⑤使非传染性疾病造成的过早死亡减少1/3,促进精神健康和福祉。

繁荣是指确保健康和福祉,主要包括五个子目标:①终结各种形式的营养不良,满足儿童、少女、孕妇和哺乳妇女的营养需求;②确保普遍获得性和生殖卫生保健服务(包括计划生育服务)和权利;③确保所有女童和男童都能实现高质量的幼儿期发展;④大幅度减少污染相关死亡和疾病;⑤实现全民健康覆盖,包括个人经济风险保障和获得高质量的基本服务、药物和疫苗。

变革是指扩大促进性环境,主要包括七个子目标:①消灭极端贫困;②确保所有女童和男童完成初等和中等教育;③消除所有针对妇女和女童的有害做法、歧视和暴力;④实现普遍获得安全且可负担的饮用水以及环境卫生和卫生;⑤加强科学研究,提高技术能力和鼓励创新;⑥为所有人提供法律身份,包括出生登记;⑦加强促进可持续发展的全球伙伴关系。

《战略》要求通过九项行动促进目标的实现:①加强国家领导作用,加强各级的领导和管理联系和能力,促进集体行动;②为卫生供资,筹措资源,确保物有所值,采用综合创新方法;③卫生系统的恢复力,在所有环境下提供高质量护理,防范突发事件,确保全民健康覆盖;④个人潜能,投资个人发展,支持人们推动变革,利用法律框架处理面临的障碍;⑤社区参与,推动制定促进性法律、政策和规范,加强社区行动,确保包容性参与;⑥多部门行动,采取多部门方法,促进跨部门合作,对影响进行监测;⑦人道主义和脆弱环境,评估风险、人权和性别需求,集成突发事件应对工作,处理向可持续发展过渡过程中存在的差距;⑧研究和创新,投资于各种研究,建设国家能力,检验并扩大创新;⑨问责,统一监测和报告,改进民事登记和生命统计,促进独立审查和多利益攸关方参与。

《战略》提出到2030年定期更新的五年行动框架。行动框架以正在进行的努力和现有结构为基础,将引导各国根据本国需求和重点,制定并完善促进妇女、儿童和青少年健康的计划。要求所有利益攸关方,包括多利益攸关方伙伴关系应将其作为采取具体行动的指南。将与各国政府、民间社会、私营部门、国际机构和其他支持者和伙伴磋商拟定该行动框架。

《战略》得到了中国政府的积极响应。2015年9月,习近平总书记在纽约出席并主持全球妇女峰会,对新出台的2030可持续发展目标和《妇女、儿童和青少年健康全球战略(2016—2030年)》进行了回应,提出了推动妇女和经济社会同步发展、积极保障妇女权益、努力构建和谐包容的社会文化和创造有利于妇女发展的国际环境的倡导,并对中国实现 2030 年可持续发展议程妇女领域目标作出规划、工作机制、权益法律体系和国际合作等方面的具体承诺。

(四)"健康中国 2030"和妇幼健康相关规划

1. "健康中国 2030" 2016 年 8 月,中国政府召开了全国卫生与健康工作大会,确定了健康中国 2030 的规划目标。习近平总书记强调要把人民健康放在优先发展的战略地位,以普及健康生活、优化健康服务、完善健康保障、建设健康环境、发展健康产业为重点,加快推进健康中国建设,努力全方位、全周期保障人民健康,为新形势下卫生与健康事业改革发展指明了方向。会议提出"大健康"观念,确定了新时期以人民健康为中心,坚持以基层为重点,以改革创新为动力,预防为主,中西医并重,把健康融入所有政策,人民共建共享的卫生与健康工作方针。要求提供系统、联系、一体化的健康服务和健康保障,有序实施全面二孩政策,加强产科、托幼、儿科等健康服务供给,保障群众生得起、生得出、生得好。要求解决补齐短板的问题,解决妇女、儿童、老年人、残疾人、流动人口等重点人群的健康问题,要覆盖全生命周期,针对生命不同阶段的主要健康问题及主要影响因素,确定优先领域,强化干预,实现从胎儿到生命终点的全程健康服务和健康保障。

随后,中共中央、国务院印发了《"健康中国 2030"规划纲要》(以下简称《规划纲要》),对未来 15 年健康中国的建设和行动领域确定了战略目标和要求,"共建共享、全民健康"成为建设健康中国的战略主题,从健康水平、健康影响因素、健康服务能力、健康产业规模和健康制度体系等五个方面提出了 2030 年具体的健康目标。

《规划纲要》对提高妇幼健康水平方面提出了多方面要求,指出实施母婴安全计划,倡导优生优育,继续实施住院分娩补助制度,向孕产妇免费提供生育全过程的基本医疗保健服务。加强出生缺陷综合防治,构建覆盖城乡居民,涵盖孕前、孕期、新生儿各阶段的出生缺陷防治体系。实施健康儿童计划,加强儿童早期发展,加强儿科建设,加大儿童重点疾病防治力度,扩大新生儿疾病筛查,继续开展重点地区儿童营养改善等项目。提高妇女常见病筛查率和早诊早治率。实施妇幼健康和计划生育服务保障工程,提升孕产妇和新生儿危急重症救治能力[1]。

2. 妇幼健康保障工程 为贯彻全国卫生与健康工作大会和《"健康中国 2030"规划纲要》,国家发改委印发的《全民健康保障工程建设规划》提出,到 2020 年,在中央和地方的共同努力下,全面改善医疗卫生薄弱环节基础设施

① 新华社.《"健康中国 2030"规划纲要》[EB/OL].(2016-10-25)[2016-11-27].http://www.gov.cn/xinwen/2016-10/25/content_5124174.htm?wm=2271_1217

条件,明显提升医疗卫生服务能力,同步推进机制改革和管理创新,优化医疗卫生资源配置,构建与国民经济和社会发展水平相适应、与居民健康需求相匹配、体系完整、分工明确、功能互补、反应及时、密切协作的医疗卫生服务体系的建设规划目标,为实现人人享有基本医疗卫生服务和全面建成小康社会提供坚实保障[①]。

《规划纲要》突出了妇女儿童健康服务体系的重要性和紧迫性,提出了"妇幼健康保障工程"的建设任务和建设目标。要求以广大妇女儿童公平享有基本医疗卫生保健为出发点,全面改善妇幼健康服务机构的基础设施条件,强化危重孕产妇救治与新生儿救治能力,提升妇幼保健服务水平。通过支持业务用房面积短缺的省、市(地)、县三级妇幼健康服务机构建设,重点建设围产期保健、新生儿疾病筛查、健康教育等公共卫生功能和产科、儿科、中医科等医疗功能业务用房等建设工作,力争到 2020 年实现省、市、县三级都有一所政府举办设施齐全的妇幼健康服务机构,保障全面二孩政策顺利实施。

(五)妇幼健康服务持续改善,妇幼健康水平不断提高

妇幼卫生服务对于提升全民健康水平,提高全国人口素质,推动经济社会可持续发展具有战略性意义。中华人民共和国成立以来,特别是改革开放以来,中国采取一系列有效措施提高妇幼卫生服务的能力,强化保障措施,使孕产妇死亡率、婴儿及 5 岁以下儿童死亡率等主要指标持续下降。

1. 新时期妇幼健康服务体系构架和发展 中国妇幼健康水平的提高得益于中国的妇幼健康服务体系的构建和发展。中华人民共和国成立以来,中国逐渐形成了以妇幼健康服务体系、妇幼保健机构为核心,以基层医疗卫生机构为基础,以大中型医疗机构和相关科研教学机构为技术支持,包括综合医院妇产科、妇幼保健机构、相关专科医院和基层医疗卫生机构等。

卫生统计信息显示,2014 年,全国设有妇产科或儿科床位的医疗机构共 18 310 所(不含乡镇卫生院),妇产科执业(助理)医师约 26 万人,儿科医师约 11 万人;妇幼保健机构 3 145 所,从业人员 30.8 万人。

2. 妇幼健康水平不断提高 中国妇幼健康服务一直秉承全生命周期的连续性服务理念,从妇女、儿童和孕产妇的生长发育周期出发,围绕三大人群在不同时期的突出健康问题,开展连续性周期性的服务。为满足妇女儿童的多层次服务需求,妇幼健康服务内容不断完善,服务技术逐步提升,服务项目不断增加。

近 20 年来,随着中国改革开放,社会经济得到发展,社会保障制度得以建

① 中央政府门户网站. 发展改革委关于印发《全民健康保障工程建设规划》的通知[EB/OL].
(2016-11-23)[2016-11-27]. http://www.gov.cn/xinwen/2016/11-23/content_5136548.htm

立,妇幼卫生事业也得到了显著发展,妇幼保健服务走向系统化,妇女儿童的健康水平明显提高。

经过多年不懈努力,2015年全国孕产妇死亡率、婴儿死亡率、新生儿死亡率分别下降到20.1/10万、8.1‰和5.3‰,比2000年分别下降了62.1%、74.8%和76.8%,总体上优于中高收入国家平均水平,提前实现了联合国千年发展目标。

妇幼卫生监测信息资料显示,近20年来,中国孕产妇死亡率和婴儿死亡率均下降了50%以上,住院分娩率从1991年的50.6%上升到2014年的99.6%。新生儿神经管缺陷发生率由1996年的13.59/万下降到2013年的3.37/万,从出生缺陷高发病种第3位降至第9位。

三、新时期妇幼健康的新挑战

近年来,中国妇幼健康事业取得了较大进展,在当前国际国内关注健康特别是妇女儿童健康的大背景下,中国妇女儿童的健康水平取得了较大提高。但随着经济社会的发展,尤其是全面二孩政策的实施,城乡居民对妇幼健康服务的需求不断增加,而中国目前的妇幼健康服务体系还存在较大短板,妇幼健康机构自身运行机制不够完善,在满足居民服务需求方面仍面临着一系列新的挑战。

(一)妇幼健康需求质量并重

从需求角度来讲,新时期应重点研究当前妇幼健康服务人群的健康需求,需要从人群特征、生育特点以及对服务的需求重点等方面,考虑当前妇幼健康服务的挑战与机遇。

1. 波浪式出现生育高峰和小高峰波　全面二孩政策实施以来,虽然从总体生育率和人口增长来看,2014年和2015年还未显现出明显的政策效应,但从出生人口的结构看,在原有的生育人口规模降低、出生人口数会呈现下降趋势的情况下,人口出现净增长本身已显示了政策初步效应。由图2-1-3可以看出,2015年单独二孩政策实施后活产数比实施前同期增长9.7%。其中,单独二孩引起的总活产数增加占总增长量的61.4%。

从全国和各地情况看,未来的生育需求会逐步释放,2014年和2015年主要释放了高龄和单独二孩的目标人群,2016年全国普遍实施全面二孩政策后的效应在2016年第四季度的数据变化上得到体现。据预测,随着生育需求的不断释放,全国层面的生育高峰将在2017—2018年来临。

从地方情况看,监测数据显示,北京市两区2014年新增出生人口112 854人,比2013年同期增长29.8%。但2015年出生人口为74 457人,低于2013年出生水平,2016年前三季度,北京市出生人口达到81 212人,比2015年

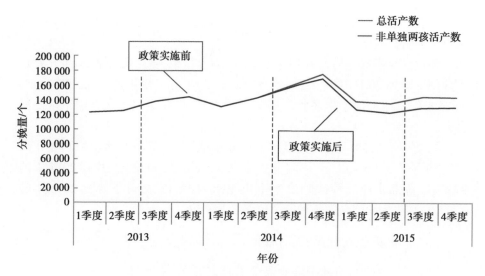

图 2-1-3　单独二孩政策对分娩量的影响

同期增幅 40.7%,预测全年出生人数为 108 282 人,出生人口在 2016 年达到一个小高峰。其他各地出生人口也在 2016 年呈现增长趋势,但增幅不明显(图 2-1-4)。由此可见,各地生育高峰的出现时间不同,可能不会同时出现大的生育高峰,全国生育高峰呈现波浪形和局部小高峰的形式,尤其是在一线大城市。

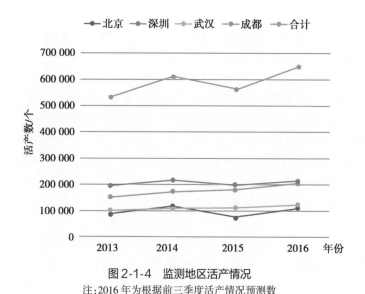

图 2-1-4　监测地区活产情况

注:2016 年为根据前三季度活产情况预测数

2. 妇幼健康服务需求多样化 随着社会经济的快速发展,妇幼保健服务对象也在改变,妇女、儿童和家庭的健康意识明显增强,对妇幼保健服务的需求也在增加。这些改变给妇幼保健机构带来了前所未有的发展机遇,关键是如何认识和应对这些改变。

妇幼健康服务需求越来越多样化。2016 年,课题组对北京市妇幼健康服务项目的需求进行了调查,在当前实施的 2007 版 6 090 项收费项目基础上,对综合医院和妇幼保健院的妇科、产科和儿科专家进行了三轮调研论证,提出了北京市妇幼健康服务项目的新需求。从表 2-1-6 可以看出,在当前使用的全部医疗服务价格项目规范 6 090 个项目基础上,妇幼健康服务项目总需要 1 923 项,其中儿童保健服务项目为 736 项,孕产保健项目 363 项,妇女保健项目 147 项,计划生育服务项目 163 项。在当前的服务价格规范基础上,需新增 468 个新项目以满足妇女儿童的健康需求,其中儿童保健需新增项目最多,为 208 项;其次为妇女保健项目,为 147 项,孕产保健项目为 93 项(表 2-1-6)。

表 2-1-6　北京市妇幼健康服务项目需求

	儿童保健/项	孕产保健/项	妇女保健/项	计划生育保健/项	合计/项
总计	736	363	661	163	1 923
新增	208	94	147	19	468

新增服务项目主要集中在保健服务项目和新技术服务项目,如健康一对一咨询类、筛查类和遗传学检验检测项目等。这说明随着时代的变迁、服务客体的变化和全民健康素养水平的提高,广大城乡妇女和儿童对妇幼健康服务提出了新的需求,呈现出多层次和多样化的特点。

(二) 妇女儿童健康的高质量服务需求

随着社会对健康的关注,需求高质量的医疗服务已经成为一种生理和心理的需求。医改以来,基本医疗保障全面覆盖,更多的人倾向于到较高一级的医疗机构就诊和住院。孕产妇住院分娩服务作为对健康服务更为敏感的项目,呈现出向更高一级医疗机构分流的特点。

1. 住院分娩流向 从医疗机构性质来看,公立医院(含妇幼保健院)是分娩的主要场所,其工作效率是民营医院的 1.5 倍。妇幼中心对全国 48 个区县 548 个机构监测数据显示,2014 年公立医院以 80% 的开放床位承担了 85% 的新生儿接产服务,民营医院以 20% 的床位承担了 15% 的接产量。从床位使用率来看,公立医院床位使用率为 83.14%,民营医院床位使用率仅为 51.77%(表 2-1-7)。

表 2-1-7   监测地区 2014 年不同性质医疗机构活产数和床位数的占比分布

单位:%

性质	机构数	活产数	实际开放床位	每床活产数	床位使用率
公立	82.88	85.21	79.91	52.68	83.14
民营	17.12	14.79	20.09	36.36	51.77
合计	549	608 623	49 272	49.4	70.33

2014 年,中国出生新生儿数量为 1 687 万。从一、二、三级医疗机构住院人次分流和床位构成来看,大量的孕产妇涌入了三级医疗机构,三级医疗机构就诊人群中一半以上是自然分娩。省、市、县妇幼保健院中,剖宫产比例分别为 44.3%、45.5% 和 39%,差别不明显,说明分娩人次的分流更多的原因是孕产妇的选择。每床年活产数分别为 61、51、44 个,省级服务量是市、县级的 1.2 和 1.4 倍。三级妇幼保健院妇产科床位占妇产科总床位的 24.95%,出院人次占妇产科总出院人次的 28.96%。儿科床位更为紧张,以 21.84% 的床位为 31.18% 的儿科患者提供了住院服务(图 2-1-5)。

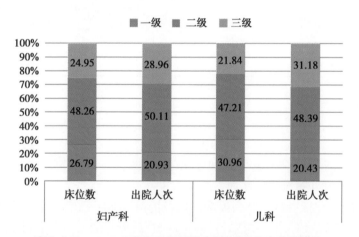

图 2-1-5   一、二、三级妇幼保健院床位和住院人次分流情况

2. 全面二孩住院分娩流向   妇幼中心对四城市二孩监测数据显示,2016 年前三季度,全面二孩政策实施后,更多孕产妇集中在公立三级医院分娩,占 56.7%,公立二级医院占 27.4%,民营医院占 14.0%。从全面二孩孕产妇来看,49.9% 的二孩孕产妇在公立三级医院分娩,二级医院占 31.7%,民营医院高于总体水平,占 15.5%。这说明,二孩孕产妇更加重视服务舒适感受,也可能是因为三级医院负荷沉重,对于经风险评估后较为安全的孕产妇,疏解到了下一级医疗机构(图 2-1-6)。

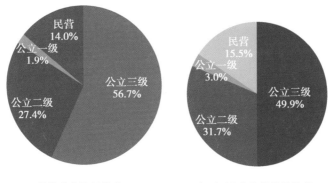

总住院分娩量构成　　　全面两孩住院分娩量构成

图2-1-6　全面二孩政策实施后孕产妇住院分娩情况

但从医疗服务质量安全来看,高危孕产妇主要在三级医院,88.4%危重症孕产妇在三级医院救治,民营医院和一级医院比例较低。高危孕产妇和高龄孕产妇在三级和二级医院分娩的比例较大(图2-1-7)。

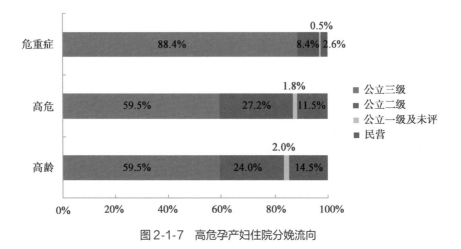

图2-1-7　高危孕产妇住院分娩流向

孕产妇的总体分流和二孩孕产妇在三级医院和民营医院的分流,体现了孕产妇对健康服务的质量要求和心理需求,更多的孕产妇倾向于接受质量安全,舒适有尊严的服务,这也是目前中国妇幼健康服务的需求变化。

(三)高危高龄孕产妇安全保障压力大

随着生育政策的调整,符合政策人群中高龄产妇比例较高。据不完全统计,二孩生育年龄超过35岁的孕妇占25.3%,30~35岁孕产妇占50.6%,剖宫产比例为48.65%,比全人群剖宫产率高出5%。随着生育年龄的延迟,高龄孕产妇发生孕产期合并症、并发症和出生缺陷的风险明显增加。据统计,高龄孕产妇发生出生缺陷的比例是正常人群的2倍,危重孕产妇、新生儿救治以及预防出生缺陷等任务进一步加重。

妇幼中心对全国四城市的监测数据显示,单独二孩孕产妇平均年龄为32.1岁。在年龄构成中,35岁以上占25.9%,其中,北京占31.2%(表2-1-8)。全面二孩政策实施后,总体人群中高龄孕产妇比例为11.5%,在全面二孩孕产妇中,高龄比例为21.8%,其中北京市达到33.4%(表2-1-9)。这说明生育政策调整后,高龄孕产妇比例增加,尤其是在大城市地区。

表2-1-8   监测地区"单独二孩"高龄孕产妇年龄分布

监测地区	n/个	$\bar{X} \pm S$	年龄组构成/%				
			<18	18~	30~	35~	40~
北京	202	33.2 ± 2.9	0.0	7.9	60.9	29.7	1.5
深圳	198	32.2 ± 3.5	0.0	23.2	49.5	27.3	0.0
武汉	272	32.0 ± 3.5	0.0	23.2	50.0	26.5	0.4
成都	342	31.5 ± 4.0	0.0	34.5	44.4	17.8	3.2
合计	1 014	32.1 ± 3.6	0.0	24.0	50.2	24.4	1.5

表2-1-9   监测地区助产机构高龄产妇情况

监测地区	产妇数/人	高龄产妇占比/%	全面二孩产妇数/人	全面二孩产妇中高龄占比/%
北京	79 757	15.5	14 889	33.4
武汉	90 314	10.0	16 176	21.7
深圳	159 597	13.7	46 676	21.8
成都	150 876	8.0	34 479	16.9
合计	480 544	11.5	112 220	21.8

高龄孕产妇伴随着较多的高危因素,因此危重孕产妇比例较大。由表2-1-10可见,2016年全面二孩政策实施后,孕产妇总体人群中高危孕产妇比例为44.7%,在全面二孩产妇中,高危孕产妇比例达到55.8%。

危重孕产妇的情况来看,全面二孩产妇与产妇总体水平差异不大,均占2%左右(表2-1-11)。

表2-1-10　监测地区助产机构高危孕产妇情况

监测地区	产妇数/人	高危孕产妇占比/%	全面二孩产妇数/人	全面二孩产妇中高危孕产妇占比/%
北京	79 757	49.2	14 889	58.4
武汉	90 314	53.7	16 176	65.2
深圳	159 597	34.0	46 676	46.1
成都	150 876	48.2	34 479	63.5
合计	480 544	44.7	112 220	55.8

表2-1-11　监测地区助产机构危重症孕产妇情况

监测地区	产妇数/人	危重症孕产妇占比/%	全面二孩产妇数/人	全面二孩产妇中危重症孕产妇占比/%
北京	79 757	1.5	14 889	1.1
武汉	90 314	0.7	16 176	0.7
深圳	159 597	1.2	46 676	0.8
成都	150 876	4.3	34 479	4.7
合计	480 544	2.1	112 220	2.0

(四)妇幼健康服务供给资源能力不足

从供给方来看,妇幼健康服务体系是妇幼健康服务的主要载体,为妇幼健康服务提供了床位、人员和技术保障。生育政策调整后,妇幼健康服务体系总体存量不足,结构不合理,增量有限。

1. 妇幼健康服务资源总体不足　目前,中国妇幼健康服务资源存在以下问题:

(1) 床位总体资源不足与服务条件较差并存:根据人口预测,全面二孩政策实施后,出生人口峰值将达到2 188.5万,比2014年增加501.5万。按当前产科平均住院天数4.9天,床位使用率75%计算,每年每张产科床位可满足约56名新生儿需求,约需产科床位39.1万张,扣除目前各级医院产科27.2万张和乡镇卫生院3万张,产科床位缺口8.9万张。同时现有床位分布不均衡,医疗机构间技术水平差异等原因,机构床位使用率差别较大,许多公立医疗机构床位资源紧张,相当一部分民营医疗机构床位使用率仅约50%。有些地方床位超过了实际需求,也有些地方如安徽和四川分别短缺床位1997张和966张;三级医疗机构一床难求,一级、二级医疗机构床位利用不充分。

目前妇幼保健体系不完善,80%的妇幼保健机构业务用房陈旧不堪,院内环境差、流程不科学,近一半妇幼保健机构业务用房短缺,200多所妇幼保健机构没有自有业务用房;在调查的常用 19 种保健设备中仅有 2 种设备拥有率在 40% 以上,提供住院服务的妇幼保健院中 50% 以上的机构没有新生儿心电监护仪、呼吸机、婴儿呼吸机等急救常用设备,30% 的县级妇幼保健机构没有救护车,严重影响了工作开展。

(2) 人才资源不足与流失严重并存:据统计,目前全国共有助产士 4.4 万人,按照世界卫生组织每千新生儿应该配备 6 名助产士计算,中国出生人口峰值达到 2 188.5 万时,共需要助产士 13.1 万人,现有助产士人力资源严重缺乏。与此同时,现有产科医生基本都处于超负荷运转状态,已难以满足实际需要。此外,0~14 岁儿童约为 2.4 亿,占全国总人口的 17.5%,而全国儿科医生仅占医生总数的 3.9%。同时儿童就医需求迅猛增长,年门(急)诊人次和出院人数分别由 2009 年的 3.1 亿和 1 378 万增长到 2013 年的 4.1 亿和 1 932 万。但儿科医生增长远远满足不了需求,现有产科和儿科医护人员数量不足、技术水平低,无法为儿童患者提供安全、优质的医疗服务。与医疗机构其他科室相比,产科和儿科医疗服务收入少、运行成本较高,造成产科和儿科医生收入普遍偏低,与工作责任重、压力大、风险高等特点形成了强烈的反差,导致医学院校毕业生大多不愿意选择从事产科和儿科临床工作,使得产科和儿科队伍来源严重不足,现有从事产科儿科的医务人员也大量转行流失。

(3) 社会力量办医热情较高和技术水平不足并存:据统计,民营医院妇产科床位数占到全国妇产科床位总数的 17.15%,远高于民营医院整体床位占比水平(11.69%)。但民营医院服务能力不足,产科床位使用率仅 50% 左右,接产量普遍不大。随着一系列鼓励社会力量办医政策的出台,社会力量开办妇产儿童医院的热情高涨,但民营医院产科突出高端照料服务,医疗技术水平难以满足病理产科和高危孕产妇的需求。

2. 基层妇幼健康服务能力不高

(1) 优质资源不足:产科和儿科医疗资源分布不均衡,优质资源匮乏,主要集中在大城市的少数医疗机构,县级公立医院、妇幼保健院和基层医疗卫生机构产科和儿科力量薄弱,难以满足妇幼保健的服务需求。同时,产科和儿科诊疗风险大、医疗服务价格不合理、分级诊疗制度尚不健全、传统就医观念影响等,导致大医院负荷过重的同时,基层医院产科和儿科却逐渐萎缩,使有限的医疗资源显得更为紧张。据调查统计,省级和地市级妇幼保健机构床位使用率普遍在 95% 以上,三级医院产科儿科床位使用率大部分超过 100%,加床现象突出。

生育政策进一步调整完善后,符合政策人群中高龄产妇比例较高,发生孕产期合并症、并发症以及新生儿出生缺陷的风险明显增加,危重孕产妇、新生儿救治以及预防出生缺陷等任务进一步加重,具备救治能力的优质产科和儿科资源不足问题进一步凸显。

（2）水平不足导致资源闲置：部分基层医疗卫生机构承担的任务明显不足。根据 48 个监测地区的结果，在开展孕产期保健服务的 548 个医疗卫生机构中，有 143 个乡镇卫生院，开放产科床位数共 99 张，2015 年第一季度接产活产数为 200 人（占监测地区总活产数 0.5%），其中单独二孩活产数仅为 5 人。据基层司组织的调研发现，黑龙江省 899 所卫生院中仅 8 所可以开展住院分娩。此外，为规避医疗风险，很多省份基层医疗卫生机构不愿提供助产服务，也有的省份为保障母婴安全，限定年分娩新生儿在 50 个以下的医疗机构不再开展助产服务。目前，乡镇卫生院等基层医疗卫生机构承担的产科服务已经由 2005 年的 20% 下降至目前不足 10%。

（3）缺乏经验和能力：生育政策调整后，长期以来形成计划生育政策导致了生育行为的扭曲，产科危险因素增加。现场调研发现，妇幼保健机构目前面临着较大的服务压力。

产科方面，一是能否生的问题。全面二孩政策实施后，一部分具有迫切生育意愿的 40 岁以上的育龄妇女，尤其是农村地区，紧急妊娠，并未进行孕前的准备和孕前优生检查，未评估过是否适合生育，更没有孕期建档和接妊娠期保健服务，除高龄外，早期流产、新生儿出生缺陷等疾病的发病风险也在提高，这也给产前保健服务带来较多的困难。尽管部分医院设立了二孩门诊，为二孩孕产妇提供孕前和孕期的保健服务，但利用率不高。二是能否生得出的问题。全面二孩政策的推出，给原来晚婚晚育和不孕不育的大龄孕产妇带来了较大的压力，辅助生殖技术的规范使用也成为妇幼健康服务的重要环节。三是能否生得好的问题。产科专家指出，中国长期以来剖宫产率过高，生育前宫腔镜、阴道镜操作的问题，对子宫的创伤成为高危孕产妇的重要原因，三级医院孕中期保胎比例显著增加，子宫破裂的风险较大。高危高龄因素导致危重孕产妇比例增加和严重程度，给妇幼健康服务机构的危重孕产妇救治带来了新的挑战。

女性健康方面，生育政策调整后，避孕节育方式的转变要求计划生育服务技术不断更新和提高，育龄妇女备孕保健服务需求要求医疗机构加强妇科、内分泌科等技术储备。

儿童健康方面，第一个孩子心理的疏导需求伴随着二孩的出现而增加，生育间隔时间长的孕产妇的育儿知识也需及时更新。

3. 妇幼健康服务机构发展瓶颈突出　　除资源和能力外，妇幼健康服务机构的服务和发展还受到政策和机制的影响。随着全面二孩政策的实施，妇幼保健机构和妇幼健康服务在政策和机制方面还面临着较大的发展瓶颈。

（1）运行补偿机制难以突破

1）政府投入和运行补偿机制：2011 年 3 月，中共中央、国务院发布了《关于分类推进事业单位改革的指导意见》，为推进事业单位改革提供了政策指导。在分类改革的大思路下,根据职责任务、服务对象和资源配置方式等情况,将从事公益服务的事业单位细分为两类:公益一类和公益二类。关于财政支持方式:对公益一类,根据正常业务需要,财政给予经费保障;对公益二类,根据财务收支状况,财政给予经费补助,并通过政府购买服务等方式予以支持。

妇幼保健机构运行机制具有特殊性,难以单纯列为公益一类或者二类。相对于其他公共卫生机构而言,妇幼保健机构具有一定的特殊性。开展临床服务是妇幼保健机构实现公共卫生服务职能不可分割的组成部分。缺乏必要的临床服务就无法为保健服务提供技术支撑,也难以为妇女儿童提供科学合理、连续系统的保健服务。

在这种发展模式下,妇幼保健机构的公共卫生服务职能应划归一类事业单位;政府补偿方式应该是在正常业务需要内,财政给予经费保障。但除开展公共卫生服务之外,妇幼保健机构还存在临床诊疗服务,即非营利医疗等公益服务,这部分服务属于二类事业单位的服务范畴。妇幼保健机构该遵循何种筹资补偿模式,目前还没有明晰的政策规定,也尚未发现事业单位改革后完善妇幼保健机构补偿机制的相关研究。

因此,在医改和事业单位改革深入推进的形势下,亟待研究保健和临床相结合的妇幼保健机构在新形势下的运行补偿政策,以保障防治结合型医疗卫生机构的稳定可持续发展。

2) 价格调整机制:2012 年,发展改革委日前会同原卫生部、国家中医药管理局已正式对外发布《全国医疗服务价格项目规范 2012 年版》,要求各地全面规范医疗服务价格管理。截至 2016 年 11 月,共有 21 个省公布了放开医疗服务项目价格目录。

现场调查发现,目前妇幼保健机构服务项目,尤其是保健类服务项目未纳入医疗服务项目收费项目中,导致大量新开展的保健类或防治结合类的服务项目收费困难。北京市调研也发现,妇幼健康服务供需有 1 923 项服务项目,其中价格不合理的项目有 275 项,占总项目的 14.3%,其中诊疗费、床位费、护理费、助产接产费、部分产前筛查检查费和遗传技术费等是医务人员反映较为普遍的不合理收费项目(表 2-1-12)。

表 2-1-12 妇幼健康服务项目价格不合理情况

单位:项

	儿童保健	孕产保健	妇女保健	计划生育保健	合计
总计	736	363	661	163	1 923
新增	208	94	147	19	468
需要调价	77	58	129	11	275

未纳入的收费项目以及当前收费不合理的项目,对妇幼健康服务的补偿严重不到位,从而影响到妇幼保健机构保健类服务的提供积极性,也影响到了妇幼保健机构的经济运行和补偿,这成为当前妇幼保健机构运行过程中存在的较大障碍。

(2) 服务模式转变存在障碍

1) 补偿机制不合理导致的重医轻防:产科和儿科服务的补偿机制不合理,医疗服务价格长期严重偏低,造成产科和儿科服务成本高风险大,投入多回报少,缺乏特殊政策支持,综合医院开展产科和儿科服务的积极性受到影响。同时由于预防保健服务收益较低,使得很多医疗机构和妇幼保健机构严重忽视保健服务。如在综合医院中往往重视产前检查和住院接产,而其系统、连续、综合的产前保健、产后保健和儿童保健服务有待加强;以保健服务为重点的妇幼保健院,受工作条件等因素限制,基层儿童保健服务仅开展身高体重测量、生长发育评价等简单服务,难以规范开展儿童营养和心理保健、康复等服务,不能满足群众日益增长的妇幼保健服务需求。

2) "大保健"模式下的防治融合运行机制任重道远:2014 年,国家卫生计生委妇幼司下发《国家卫生计生委关于做好新形势下妇幼健康服务工作的指导意见》,对生育政策调整时期的妇幼健康服务工作提出了强化资源保障、提供优质服务和强化质量管理的要求。

2015 年,国家卫生计生委妇幼司下发了《国家卫生计生委关于妇幼健康服务机构标准化建设与规范化管理的指导意见》,提出了落实功能任务、优化服务模式的要求。提出妇幼保健机构的功能定位,各级妇幼健康服务机构是具有公共卫生性质、不以营利为目的的公益性事业单位。保健与临床相结合的服务模式是中国妇幼健康服务机构在长期实践中形成的防治结合的有效模式。妇幼健康服务机构按照全生命周期和三级预防的理念,以一级和二级预防为重点,为妇女儿童提供从出生到老年、内容涵盖生理和心理的主动、连续的服务与管理,以适应妇女儿童的实际健康需求。同时,妇幼健康服务机构的主要功能任务,除了提供妇幼健康服务,还受卫生计生行政部门委托,承担辖区妇幼健康工作业务管理,实行上下联动、分级管理,并与辖区内基层医疗卫生机构建立稳定的业务指导和双向转诊关系,与其他医疗机构和相关科研教学机构建立技术协作机制。

在服务模式方面,要求妇幼健康服务机构按照保健与临床相结合原则,打通临床部和保健部分别设置的部门格局,按照服务人群优化服务流程原则,整合服务内容。业务部门主要包括孕产保健部、儿童保健部、妇女保健部和计划生育技术服务部。

长期以来,妇幼保健机构形成了"小保健、大临床"的工作和管理模式,传

统的保健和临床人员的划分以及保健部门和临床部门之间的壁垒在短时间内
打破,服务和人员的融合也非一时之功,实现以妇女儿童健康为目标的"大保
健"服务模式还需要通过投入、分配和支付等机制予以保障。

（五）机遇和建议

在新形势和经济新常态下,全面二孩政策的实施,人口生育高峰的来临,
以及国内外对健康和妇幼健康的高度重视,妇幼健康服务面临着需求、供给和
机制体制方面的挑战,也面临着新的发展机遇。妇幼健康服务机构应厘清挑
战,抓住机遇,创新发展思路和模式。

1. 抓住妇幼健康发展新机遇　新时期,妇幼健康服务既有挑战也有机
遇,需求、供给和政策既是挑战,也是机遇。

（1）政策机遇:从政策层面讲,国际和国内对妇幼健康的高度重视,为妇幼
健康服务提供了重要的政策开发机遇。

联合国 2030 可持续发展目标的提出和世界卫生组织《妇女、儿童和青少
年健康全球发展战略》的发布,是中国妇幼健康服务面临的重要而有利的国际
形势,妇幼健康服务有了更多的理论和资源的支持,对于开发资源和技术都提
供了广泛的支持。

从国内政策环境看,中国政府作出的 2030 可持续发展的庄严承诺,以及
对妇幼儿童健康的关注,是妇幼健康服务的政策红利期。全国卫生与健康工
作大会确定的健康优先的战略,《"健康中国 2030"规划纲要》提出的健康中
国建设目标和妇幼健康服务重点,都为今后妇幼健康服务的发展指明了方向,
并提供了有利的政策环境。

国家卫生计生委近年来为保障生育政策调整和全面二孩政策实施,对妇
幼健康服务也制定了一系列的保障和改革措施,从资源、服务能力和规范管理
等方面提出了具体要求,并制定了妇幼保健机构建设标准、科室设置指南、等
级评审标准等,这也是妇幼健康机构发展的有利政策机遇。

（2）建设和发展机遇

1）建设方面:为保障全面二孩政策实施,2012 年妇幼保健机构纳入了重
大疾病防控体系建设中。2013—2015 年,中央投资 107 亿元支持房屋陈旧、短
缺的县级和部分市(地)级 1 100 多所妇幼保健机构建设,重点改善垂直传播
疾病(艾滋病、乙肝、梅毒)防治、"两癌"筛查、围婚期和围产期保健、儿童早期
综合发展和生长发育监测、妇幼心理卫生咨询等功能用房条件,为妇女儿童提
供更好的预防保健服务。

2016 年颁布的《全民健康保障工程建设规划》中,关注到全面二孩政策
实施对妇幼健康服务能力提高提出新的要求,加强了妇幼保健机构的建设,
2020 年新增 8.9 万张产科床位。要求在县级医院建设中,新增床位要向妇产、

儿科、中医、精神、老年病等领域倾斜。在妇幼保健机构建设中,要以保障妇女儿童公平享有基本医疗卫生服务为出发点,全面改善妇幼健康服务机构的基础设施条件,强化危重孕产妇救治与新生儿救治能力,提升妇幼保健服务水平。通过支持业务用房面积短缺的省、市(地)、县三级妇幼健康服务机构建设,重点建设围产期保健、新生儿疾病筛查、健康教育等公共卫生功能,以及产科、儿科、中医科等医疗功能业务用房建设,力争到 2020 年,实现省、市、县三级都有一所政府举办设施齐全的妇幼健康服务机构,保障全面二孩政策顺利实施。省、市、县级妇幼保健机构单个项目补助额度最高分别不超过 5 000 万元、2 500 万元和 1 200 万元。

通过两轮建设,省、地、县三级妇幼保健机构业务用房短缺和床位不足的情况将得到显著改善,妇幼健康服务体系将迎来建设和快速发展时期。

2)人才培养方面:2016 年,国家卫生计生委出台了《关于印发加强儿童医疗卫生服务改革与发展意见的通知》,针对儿童医疗卫生服务资源短缺的问题,提出通过加强儿科医务人员培养和队伍建设,完善儿童医疗卫生服务体系,推动儿童医疗卫生服务领域改革与创新,促进儿童医疗卫生事业发展和儿童健康目标实现。计划"十三五"期间,制定实施儿科医务人员培养规划,通过"培养一批、转岗一批、提升一批",增加儿科医务人员数量,提高队伍整体素质。通过调整结构、优化布局、提升能力,完善儿童医疗卫生服务体系,实现区域儿童医疗卫生资源均衡发展。通过深化体制机制改革,建立完善促进儿童医疗卫生事业发展的政策体系和激励机制,调动儿科医务人员积极性。坚持预防为主、防治结合、发挥基层作用,做好儿童医疗卫生服务工作,增强人民群众获得感。

总体目标是,到 2020 年,建立健全功能明确、布局合理、规模适当、富有效率的儿童医疗卫生服务体系,每千名儿童床位数增加到 2.2 张。加强儿科医务人员队伍建设,每千名儿童儿科执业(助理)医师数达到 0.69 名,每个乡镇卫生院和社区卫生服务机构至少有 1 名全科医生提供规范的儿童基本医疗服务,基本满足儿童医疗卫生需求 2020 年儿科医师达到 14 万人以上,每千名儿童拥有的儿科医师数达到 0.6 人以上。

针对产科人才不足的问题,国家卫生计生委《关于加强生育全程基本医疗保健服务的若干意见》也提出了在"十三五"前期解决妇幼健康服务资源总体不足和结构性短缺的供需矛盾,增加产科医生、助产士 14 万名的要求。

3)服务能力提升机遇:新的健康需求催生新的服务技术,随着生育政策的调整,妇幼健康服务面临着新的需求挑战,必将激励妇幼保健科研和技术的开发。

全面二孩政策的实施和调整,符合人类健康和生育的规律。实施全面二孩政策,促使医生和产妇对剖宫产有了正确的认识,可以降低不合理的剖宫产,对高龄孕产妇的保健和生理需求,对危重孕产妇危重情况的识别和救治,这些对医学的发展都提供了更为符合规律的数据和案例。

妇幼健康服务机构也根据服务对象的健康需求,新增服务内容,有针对性地开展服务,如开设二孩门诊,多学科协作专家门诊,解决二孩和高危孕产妇的健康服务需求。拓展服务范围,新增服务项目,丰富全生命周期服务内容,将服务关口前移到孕前、产前,保障孕产妇和新生儿生命安全。提高服务质量方面,妇幼健康服务遗传技术和数字化诊疗技术等的开发和应用,为提高疾病诊断和治疗水平提供了有力的技术支撑。

在当前新的健康观和"大保健"服务模式下,妇幼保健机构已经被实践证明是连续性、周期性和防治结合的典范,妇幼健康服务的内容和内涵更加丰富,服务模式得到创新,在新的健康观和服务模式的指导下,在新的服务需求的引导和技术的支持下,妇幼保健机构迎来服务能力提升的重要机遇。

(3) 创新妇幼健康发展战略和模式:妇幼健康服务面临着严峻的挑战,也面临着前所未有的政策和建设发展的机遇。妇幼保健机构要认清挑战,把握机遇,变挑战为机遇,通过模式和机制创新,转变发展模式,丰富内涵建设,提升服务能力,突破发展瓶颈。

2. 转变服务理念和模式 2019 年召开的全国卫生与健康大会形成了新的健康观,把健康作为全社会和全民的责任,提出了健康优先的发展战略,提出了全生命周期的服务理念。

妇女和儿童是国家发展的优先人群和重点人群,妇幼保健机构一直秉承和践行着全生命周期连续性服务的理念,是防治结合的典范。新时期妇幼健康服务的发展,应以新的健康观为基础,倡导各级政府践行健康优先和妇幼先行,以全生命周期服务的"大保健"服务模式引领妇幼健康服务,形成妇幼健康服务特色模式和文化,为健康中国建设和提高妇幼健康水平提供服务保障。

如图 2-1-8 所示,世界卫生组织提出妇女、儿童和青少年健康干预的一揽子计划,对妇女、孕产妇、儿童和青少年生命全程的优先健康问题进行了梳理,并对包括卫生系统促进和多部门促进的关键策略。

在健康中国建设和医改深入推进的新时期,妇幼健康发展策略应关注不同人群的优先健康服务需求,动员多方资源,开发相关部门,内生活力,外增动力,通过存量调整和增量补充来解决短期内的资源总量不足和结构不合理问题。在发展模式上,应以"大保健"服务模式为基础,融合保健和临床服务。在服务内容和服务形式上,真正形成三大人群的生命周期连续性防治融合服务。

新时期,妇幼健康服务应从服务对象的需求出发,确定新时期中国妇女儿童的优先健康问题,确定影响妇幼健康机构发展的瓶颈问题,开展循证决策,

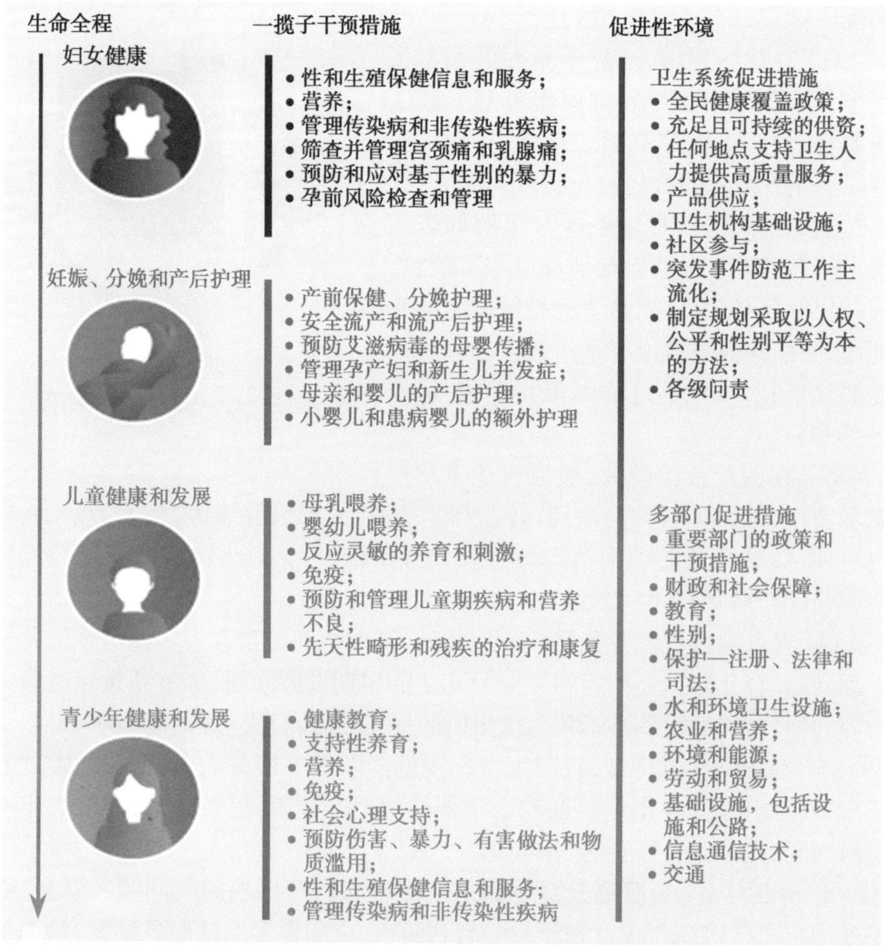

| 生命全程 | 一揽子干预措施 | 促进性环境 |

妇女健康

- 性和生殖保健信息和服务；
- 营养；
- 管理传染病和非传染性疾病；
- 筛查并管理宫颈癌和乳腺癌；
- 预防和应对基于性别的暴力；
- 孕前风险检查和管理

妊娠、分娩和产后护理

- 产前保健、分娩护理；
- 安全流产和流产后护理；
- 预防艾滋病毒的母婴传播；
- 管理孕产妇和新生儿并发症；
- 母亲和婴儿的产后护理；
- 小婴儿和患病婴儿的额外护理

儿童健康和发展

- 母乳喂养；
- 婴幼儿喂养；
- 反应灵敏的养育和刺激；
- 免疫；
- 预防和管理儿童期疾病和营养不良；
- 先天性畸形和残疾的治疗和康复

青少年健康和发展

- 健康教育；
- 支持性养育；
- 营养；
- 免疫；
- 社会心理支持；
- 预防伤害、暴力、有害做法和物质滥用；
- 性和生殖保健信息和服务；
- 管理传染病和非传染性疾病

卫生系统促进措施

- 全民健康覆盖政策；
- 充足且可持续的供资；
- 任何地点支持卫生人力提供高质量服务；
- 产品供应；
- 卫生机构基础设施；
- 社区参与；
- 突发事件防范工作主流化；
- 制定规划采取以人权、公平和性别平等为本的方法；
- 各级问责

多部门促进措施

- 重要部门的政策和干预措施；
- 财政和社会保障；
- 教育；
- 性别；
- 保护—注册、法律和司法；
- 水和环境卫生设施；
- 农业和营养；
- 环境和能源；
- 劳动和贸易；
- 基础设施，包括设施和公路；
- 信息通信技术；
- 交通

图 2-1-8　促进妇女、儿童和青少年健康的循证干预措施 [①]

提出改善妇幼健康服务水平和能力的重点技术，并通过各部门的协调配合实现对妇幼健康服务的重点保障(图 2-1-9)。

3. 积极丰富学科内涵，提升服务能力　如前所述，生育政策调整不仅仅是社会政策的调整，同时也是医学发展重点的调整。高龄、高危、二孩带来的优生优育的问题和挑战，增加了原有疾病谱空白。为满足目标人群不断增长和丰富的健康服务需求，妇幼健康学科应相应针对新问题，不断丰富学科

① WHO.The Global Strategy for Women's, Children's and Adolescents' Health (2016-2030) [EB/OL].(2018-12-05)[2018-12-27]. https://www.who.int/publications-detail-redirect/the-global-strategy-for-women-s-children-s-and-adolescents-health-(2016-2030)-early-childhood-development-report-by-the-director-general.

内涵。

（1）在优生领域，通过不断发展完善优生咨询、优生检查、生殖健康服务和辅助生殖服务等技术，满足全面二孩的生育需求，解决有生育需求的育龄妇女的后顾之忧。

（2）在孕产保健领域，通过了解保健需求，丰富保健服务内容，增加保健服务项目，前移保健服务关口，提高孕产妇保健系统管理率，孕期保健覆盖所有孕产妇。在分娩期提高助产技术，识别危险因素和症状，保证母婴安全。

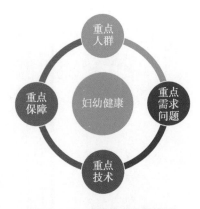

图2-1-9　妇幼健康发展模式

（3）在医疗救治领域，加强对危重孕产妇和新生儿的早期筛查、识别、转诊和急救能力，形成分级负责、上下联动、应对有序、运转高效的危重孕产妇急救、会诊、转诊网络化管理，提高抢救成功率，减少孕产妇和新生儿死亡。

（4）在儿童保健和儿童早期发展领域，针对全面二孩政策实施出现的儿童心理问题、育儿知识和技能问题以及儿童的早期发展问题，丰富儿童保健服务内容和项目，满足新手妈妈和二孩妈妈的育儿需求，解决"养的好"的问题。

（5）在妇女保健领域，针对生育间隔的避孕节育服务需求、备孕的生理和心理健康问题、女性围绝经期和老年期的健康问题等，更新技术和知识，丰富学科内涵，提升育龄妇女的"幸福感"。

4. 分工协作，全面提升系统绩效　面对新时期出现的新问题和新机遇，妇幼健康机构应抓住政策和建设的有利时机，全面提升系统服务绩效，从而从资源和能力方面满足妇女儿童多层次全方位的健康需求。

中国的妇幼健康体系包括妇幼保健机构、综合医院、基层医疗卫生机构和专科医疗机构。在满足妇女儿童多层次多样化的服务需求方面，各类机构应根据功能定位和职责分工，分工协作，相互配合。

妇幼保健机构是妇幼健康服务的核心和主力，承担了妇幼保健服务和临床救治服务，妇幼保健机构应加强妇女、儿童、孕产妇等专科建设，全方位提升服务能力。

综合医院和专科医院是妇幼健康服务体系的重要支持系统。综合医院应充分发挥其多学科的综合优势，提高对危急重症和疑难杂症的诊疗技术，加强危重孕产妇和危重新生儿的救治能力。

基层医疗卫生机构是妇幼健康服务体系的基础，孕产妇和新生儿保健服务是基层基本公共卫生服务的重要内容，基层医疗卫生机构应加强对孕产妇和新生儿保健服务的提供能力,并提高高危孕产妇管理能力,加强孕前和孕中筛查能力,提高危重孕产妇的转运能力。

民营医疗机构是中国公立医疗机构的有益补充,应根据市场需求,丰富民营医疗机构服务内容,满足妇女儿童多层次、高端的医疗保健服务和照料需求。

5. 探索体制机制改革 在医改深入推进的关键时期,妇幼保健机构发展应融入医改整体设计,针对关键瓶颈问题,开发相关政策,保障妇幼保健机构的可持续发展和运行。

(1) 设计妇幼保健机构综合改革方案:在医改的政策框架体系内,梳理妇幼保健机构发展面临的瓶颈和困难,针对服务模式、服务能力标准、运行补偿机制、绩效考核机制、人事薪酬机制等提出相应的政策建议,并在部分地区启动试点工作。

(2) 开展分级诊疗,引导孕产妇向基层分流:以医保政策为引导,合理制定各级医院产科和儿科出入院标准和就医报销比例,加快形成自然分娩在基层,疑难和高危在大医院的合理分工的分娩模式,推动双向转诊制度的建立。同时,采取相关措施,不断提高基层产科和儿科服务能力,加强舆论宣传,引导群众转变传统就医观念和习惯。

(3) 完善产科、儿科和妇幼保健机构运行补偿政策:针对产科和儿科工作量大、责任重、收入低的特点,进一步完善妇幼健康服务价格形成机制,尽快调整医疗服务价格,合理体现技术劳务价值。积极推进医院分配制度改革,改善产科和儿科医务人员待遇。加大财政保障力度,建立维护公益性、调动积极性、保障可持续的产科和儿科医疗服务体系运行长效机制。探索妇幼保健机构运行补偿机制改革,在保证公益性的基础上,通过对妇幼健康服务的政府购买、医保购买和个人购买等多种形式,覆盖妇幼健康服务,提升妇幼保健机构的运行效率。

(4) 采取多种激励措施培养人才、留住人才,吸引人才:通过转岗培训和在职培训等多种方式,增加产科医务人员存量。利用各种卫生、教育资源和远程教育的技术优势,开展经常性、针对性和实用性的培训,并将产科和儿科医生培训与人员考核、人事聘用、职称晋升等工作相结合,促进产科和儿科医疗服务专业人才在业务素质、工作能力和管理水平方面得到提升。

(5) 加强行业监管,为社会资本办医创造条件:进一步细化并落实鼓励社会办医的各项政策,积极引入社会资本举办高水平、规模化的大型非营利妇产儿童医院向医院集团化发展,加快形成多元化办医格局,满足多层次和多样化妇幼健康服务需求,全面提升妇幼健康服务能力和水平。同时注意加强行业监管,以规范服务行为,提高服务质量,提升服务水平为监管核心。

报告二 "十四五"妇幼健康服务体系建设研究(2019年)

2019年7—9月,妇幼司认真落实委机关统一部署,根据《"十四五"卫生健康服务体系建设规划编制调研方案》要求,扎实推进"十四五"时期妇幼健康服务体系建设研究工作。司领导对研究工作进行重点安排,以购买服务的形式支持国家卫生健康委卫生发展研究中心设立专题并开展研究,对"十三五"时期妇幼保健机构建设项目进行系统梳理,明确"十四五"时期建设需求与政策建议。司领导分别带队赴广东、青海、安徽、云南、山东等地对各级妇幼保健机构开展实地调研,分片区召开卫生健康管理部门座谈会,结合2021—2030年中国妇女儿童发展纲要编制工作,系统谋划"十四五"期间妇幼健康服务体系建设,初步形成了《"十四五"妇幼健康服务体系建设研究报告》。

一、现状分析

妇幼健康服务体系是中国最早建立的公共卫生服务体系之一。经过70年的不断发展,中国逐步形成以妇幼保健机构为核心、以基层医疗卫生机构为基础、以大中型综合医院专科医院和相关科研教学机构为支撑的具有中国特色、防治结合的妇幼健康服务体系。

《2011—2020年中国妇女儿童发展纲要》明确提出,各省、市、县均要设置1所由政府举办的标准化妇幼保健机构。各级妇幼保健机构坚持"以保健为中心,以保障生殖健康为目的,保健与临床相结合,面向群体、面向基层和预防为主"的妇幼卫生工作方针,为妇女儿童提供全生命周期的服务,并受卫生计生行政部门委托承担辖区妇幼卫生业务管理和技术支持。各级妇幼保健机构既为妇女儿童提供孕产保健、儿童保健、妇女保健等预防保健服务,又同时做好与妇女儿童健康密切相关的基本医疗服务,努力使广大妇女儿童既能看好病,又能不生病、少生病,真正实现了从"以疾病为中心"到"以健康为中心"的转变,因此被誉为"防治结合"的典范。

"十三五"期间,在国家发展改革委和国家卫生健康委规划司的大力支持下,国家启动实施了妇幼健康保障工程。2016—2019年,中央下达预算内投资100.5亿元,支持594个妇幼保健机构建设,投资规模较"十二五"时期明显提高,项目地区妇幼保健机构基础设施明显改善,服务能力显著提升,妇幼健康服务面貌焕然一新。

截至2018年,全国共有妇幼保健机构3 080家,妇产医院807家,儿童医院129家。妇幼保健机构共有职工52.08万人,较2015年(41.56万)增长了25.3%;共有床位25.19万张,较2015年(20.79万张)增长了21.2%。2015—

2018 年,省、市、县三级妇幼保健机构购买和建设业务用房总面积年增长率分别达到 9.4%、15.8% 和 12.5%。截至 2018 年,全国妇幼保健机构诊疗人次 3.59 亿人次,较 2015 年(2.76 亿)增长了 30.1%;出院人数 1 122.68 万人,较 2015 年(949.7)增长了 18.2%。2018 年全国妇幼保健机构总活产数 376.7 万,占全国总活产数的 24.7%,其中年分娩量 5 000 以上的妇幼保健机构达到 172 个。2018 年全国孕产妇死亡率下降到 18.3/10 万,婴儿死亡率下降到 6.1‰,人均预期寿命达到 77.0 岁,优于中高收入国家平均水平,被世界卫生组织评为"妇幼健康高绩效国家"。

二、形势分析

在大力推进健康中国建设和科学编制"十四五"规划的关键时期,加强妇幼健康服务体系建设,全面提升妇幼健康服务能力,具有重要的现实意义。

首先,加强妇幼卫生体系建设,是全面贯彻国家规划部署的必然要求。在《"健康中国 2030"规划纲要》中,将"提高妇幼健康水平"作为专门一节进行重点部署,计划 2030 年全国孕产妇死亡率下降到 12/10 万,婴儿死亡率下降到 5‰,5 岁以下儿童死亡率下降到 6‰。据此要求,继续实施母婴安全计划,倡导优生优育,继续实施住院分娩补助制度,向孕产妇免费提供生育全过程的基本医疗保健服务。继续加强出生缺陷综合防治工作,构建覆盖城乡居民,涵盖孕前、孕期、新生儿各阶段的出生缺陷防治体系。实施健康儿童计划,加强儿童早期发展,加强儿科建设,加大儿童重点疾病防治力度,扩大新生儿疾病筛查,继续开展重点地区儿童营养改善等项目。提高妇女常见病筛查率和早诊早治率。实施妇幼健康和计划生育服务保障工程,不断提升孕产妇和新生儿危急重症救治能力。

在国际上,联合国可持续发展目标(Sustainable Development Goals,SDG)也对降低孕产妇死亡率和儿童死亡率提出了明确的全球目标和要求。

其次,提升妇幼保健服务水平,更好地适应群众健康的现实需求。中国人均 GDP 已经达到 9 000 多美元,居民消费结构升级,个性化和多样化的健康消费需求日益增长。1995 年城乡居民医疗保健支出占消费性支出的比例为 3.1% 和 4.9%,2014 年达到 6.5% 和 9.0%,人均医疗保健支出增长了 11.86 倍和 17.74 倍。近年来,人民群众对优生优育、产后康复、儿童早期发展、围绝经期管理等保健服务的需求增长快速,对母婴安全、危重救治的服务质量也提出了更高的要求,并希望服务环境和设施能够更加温馨、舒适、私密等。在未来的"十四五"时期,人们期盼享有更好医疗服务,孕产妇和妇女期盼更丰富的保健服务,也期盼儿童更好地成长。人民群众的新需求,对妇幼健康服务体系的服务能力、服务环境、服务理念都提出了新要求,急需以满足广大妇女儿童的健康需求为出发点和落脚点,从妇幼保健机构建设管理入手,推进妇幼健康服务的供给侧结构性改革,以满足适应需求、以满足引导需求。

最后,整合型医疗卫生服务模式的需求,需要妇幼保健服务部门模式的转变。回顾几十年来妇幼卫生事业的发展历程,深刻认识到,预防保健服务和临床医疗服务,是妇幼保健机构的鸟之两翼、车之两轮,缺一不可。从长期实践来看,预防保健做得好的机构,其临床医疗也做得好;临床医疗做得好的机构,对预防保健也是巨大的支撑,两者相辅相成,相互促进,相得益彰。在妇幼保健机构建设的基础上,改善业务用房和工作环境,以建设促改革,不断推进妇幼保健机构内部业务部门改革和重组,打破原有保健部与临床部分开设置的格局,优化服务流程,促进保健与临床进一步融合发展,加强各个服务环节的有效衔接,提高机构运行的效率和效益是长久之计。

三、建设需求分析

"十四五"时期(2021—2025 年)是中国由全面建成小康社会向基本实现社会主义现代化迈进的关键时期。"十四五"时期,妇幼健康工作面临新形势、新任务、新挑战。

随着经济社会快速发展,妇女儿童健康需求不断增长,然而妇幼保健机构基础设施陈旧、基本设备不足等问题仍然突出。根据住房城乡建设部、国家发展改革委发布的《妇幼健康服务机构建设标准》要求,妇幼保健机构保健用房建筑面积标准为省级 60m²/人、地市级 65m²/人、县区级 70m²/人(人指编制管理部门确定的妇幼健康服务机构编制人员),提供住院服务,按床均建筑面积增加相应医疗用房面积(200 床及以下 88m²/床、201~400 床 85m²/床、400 床及以上 82m²/床)。近十年来,还有近一半的妇幼保健机构未能获得建设。截至目前年,全国尚有 201 家妇幼保健机构没有业务用房。按照业务用房面积计算这一建设标准,目前省、地市、县区级购建业务用房面积达到标准的比例分别为 40.0%、18.5% 和 17.9%。

随着高龄孕产妇比例增加,发生妊娠期合并症、并发症的风险显著增加,保障母婴安全、实现降低孕产妇和婴儿死亡率的任务目标需要付出更多努力。近年来,国家卫生健康委先后印发了《关于加强母婴安全保障工作的通知》(国卫妇幼发〔2017〕42 号)、《母婴安全行动计划(2018—2020)》(国卫妇幼发〔2018〕9 号),要求各地抓好危急重症救治网络建设,依托产科儿科实力和综合救治能力较强的医疗机构,建立危重孕产妇救治中心和危重新生儿救治中心势在必行。目前,全国建立危重孕产妇救治中心 3 364 个、危重新生儿救治中心 3 055 个,全国危重孕产妇和新生儿救治网络基本建立。但参照《危重孕产妇救治中心建设与管理指南》和《危重新生儿救治中心建设与管理指南》要求,各救治中心设备、人员能力还有较大差异,基层危重孕产妇和新生儿救治中心能力较为薄弱,难以完成危重症的早期识别。救治人员数量不足、能力不强,抢救、转运设备缺乏,成为保障母婴安全的瓶颈。

高质量的经济社会发展,需要高素质的劳动力人口,对加强出生缺陷防治、提高出生人口素质提出了更高要求。中国是出生缺陷高疾病负担国家,每年新增出生缺陷人口 90 万~100 万例,《健康儿童行动计划(2018—2020 年)》将出生缺陷防治作为重点行动之一,产前筛查成为降低出生缺陷的重要手段。截至 2018 年底,全国经审批开展产前诊断技术服务的医疗机构有 371 家,全国 30 个省份开展了产前筛查和产前诊断工作。据统计,产前诊断机构主要集中在省会城市和较大城市,约 44% 的地市尚未建立起产前诊断机构,县级普遍未建立产前筛查中心,产前筛查与诊断可及性不足,服务能力有待进一步提高。

四、建设目标与任务分析

2019 年 1 月,发展改革委等 18 部门联合印发《加大力度推动社会领域公共服务补短板强弱项提质量 促进形成强大国内市场的行动方案》(发改社会〔2019〕0160 号),明确提出"加强妇幼健康服务体系建设"。要求"重点支持床位不足或业务用房面积不达标的妇幼保健机构建设,力争省、地市、县三级都有一所政府举办、设施齐全的妇幼保健机构,强化省、地市、县三级危重孕产妇、新生儿救治能力建设和产前诊断筛查能力,鼓励有条件的妇幼保健机构扩展强化产科、儿科、中医科等服务功能"。根据行动方案要求,提出的建设需求主要包括三部分内容:一是妇幼保健机构建设需求,二是危重孕产妇和新生儿救治中心建设需求,三是产前筛查与产前诊断中心建设需求,具体建设需求测算详见附件。

(一)建设目标

以广大妇女儿童公平享有基本医疗保健服务为出发点,全面改善妇幼保健机构基础设施条件,强化危重孕产妇和新生儿救治能力建设,提升产前筛查和产前诊断服务水平,省、地市、县三级均有 1 所政府举办、标准化的妇幼保健机构,每个地市至少有 1 个经批准开展产前诊断技术的医疗机构、每个县至少有 1 个经批准开展产前筛查技术的医疗机构,显著提升各级危重孕产妇和新生儿救治中心服务能力。

(二)建设任务

针对妇幼保健机构建设的短板,持续加强机构的建设项目。以《妇幼健康服务机构建设标准》为依据,支持业务用房短缺的省、地市、县三级妇幼保健机构建设,重点建设孕产保健、妇女保健、儿童保健、生殖保健、健康教育等预防保健功能和产科、妇科、新生儿科、中医科等医疗功能业务用房,切实提升服务能力,不断完善服务功能,显著改善服务环境,为妇女儿童提供全生命周期的连续性保健和临床服务。

加强危重孕产妇和新生儿救治的服务能力,以《危重孕产妇救治中心建设与管理指南》和《危重新生儿救治中心建设与管理指南》为依据,支持各级危重孕产妇和新生儿救治中心加强重点医疗设备配备,加强妇产科、新生儿科及相关科室骨干医师培训,提升远程医疗服务能力。

强化产前筛查与产前诊断的能力,提高出生人口素质。对照产前筛查和产前诊断机构相关标准规范,支持医疗机构加强产前筛查和产前诊断设备配备,加强出生缺陷防治人才培养和培训,提升产前筛查和产前诊断能力。

(三)建设资金

从 2021 年开始,分 5 年安排专项补助资金,支持和引导妇幼健康服务体系建设。在妇幼保健机构建设方面,中央投资重点加强约 1 000 所各级妇幼保健机构建设,建设总规模约为 1 900 万 m^2。项目估算总投资 793 亿元,安排中央投资 555 亿元,其余 238 亿元由地方筹措解决。中央投资根据年度投资预算规模和项目具体情况进行安排。

在危重救治孕产妇和新生儿救治能力建设方面,中央重点加强约 3 000 所危重孕产妇和新生儿救治中心建设,参照建设指南,对房屋建设、设备配备、人才队伍建设等,按照省市县三级每机构分别投入 3 000 万元、1 000 万元和 300 万元的资金,提升危重救治能力。投入经费总计 390 亿元。

在加强产前筛查与产前诊断能力建设方面,中央重点加强 3 340 个产前诊断中心建设,按照省、市、县经费投入分别为 3 000 万元、1 000 万元和 300 万元的建设标准,提升产前筛查能力。投入经费共计 1 313 亿元,其中中央投资共计 1 075 亿元。

五、相关政策措施建议

将强化妇幼保健机构基础设施建设与健康中国建设、深化医药卫生体制改革等中心工作紧密衔接,围绕基础建设任务,强化机构管理机制和相关体制机制改革,推动"以投资促发展、以建设促改革"。

(一)防治结合的政策机制建设

以妇幼保健机构建设为基础,以妇幼保健机构评审为抓手,深化妇幼保健机构内部改革重组,实现保健和临床深度融合。完善基本公共卫生服务项目实施模式,全面推广实施政府购买服务,鼓励医疗机构提供预防保健服务。支持妇幼保健机构等防治结合类医疗卫生机构,通过提供预防保健和基本医疗服务获得合理收入,政府对医疗机构从事公共卫生服务的人员、开展群体保健服务的运行经费给予保障。对机构开展的个体服务,根据有关政策由政府、医保和个人通过购买服务等形式给予补偿。

(二)妇幼保健机构财政运行新机制

落实财政保障政策,落实"允许医疗卫生机构突破现行事业单位工资调控水平,允许医疗服务收入扣除成本,并按规定提取各项基金后主要用于人员激励"(即"两个允许")的要求,结合妇幼保健机构实际情况,完善薪酬分配政策,推动妇幼保健机构医务人员薪酬达到合理水平。鼓励有条件的地方,既实行财政全额保障政策,又落实"两个允许"要求,加快建立保障与激励相结合的运行新机制。

(三)加强妇幼保健机构绩效考核

规范妇幼保健机构进行绩效考核,从辖区管理、服务提供、质量安全、运行效率、持续发展等方面对妇幼保健机构进行综合评价,科学确定权重和赋值,合理确定基准值和基准区间,确保机构落实功能定位和职责任务,引导妇幼保健机构持续健康发展。

六、附件:妇幼健康服务体系建设需求

(一)测算思路和依据

通过对照标准,以当前妇幼健康资源情况为基数,测算缺口。危重孕产妇和危重新生儿救治中心,以及产前筛查和诊断中心,按照填平补齐原则实行定额投入。

(二)妇幼保健机构标准化建设需求

截至 2018 年,中国共有 3 080 所(含西藏自治区、新疆生产建设兵团)妇幼保健机构,其中省级 31 所(浙江 2 所按照 1 所计算)、地市级 351 所、县区级 2 699 所。考虑到西藏自治区及新疆生产建设兵团妇幼保健机构数据的特殊情况,测算和分析中未包含两地 21 所妇幼保健机构数据,共计 3 059 所妇幼保健院数据纳入分析。

各级妇幼保健机构卫生技术人员、购建业务用房面积、实有床位情况见本报告表 2-2-1 和表 2-2-2。

表 2-2-1　各级妇幼保健机构基础数据情况

	省级($n=30$)		地市级($n=330$)		县区级($n=2\,699$)	
	总数	中位数	总数	中位数	总数	中位数
卫生技术人员数	28 144	844	132 500	270	268 397	56
购建业务用房面积/m²	1 803 007	57 522	8 461 222	12 445	15 982 542	3 779
实有床位数	16 563	573	77 665	200	157 649	54

表 2-2-2　各级妇幼保健机构基础数据情况(按有无住院分开)

	省级		地市级		县区级	
	总数	中位数	总数	中位数	总数	中位数
开展住院服务						
机构数	23		269		1 825	
卫生技术人员数	27 797	1 112	130 130	348	242 973	91
购建业务用房面积/m²	1 762 286	70 794	8 238 858	16 527	14 162 673	4 800
实有床位数	16 563	573	77 665	200	157 649	54
暂未开展住院服务						
机构数	7		61		874	
卫生技术人员数	347	34	2 370	31	25 424	26
购建业务用房面积/m²	40 721	4 395	222 363	2 200	1 819 869	1 505
实有床位数	—	—			—	—

　　按照 2017 年颁布的《妇幼健康服务机构建设标准》中的保健用房建筑面积标准,即省级 60m²/人、地市级 65m²/人、县区级 70m²/人(指编制管理部门确定的妇幼健康服务机构编制人员),提供住院服务按床均建筑面积增加相应医疗用房面积(200 床及以下 88m²/床、201~400 床 85m²/床、400 床及以上 82m²/床)。按照建设标准,省、地市、县区级业务用房面积达到标准的比例分别为 40.0%、18.5% 和 17.9%(表 2-2-3,表 2-2-4)。

表 2-2-3　省、市、县机构各级业务用房面积达标情况

	省级		地市级		县区级	
	机构数/个	达标机构数/个(%)	机构数/个	达标机构数/个(%)	机构数/个	达标机构数/个(%)
有住院服务	23	8(34.8)	269	43(16.0)	1 825	203(11.1)
无住院服务	7	4(57.1)	61	18(29.5)	874	281(32.2)
合计	30	12(40.0)	330	61(18.5)	2 699	484(17.9)

表 2-2-4　各级妇幼保健机构业务用房面积缺口情况

单位:m²

	省级			地市级			县区级		
	不达标机构数/个	总缺口面积/m²	缺口中位数	不达标机构数/个	总缺口面积/m²	缺口中位数	不达标机构数/个	总缺口面积/m²	缺口中位数
有住院服务	15	805 165	47 848	226	5 441 764	16 026	1 622	12 682 134	4 917
无住院服务	3	4 700	1 627	43	60 648	1 040	593	840 201	1 050
合计	18	809 865	37 634	269	5 502 412	11 646	2 215	13 522 335	3 394

按照妇幼保健机构建设标准测算的业务用房缺口,按照 4 000 元/m² 造价计算,总建设投资需 793 亿元。

(三)危重孕产妇和危重新生儿救治中心建设需求

2018 年,全国已建立危重孕产妇救治中心 3 364 个、危重新生儿救治中心 3 055 个,对照《危重孕产妇救治中心建设与管理指南》《危重新生儿救治中心建设与管理指南》,加强危重孕产妇和新生儿救治中心能力建设,对房屋建设、设备配备、人才队伍建设等内容,按照省、市、县三级每机构 3 000 万、1 000 万和 300 万的建设标准,共需投入建设:

省级危重救治中心:(危重孕产妇救治中心 160 个 + 危重新生儿救治中心 140 个)× 3 000 万元 =90 亿元

地市级危重救治中心:(危重孕产妇救治中心 650 个 + 危重新生儿救治中心 550 个)× 1 000 万元 =120 亿元

县级危重救治中心:(危重孕产妇救治中心 3 000 个 + 危重新生儿救治中心 3 000 个)× 300 万元 =180 亿元

总投资为 390 亿元。

(四)产前筛查与产前诊断中心建设

为加快健全出生缺陷网络建设,按照填平补齐原则,支持省级和地市级产前诊断中心建设,支持县级产前筛查中心建设,按照省、市、县 3 000 万元、1 000 万和 300 万的建设标准,共需投入建设资金为:

省级产前诊断中心:30 个 × 3 000 万元 =9 亿元;

地市产前诊断中心:310 个 × 1 000 万元 =31 亿元;

县级产前筛查中心:3 000 个 × 300 万元 =90 亿元;

总投资为 130 亿元。

报告三　新两纲编制社会政策领域前瞻性研究(2019年)

一、研究背景与思路

(一)研究背景

1949年以来,中国妇幼健康状况取得了巨大的改善,孕产妇死亡率和婴儿死亡率分别从1949年的1 500/10万和200‰,下降至2018年的18.3/10万和6.1‰,人均预期寿命也从35岁提高至77岁,主要指标达到中等发达国家和地区水平,与此同时,不同城乡和地区之间的差距也进一步缩小。

一法两纲(《中华人民共和国母婴保健法》《中国妇女发展纲要》《中国儿童发展纲要》)是促进中国妇幼健康发展的重要法律依据,为妇女儿童的健康权益提供了充分保障。截至2019年9月,第二轮的《中国妇女发展纲要(2010—2020年)》和《中国儿童发展纲要(2010—2020年)》的实施已经步入尾声,全国两纲指标中涉及妇幼健康的指标已有32个指标提前达标,2个指标预期可达标,2个指标尚未达标(表2-3-1)。

表2-3-1　全国两纲指标达标情况

达标情况	指标数	具体指标名称
提前达标	32	宫颈癌及癌前病变治疗率、乳腺癌及癌前病变早诊率、乳腺癌及癌前病变治疗率、一期和二期妇女梅毒年报告发病率 、艾滋病垂直传播率、严重多发致残的出生缺陷发生率、婴儿死亡率、5岁以下儿童死亡率、18岁以下儿童伤害死亡率、免疫规划疫苗接种率、新生儿破伤风发病率高于1‰的县数、低出生体重发生率、6个月内婴儿纯母乳喂养率、5岁以下儿童贫血患病率、5岁以下儿童生长迟缓率、5岁以下儿童低体重率、出生医学证明当年出生当年首签率、出生人口性别比、产妇住院分娩率、产妇系统管理、孕产妇艾滋病检测率、孕产妇梅毒检测率、感染艾滋病的孕产妇及所生儿童采取预防垂直传播干预措施比例、3岁以下儿童系统管理率、7岁以下儿童健康管理率、婚前医学检查率、产前筛查率、新生儿先天性甲状腺功能减低症和苯丙酮尿症筛查率、新生儿听力筛查率
预期可达标	2	妇女常见病筛查率、孕产期中重度贫血患病率
尚未达标	2	宫颈癌死亡率、乳腺癌死亡率

依据妇幼健康服务的4个核心要素(卫生人力、筹资、药品和技术、信息系统),目前妇幼保健的机构建设和人力配置尚未达到标准,健康服务内容还有待丰富,能力有待加强。同时,在这个新时代,0~3岁托育照护服务空白、儿童用药不当现象普遍,以及妇女和儿童健康费用自付比例过高等问题急需解决。

根据目前在妇幼保健服务中存在的问题,新两纲社会政策部分设置四个主要目标,分别是①加强妇幼卫生服务体系建设;②完善妇女儿童健康筹资机制;③丰富扩展妇幼健康服务内容,提高服务水平和质量;④建设妇幼健康信息化服务体系。其中妇女发展纲要对应的统计指标有 10 个,儿童发展纲要对应的统计指标有 12 个。

受国家卫生健康委妇幼司和联合国儿童基金会委托,课题组在第二轮两纲社会政策领域取得成效调查、分析存在问题的基础上,提出新时期新一轮两纲社会政策领域的相关指标和政策建议。

(二) 研究思路

健康社会决定因素是指除直接导致疾病的因素之外,由人们的社会地位和所拥有的资源所决定的生活和工作的环境,及其对健康产生影响的因素。2008 年,WHO 发布了《用一代人时间弥合差距》的报告,确立了健康社会决定因素的概念框架(图 2-3-1),指出健康不公平深受政治、社会和经济因素影响,呼吁全球从两个方面对健康社会决定因素采取干预措施:一是日常生活环境,包括由社会分层决定的在儿童早期发展、社会环境和职业环境中所面临的健康危险因素,已接受的健康促进、疾病预防和治疗等卫生服务状况;二是社会结构性因素,包括社会分层的状况和程度,社会偏见、规范和价值观,国际和国内的经济与社会政策,国际、国家和地区的治理进程。

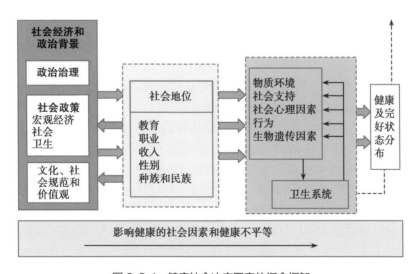

图 2-3-1 健康社会决定因素的概念框架

为了到 2030 年实现妇幼健康领域的全民健康覆盖,根据健康社会决定因素的概念框架,不仅需要基于更广泛的背景因素,包括治理和领导力、政策和立法以及社会和社区所提供的支持性环境，还需要保障卫生系统的服务提供。基于此，本研究拟定了实现妇幼健康全民覆盖的策略框架(图 2-3-2)。在该框架中，社会政策来保障妇幼健康服务提供，包括筹资、统计和信息系统、药品和技术以及卫生人力四个核心要素，并从可及性、质量和公平性三方面对其进行综合考量，以最终实现新两纲的目标。

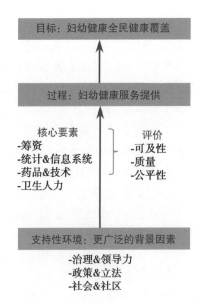

图 2-3-2　新两纲妇幼健康全民覆盖的策略框架

二、妇幼卫生体系现状与问题

社会政策，是指国家运用立法、行政手段制定的基本方针或行动准则，如人口政策、劳动就业政策、社会保险政策、环境保护政策等等。其目的在于加强社会保障，改善社会福利，稳定社会秩序，使社会各组成部分之间协调发展，促进社会进步。妇幼健康领域的社会政策，主要涉及影响妇女儿童健康及发展的相关政策、立法、社会社区支持、投入筹资保障、食品营养环境等外部门因素。

（一）中国现状

1. 法律法规　1949 年以来，中国政府高度重视保护妇女儿童在健康和发展方面的权益。根据《中华人民共和国宪法》所规定的"婚姻、家庭、母亲和儿童受到国家的保护"，中国先后颁布数部法律法规以保护妇女和儿童的权益，促进妇女和儿童的发展。

改革开放后，为完善和规范中国妇幼保健服务体系，1980 年卫生部颁布实施了《妇幼卫生工作条例》，各地妇幼保健机构与人员建设逐步完善。1994 年为保障母婴健康和提高出生人口素质，中国颁布并实施了《中华人民共和国母婴保健法》，明确了中国妇幼卫生工作的指导方针——"以保健为中心，以保障生殖健康为目的，实施保健与临床结合，面向群体、面向基层、预防为主"。这标志着中国妇幼健康工作进入了法治化、规范化的轨道。根据"八五"社会经济发展任务，参考世界儿童问题首脑会议和第四次世界妇女大会通过的《儿童生存、保护和发展世界宣言》《北京宣言》等纲领性文件，结合中国妇女儿童发展实际需求，中国政府制定并发布了《九十年代中国儿童发展规划纲要》和《中国妇女发展纲要(1995—2000 年)》。从此，中国妇幼卫生工作以"一法两纲"为核心，通过定期发布《中国儿童发展纲要》和《中国妇女发展纲要》，逐步完善妇幼健康的法律制度和政策,规范妇幼卫生适宜技术实施,以保障中国妇幼健康服务体系规范运行。

自1995年《中华人民共和国母婴保健法》实施以来,中国为规范管理母婴保健技术,先后制定并实施了计划生育技术、人类辅助生殖技术、产前诊断技术、新生儿疾病筛查技术、孕产期保健技术等技术服务管理办法,对技术开展的机构、人员、服务监管等方面进行了严格规定。同时,为规范母婴保健技术服务的开展,出台了系列母婴保健技术规范和标准。1995—2008年,中国卫生部先后出台了婚前保健、孕前保健、儿童保健等系列工作规范。2009年新医改实施后,为切合实施国家基本公共卫生服务均等化以及系列妇幼重大公共卫生项目,中国政府更新了系列覆盖生育全程的医疗保健服务工作规范。与此同时,为规范新技术的发展,政府制定了对早产儿保健技术、儿童喂养与营养指导技术以及儿童营养性疾病管理技术等实施与管理规范。此外"全面二孩"政策实施后,为健全高危病例救治体系,制定了危重孕产妇以及危重新生儿救治中心建设和管理指南,以提高救治高危病例的服务质量。

2. 服务体系 妇幼卫生体系是中国最早建立的公共卫生服务体系之一,是具有中国特色的、不同于医疗诊治和卫生防疫系统的独立体系。通过长期实践发展,中国形成了以保健和临床相结合的服务模式,以三级(省、市、县)妇幼保健机构为核心、以基层卫生机构(乡镇卫生院/街道卫生服务中心)为基础、以中大型综合医疗机构及相关科研教学机构为技术支撑的妇幼保健服务网络。具有遍布城乡、分层负责、各有侧重、根在基层的特点,为妇女儿童提供从出生到老年、覆盖全生命周期的、全方位的医疗保健服务。

与中国相对独立的妇幼卫生服务体系不同,世界上大部分国家的妇幼卫生服务不与其他卫生服务分开,妇幼卫生服务体系被纳入整个医疗卫生体系。美国和澳大利亚等发达国家,通过低层次机构向高层次机构转诊来保障卫生服务提供。基层的全科医生诊断或社会卫生服务中心主要提供健康咨询、预防保健服务和常见病的诊治,并负责将患者转诊到医院进行接受专科和入院治疗。专科医院和综合医院主要为重症患者提供诊断和救治,科研机构则围绕其研究方向提供一些专项服务。

根据2019年中国妇幼健康事业发展报告,中国妇幼健康服务网络卫生资源状况不断丰富,至2018年全国共有妇幼保健机构3 080家,妇产医院807家,儿童医院129家,从业人员近64万人,年门诊量4.0亿人次,年住院1 379万人次,床位33.8万张,各类医疗机构中妇产科和儿科床位数持续增加。在妇产科疾病、儿童健康领域布局建设5家国家临床医学研究中心、15家委级重点实验室。党的十八大以来,中国着力推进供给侧结构性改革,妇幼健康服务体系迎来了跨越式发展。

3. 服务水平   高质量、广覆盖的妇幼健康服务是改善妇女幼童健康的重要方面。过去 40 年里,中国政府制定并实施了涵盖婚前、孕前、孕产期、儿童、青少年等各个阶段保健服务的系列工作规范和标准,对人员资质、机构建设、服务内容、质量控制以及服务管理等作出了详细规定,一直坚持以妇女儿童为中心,努力为全体妇女儿童提供公平可及和系统连续的妇幼健康服务,不断完善政策制度和服务链条,逐步实现了从胎儿到生命终点的全程健康服务和保障。随着中国妇幼健康服务体系不断完善,生殖与孕前、孕产期、新生儿期、儿童期、青少年期等关键时期的保健服务人群覆盖比例大幅增加。中国的住院分娩、新生儿访视、儿童健康体检以及计划免疫等保健服务已基本实现全覆盖。同时,中国政府采取"集中力量解决重点问题"为健康策略,实施了系列妇幼健康重大项目,促进了妇女和儿童保健水平的大幅提高。根据 2018 年《柳叶刀》杂志报道,2016 年全球医疗可及性和质量(HAQ)排名已经发布,中国在该榜单上跃升至第 48 位,比 2015 年上升了 12 位。

4. 筹资和社会保障   卫生筹资是实现全民健康覆盖的关键环节。中国总卫生费用主要包括三大类来源:政府卫生费用支出(包括政府方案和强制性医疗保险方案)、社会卫生费用支出(包括自愿医疗保险方案、为住户提供服务的非营利机构筹资方案和企业筹资方案等)及个人或家庭自费支出。随着政府和社会对医疗卫生投入持续增长,中国卫生总费用结构不断优化。

政府对妇幼卫生的投资主要通过妇幼保健机构建设财政补助、购买基本公共卫生服务以及实施重大公共卫生项目等形式给予支持。从 1990—2017 年,妇幼保健机构财政补助从 2.8 亿元增加到 276.3 亿元,主要用于妇幼保健机构人员经费支出、机构建设、设备购置和公共卫生服务专项补贴。2016—2018 年,中国政府投资 84.8 亿元支持全国 561 个妇幼保健机构建设,各级政府加强资金配套,妇幼保健机构基础设施建设得到明显改善。自 2009 年新医改政策实施以来,政府开始免费提供包括孕产妇保健和儿童保健服务在内的 14 类基本公共卫生服务项目。2009—2017 年,各级政府对基本公共卫生服务的人均补助由 15 元提高到 50 元及以上。同时,2009 年以来,以中西部地区、农村地区和欠发达地区为重点,实施了一系列妇幼重大公共卫生服务项目。2009—2016 年,中央政府累计投入妇幼重大公共卫生项目 314.4 亿元,是 2001—2008 年所累计投入的 8 倍。

社会医疗保险是中国健康筹资的主要方式,主要包括 1998 年、2003 年和 2007 年分别建立的城镇职工医疗保险(Urban Employee Basic Medical Insurance,UEBMI)、新型农村合作医疗(New Rural Cooperative Medical System,NRCMS)和城镇居民基本医疗保险(Urban Resident Basic Medical Insurance,URBMI)。2016 年整合 NRCMS 和 URBMI 两项制度,建立统一的城乡居民基

本医疗保险制度。中国城乡居民基本医疗保险筹资保障水平逐步提高。2003年,新型农村合作医疗人均投入资金仅为30元/年;2016年城乡居民基本医疗保险人均补助提高到420元/年。2003年,新型农村合作医疗覆盖率仅为10%;2008—2017年,此三类医疗保险体系的覆盖率从87%上升到95%以上。国家卫生服务调查(2008,2013)数据显示:在2008—2013年,各年龄段儿童的社会保险覆盖率有了显著的提高(图2-3-3)。

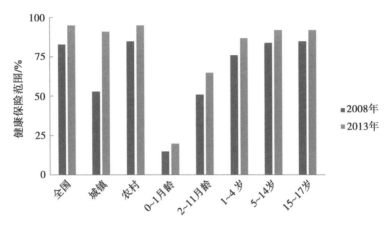

图 2-3-3   0~17 岁儿童的社会健康保险范围
(来源:第四次、第五次全国卫生服务调查)

5. 妇幼健康信息   改革开放前,妇幼健康信息统计主要通过局部调查和抽样调查等方式获得,尚不能全面反映中国妇幼健康状况。中国妇幼健康信息系统建设起步于20世纪80年代,经过40多年的发展,形成了覆盖面广、信息内容丰富的妇幼健康信息系统。中国妇幼健康信息系统的发展为中国重大妇幼卫生的循证决策、干预效果评估以及优化服务流程提供了最佳的数据支撑。

改革开放后,中国逐步健全妇幼健康信息统计制度,20世纪80年代初开始建立全国妇幼卫生年报制度,由县级妇幼保健机构负责报告,重点反映妇幼健康服务基本情况,覆盖全国所有省(自治区、直辖市)。1989年逐步建立了孕产妇死亡、5岁以下儿童死亡和出生缺陷监测网,截至2019年,全国共设立监测点328个,覆盖人口1.4亿,是世界上最大的妇幼卫生监测网络。同时,加强各级妇幼健康信息统计人才队伍建设,不断完善工作机制和信息报告网络,为制定妇幼健康政策、开展考核评估提供了重要依据。20世纪80年代初,原卫生部建立了覆盖全国各个区县的国家妇幼卫生年报系统,旨在收集有关妇幼保健服务的数据,包括常见疾病筛查、孕前保健、孕产妇与儿童保健服务和计划生育服务等内容;为准确获得衡量妇幼健康的核心指标,1987—1991年分别建立了具有国家代表性的出生缺陷医院监测系统、孕产妇死亡监测系统和5 岁以下儿童死亡监测系统(以下简称"三网"),1996 年将 3 个监测系统的覆盖区县进行了调整和整合,形成了国家妇幼卫生监测系统,覆盖全国 176 个区县共 8 000 万人口;2006 年扩展至 334 个区县共 1.4 亿人口。2005—2006 年由卫生部主导先后建立了以收集妇幼保健机构卫生资源为主要目的的妇幼保健机构监测系统,以及覆盖 64 个区县的国家级出生缺陷人群监测系统。2009年为评估"新医改"实施的系列妇幼重大公共卫生项目效果,原卫生部又建立了妇幼重大公共卫生服务项目信息直报系统,以动态获取项目实施效果指标。随着国家健康战略从强调"生存"到强调"健康与发展"的转变,2011 年在原有以"三网"为主要内容中国妇幼卫生监测系统中,又建立了危重孕产妇监测、儿童健康与营养监测等内容,重点获取影响孕产妇健康的主要疾病和儿童生长发育等数据。

党的十八大以来,国家积极推进妇幼健康信息化建设,加强妇幼健康信息整合,优化信息采集和服务流程,减轻基层医务人员工作负担。持续推进信息互联共享,以出生医学证明信息为例,2015 年全面推进出生医学证明管理信息系统建设,2017 年实现了所有省(自治区、直辖市)与国家级平台联通,2018 年开始接入国家政务信息平台,实现了与公安、税务等部门信息共享,进一步方便了群众办事,有效保障了儿童权益。

(二) 存在的问题

1. 机构建设和人力配置

(1) 妇幼保健机构用房建筑面积缺口:截至 2018 年,全国共有 201 所妇幼保健机构无购建业务用房,其中 59 所为仅有租用业务用房(地市级 2 所、县区级 57 所),136 所为仅有借用业务用房(省级 1 所、地市级 8 所、县区级 127 所)。按照 2017 年颁布的《妇幼健康服务机构建设标准》中的保健用房建筑面积标准,省、地市、县区级购建业务用房面积达到标准的比例分别为 40.0%、18.5% 和17.9%(表 2-3-2、表 2-3-3)。机构业务用房的不足限制了机构的发展,更无法按照指南意见的要求设定相关科室和提供服务,阻碍了妇幼健康事业的发展。

表 2-3-2　省、市、县机构各级业务用房面积达标情况

	省级		地市级		县区级	
	机构数/个	达标机构数/个(%)	机构数/个	达标机构数/个(%)	机构数/个	达标机构数/个(%)
有住院服务	23	8(34.8)	269	43(16.0)	1 825	203(11.1)
无住院服务	7	4(57.1)	61	18(29.5)	874	281(32.2)
合计	30	12(40.0)	330	61(18.5)	2 699	484(17.9)

表 2-3-3　各级妇幼保健机构业务用房面积缺口情况

	省级			地市级			县区级		
	不达标机构数/个	总缺口面积/m²	缺口中位数	不达标机构数/个	总缺口面积/m²	缺口中位数	不达标机构数/个	总缺口面积/m²	缺口中位数
有住院服务	15	805 165	47 848	226	5 441 764	16 026	1 622	12 682 134	4 917
无住院服务	3	4 700	1 627	43	60 648	1 040	593	840 201	1 050
合计	18	809 865	37 634	269	5 502 412	11 646	2 215	13 522 335	3 394

(2) 危重救治能力不足:随着生育政策调整以及高危危重孕产妇和新生儿的增加,2016 年原国家卫生计生委启动了危重孕产妇和新生儿救治中心建设工作,要求 2018 年每个省市建立若干家危重孕产妇和新生儿救治中心,每个县建立至少一家危重孕产妇和新生儿救治中心,并出台了危重孕产妇和危重新生儿救治中心建设指南。

按照指南,2017 年全国已建立危重孕产妇救治中心 3 373 个,危重新生儿救治中心 3 063 个(表 2-3-4)。根据 2018 年国家行政区划,地级区划数 333 个,县级区划数 2 851 个,部分县仍没有建立相应的危重孕产妇和新生儿救治中心。

表 2-3-4　危重孕产妇和危重新生儿救治中心建设

单位:个

	省	市	县	合计
危重孕产妇中心数	164	665	2 544	3 373
危重新生儿中心数	134	573	2 356	3 063

(3) 产前筛查、诊断网络不健全:随着生育政策调整,预防出生缺陷、提高人口素质也是当前妇幼健康服务的重点和难点,目前中国出生缺陷网络服务能力不强,产前诊断与产前筛查网络不健全。截至 2018 年底,全国经审批开展产前诊断技术服务的医疗机构有 371 家,全国 30 个省份开展了产前筛查和产前诊断。但据统计,产前诊断机构主要集中在省会城市和较大城市,约 44%的地市尚未建立起产前诊断机构,县级普遍未建立产前筛查中心,产前筛查与诊断可及性不足,服务能力有待进一步提高。

(4) 人力资源配置未达标:WHO 推荐每千分娩量配置 6 名助产士,每 10 张产科床位配置 6 名产科医师。中国政府也提出了到 2020 年每千名儿童的床位数和儿科医师数分别增加到 2.2 张和 0.69 名的发展目标。根据"健康中国 2030"中关于每千常住人口执业(助理)医师人数,从 2020 年 2.5 人到 2030 年 3 人的涨幅程度,每千名儿童的儿科医生数也需从 2020 年的 0.69 人涨到 2030 年的 0.83 人。

2017 年,中国共有产科床位 31.7 万张,儿科床位 51.7 万张,产科医师 17.9 万人,助产士 18.7 万人,儿科医师 15.4 万人。按照同年的相应人口数进行计算,每千名 15~49 岁育龄妇女平均拥有 0.9 张产科床位和 0.5 名产科医师,每千名新生儿平均拥有 18.4 张产科床位和 10.9 名助产士,每千名 0~14 岁儿童平均拥有 2.2 张儿科床位和 0.7 名儿科医师,每 10 张产科床位平均拥有 5.6 名产科医师。每 10 张产科床位平均产科医师数尚未达到标准。

(5) 卫生资源配置及利用不均衡:妇产科及儿科的床位配置较倾向于二级和三级医疗机构,而在妇产科及儿科床位利用上(包括妇产科出院人次、儿科出院人次及活产数),这一倾向性就更为突出,尤其倾向于三级医疗机构。三级医疗机构以 22%~25% 的床位配置占比承担了 29%~55% 的床位利用占比。同时,研究显示,每平方公里配置的妇产科和儿科卫生人员数(包括医生、护士、助产士等)在全国整体上的基尼系数分别为 0.661 和 0.674(其中,东部地区分别为 0.383 和 0.505,中部地区分别为 0.259 和 0.246,西部地区分别为 0.744 和 0.738),而且地区内差异贡献率(地区内差异占总体差异的比例,总体差异包括地区内差异和地区间差异)分别为 77.53% 和 74.59%,提示中国妇产科和儿科人力资源配置存在区域不公平性,而且各地区内部的差异较大,尤其在地广人稀、交通不便、卫生人力资源相对短缺的西部地区更为突出(基尼系数与不公平性程度:<0.2 为不公平性极低,0.2~0.3 为低度不公平,0.3~0.4 为中度不公平,0.4~0.5 为高度不公平,>0.5 为极度不公平)。

(6) 优质人力资源不足:2017 年,中国妇产科医师和儿科医师分别占医师总数的 9.2% 和 4.0%,但同期 15~49 岁育龄妇女和 0~14 岁儿童分别占人口总数的 25.4% 和 16.8%。与其他临床专业相比,妇产科医师和儿科医师的工作负担和压力更大,并且产科和儿科的医疗服务收入少,医疗服务运行成本高,导致产科和儿科医务人员收入普遍偏低,与工作责任重、压力大、风险高等特点形成了强烈的反差。这导致大部分医学院校毕业生不选择从事相关的临床工作,使得产科和儿科的优质人力严重不足,现有从事产科和儿科的医务人员也大量转行,进一步加剧优质人力资源不足的困境。此外,中国一直未建立助产士职称晋升体系,大多数医疗机构的助产士被纳入护士职称晋升系统进行培训和管理,这也是高质量助产士服务建设的主要障碍。

2. 筹资   国家卫生健康委卫生发展研究中心的国家卫生服务调查(2008 年,2013 年)相关数据显示:虽然各年龄段儿童的社会保险覆盖率有了显著的提高,但目前儿童社会医疗保险的覆盖率仍低于总人口覆盖率。其中,总卫生支出是指用于全国人口的经常性卫生费用,包括治疗费用、预防服务、医疗用品、辅助性服务、卫生行政和筹资管理等;但孕产妇、儿童及青少年的卫生支出仅包括治疗费用。

　　总卫生费用中的个人或家庭自费比例到 2020 年和 2030 年分别降至 28% 和 25%,是健康中国 2030 的主要目标之一。虽然目前个人自付比例已从 2001 年的 60% 降至 2016 年的 28.8%,而且国家对妇幼健康领域的财政投入相对较高,但由于社会筹资方面的严重短缺,导致妇幼健康领域的个人卫生支出比例偏高,尤其是儿童和青少年健康服务的个人卫生支出占一半以上(图 2-3-4)。

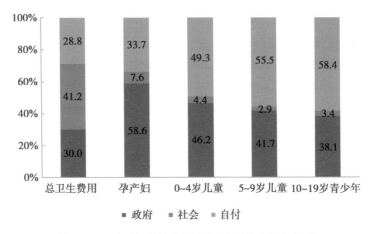

图 2-3-4　中国妇幼健康领域的卫生筹资来源(2016)

　　2014 年,中国卫生发展研究中心对全国 61 个区县级妇幼保健机构的调查结果显示,在区县级妇幼保健机构的医疗服务收入中,住院收入和门诊收入中的个人自付比例分别高达 57.3% 和 89.0%。2018 年调查结果显示,不同的社会医疗保险下,0~18 岁儿童和 15~49 岁妇女的住院自付社会保险比例都高于其他人群(图 2-3-5)。

　　3. 技术和药品

　　(1) 基层妇幼保健能力不足:中国提出了"到 2020 年和 2030 年,基本实现城乡每万名居民有 2~3 名和 5 名合格的全科医生"的发展目标。虽然近几年中国的全科医生数量增长迅速,但每万人口平均拥有全科医生数仅为 1.8 人,而且存在实际执业注册比例偏低(仅约 38%)、区域发展不均衡(尤其在中部和西部地区)等问题。妇幼保健是初级卫生保健的重要内容之一,在 14 项国家基本公共卫生服务项目中,有 4 项专门针对妇幼保健领域,包括:预防接种、0~6 岁儿童健康管理、孕产妇健康管理、免费提供避孕药具,另有 5 项也部分

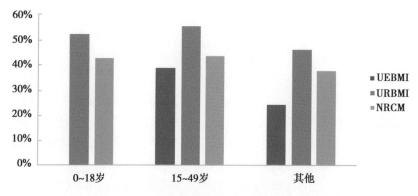

图 2-3-5　不同医保人群妇女儿童住院自付水平

涉及妇幼保健领域,包括:建立居民健康档案、健康教育、严重精神障碍患者管理、中医药健康管理(包括 0~36 月龄儿童)、健康素养促进行动。现行的《全科医师规范化培训内容与标准》中规定,全科医师规范化培训共 33 个月(包括临床技能培训和基层实践培训),然而,在 27 个月的临床技能培训中,仅包括 2 个月的儿科技能培训和 1 个月的妇产科技能培训;在 6 个月的基层实践培训中,虽然包括了儿童保健和妇女保健的内容,但对于技能操作要求仅规定需完成最低 5 例新生儿访视、5 例儿童智力发育测查和 10 例儿童预防接种。因此,无论是临床技能培训还是基层实践培训,都无法满足初级卫生保健服务中对于妇幼保健服务内容的要求。而且,在目前的初级卫生保健和全科医生体系中,对妇幼保健服务的要求和培训都缺乏青少年健康的相关内容,导致青少年基本卫生保健服务的缺位,同时对儿童早期发展等新理念和新技术的更新也相对滞后,难以满足新时期的需求。

(2) 妇幼保健机构服务内容不全:按照 2015 年《国家卫生计生委办公厅关于印发各级妇幼保健机构业务部门设置指南的通知》中相关要求,省、地市级机构业务科室设置率达到 80% 标准的机构共计 64 所(占 17.8%),设置率达到 50% 标准的机构共计 131 所(占 36.4%)。其中,在提供住院服务的机构中,独立科室设置率最高的是孕期保健科(产科门诊)和儿科(占 89.0%),其次妇科(占 84.9%)。独立设置率超过 50% 的科室还包括:新生儿科、儿童眼保健科和儿童口腔保健科。但中医儿科、青春期保健科、更老年期保健科的独立设置率不足 30%。计划生育相关科室设置率均普遍较低,独立设置率在 13.7%~39.7%。在不提供住院服务的机构中,各科室的独立设置率均普遍较低。仅有新生儿疾病筛查科的独立设置率为 44.1%,其他科室的独立设置率都很低。

县区级机构应有孕产保健科、产科、儿童保健科、儿科、妇女保健科和妇科共计 6 个基本业务科室,达到要求的机构占全国县区级机构的 16.6%。总体上县区级机构各基本业务科室的设置比例在 41.6%~54.6% 之间,但是提供住院服务的机构中该比例在 44.5%~69.6% 之间。而在不提供住院服务的县区级机构中,各科室设置比例均较低。

从服务能力来看,2018 年省、地市、县区级妇幼保健机构开展住院服务的比例分别为 76.7%、81.5% 和 67.6%。2018 年全国共有 20.1% 的妇幼保健机构是孕产妇危重症救治中心,19.0% 的机构是新生儿危重症救治中心,其中两者均是占 15.5%。

(3) 0~3 岁幼儿托育照护服务空白:20 世纪 90 年代以前,托儿所曾遍布中国大中城市的企事业单位和街道社区。但自改革开放以来,随着单位制的瓦解和社会福利体系的改革,特别是出生人口的大量减少,3 岁以下的托儿机构严重萎缩。教育部 2005 年《教育统计报告》显示,相比 2000 年,集体性托幼机构锐减 70%,有研究显示,2006—2016 年,3 岁以下婴幼儿的入托率仅为 4.8%。

托幼服务的匮乏随着中国人口政策的转变日益凸显。2016 年,二孩生育政策正式放开,但公众的生育意愿却并未明显提振,“养育”已成为影响“生育”的关键原因。今年,国务院办公厅印发《关于促进 3 岁以下婴幼儿照护服务发展的指导意见》,明确指出“3 岁以下婴幼儿照护服务是生命全周期服务管理的重要内容,事关婴幼儿健康成长,事关千家万户”。首次从国家层面明确了婴幼儿照护的重要意义与国家责任,要求将婴幼儿照护服务纳入经济社会发展规划,并将以家庭、社区和照护服务机构为重点,展开全方位的政策扶持,标志着婴幼儿照护服务将全面纳入公共服务体系。

(4) 儿童药品匮乏且用药不当现象普遍存在:截至 2017 年,国内具有标准文号的药品为 18 万个,儿童用药有 3 000 多个,占比不到 2%,仅涉及 400 多个品种。8 000 多家药品生产企业中也仅有 0.1% 专门生产儿童用药。由于儿童专用药匮乏,很多患儿在服药时都被当成“缩小版成人”对待。近些年来,据国内外相关文献资料显示,儿童用药指导在世界各国已经成为一种非常普遍的现象。由于儿童新陈代谢旺盛,调节能力差,对药物的敏感性高于成人,但大量的药品缺乏儿童用法和用量,儿童专用药少,导致中国儿童用药不良反应发生率较高。目前,中国儿童用药不良反应率是 12.9%,新生儿高达 24.4%,分别比成人高 2 倍和 4 倍。

4. 信息化建设

(1) 数据准确性欠缺:目前,中国妇幼保健领域只有部分健康指标来源于大规模代表性人群个案为基础的国家级监测或调查系统,比如:全国妇幼卫生“三网”监测系统(孕产妇死亡、5 岁以下儿童死亡和出生缺陷)及危重孕产妇监测系统、全国死因监测系统、全国肿瘤登记数据、中国居民营养与健康状况监测(每4~5年一次)、全国卫生服务调查(每5年一次)等,还有很多指标(尤其是过程性指标)大多来源于以机构为单位的上报汇总数据,比如:ART服务开展情况、乳腺癌和宫颈癌筛查、孕产妇及儿童的系统性健康管理(包括产前检查、产后访视、儿童免疫接种、儿童生长发育的定期随访等),其数据的准确性和科学性都有待验证。

(2) 健康问题监测缺乏:目前妇幼卫生领域还存在一些新出现的重大健康问题或被长期忽视的健康问题,比如:不孕症、儿童早期发展、青少年健康状况及健康相关行为、心理健康、性及性别暴力等,尚缺乏全国性的监测数据。

三、未来十年的优先发展领域

(一) 妇女儿童健康领域发展目标

妇女的生殖健康、孕产妇健康、儿童健康和青少年健康是促进人口质量和社会发展的首要驱动力,被视为衡量一个国家乃至全球人类可持续发展能力的核心指标,是下一代健康发展和人类未来生存、繁荣和变革的重要基石。当前,中国妇幼卫生事业发展目标也从重点降低孕产妇和儿童死亡过渡到进一步改善妇女儿童生存状态和实现高质量的、全生命周期健康水平提升。

(二) 社会政策重点发展领域

1. 加强妇幼卫生服务体系建设   妇幼卫生服务体系是卫生服务提供的载体,完善卫生服务体系建设有助于更好地满足人民的健康需求。目前,中国妇幼保健机构的发展仍存在人力资源不足、业务用房面积短缺、相关科室设置不完善、地区间卫生资源配置不均衡等突出问题。因此,政府应加大妇幼卫生经费投入,尤其是加大对农村和边远地区的投入,加强基础设施建设,优化卫生资源配置。加强妇幼保健机构的队伍建设,建立符合妇幼医疗卫生行业特点的人事和薪酬制度;从而强化妇幼保健机构基础设施建设,优化运行机制,健全卫生服务体系,提高妇幼健康水平。

2. 扩展妇幼健康服务内容   目前,中国妇幼保健服务覆盖生殖与孕前、孕产期、新生儿期、儿童期、青少年期等关键时期的保健服务人群覆盖比例大幅增加,住院分娩、新生儿访视、儿童健康体检以及计划免疫等保健服务已基本实现全覆盖。但是目前仍存在初级卫生保健能力不足、青少年基本卫生保健服务缺位、儿童用药不当等问题。同时,随着社会经济水平的提高,卫生及生育政策的调整,人们生活方式及观念的转变,以及诊疗技术革新的巨大变化,中国妇幼健康发展目标过渡到进一步改善妇女儿童生存状态,实现高质量的、全生命周期健康水平提升,因此各级政府和机构需要积极扩展妇幼卫生服务内容,进一步提高服务水平和质量。

3. 加强妇女儿童健康筹资风险保障   卫生筹资是实现全民健康覆盖的

关键环节,社会医疗保险是中国健康筹资的主要方式。目前中国已建立城镇职工医疗保险和城乡居民基本医疗保险制度,城乡居民基本医疗保险筹资保障水平逐步提高。但仍存在妇女和儿童卫生费用个人自付比例过高,低年龄儿童社会保险覆盖率偏低等问题。因此,仍需健全以基本医疗保障为主体、其他多种形式补充保险和商业健康保险为补充的多层次医疗保障体系;进一步健全重特大疾病医疗保障机制,加强基本医保、城乡居民大病保险、商业健康保险与医疗救助等的有效衔接,加强对妇女儿童健康的筹资风险保障。

4. 建设妇幼健康信息化服务体系　目前中国已形成了覆盖面广、信息内容丰富的妇幼健康信息系统,为中国重大妇幼卫生的循证决策、干预效果评估以及优化服务流程提供了最佳的数据支撑和手段。但是也存在数据准确性不高,新时期新问题没有建立全国性统计口径等缺陷。因此,应全面建成统一权威、互联互通的人口健康信息平台,规范和推动"互联网 + 健康医疗"服务,创新互联网健康医疗服务模式,持续推进覆盖全生命周期的预防、治疗、康复和自主健康管理一体化的国民健康信息服务;建立和完善全国健康医疗数据资源目录体系,全面深化健康医疗大数据在行业治理、临床和科研、公共卫生、教育培训等领域的应用,培育健康医疗大数据应用新业态;消除数据壁垒,建立跨部门跨领域密切配合、统一归口的健康医疗数据共享机制;完善重大健康问题的监测与循证干预。

四、新两纲社会政策的主要目标和策略

(一)主要目标设置

新两纲社会政策部分设置的主要目标有 4 个:①加强妇幼卫生服务体系建设;②完善妇女儿童健康筹资机制;③丰富扩展妇幼健康服务内容,提高服务水平和质量;④建设妇幼健康信息化服务体系(附件)。

(二)统计指标和目标值

妇女发展纲要中的主要目标有 4 个,对应的统计指标 10 个;儿童发展纲要的主要目标有 4 个,对应的统计指标 12 个。2025 年和 2030 年设定的目标值如表 2-3-5 所示。

(三)主要目标的策略措施

1. 加强妇幼健康服务体系建设

(1)补齐妇幼保健机构建设短板,持续实施妇幼健康机构建设项目:依据《妇幼健康服务机构建设标准》,支持业务用房短缺的省、地市、县三级妇幼保健机构建设,重点建设孕产保健、妇女保健、儿童保健、生殖保健、健康教育等预防保健功能和产科、妇科、新生儿科、中医科等医疗功能业务用房,切实提升

表 2-3-5　两纲社会政策指标

目标		统计指标	计算公式	当前情况	2025 年目标值	2030 年目标值	数据来源
(一) 妇女发展纲要							
1. 加强妇幼卫生服务体系建设	1.1	省、市、县妇幼保健机构各级业务用房面积达标率	省、市、县妇幼保健机构各级业务用房面积达标数/省、市、县各级妇幼保健机构总数×100%	省、市、县达标率分别为 40.0%、18.5% 和 17.9%。(2017 年)	80%	100%	国家卫生健康委
	1.2	每 10 张产科床位平均拥有产科医师数	产科医师数/产科床位数×10	5.6(2017 年)	5.8	6.0	中国卫生统计年鉴
2. 完善妇女健康筹资机制	2.1	妇女个人卫生支出占卫生费用的比重	15~49 岁妇女个人卫生支出/15~49 岁妇女总卫生费用×100%	33.7%(2016 年)	与其他人群负担持平	低于其他人群五个百分点	国家卫生健康委卫生发展研究中心
	2.2	妇女医保住院自付比例	15~49 岁妇女个人自付支出/15~49 岁妇女医疗机构住院收入×100%	城镇职工 38.88%,城镇居民 55.8%,农村居民 43.84%(2018 年)	与其他人群自付水平一致	低于其他人群自付五个百分点	国家医疗保障局
	2.3	落实"两个允许"方面,提高妇幼医务人员的薪酬水平	妇幼健康卫生技术人员薪酬水平与综合医院接近		妇幼健康卫生技术人员薪酬水平与综合医院一致	妇幼健康卫生技术人员薪酬水平与综合医院一致	国家卫生健康委
	2.4	妇幼保健机构人员支出占比	人员支出/妇幼保健机构总支出×100%	40% 左右	43%	45%	国家卫生健康委
3. 丰富扩展妇女健康服务内容,提高服务水平和质量	3.1	市、县两级均有至少 1 个"危重孕产妇救治中心"达标率	有危重孕产妇救治中心的市、县数/市、县总数×100%	全国 3 364 危重孕产妇救治中心(2018 年)	95%	100%	国家卫生健康委

续表

目标		统计指标	计算公式	当前情况	2025年目标值	2030年目标值	数据来源
3. 丰富扩展妇女健康服务内容,提高服务水平和质量	3.2	市级有产前诊断机构达标率,县级有产前筛查机构达标率	至少有1所产前诊断机构的市级数/市级总数×100%,至少有1所产前筛查机构的县级数/县级总数×100%	市级达标率56%,县级普遍未达标(2018年)	80%	100%	国家卫生健康委
	3.3	30万人口以上的县区级妇幼保健机构达到2级的达标率,地市级的妇幼保健院达到3级的达标率	30万人口以上的县区级妇幼保健机构达到2级总数/30万人口以上县区总数×100%,地市级妇幼保健院达到3级数/地市级数×100%		县区级80%,地市级60%	县区级100%,地市级80%	国家卫生健康委
4. 建设妇女健康信息化服务体系	4.1	搭建覆盖妇女全生命周期健康的信息系统					
(二)儿童发展纲要							
1. 加强妇幼卫生服务体系建设	1.1	省、市、县妇幼保健机构各级房面积达标率	省、市、县妇幼保健机构各级业务用房面积达标数/省、市、县各级妇幼保健机构总数×100%	省、市、县达标率分别为40.0%、18.5%和17.9‰(2017年)	80%	100%	国家卫生健康委
	1.2	每千名儿童儿科医生数	儿科医生数/0~14岁儿童数×1000	0.7(2017年)	0.77	0.83	中国卫生统计年鉴
2. 加强对儿童和青少年健康的筹资风险保护机制	2.1	儿童和青少年卫生支出占总卫生费用的比重	0~18岁儿童和青少年卫生支出/0~18岁儿童总卫生费用×100%	50%以上(2016年)	与其他人群负担持平	低于其他人群五个百分点	国家卫生健康委卫生发展研究中心
	2.2	儿童和青少年医保住院自付比例	0~18岁儿童和青少年个人付支出/0~18岁儿童和青少年医疗机构住院收入×100%	城镇职工35.65%,城镇居民52.54%,农村居民42.9%(2018年)	与其他人群自付水平一致	低于其他人群自付五个百分点	国家医疗保障局

续表

目标	统计指标	计算公式	当前情况	2025 年目标值	2030 年目标值	数据来源
2. 加强对儿童和青少年健康的筹资风险保护机制	2.3 继续落实"两个允许"方面,提高妇幼医务人员的薪酬水平			妇幼健康卫生技术人员薪酬水平与综合医院一致	妇幼健康卫生技术人员薪酬水平与综合医院一致	国家卫生健康委
	2.4 妇幼保健机构人员支出占比	人员支出/妇幼保健机构总支出 × 100%	40%左右	43%	45%	国家卫生健康委
3. 提升儿童医疗保健服务能力	3.1 市、县两级均有至少1个新生儿救治中心达标率	有危重新生儿救治中心的市、县数/市、县总数 × 100%	全国 3 055 个新生儿救治中心(2018 年)	95%	100%	国家卫生健康委
	3.2 30万人口以上的县区妇幼保健机构达到2级标准率、地市级妇幼保健院的达到3级的达标率。	30万人口以上的县区妇幼保健机构达到2级数/30万人口以上县区总数 × 100%,地市级妇幼保健院达到3级数/地市级总数 × 100%		县区级 80%,地市级 60%	县区级 100%,地市级 80%	
	3.3 完善婴幼儿照护服务的政策法规体系和标准规范体系,建立婴幼儿照护服务机构					
	3.4 完善儿童专用用药目录,规范儿童用药标准					国家食品药品监督管理总局
4. 建设儿童健康信息化服务体系	4.1 搭建覆盖妇女儿童全生命周期健康的信息系统					
	4.2 出生登记覆盖率	当年出生登记人数/当年活产分娩人数 × 100%		100%	100%	

服务能力,不断完善服务功能,显著改善服务环境,为妇女儿童提供全生命周期的连续性保健和临床服务。

(2)加强妇幼健康人才培训培养:强化医教协同,建立和完善医学人才培养供需平衡机制。加强全科、儿科、产科、助产等急需紧缺专业人才培养培训,在有条件的高校探索开设大学本科助产和儿科专业,加强相关专业的招生和培养。在住院医师规范化培训中也要加大儿科等紧缺专业的招生规模,进一步开展助产士、儿科医师的转岗培训,鼓励相关专业的医护人员进行助产士和儿科方面的继续医学教育。

(3)增强母婴安全保障能力弱项,提升危重孕产妇和新生儿救治能力:以《危重孕产妇救治中心建设与管理指南》和《危重新生儿救治中心建设与管理指南》为依据,支持各级危重孕产妇和新生儿救治中心加强重点医疗设备配备,加强妇产科、新生儿科及相关科室骨干医师培训,提升远程医疗服务能力。

(4)提高出生缺陷防治水平:着力强化产前筛查与产前诊断能力建设。对照产前筛查和产前诊断机构相关标准规范,支持医疗机构加强产前筛查和产前诊断设备配备,加强出生缺陷防治人才培训,提升产前筛查和产前诊断能力。

(5)填补0~3岁托育照护服务空白:健全婴幼儿照护服务的政策法规体系和标准规范体系,形成多元化、多样化、覆盖城乡的婴幼儿照护服务体系;鼓励用人单位采取灵活安排工作时间等积极措施,为婴幼儿照护创造便利条件,加强对家庭婴幼儿早期发展指导,通过入户指导等方式,为家长及婴幼儿照护者提供婴幼儿早期发展指导服务;按有关标准和规范,建设或改造与常住人口规模相适应的婴幼儿照护服务设施及配套安全设施,同时,鼓励部分有能力的妇幼保健院开展该项服务。

2. 完善妇幼健康筹资机制

(1)进一步完善妇幼医保体系:健全以基本医疗保障为主体、其他多种形式补充保险和商业健康保险为补充的多层次医疗保障体系。进一步健全重特大疾病医疗保障机制,加强基本医保、城乡居民大病保险、商业健康保险与医疗救助等的有效衔接。

(2)加大妇幼健康事业投入和保障力度:针对不同发展阶段影响妇女儿童健康的主要问题,设立妇幼重大公共卫生项目,加大人力、物力和财力保障,持续加大干预力度,推动相关问题解决。加大对西部和贫困地区的财政投入,以促进妇幼保健服务的均等化。

(3)推进妇幼保健机构体制机制创新:落实财政保障政策,落实"允许医疗卫生机构突破现行事业单位工资调控水平,允许医疗服务收入扣除成本并按规定提取各项基金后主要用于人员激励"("两个允许")的要求。结合妇幼保健机构的实际情况,完善薪酬分配政策,推动妇幼保健机构医务人员薪酬达到合理水平。鼓励有条件的地方既实行财政全额保障政策,又落实"两个允许"要求,加快建立保障与激励相结合的新型运行机制。在职称评定和薪酬分配方面向助产士、产科医师、儿科医师、护士等倾斜,完善助产士的职称晋升系列,改善妇幼医护人员待遇,增加岗位吸引力和职业认同感。

(4) 加强妇幼保健机构绩效考核:规范妇幼保健机构进行绩效考核,尊重医务人员劳动和付出,建立科学长效的绩效运行增长补偿机制,切实维护公益性,调动人员积极性,保障发展的可持续。

3. 完善儿童药品供应保障体系

(1) 完善审评审批政策,鼓励儿童专用药品的研发和生产:根据《关于保障儿童用药的若干意见》等相关政策要求,加快儿童用药适宜品种、剂型、规格的申报审批工作,以满足儿童临床用药需求。加大对各级医疗机构儿科院内制剂的支持,根据实际需求开展适宜剂型的新药研发。对于短期内国内药品生产企业无法研发和生产的临床必需、疗效确切、供应短缺的儿童药品,可通过制定仿制药品目录,以美国或日本等国的临床研究数据为参考,采用应急进口、定点使用等方式,有条件地引进儿童药品,满足儿童临床用药需求。制定符合中国国情、适宜实施的儿童药物临床研究政策,发挥国家儿科临床研究机构的带头作用,积极推动地方儿科临床研究机构的建立,促进药品生产企业积极开展儿童药物临床试验,优先给予科研项目和资金支持。

(2) 加强药品说明书监督管理,引导药品生产企业完善用药信息:从政府层面制定相关政策、法律和规范,引导药品生产企业进一步完善、规范药品说明书内容,加强药品说明书的规范管理。

(3) 规范药品合理使用,加强儿童用药不良反应监测:医疗机构应对儿童药品进行更为严格的监管,医师在治疗时应准确把握用药剂量和规格,掌握适应证、相互作用和禁忌证,严格按照《临床合理用药指南》谨慎用药。

4. 建立完善妇幼健康信息统计制度

完善妇幼健康信息服务体系建设:全面建成统一权威、互联互通的妇幼健康信息平台,规范和推广"互联网+健康医疗"服务,创新互联网健康医疗服务模式,持续推进覆盖全生命周期的预防、治疗、康复和自主健康管理一体化的妇幼健康信息服务;消除数据壁垒,建立跨部门跨领域密切配合、统一归口的妇幼健康医疗数据共享机制;加强妇幼健康信息整合,优化信息采集和服务流程,减轻基层医务人员的工作负担;进一步完善重大健康问题监测与循证干预。

附件:

新两纲主要目标和策略措施

(一) 妇女发展纲要

主要目标	设置理由	策略措施	统计指标	指标排序	2025年目标值	2030年目标值
1. 加强妇幼卫生服务体系建设	中国儿童发展纲要(2011—2020)提出"省、市、县均设置1所设置妇幼保健机构",标准化的妇幼保健机构",根据2017年颁布的《妇幼健康服务机构建设标准》,目前省、地市、县区级购建业务用房面积达到标准的比例分别为40.0%、18.5%和17.9%。	1.1 补齐妇幼保健机构建设短板,持续实施《妇幼健康服务机构建设标准》为依据,支持业务用房短缺的省、地市、县三级妇幼保健机构建设,重点建设妇产保健、妇女保健、生殖保健、健康教育等预防保健功能和产科、新生儿科、中医科等医疗功能用房,切实提升服务能力,不断完善服务功能,显著改善服务环境,为妇女儿童提供全生命周期的连续性保健和临床服务。	1.1 省、市、县妇幼保健机构各级业务用房面积达标率	1	80%	100%
	WHO推荐,每10张产科床位配置6名产科医师。2017年,每10张产科床位平均拥有5.6名产科医师。	1.2 加强妇幼健康人才培训培养。加强医教协同,建立完善医学人才培养供需平衡机制。加强全科、儿科、产科、助产科等急需急缺专业人才培养培训,在有条件的高校探索开设大学本科助产和儿科专业,加强相关专业的招生培养。在住院医师规范化培训中也要加大儿科等紧缺专业的招生规模,进一步开展助产士、儿科医师的转岗培训,鼓励相关专业的医护人员在助产士、儿科方面进行继续医学教育。	1.2 每10张产科床位平均拥有产科医师数	2	5.8	6.0

续表

主要目标	设置理由	策略措施	统计指标	指标排序	2025年目标值	2030年目标值
2. 完善妇女健康筹资机制	"健康中国2030"中提出到2030年个人卫生支出占总卫生费用的比重为25%左右。而2016年妇女个人卫生支出比重为33.7%,高于其他人群的28.8%。	进一步完善妇幼医保体系。健全以基本医疗保障为主体,其他多种形式补充的多层次医疗保障体系。进一步健全重特大疾病医疗保障机制,加强基本医保、城乡居民大病保险、商业健康保险与医疗救助等的有效衔接。	2.1 妇女个人卫生支出占总卫生费用的比重	1	与其他人群负担持平	低于其他人群五个百分点
	不同的社会医疗保险下,15~49岁妇女的住院自付社会保险比例都高于其他人群。	加大妇幼健康事业投入和保障力度。针对不同发展阶段影响妇女儿童健康的主要问题,设立妇幼重大公共卫生项目,加大人力、物力和财力保障,持续增加大于预防力度,推动相关问题解决。加大对西部和贫困地区的财政投入,以促进妇幼保健服务的均等化。	2.2 妇女医保住院自付比例	2	与其他人群自付水平一致	低于其他人群五个百分点
	产科和儿科医务人员收入普遍偏低,与工作责任重、压力大、风险高等特点形成了强烈的反差,导致医学院校毕业生大多不选择从事相关的临床工作,使得产科和儿科的优质人力来源严重不足,现有从事产科和儿科的医务人员也大量转行流失。要创造落实习近平总书记关于"两个允许"的重要指示,允许医疗卫生机构突破现行事业单位工资调控水平,允许医疗服务收入扣除成本并按规定提取各项基金后主要用于人员奖励。尊重医务人员劳动和付出,增强职业吸引力,调动人员积极性,保障发展的可持续。	推进妇幼保健机构体制机制创新。落实财政保障政策,落实"允许医疗卫生机构突破现行事业单位工资调控水平,允许医疗服务收入扣除成本并按规定提取各项基金主要用于人员激励"("两个允许")的要求,结合妇幼保健机构实际情况,完善薪酬分配政策,推动妇幼保健机构医务人员薪酬达到合理水平。鼓励有条件的地方实行既定财政全额保障政策,又落实"两个允许"要求,加快建立财政与激励政策相结合的运行新机制。在职称评定、薪酬分配方面对助产士、产科医师、儿科医师、护士等给予倾斜,完善助产士的职称晋升子系列,改善妇幼医护人员待遇,增加妇幼医护人员职业认同感。规范妇幼保健机构加强妇幼保健机构绩效考核,尊重医务人员劳动和付出,建立科学有效的绩效考核机制,切实维护公益性,调动人员积极性,保障发展的可持续。	2.3 继续落实"两个允许",提高妇幼医务人员的薪酬水平	3	妇幼健康卫生技术人员薪酬水平与综合医院一致	妇幼健康卫生技术人员薪酬水平与综合医院一致
			2.4 妇幼保健机构人员支出占比	4	43%	45%

续表

主要目标	设置理由	策略措施	统计指标	指标排序	2025年目标值	2030年目标值
3. 丰富扩展妇女健康服务内容，提高服务水平和服务质量	《关于加强母婴安全保障工作的通知》确保到2017年底，省级要有若干个危重孕产妇和新生儿救治中心，市、县两级均有至少1个危重孕产妇救治中心和1个危重新生儿救治中心。截至2018年，全国共有3364危重孕产妇救治中心。	3.1 增强母婴安全保障能力弱项，提升危重孕产妇和新生儿救治能力。以《危重孕产妇救治中心建设与管理指南》和《危重新生儿救治中心建设与管理指南》为依据，支持各级危重孕产妇和新生儿救治中心加强重点科室医疗设备配备，加强妇产科、新生儿科及相关科室骨干医师培训，提升远程医疗服务能力。	3.1 市、县两级均有至少1个危重孕产妇救治中心达标率	1	95%	100%
	《健康儿童行动计划（2018—2020年）》将出生缺陷防治作为重点行动之一，产前筛查也成为降低出生缺陷的重要手段。截至2018年底，全国经审批开展产前诊断技术服务的医疗机构有371家，全国30个省份开展了产前筛查和产前诊断工作。但据统计，产前筛查和产前诊断机构主要集中在省会城市和较大城市，约44%的地市尚未建立起产前诊断机构，县级普遍未建立产前筛查中心，产前筛查与诊断可及性不足，服务能力有待进一步提高。	3.2 提高出生缺陷防治水平。着力强化产前诊断能力建设。对照产前筛查和产前诊断相关标准规范，支持医疗机构加强产前诊断设备配备，加强出生缺陷防治人才培训，提升产前筛查和产前诊断能力。	3.2 市级有产前诊断机构达标率，县级有产前筛查前筛查机构达标率	2	95%	100%
	妇幼保健机构评审评价县区级妇幼保健机构开展妇幼保健服务能够全面评价妇幼保健机构的职能任务和服务开展水平。	3.3 30万人口以上的县区级妇幼保健机构达到2级的达标率，地市级的妇幼保健院达到3级的达标率	3	区县级80%，地市级60%	区县级100%，地市级80%

续表

主要目标	设置理由	策略措施	统计指标	指标排序	2025年目标值	2030年目标值
4. 建设妇女健康信息化服务体系	"健康中国 2030"建设健康信息化服务体系内容要求全面建成统一权威、互联互通的人口健康信息平台，规范和推动"互联网+健康医疗"服务，创新互联网健康医疗服务模式，持续推进覆盖全生命周期的妇幼健康信息服务。	全面建成统一权威、互联互通的妇幼健康信息平台，规范和推动"互联网+健康医疗"服务，创新互联网健康医疗服务模式；消除数据壁垒，建立跨部门跨领域密切配合、统一归口的妇幼健康医疗数据共享和服务机制；加强妇幼健康信息整合，优化信息采集流程，减轻基层医务人员负担；进一步完善重大健康问题的监测与循证干预。	4.1 搭建覆盖妇女儿童全生命周期健康的信息系统	1		

（二）儿童发展纲要

主要目标	设置理由	策略措施	统计指标	指标排序	2025年目标值	2030年目标值
1. 加强妇幼卫生服务体系建设	中国儿童发展纲要（2011—2020）提出"省、市、县均设置1所政府举办、标准化的妇幼保健机构"，根据2017年颁布的《妇幼保健机构建设标准》，目前省、地市、县区级购建业务用房面积达到标准的比例分别为40.0%、18.5%和17.9%。	补齐妇幼保健机构建设短板，持续实施妇幼健康机构建设项目。以《妇幼健康服务机构建设标准》为依据，支持业务用房短缺的省、地市、县三级妇幼保健机构建设，重点建设孕产保健、儿童保健、生殖保健、健康教育等预防保健功能的产科、新生儿科、中医科等医疗功能业务用房，切实提升服务能力，不断完善服务功能，显著改善服务环境，为妇女儿童提供全生命周期的连续性保健和临床服务。加强妇幼健康人才培训培养。加强医教协同，建立完善医学人才培养供需平衡机制。加强全科、儿科、产科、助产等急需紧缺专业人才培养培训，在有条件的高校探索开设大学本科助产和儿科专业，加强相关专业的招生培养。在住院医师规范化培训中也要加大儿科等紧缺专业的招生规模，进一步开展助产士、儿科医师的转岗培训，鼓励相关专业的医护人员在助产士、儿科方面进行继续医学教育。	1.1 省、市、县妇幼保健机构各级业务用房面积达标率	1	80%	100%

续表

主要目标	设置理由	策略措施	统计指标	指标排序	2025年目标值	2030年目标值
1. 加强妇幼卫生服务体系建设	根据"健康中国2030"中关于每千常住人口执业(助理)医师数(人)从2020年2.5人涨幅到2030年为3人的涨幅程度,每千名儿童儿科医生数也需从2020年的0.69人涨幅到2030年的0.83人。		1.2 每千名儿童儿科医生数	2	0.77	0.83
2. 加强对儿童和青少年健康的筹资风险保护机制	"健康中国2030"中提出到2030年个人卫生支出占总费用的比重为25%左右。而目前在儿童和青少年健康方面的自付比例超过50%。	进一步完善妇幼医保体系。健全以基本医疗保障为主体,其他多种形式补充形成和商业健康保险为补充的多层次医疗保障体系。进一步健全重特大疾病医疗保障机制,加强基本医保、城乡居民大病保险,商业健康保险与医疗救助等的有效衔接。	2.1 儿童和青少年卫生支出占总卫生费用的比重	1	与其他人群负担持平	低于其他人群五个百分点
	不同的社会医疗保险下,儿童和青少年的住院自付社会保险比例都高于其他一般人群。	加大妇幼健康事业投入和保障力度。针对不同发展阶段影响妇女儿童健康的主要问题,设立妇幼重大公共卫生项目,加大人力、物力和财力保障,持续加大干预力度,推动相关问题解决。加大对西部和贫困地区的财政投入,以促进妇幼保健服务的均等化。	2.2 儿童和青少年医保住院自付比例	2	与其他人群自付水平一致	低于其他人群五个百分点

续表

主要目标	设置理由	策略措施	统计指标	指标排序	2025年目标值	2030年目标值
2. 加强对儿童和青少年健康的筹资风险保护机制	产科和儿科医务人员收入普遍偏低，与工作责任重、压力大、风险高等特点形成了强烈的反差，导致医学院校毕业生大多不选择从事相关科和儿科的临床工作，使得产科和儿科的优质人力来源严重不足，现有产科和儿科的医务人员也大量转行流失，要创造性落实习近平总书记关于"两个允许"的重要指示，允许医疗卫生机构突破现行事业单位工资调控水平，允许医疗服务收入扣除成本并按规定提取各项基金后主要用于人员奖励。尊重医务人员劳动和付出，增强职业吸引力，调动人员积极性，保障发展的可持续。	2.3 推进妇幼保健机构体制机制创新。落实财政保障政策，落实"允许医疗卫生机构突破现行事业单位工资调控水平，允许医疗服务收入扣除成本并按规定提取各项基金后主要用于人员激励"（"两个允许"）的要求，结合妇幼保健机构实际情况，完善薪酬分配政策，推动妇幼保健机构医务人员薪酬达到合理水平，又落实"两个允许"政策，要加快建立保障与激励相结合的运行新机制。在职称评定、薪酬分配方面对助产士、产科医师、儿科医师的职称晋升系列，完善待遇，增加岗位吸引力和职业认同感。	继续落实"两个允许"方面，提高妇幼医务人员的薪酬水平	3	妇幼健康卫生技术人员薪酬水平与综合医院一致	妇幼健康卫生技术人员薪酬水平与综合医院一致
		2.4 加强妇幼保健机构绩效考核。规范妇幼保健机构运行，尊重医务人员劳动和付出，建立科学长效的绩效考核机制，切实维护公益性，调动人员积极性，保障发展的可持续。	妇幼保健机构人员支出占比	4	43%	45%
3. 提升儿童医疗保健服务能力	增强母婴安全保障工作的能力。以《危重孕产妇救治中心》和《危重新生儿救治中心建设与管理指南》为依据，支持各级危重孕产妇和危重新生儿救治中心建设。截至2017年底，确保若干个危重孕产妇救治中心，省级危和市、县两级均有至少1个危重孕产妇救治中心和1个危重新生儿救治中心。截至2018年，全国共有3 055个新生儿救治中心。	3.1 增强母婴安全保障能力，提升危重孕产妇救治能力。以《危重孕产妇救治中心》和《危重新生儿救治中心建设与管理指南》为依据，支持各级医疗设备配备，加强产妇科、新生儿科及相关科室骨干医师培训，提升远程医疗服务能力。	市、县两级均有至少1个新生儿救治中心达标率	1	95%	100%

续表

主要目标	设置理由	策略措施	统计指标	指标排序	2025年目标值	2030年目标值
3. 提升儿童医疗保健服务能力	妇幼保健机构评审能够全面评价妇幼保健机构的职能任务和服务开展水平。	3.2 填补0~3岁托育照护服务空白。健全婴幼儿照护服务的政策法规体系和标准规范化、多样化，覆盖城乡的婴幼儿照护服务体系，形成多元用人单位采取灵活工作时间等积极措施，为婴幼儿照护创造便利条件，加强对家庭婴幼儿早期发展指导，通过入户指导等方式，为家长及婴幼儿照护者提供婴幼儿早期发展指导服务；按有关标准和规范，建设或改造与常住人口规模相适应的婴幼儿照护服务设施及配套安全设施，同时，鼓励部分有能力的妇幼保健机构开展该项服务。	30万人口以上的县区级妇幼保健机构达到2级的达标率，地市级妇幼保健院的达到3级的达标率。	2	区县级80%，地市级60%	区县级100%，地市级80%
	2019年5月，国务院办公厅下发了《关于促进3岁以下婴幼儿照护服务发展的指导意见》提出，通过加强对家庭、社区、婴幼儿照护服务机构三方的支持和规范，到2020年，初步建立婴幼儿照护服务的政策法规体系、标准规范体系和服务供给体系，建立一批有示范效应的婴幼儿照护服务机构。到2025年，基本健全婴幼儿照护服务的政策法规体系和标准规范体系，多元化、覆盖城乡的婴幼儿照护服务体系基本形成。	3.3 完善婴幼儿照护服务的政策法规体系和标准规范体系，建立婴幼儿照护机构		3		

续表

主要目标	设置理由	策略措施	统计指标	指标排序	2025年目标值	2030年目标值
3. 提升儿童医疗保健服务能力	中国儿童发展纲要(2011—2020)提出要加强儿童疾病防治。但目前,儿童专用药品较为匮乏,用药不规范现象较为严重,用药不良反应发生率较高。	完善审评审批政策,鼓励儿童专用药品的研发和生产。根据《关于保障儿童用药的若干意见》等相关政策要求,加快儿童用药适宜品种、剂型、规格的申报审批工作,以满足儿童临床用药需求。加大对各级医疗机构儿科院内制剂的支持,将适宜剂型的新药研制。对于短期内国内药品生产企业无法研发和生产的临床必需、疗效确切,供应短缺的儿童药品,可通过制定仿制药品目录,以美国或日本等国的临床研究数据为参考,采用应急进口、定点使用等方式,将儿童药品有条件地引进,以满足儿童临床用药的需求。制定符合中国国情、适宜实施的儿童药物临床研究政策,发挥国家儿科临床研究机构的带头作用,积极推动地方儿科临床研究机构的建立,促进药品生产企业积极开展儿童药物临床试验,并优先给予科研项目和资金支持。 加强药品说明书监督管理,引导药品生产企业完善用药信息。从政府层面制定相关政策、法律和规范,引导药品生产企业进一步完善、规范药品说明书内容,加强药品说明书的规范管理。 规范药品合理使用,加强儿童用药不良反应监测。医疗机构应对儿童药品进行更为严格的监督和监控,医师在治疗时应准确把握用药剂量、规格,掌握适应证、相互作用及配伍禁忌,严格按照《临床合理用药指南》谨慎用药。	3.4 完善儿童专用药用药目录,规范儿童用药标准	4		

续表

主要目标	设置理由	策略措施	统计指标	指标排序	2025 年目标值	2030 年目标值
4. 建设儿童健康信息化服务体系	"健康中国 2030"建设健康信息化服务体系内容要求全面建成统一权威、互联互通的人口健康服务平台,规范和推动"互联网＋健康医疗"服务,创新互联网健康医疗服务模式,持续推进覆盖全生命周期的预防、治疗、康复和自主健康管理一体化的国民健康信息服务。	全面建成统一权威、互联互通的妇幼健康信息平台,规范和推动"互联网＋健康医疗"服务,创新互联网健康医疗服务模式,持续推进覆盖全生命周期的预防、治疗、康复和自主健康管理一体化的妇幼健康信息服务;消除数据壁垒,建立跨部门跨领域数据切配合,统一归口的妇幼健康医疗数据共享机制;加强妇幼健康信息整合,优化信息采集和服务流程,减轻基层医务人员工作负担;进一步完善重大健康问题的监测与循证干预。	4.1 搭建覆盖妇女儿童全生命周期健康的信息系统	1		
			4.2 出生登记覆盖率	2	100%	100%

第三部分

中国妇幼保健机构资源配置标准研究

报告一 妇幼健康服务资源配置研究(2015 年)

一、研究背景与目的

(一) 研究背景

随着单独二孩政策的实施和生育政策的逐步调整完善,妇幼健康服务的数量、质量和服务资源都面临严峻挑战。根据人口预测,全面二孩政策实施后,出生人口峰值将达到 2 188.5 万,比 2014 年增加 501.5 万。符合政策人群中高龄产妇比例较高,发生孕产期合并症、并发症和出生缺陷的风险明显增加,危重孕产妇、新生儿救治以及预防出生缺陷等任务进一步加重,妇幼健康服务资源配置面临较大压力。

随着中国城镇化进程加快,城市医疗保健机构普遍人满为患,许多已在超负荷运转。例如,省级和地市级妇幼保健机构床位使用率普遍在 95% 以上,设施条件和设备配置严重不足,医务人员特别是助产技术服务人员和产前诊断相关人员明显缺乏,满足即将到来的出生人口服务需求面临严峻挑战。

为保障完善生育政策顺利实施,满足新增妇幼健康服务需求,提高危重孕产妇和儿童救治能力,提升产前筛查与诊断能力和水平,当前亟须加强妇幼健康服务能力建设。

(二) 研究目的

分析中国妇幼健康服务体系现状和存在的问题,为保障完善生育政策顺利实施提出妇幼健康服务资源配置的相关政策建议。

二、中国妇幼健康服务资源现状分析

中国的妇幼健康服务资源包括机构、床位、人员和设施,妇幼健康服务体系以妇幼保健机构为核心,以基层医疗卫生机构为基础,以大中型医疗机构和相关科研教学机构为技术支持,包括综合医院妇产科、妇幼保健机构、相关专科医院和基层医疗卫生机构等。

(一) 机构情况

2014 年,中国设有妇产科或儿科床位的医疗机构共 18 310 所(不含乡镇卫生院),占全国医疗机构数(25 860 所)的 70.80%。其中公立 11 717 所,民营 6 593 所;按医疗机构类别分,综合医院 14 673 所,妇幼保健院 2 562 所(含妇产儿童医院 512 所,下同),其他专科医院 1 075 所。按医疗机构等级分,综合医院中三级 1 370 所,二级 5 541 所,一级 3 533 所,未评级 4 229 所;妇幼保健院中三级 118 所,二级 589 所,一级 523 所,未评级 707 所。

（二）床位情况

2014 年,设有妇产科或儿科的医疗机构共有床位 407.9 万张,其中妇科床位 25.3 万张、产科床位 27.2 万张(医疗机构仅统计妇产科床位,未分列妇科和产科床位。按照目前综合医院妇科和产科 5∶5、妇幼保健院 4∶6 的比例测算)、儿科床位 32.6 万张,分别占医疗机构床位总数的 6.13%、6.74% 和 7.99%。

1. 按机构类别分　综合医院中产科床位 19.4 万张、儿科床位 24.6 万张;妇幼保健院中产科床位 7.1 万张、儿科床位 7.6 万张;其他专科医院中产科床位 0.7 万张、儿科床位 0.4 万张(表 3-1-1)。

表 3-1-1　各类医疗机构产科和儿科床位分布表

名称	机构数/所	总床位数/张	产科床位/张	儿科床位/张
合计	18 310	4 079 155	271 909	325 884
综合医院	14 673	3 696 494	194 246	245 706
妇幼保健院	2 562	230 234	70 561	76 018
其他专科医院	1 075	152 427	7 102	4 160

2. 按机构级别分　妇产科和儿科床位主要集中在二级和三级医疗机构,约占妇产科和儿科总床位数的 71.98% 和 85.10%(表 3-1-2)。

表 3-1-2　不同级别医疗机构妇产科和儿科床位数及其占比

		三级	二级	一级	未评级
医疗机构	床位总数/张	1 567 609	1 864 156	261 393	385 997
	其中妇产科床位数/张	131 679	246 441	58 003	89 204
	占妇产科床位总数比例/%	25.07	46.91	11.04	16.98
	其中儿科床位数/张	109 733	167 588	21 121	27 444
	占儿科床位总数比例/%	33.67	51.43	6.48	8.42

从妇产科和儿科床位占总床位比例来看,在未评级、一、二、三级医疗机构中妇产科床位占比逐级下降,除妇幼保健院外,儿科床位占比基本稳定(表 3-1-3)。

3. 按举办性质分　公立和民营医疗机构床位占总床位分别为 88.31% 和 11.69%。从妇产科和儿科床位分布来看,公立和民营医疗机构妇产科床位分别占总妇产科床位的 82.85% 和 17.15%,儿科占比为 92.47% 和 7.53%(表 3-1-4)。

表 3-1-3　不同级别医疗机构妇产科和儿科床位数占比

		三级	二级	一级	未评级
总体情况	床位总数/张	1 567 609	1 864 156	261 393	385 997
	妇产科床位占比/%	8.40	13.22	22.19	23.11
	儿科床位占比/%	7.00	8.99	8.08	7.11
综合医院	床位总数/张	1 442 714	1 747 100	207 687	298 993
	妇产科床位占比/%	7.00	11.58	16.45	17.02
	儿科床位占比/%	5.09	8.25	5.39	5.65
妇幼保健院	床位总数/张	73 492	72 541	35 937	48 264
	妇产科床位占比/%	38.20	56.43	60.08	66.65
	儿科床位占比/%	47.53	30.74	26.19	19.41
其他医疗机构	床位总数/张	51 403	44 515	17 769	38 740
	妇产科床位占比/%	5.12	7.19	12.58	15.84
	儿科床位占比/%	2.79	2.37	2.87	3.00

表 3-1-4　民营和公立医院妇产科和儿科床位数分布表

	床位数	妇产科	儿科
医疗机构/张	4 079 155	525 458	325 884
公立医疗机构床位占比/%	88.31	82.85	92.47
民营医疗机构床位占比/%	11.69	17.15	7.53

（三）就诊流向分析

1. 按医疗机构级别流向　2014 年,中国出生的新生儿人数是 1 687 万。从一、二、三级医疗机构住院人次分流和床位构成来看,大量的孕产妇涌入了三级医疗机构,三级医疗机构就诊人群中一半以上是自然分娩。省、市、县妇幼保健院中,剖宫产比例分别为 44.3%、45.5% 和 39%,差别不明显;每床年活产数分别为 61、51、44 个,省级服务量分别是市级的 1.2 倍、县级的 1.4 倍。三级妇幼保健院妇产科床位占妇产科总床位的 24.95%,出院人次占妇产科总出院人次的 28.96%;儿科床位更为紧张,以 21.84% 的床位为 31.18% 的儿科患者提供了住院服务(图 3-1-1)。

2. 按医疗机构类别流向　全国 48 个区县 548 个机构监测数据显示,在开展助产技术服务的 330 个机构中,妇幼保健机构以 12.4% 的机构数量承担了 35.3% 的分娩量,单个妇幼保健机构的年度活产数平均达到 5 235 个。妇幼保健机构是承担区域分娩任务的骨干力量,单个妇幼保健机构承担的分娩量是

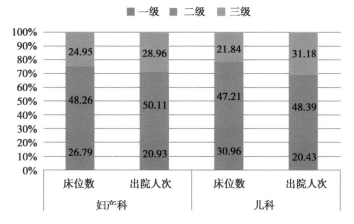

图 3-1-1　一、二、三级妇幼保健院床位和住院人次分流情况

综合医院的 2.7 倍,是民营医院的 5.7 倍(表 3-1-5)。

表 3-1-5　监测地区 2014 年不同性质医疗机构数量和活产数分布

性质	助产机构数/个	比例/%	活产数/个	比例/%	平均每机构年度活产数/个
妇幼保健院	41	12.4	214 641	35.3	5 235
综合医院	159	48.2	300 274	49.3	1 889
乡镇卫生院	30	9.1	3 189	0.5	106
民营及其他	100	30.3	90 519	14.9	905
合计	330	100	608 623	100	1 844

3. 按机构性质　从医疗机构性质来看,公立医院(含妇幼保健院)是助产分娩的主力,其工作效率是民营医院的 1.5 倍。全国 48 个区县的 548 个机构监测数据显示,2014 年,公立医院以 80% 的开放床位承担了 85% 的新生儿接产服务,民营医院以 20% 的床位承担了 15% 的接产量。从床位使用率来看,公立医院床位使用率为 83.14%,民营医院床位使用率仅为 51.77%(表 3-1-6)。

表 3-1-6　监测地区 2014 年不同性质医疗机构活产数和床位数分布

性质	机构数/个	活产数/个	实际开放床位/张	每床活产数/个	床位使用率/%
公立/%	82.88	85.21	79.91	52.68	83.14
民营/%	17.12	14.79	20.09	36.36	51.77
合计	549	608 623	49 272	49.4	70.33

4. 单独二孩政策实施后分娩流向　从单独二孩政策实施后的分娩流向看,全国 48 个区县监测数据显示,2014 年第四季度,单独二孩共出生 7 313 人,其中 85% 在公立医院分娩,15% 选择在民营医院分娩。从机构级别来看,55%以上的选择在三级医院,在未评级和一级医院分娩比例仅为 6.4%(表 3-1-7)。

表 3-1-7　监测地区 2014 年第四季度单独二孩分娩流向

单独二孩	按机构级别分				按机构类型分	
	未评级	一级	二级	三级	公立	民营
活产数/个	153	315	2 799	4 046	6 208	1 105
占比/%	2.09	4.31	38.27	55.33	84.89	15.11

(四)人员情况

2014 年,中国妇产科执业(助理)医师约 26 万人,儿科医师约 11 万人;妇幼保健机构 3 045 所,从业人员 30.8 万人。据统计,全国共有助产士 4.4 万人,按照世界卫生组织每千新生儿应该配备 6 名助产士计算,中国出生人口峰值达到 2 297 万时,共需要助产士 13.8 万人,现有助产士人力资源严重缺乏。现有产科医生基本都处于超负荷运转状态,已难以满足实际需要。此外,0~14岁儿童约为 2.4 亿,占全国总人口的 17.5%,而全国儿科医生仅占医生总数的3.9%。同时儿童就医需求迅猛增长,年门(急)诊人次和出院人数分别由 2009年的 3.1 亿和 1 378 万增长到 2013 年的 4.1 亿和 1 932 万。但儿科医生增长远远满足不了需求,现有人员数量不足、技术水平低,无法为儿童患者提供安全和优质的医疗服务。

从全国 48 个区县监测的产科人力资源情况看,48 个区县共有产科医生5 645 人,助产士 3 549 人,平均每医生和助产士每年承担活产数分别为 121 人和 192 人,按照每千名新生儿配备 6 名助产士计算,48 个地区需配备助产士4 090 人,目前的卫生技术人员数量远远不能满足需求(表 3-1-8)。

表 3-1-8　监测地区不同性质医疗机构产科人力资源配置情况

性质	机构数	产科医生	护士	助产士	活产
公立/%	82.88	80.59	78.40	83.69	85.21
民营/%	17.12	19.41	21.60	16.31	14.79
合计/人	549	5 653	10 084	3 549	608 623

(五)产科服务需求变化情况

随着生育政策的调整,符合政策的人群中,高龄产妇的比例较高。据不完全统计,二孩生育孕妇中年龄超过 35 岁的占 25.3%,30~35 岁的占 50.6%,剖宫产比例为 48.65%,比全人群的剖宫产率高出 5%。随着生育年龄的延迟,高龄孕产妇发生孕产期合并症、并发症和出生缺陷的风险明显增加。据统计,高龄孕产妇发生出生缺陷的比例是正常人群的两倍,危重孕产妇、新生儿救治以及预防出生缺陷等任务进一步加重(表 3-1-9)。

表 3-1-9　二孩生育政策调整监测剖宫产情况

	活产数/人	剖宫产数/人	剖宫产率
总体	170 419	73 819	43.32
单独二孩	7 313	3 558	48.65

三、妇幼健康服务体系存在的问题

深化医药卫生体制改革启动以来,中央和地方各级政府不断加大妇幼健康服务体系建设的投入,累计安排中央投资 207 亿元支持市县级妇幼保健院、计划生育技术服务机构、省市级儿童医院建设,在中央投资 789 亿元支持县级医院和乡镇卫生院建设中也明确要求加强产科和儿科建设,着力改善妇幼健康服务业务用房和装备条件,提高产科和儿科的服务能力。但随着深化医改全面推进和生育政策逐步调整完善,孕产妇和儿童的医疗卫生服务需求将进一步释放,对产科和儿科建设提出了更高的要求。

(一)床位总体资源不足与服务条件较差并存

根据人口预测,全面二孩政策实施后,出生人口峰值将达到 2 188.5 万,比2014 年增加 501.5 万人。按照目前产科平均住院天数 4.9 天,床位使用率 75%计算,每年每张产科床位可满足约 56 名新生儿需求,约需产科床位 39.1 万张,扣除目前各级医院产科 27.2 万张,乡镇卫生院 3 万张,产科床位缺口共 8.9 万张。同时现有床位分布不均,医疗机构间技术水平差异等原因,机构床位使用率差别较大,许多公立医疗机构床位资源紧张,部分民营医疗机构床位使用率仅约 50%。有些地方床位超过了实际需求,也有些地方如安徽和四川分别短缺床位 1997 张和 966 张;三级医疗机构一床难求,一级、二级医疗机构床位利用不充分。

目前,妇幼保健体系不完善,80% 的妇幼保健机构业务用房陈旧不堪,院内环境差,流程不科学,近一半妇幼保健机构业务用房短缺,200 多所妇幼保健机构没有自有业务用房。在调查的常用 19 种保健设备中,仅有 2 种设备拥有率在 40% 以上,提供住院服务的妇幼保健院中,50% 以上的机构没有新生儿心电监护仪、呼吸机、婴儿呼吸机等急救常用设备,30% 的县级妇幼保健机构没有救护车,严重影响了工作的开展。

（二）优质资源不足与基层资源闲置并存

产科和儿科医疗资源分布不均衡,优质资源稀缺,主要集中在大城市的少数医疗机构,县级公立医院、妇幼保健院和基层医疗卫生机构产科和儿科力量薄弱,难以满足群众旺盛的服务需求。同时,产科和儿科诊疗风险大、医疗服务价格不合理、分级诊疗制度尚不健全、群众传统就医观念影响等,导致大医院负荷过重的同时,基层医院产科和儿科却逐渐萎缩,使有限的医疗资源显得更为紧张。据调查统计,省级和地市级妇幼保健机构床位使用率普遍在 95% 以上,三级医院产科儿科床位使用率大部分超过 100%,加床现象突出。

进一步调整完善生育政策后,符合政策人群中高龄产妇比例较高,发生孕产期合并症、并发症以及新生儿出生缺陷的风险明显增加,危重孕产妇、新生儿救治以及预防出生缺陷等任务进一步加重,具备救治能力的优质产科和儿科资源不足问题将进一步凸显。

同时,部分基层医疗卫生机构承担的任务明显不足。48 个监测地区结果显示,开展孕产期保健服务的 548 个医疗卫生机构中有 143 个乡镇卫生院,开放产科床位数共 99 张,2015 年一季度接产活产数为 200 人(占监测地区总活产数 0.5%),其中单独二孩活产数仅为 5 人。据基层司组织的调研发现,黑龙江省 899 所卫生院中仅 8 所可以开展住院分娩。此外,为规避医疗风险,很多省份基层医疗卫生机构不愿提供助产服务,也有的省份为保障母婴安全,限定年分娩新生儿在 50 个以下的医疗机构不开展助产服务。目前,乡镇卫生院等基层医疗卫生机构承担的产科服务已经由 2005 年的 20% 下降至 2014 年不足 10%。

（三）人才资源不足与流失严重并存

据统计,全国共有助产士 4.4 万人,当中国出生人口预测峰值达到 2 188.5 万时,共需要助产士 13.1 万人,现有助产士人力资源严重缺乏。与此同时,现有产科医生基本都处于超负荷运转状态,已难以满足实际需要。此外,0~14 岁儿童约为 2.4 亿,占全国总人口的 17.5%,而全国儿科医生仅占医生总数的 3.9%。同时儿童就医需求迅猛增长,年门、急诊人次和出院人数分别由 2009 年的 3.1 亿和 1 378 万增长到 2013 年的 4.1 亿和 1 932 万。但儿科医生增长远远满足不了需求,现有人员数量不足、技术水平低,无法为儿童患者提供安全、优质的医疗服务。与医疗机构其他科室相比,产科和儿科医疗服务收入少、运行成本较高,造成产科和儿科医生收入普遍偏低,与工作责任重、压力大、风险高等特点形成了强烈的反差,导致医学院校毕业生大多不选择从事产科和儿科临床工作,使得产科和儿科队伍来源严重不足,现有从事产科儿科的医务人员也大量转行流失。

（四）社会力量办医热情较高和技术水平不足并存

据统计,民营医院妇产科床位数占到全国妇产科床位总数的17.15%,远高于民营医院整体床位占比水平(11.69%)。但民营医院服务能力不足,产科床位使用率仅50%左右,接产量普遍不大。随着鼓励社会力量办医一系列政策的出台,社会力量开办妇产儿童医院的热情高涨,但民营医院产科突出高端照料服务,医疗技术水平难以满足病理产科和高危孕产妇的需求。

（五）补偿机制不合理与重医疗轻保健情况并存

产科和儿科服务的补偿机制不合理,医疗服务价格长期严重偏低,造成产科和儿科服务成本高风险大,投入多、回报少,缺乏特殊政策支持,综合医院开展产科和儿科服务的积极性受到影响。由于预防保健服务收益较低,使得很多医疗机构严重忽视保健服务。如在综合医院中,往往重视产前检查和住院接产,疏于系统、连续、综合的产前保健、产后保健和儿童保健服务有待加强;以保健服务为重点的妇幼保健院,受工作条件等因素限制,基层儿童保健服务仅开展身高体重测量、生长发育评价等简单服务,难以规范开展儿童营养和心理保健、康复等服务,不能满足群众日益增长的妇幼保健服务需求。

四、妇幼产科资源测算

（一）测算思路

全面二孩政策实施后,出生人口预测峰值将达到2 188.5万,约需产科床位39.1万张,扣除目前各级各类医院产科27.2万张和乡镇卫生院3万张,产科床位缺口共8.9万张。

各级医疗卫生机构中,由乡镇卫生院等基层医疗卫生机构预计承担总生育服务的15%,其床位纳入基层医疗卫生服务体系建设中统筹考虑。其余85%由公立医疗机构和民营医院共同承担,约需产科床位33.24万张,扣除现有的27.2万张,即县级及以上医疗机构产科床位总缺口约为6.04万张。

根据当前产科儿科床位资源的分布,新增的6万张床的配置应在当前各级各类医疗机构活产数分流的基础上,按照医改"保基本、强基层、建机制"的总体要求,遵循新增床位向基层(县级医疗机构)倾斜的原则,省市级与县级产科配置比例约为20:80。

同时,根据医疗服务体系规划要求,对民营医院预留30%床位,公立综合医院、妇幼保健机构和民营医院的新增产科床位按需求配置比例约为35.5:34.5:30。据此测算,不同级别、不同类型医疗机构产科床位配置比例如表3-1-10所示。

表 3-1-10   新增产科床位配置比例

机构类别		配置比例/%	配置数量/张
民营医院		0.300 × 100%=30%	18 120
公立医院县级	县级综合医院	0.355 × 0.8 × 100%=28.8%	17 395
	县级妇幼保健机构	0.345 × 0.8 × 100%=27.2%	16 429
公立医院县级以上	省、市级综合医院	0.355 × 0.2 × 100%=7.2%	4 349
	省、市级妇幼保健机构	0.345 × 0.2 × 100%=6.8%	4 107

(二)测算结果

1. 提升基层服务水平和能力   力争基层医疗卫生机构承担的分娩服务由现在占总量不足 10% 增加到 15%（新增资源配置中占比 32%），并通过提高床位使用率、调整院内床位结构等措施增加产科床位提供，解决产科床位供给 2.87 万张。

目前深化医改推进、分级诊疗制度建立、强化基层作用显现，以及人才队伍培养日益完善，乡镇卫生院等基层医疗卫生机构将在妇幼健康服务方面承担更多任务，承担产科服务量预计将由现在的不足 10% 提升到 15% 左右，约需产科床位 5.87 万张，扣除现有产科床位 3 万张，需新增提供产科床位 2.87 万张。目前乡镇卫生院等基层医疗卫生机构病床使用率仅为 63%，可以通过提高床位使用率、调整院内床位结构等措施解决产科床位供给 2.87 万张，满足基层生育服务需要。

2. 加强公立医疗机构建设   目前妇幼保健体系不完善，80% 的妇幼保健机构业务用房陈旧不堪，院内环境差、流程不科学，近一半妇幼保健机构业务用房短缺，200 多所妇幼保健机构没有自有业务用房；在调查的常用 19 种保健设备中仅有 2 种设备拥有率在 40% 以上，提供住院服务的妇幼保健院中 50% 以上的机构没有新生儿心电监护仪、呼吸机、婴儿呼吸机等急救常用设备，30% 的县级妇幼保健机构没有救护车，严重影响了工作的开展。

为保障完善生育政策顺利实施，全面满足新增妇幼健康服务需求，提高危重孕产妇和儿童救治能力，需要完善以下措施：首先以提高各级妇幼保健机构功能和服务能力为核心，建立健全妇幼保健服务网络。依据统一的建设标准和规范，全面加强省、地市、县三级妇幼保健计划生育机构业务用房建设，配置基本设备，以省、市、县级妇幼保健机构床位分别按照每万人 0.14 张、0.48 张和 1.36 张设置，对已设置床位的妇幼保健机构进行达标建设，经分机构测算，共需建设 1 676 所妇幼保健机构（含 21 所省级、214 所地市级和 1 441 所县级妇幼保健机构，总床位 17.7 万张），建设后约新增加床位 2.05 万张。总建设规模约为 1 639 万 m²,总投资 727.3 亿元,其中业务用房建设投资 488.3 亿元,设备购置投资 239 亿元。其次,生育政策调整后,据估算 60% 以上的生育服务在城镇,拟在产科床位短缺的城市重点支持 200 所综合医院产科建设,新建 2.17 万张床,约需投资 102 亿元。此外,根据《全国医疗卫生服务体系规划纲要(2015—2020 年)》,推进社会力量办医,为民营医院预留 30% 床位指标,需新增床位 1.81 万张。以上共可以解决产科床位 8.9 万张,总投资需 829.3 亿元。

五、政策建议

根据人口预测,全面二孩政策实施后,出生人口峰值将达到 2 188.5 万,比 2014 年增加 501.5 万。建议保障生育政策加强妇幼健康服务资源配置,应以保障母婴安全为核心,以"争取增量、盘活存量、优化服务"为原则,着力加强几方面工作:

(一) 妇幼健康服务体系基础设施建设

增加产科床位供给,配备必要设备。建议新增产科床位由乡镇卫生院、妇幼保健机构、公立医院和民营医院共同承担。

1. 提升基层乡镇卫生院服务水平和能力　根据深化医改"保基本、强基层、建机制"的精神,资源配置重点向基层倾斜,乡镇卫生院新增产科床位 2.87 万张,占新增产科资源的 32%,主要通过提高床位使用率、调整院内床位结构等措施解决。

2. 加强妇幼保健机构建设　新增产科床位 2.05 万张,依据统一建设标准和规范,对妇幼保健机构进行达标建设,共需建设 1 676 所妇幼保健机构,总建设规模约为 1 639 万 m²,总投资 727.3 亿元。其中,业务用房建设投资 488.3 亿元,设备购置投资 239 亿元。

3. 加强公立综合医院建设　增加产科床位 2.17 万张,并配置必要的设备,需要投资 102 亿元。

4. 推进社会力量办医　按照《全国医疗卫生服务体系规划纲要(2015—2020年)》要求,在城市新增资源配置中为民营医院预留 30%,新增产科床位 1.81 万张。按照民营医院目前床位周转率为 50% 的现状,可通过提高床位使用率、调整院内床位结构等措施,也可通过新建产科服务设施形式,增加产科床位提供。

(二) 产科、儿科医护人员能力建设

1. 新增助产士培训　按照 2 万元/人/年标准培训 8.7 万助产士,共需投入培训经费 17.4 亿元。依据《世界助产报告》所需助产士人数的计算方法(每 1 000 分娩数需要 6 名助产士),推算中国所需助产士。根据人口预测,出生人口峰值将达到 2 188.5 万,需要助产士 2 188.5 万/1 000×6=13.1 万人。根据 2008 年助产人力资源调查报告,中国现有助产士 4.4 万人。因此,需新增助产

士 13.1−4.4=8.7 万人。

2. 新增产科医生培训　按照 2 万元/人培训标准,培训 5.3 万名产科医生,共需 10.6 亿元。每 10 张产科病床需要配置产科医生 6 人,新增 8.9 万张产科病床需新增产科医生 5.3 万人。

3. 开展儿科医师培训　每年地市级和县区级分别选派 4 人到省级和地市级培训基地进修培训半年。按照临床骨干医师培训标准 2 万元 /(人·年)测算,需经费 2 万元 /(人·年)× 0.5 年 × 4 人 /(年·地市或县区)× (364 地市 + 3 109 县区)× 3 年 ≈ 4.2 亿元。

合计需 32.2 亿元。

(三) 孕产妇和新生儿危急重症救治能力建设

1. 标准化孕产妇危急重症救治中心建设　中央财政按照县级 100 万元、地市级 300 万元、省级 500 万元标准予以补助,共计经费 100 万元/县区 × 3 109 县区 +300 万元/地市 × 364 地市 +500 万元/省区 × 32 省区 ≈ 43.6 亿元。

2. 标准化新生儿危急重症救治中心建设　中央财政按照县级 100 万元、地市级 300 万元、省级 500 万元标准予以补助,共计经费 100 万元/县区 × 3 109 县区 +300 万元/地市 × 364 地市 +500 万元/省区 × 32 省区 ≈ 43.6 亿元。

3. 孕产妇、新生儿危急重症救治能力培训　每年地市级和县区级分别选派 3 人到省级和地市级培训基地进行培训。按照临床骨干医师培训标准 2 万元/(人·年)测算,需经费 2 万元/(人·年)× 3 人/(年·地市或县区)× (364 地市 + 3 109 县区)× 3 年 ≈ 6.2 亿元。

以上各项合计需 93.4 亿元。

注:行政区划为 2015 年 1 月统计局数据。

(四) 加强产前筛查与诊断能力建设

1. 提高产前筛查能力　每县(市、区)产前筛查基本设备配备按 100 万元补助,共需要 100 万元/县区 × 3 109 县区 ≈ 31.1 亿元。

2. 提高产前诊断能力　每地(市、州)产前诊断基本设备配备按 200 万元补助,共需要 200 万元/地市 × 364 地市 ≈ 7.3 亿元。

3. 提高产前诊断疑难病例会诊能力　每省(自治区、直辖市)补助 2 家机构,每家机构按 500 万元补助,共需要 500 万元/机构 × 2 机构/省区 × 32 省区 = 3.2 亿元。

4. 培养产前筛查和诊断专业人员　每家产前筛查机构需产前筛查专业人员 10 名,每家产前诊断机构需产前诊断专业人员 16 名,共需培养 10 × 3 109+16 × (364+2 × 32) ≈ 约 3.8 万人。按照临床骨干医师培训标准 2 万元/(人·年)测算,需经费 2 万元/(人·年)× 3.8 万人 = 7.6 亿元。

以上合计需 49.2 亿元。

(五) 支出测算

根据以上四项,共需投入 1 004 亿元(其中,基础设施建设 590.3 亿元,基本设备配备 367.8 亿元,技术人员培训 46 亿元)。中央财政根据分类指导的原则进行补助,对困难地区予以支持,地方财政予以相应资金足额配套。中央财政承担比例约为 55%,约 552 亿元。2016—2020 年期间,每年投入 110 亿元。

六、保障措施

(一) 开展分级诊疗,引导基层分流

以医保政策为引导,合理制定各级医院产科儿科出入院标准和就医报销比例,加快形成正常分娩在基层,疑难和高危在大医院的合理分工的诊疗模式,推动双向转诊制度的建立。同时,采取相关措施,不断提高基层产科儿科服务能力,加强舆论宣传,引导群众转变传统就医观念和习惯。

(二) 完善产科儿科运行补偿政策

针对产科儿科工作量大、责任重、收入低的特点,进一步完善妇幼健康服务价格形成机制,尽快调整医疗服务价格,合理体现技术劳务价值。积极推进医院分配制度改革,改善产科儿科医务人员待遇。加大财政保障力度,建立维护公益性、调动积极性、保障可持续的产科儿科医疗服务体系运行长效机制。

(三) 采取多种激励措施培养人才

通过转岗培训和在职培训等多种形式,增加产科医务人员存量。利用各种卫生、教育资源和远程教育的技术优势,开展经常性、针对性和实用性的培训,并将产科儿科医生参训与人员考核、聘用、晋升等相结合,促进产科儿科医疗服务专业人才业务素质、工作能力和管理水平的提升。

(四) 加强行业监管,加强社会资本办医

进一步细化并落实鼓励社会办医的各项政策,积极引入社会资本举办高水平、规模化的大型非营利妇产儿童医院或向医院集团化发展,加快形成多元化办医格局,满足多层次、多样化妇幼健康服务需求,从整体上提升妇幼健康服务能力和水平。以规范服务行为、提高服务质量和提升服务水平为核心加强行业监管。

报告二 妇幼保健机构人员配备和岗位管理研究报告（2018年）

2015年，国家卫生计生委印发了《关于妇幼健康服务机构标准化建设与规范化管理的指导意见》（国卫妇幼发〔2015〕54号），明确提出，"各级妇幼健康服务机构是具有公共卫生性质、不以营利为目的的公益性事业单位，包括各级妇幼保健机构和妇幼保健计划生育服务机构。妇幼健康服务机构按照全生命周期和三级预防的理念，以一级和二级预防为重点，为妇女儿童提供从出生到老年、内容涵盖生理和心理的主动、连续的服务与管理。"妇幼保健机构的基本功能是为妇女儿童提供妇幼健康服务，并承担辖区妇幼卫生和计划生育技术服务业务管理和技术支持工作。

各级妇幼健康服务机构应当按照职能提供服务并实行上下联动、分级管理。县区级侧重辖区管理、人群服务和基层指导；地市级根据区域卫生规划承担妇幼保健技术分中心任务；省级除承担妇幼保健技术中心任务外，协助开展区域业务规划、科研培训、信息分析利用、技术推广及对下级机构的指导、监督和评价等工作。在此文件指导下，各级妇幼保健机构通过对三大人群的健康服务，以四大中心为基础，为妇女儿童提供全生命周期的主动连续的预防和保健相结合的服务与管理。

一、妇幼保健机构科室设置

54号文要求，省、市、县三级原则上均应当设置1所政府举办、标准化的妇幼健康服务机构，各级妇幼健康服务机构应当根据辖区常住人口数、妇女儿童健康需求、功能定位、职责任务和区域卫生规划、医疗机构设置规划进行合理设置，建设规模适度。

（一）业务部门及科室设置原则

1. 充分体现以妇女儿童健康为中心，保健与临床相结合，在整体发展的基础上，加强保健专科建设，突出保健优势。

2. 与各级机构职能、任务、规模相适应，科室设置齐全，结合功能任务、群众需求和机构业务发展需要增设相应业务科室。

3. 部门设置应当符合各级妇幼健康服务机构开展科学研究、技术推广、人员培训的职能任务。

（二）四大部门及科室设置

按照不同服务人群，妇幼保健机构业务部门主要设置孕产保健部、儿童保健部、妇女保健部和生殖健康技术服务部，科室设置见表3-2-1。

省市级妇幼保健机构要求设置以下科室,并根据其服务能力增设相关科室。县级妇幼保健机构可按照自身服务能力,仅设置二级学科,如孕产保健部设置孕产保健科和产科,儿童保健部设置儿童保健科和儿科,妇女保健部可以设置妇女保健科和妇科等。

表 3-2-1　妇幼健康服务机构科室设置

孕产保健部	儿童保健部	妇女保健科	生殖健康部
孕产群体保健科	儿童群体保健科	妇女群体保健科	生殖健康服务指导科
婚前保健科	新生儿保健科	青春期保健科	生殖健康咨询指导科
孕前保健科	新生儿疾病筛查科	围绝经期保健科	生殖健康手术科
孕期保健科	儿童生长发育科	乳腺保健科	男性生殖健康科
医学遗传与产前筛查科	儿童营养科	生殖健康科	避孕药具管理科
产科	儿童心理保健科	妇科	
产后保健科	儿童眼保健科	中医妇科	
	儿童眼保健科		
	儿童口腔保健科		
	儿童耳鼻喉保健科		
	儿童康复科		
	儿科		
	新生儿科		
	中医儿科		

妇幼健康服务机构应当加强对四个业务部门开展的信息管理和健康教育等工作的统筹协调,并设立与四个业务部门相配套的急诊、手术、医学影像、药剂、检验和病理等相关部门。

省级妇幼健康服务机构应当设立妇幼保健科学研究中心、妇幼卫生生殖健康适宜技术研究中心,承担科学研究和适宜技术培训推广等工作。

二、妇幼保健机构岗位设置及编制人员

足量和适宜的卫生技术人员配备是妇幼保健机构提供妇幼健康服务的重要保障。随着全面二孩政策的实施,儿童就医需求迅猛增长,但产科和儿科医务人员短缺,无法满足患儿对安全、优质医疗服务的迫切需求。据《中国卫生健康统计提要》,2017 年中国 0~14 岁儿童数约 2.5 亿(占总人口的 17.8%),活产数 1 760 万人,而全国儿科医师仅有 33.0 万人,妇产科医师 46.5 万人,分别占医生总数的 5.4% 和 7.6%,现有儿科和产科医师处于超负荷运转状态,难以

满足实际需要。全国共有助产士 4.4 万人,按照 WHO 提出的每千新生儿配备 6 名助产士计算共需要助产士 10.6 万人,现有助产士严重不足。

(一)妇幼保健机构人员配备现状

1. 妇幼保健机构规模扩大　根据妇幼保健机构监测结果,截至 2017 年底,全国妇幼保健机构 3 057 所,比 2010 年增加 120 所,新增的主要是县区级妇幼保健机构。妇幼保健机构床位总数为 23.6 万张,比 2010 年增长 43%(见表 3-2-2)。省级妇幼保健机构平均每院床位数由 2010 年的 267 张增加到 2017 年的 533 张,市级由 125 张增加到 236 张,县级由 34 张增加到 53 张。三级机构的床位规模都在扩大。

表 3-2-2　妇幼保健机构及床位数

	医院数/个					床位数/万张				
	2010 年	2013 年	2015 年	2016 年	2017 年	2010 年	2013 年	2015 年	2016 年	2017 年
合计	2 937	3 055	3 062	3 058	3 057	13.5	18.8	20.8	22.9	23.6
省级	30	29	30	30	30	0.8	1.2	1.3	1.5	1.6
市级	319	324	327	323	326	4.0	5.9	6.5	7.2	7.7
县级	2 588	2 702	2 709	2 705	2 701	8.7	11.8	12.9	14.2	14.4

注:本表包括第二名称为妇幼保健院的机构数。以下各表同。

从各部门床位构成看,2017 年妇女保健部占 15.9%,孕产保健部占 38.9%,儿童保健部占 32.5%,其他科室占 12.7%,孕产保健部和儿童保健部占比有所提高(表 3-2-3)。与 2010 年比较,妇女保健部床位增长 32%,孕产保健部增长 31%,儿童保健部增长 50%。

表 3-2-3　分部门床位数及构成

	床位数/万张					构成/%		
	2010 年	2013 年	2015 年	2016 年	2017 年	2010 年	2015 年	2017 年
合计	13.5	18.8	20.8	22.9	23.6	100.0	100.0	100.0
妇女保健部	2.2	3.0	3.3	3.8	3.3	16.5	16.2	15.9
孕产保健部	5.9	7.6	8.1	8.6	8.5	43.5	40.2	38.9
儿童保健部	3.9	5.9	6.8	7.5	7.8	29.1	31.2	32.5
其他科室	1.5	2.3	2.6	3.0	4.1	10.9	12.5	12.7

注:2016 年前由妇女保健部提供生殖健康服务。

2. 卫生技术人员占总人数比例超过 80%　截至 2017 年底,各级妇幼保健机构在岗职工总数为 50.0 万人,其中卫生技术人员 41.1 万人。省级、地市级、县区级妇幼保健机构卫生技术人员占职工总数的比重分别为 83.5%、83.9% 和 81.3%（表 3-2-4），已经达到 54 号文提出的"卫生技术人员比例应当不低于总人数的 80%"的要求，超过了 1986 年卫生部和劳动人事部印发的《各级妇幼保健机构编制标准（试行）》提出的"妇幼保健院卫生技术人员占总人数的 75%~80%，妇幼保健所卫生技术人员占总人数的 80%~85%"的标准。

表 3-2-4　2017 年各级妇幼保健机构中各类职工人数及占比

	省级			地市级			县区级			合计占比/%
	总数/人	中位数/人	占比/%	总数	中位数/人	占比/%	总数	中位数/人	占比/%	
总计	31 728	880	100.0	151 652	301	100.0	316 227	68	100.0	100.0
卫生技术人员	26 497	759	83.5	127 270	255	83.9	257 066	54	81.3	82.2
其他技术人员	1 639	34	5.2	8 310	12	5.5	16 531	3	5.2	5.3
行政管理人员	1 297	31	4.1	5 700	10	3.8	15 061	3	4.8	4.4
工勤人员	2 295	41	7.2	10 372	17	6.8	27 569	5	8.7	8.15

2017 年妇幼保健机构卫生技术人员构成中，执业（助理）医师占比 35.7%，注册护士占 45.2%、药师（士）占 4.1%、技师（士）占 7.2%，医药护技占卫生技术人员比例超过 90%（表 3-2-5），与公立综合医院卫生技术人员构成基本一致。

表 3-2-5　各级妇幼保健机构卫生技术人员数及其构成

	省级			地市级			县区级			合计占比/%
	总数/人	中位数/人	占比/%	总数	中位数/人	占比/%	总数	中位数/人	占比/%	
合计	26 497	759	100.0	127 270	255	100.0	257 066	54	100.0	100.0
执业（助理）医师	8 765	240	33.1	42 429	76	33.3	95 545	23	37.2	35.7
注册护士	13 816	415	52.1	63 487	127	49.9	107 878	17	42.0	45.2
药师（士）	984	27	3.7	4 950	10	3.9	11 037	2	4.3	4.1
技师（士）	2 001	27	7.6	8 107	19	6.4	19 636	5	7.6	7.2
其他卫技人员	931	13	3.5	8 297	14	6.5	22 970	4	8.9	7.8

在完成"院部两级改革"的285所妇幼保健机构中,省地级和县区级四大部卫生技术人员构成差异明显,省市级以儿童保健部为主(占29.2%),县区级以孕产保健部为主(占25.1%),四大部之外的其他科室人员占比的机构差异不大(表3-2-6)。

表3-2-6　2017年妇幼保健机构四大部卫生技术人员情况

	省市级(n=57)			县区级(n=228)			合计占比/%
	总人数/人	中位数/人	占比/%	总人数/人	中位数/人	占比/%	
合计	40 324	602	100.0	47 992	168	100.0	100.0
孕产保健部	8 307	129	20.7	12 040	43	25.1	23.0
儿童保健部	11 780	147	29.2	10 384	32	21.6	25.1
妇女保健部	4 774	62	11.8	6 009	19	12.5	12.2
计划生育部	958	7	2.4	2 293	8	4.8	3.7
其他	14 505	204	36.0	17 302	48	36.1	36.0

(二)妇幼保健机构人员编制现状

1. 各级妇幼保健机构缺编现象严重　根据妇幼保健机构的监测结果,2017年全国妇幼保健机构在岗职工总数为50.0万人,编制总数为32.2万人。省级机构、市级机构和县级机构的在岗职工中位数分别为879人、300人、68人,在编人员中位数分别为335人、152人、51人。各级机构在岗职工总数均超过现有编制数(表3-2-7),缺编现象严重。

表3-2-7　各级妇幼保健机构人员及编制数

	人员数/个		编制数/个		中位数差值/个
	总数	中位数	总数	中位数	
合计	499 607	—	311 615	—	—
省级	31 728	879	16 561	335	544
地市级	151 652	300	92 069	152	148
县区级	316 227	68	202 985	51	17

2. 各级妇幼保健机构编制人数尚未达标　在有住院服务的机构中,省级、市级、县级机构在岗职工数分别为732人、230人、70人,现有人员编制分别为532人、149人、47人。在无住院服务的机构中,省级、市级、县级机构在岗职工数分别为58人、31人、21人,均为在编人员。与1986年颁布的《各级妇幼保健机构编制标准(试行)》相比,省级、地市级、县区级妇幼保健机构现有

编制人数尚未达到编制标准(表 3-2-8)。

表 3-2-8　妇幼保健机构平均人员(中位数)编制与标准比较

类别	机构级别	在岗职工数/个	现有人员编制数/个	与 1986 年标准比较	
				标准编制数/个	缺编人数/个
有住院服务机构	省级	732	532	685	153
	市级	230	149	233	84
	县级	70	47	109	54
无住院服务机构	省级	58	58	121	63
	市级	31	31	61	30
	县级	21	21	41	20

3. 妇幼健康服务项目开展受限　从服务提供方面看,在完成"院部两级改革"的省级、地市级、县区级妇幼保健机构中,应开展的门诊总服务项目数分别为 215 项、215 项、123 项,而目前实际开展服务项目的比例分别为 68.7%、60.7%、56.9%。在住院服务提供方面,省级机构开展住院服务比例产科为74.1%、儿科 22.2%、妇科 70.4%,市级机构开展住院服务比例产科为 73.7%、儿科 55.8%、妇科 60%,县级机构开展住院服务比例产科为 62.2%、儿科 42.5%、妇科 45.6%。群体保健服务提供方面,省级和市级机构孕产群体保健、儿童群体保健、妇女群体保健、信息管理和健康教育应开展项目数分别为 17 项、15项、13 项、12 项、15 项,县级机构分别为 14 项、10 项、11 项、8 项、11 项。实际情况是,所有机构开展群体保健服务项目的比例最高为市级机构儿童群体保健服务比例为 93.3%,均未达到 100%。表明受人员不足和服务能力不高的制约,妇幼保健机构应开展的服务项目仍未得到充分开展。

由此可见,在当前妇幼保健机构功能定位和科室设置明确的情况下,妇幼保健机构依然面临人员总数和编制不足,结构不合理等挑战,难以满足人民群众的妇幼健康服务需求。

(三) 人员配置缺口

1986 年颁布的《各级妇幼保健机构编制标准(试行)》规定各级妇幼保健机构编制标准为:省(自治区、直辖市)级 121~160 人,市(地)级 61~90 人,县(区)级 41~70 人。各级妇幼保健院内,临床部人员按设立床位数,以 1∶1.7 增加编制。

参照 1986 年的标准和新出台的妇幼保健机构床位配置和建设标准,结合妇幼保健机构按照功能定位完成相应妇幼健康服务职能,按照当前省、地市和县区级妇幼保健机构数量及开设床位的妇幼保健机构数,测算应配备的人员数。

从总数来看,各级妇幼保健机构现有编制总数为 31.1 人,与实际在岗职工和标准编制数相比,均有较大差距。按照 1986 年编制标准,妇幼保健机构总体缺编 22.3 万人(表 3-2-9)。

表 3-2-9   各级妇幼保健机构人员编制及与标准的比较

机构级别		现有人员编制总数/个	与现状比较		与 1986 年标准比较	
			实际在职职工总数/个	编制缺乏总数/个	标准编制总数/个	编制缺乏总数/个
3 057 所机构合计	合计	311 615	499 607	187 088	535 405	223 050
	省级	16 561	31 728	15 167	30 813	14 252
	地市级	92 069	151 652	58 679	149 980	56 898
	县区级	202 985	316 227	113 242	354 612	151 900
2017 所有住院服务机构	合计	272 057	457 033	184 072	491 233	218 163
	省级	15 998	31 259	15 261	29 966	13 968
	地市级	88 585	148 078	58 589	146 015	56 417
	县区级	167 474	277 696	110 222	315 252	147 778
1 040 所无住院服务机构	合计	39 558	42 574	3 016	44 172	4 887
	省级	563	469	−94	847	284
	地市级	3 484	3 574	90	3 965	481
	县区级	35 511	38 531	3 020	39 360	4 122

三、妇幼保健机构岗位和编制配置的政策建议

(一)人员岗位和编制预测

对妇幼保健机构的组织编制和岗位管理,从功能定位、科室设置、床位分配、人员配备、岗位结构等五个方面展开。主要参考综合医院测算过程,结合当前妇幼保健机构的功能定位和科室设置岗位要求,在人员现状的基础上,依照《各级妇幼保健机构编制标准(试行)》规定,遵循"服务需求、供需匹配,基于现状、导向目标,一定效率、区域公平,遵循规律、对标典型"的总体原则。

1. 妇幼门诊和住院工作量预测   按照目前四大保健部工作量年均增幅,预测 2020 年四大保健部门(急)诊人次和住院人次。参照综合医院工作量计算方法,即 8 个门诊人次换算为 1 个住院人次的方法,对妇幼保健机构的服务人次进行预测。

根据妇幼保健机构监测结果,2017 年,全国妇幼保健机构总诊疗人次 3.5 亿人次,比 2010 年增长 1.7 亿人次,增长 49.5%;总出院人次 1 116.9 万人次,

比 2010 年增长 471.8 万人次,增长 42.2%。

到 2020 年,妇幼保健机构门诊量预计达 46 340 万人次,其中:妇女保健部 6 195 万人次、孕产妇保健部 5 410 万人次、儿童保健部 13 099 万人次;妇幼保健机构住院量预计达 1 413 万人,其中:妇女保健部 175 万人、孕产妇保健部 501 万人,儿童保健部 467 万人(表 3-2-10)。

2. 人员总数和卫生技术人员预测 按照测算的门诊和住院量、人均工作负担预测卫技人员总数,当人均工作负担保持在 132 时,预测妇幼保健机构在职人数和卫生技术人员数。

到 2020 年,妇幼保健机构在职人员数预计达 56.8 万人,其中卫生技术人员 54.4 万人,行政人员 0.55 万人,工勤人员 1.8 万人。卫生技术人员中,孕产保健部 12.5 万人,儿童保健部应有 22.4 万人,妇女保健部应有 6.6 万人,生殖保健 2.0 万人,其他卫生技术人员为 19.6 万人(表 3-2-11)。

依据各专业人员构成现状,预测各专业卫生技术人员。到 2020 年,妇幼保健机构卫生技术人员中,执业(助理)医师 19.4 万人,注册护士 24.5 万人,药师 2.2 万人,技师(士)3.9 万人,其他卫生技术人员 4.3 万人(表 3-2-12)。

(二)人员岗位和编制的政策建议

妇幼保健机构人员配置与其他医疗卫生机构人员配置既有相似之处,又有其特殊性。因此,在人员配置和岗位管理方面,应充分体现提供妇女儿童健康服务的专业特点,也应遵循医疗卫生机构服务的普遍规律。其人员配备应遵循功能需要、保障安全、因事设岗、规模适度、结构优化、高效精简、动态发展等原则。

1. 配置充足妇幼保健卫生技术人员 妇幼保健机构作为防治结合的医疗卫生机构,从孕产保健、儿童保健和妇女保健等各环节,为广大妇女儿童提供全生命周期服务,因此需要在辖区管理服务、门诊保健和住院服务方面保障其生育全程的连续服务,鉴于妇幼保健机构特点,应充分考虑保健服务和临床服务的要求,其人员配备按照保健人员按人口配备,临床人员按人床比配备的原则。

2. 科室设置兼顾刚性需求和基准要求 全面推进"院部两级"改革,规范孕产保健部、儿童保健部、妇女保健部和生殖健康技术服务部建设,推行科室和岗位管理轮岗机制,实行部内及部间人员交流。妇科、产科、儿科、新生儿科是妇幼保健机构基本科室,应充分保障核心科室人员配备以满足区域妇幼健康需求,同时根据不同妇幼保健机构业务特点,发展重点学科,但在不同科室人员配置比例上不宜提出做统一要求。临床卫生技术人员继续按人床比标准配置,但对加护病房、手术室、待产床、婴儿病房、NICU(指新生儿重症监护病房)等病房等可以提出基准要求。

表 3-2-10　妇幼保健机构服务人次和卫生技术人员总量预测

年份	诊疗量/万人次					住院量/万人					标准工作量/万次	卫技人员/万人总数	人均工作负担
	妇女保健部	孕产保健部	儿童保健部	其他科室	合计	妇女保健部	孕产保健部	儿童保健部	其他科室	合计			
2010	5 532.4	2 105.6	6 354.5	3 446.8	17 439.3	92.2	310.0	197.7	45.6	645.5	2 825.4	22.7	125
2013	7 738.4	3 132.1	8 759.8	5 149.8	24 780.0	133.3	395.6	303.3	79.5	911.6	4 009.1	29.9	134
2015	8 288.3	3 693.6	9 650.8	5 918.1	27 550.8	143.7	395.4	322.9	87.7	949.7	4 393.6	34.2	128
2016	9 225.0	4 762.8	10 541.1	6 524.8	31 053.7	157.4	469.1	357.5	102.6	1 086.5	4 968.2	37.8	131
2017	5 988.1	4 076.0	10 543.8	13 956.4	34 564.4	144.2	433.6	361.7	177.4	1 116.9	5 437.4	41.1	132
2020	6 194.7	5 409.8	13 099.2	25 413.8	46 340.1	174.7	500.6	468.6	317.7	1 412.7	7 205.2	54.4	132

表 3-2-11　妇幼保健机构四大保健部卫生技术人员和总人数预测

单位:万人

年份	卫技人员	其中					行政人员	工勤人员	合计
		孕产保健部	儿童保健部	妇女保健部	生殖保健部	其他			
占比/%	100.0	23.0	25.1	12.2	3.7	36.0	4.4	8.0	100.0
2010	22.7	5.2	9.3	2.8	0.8	8.2	0.2	0.8	23.7
2013	29.9	6.9	12.3	3.7	1.1	10.8	0.3	1.0	31.2
2015	34.2	7.9	14.1	4.2	1.3	12.3	0.3	1.1	35.7
2016	37.8	8.7	15.6	4.6	1.4	13.6	0.4	1.3	39.4
2017	41.1	9.5	16.9	5.0	1.5	14.8	0.4	1.4	42.9
2020	54.4	12.5	22.4	6.6	2.0	19.6	0.6	1.8	56.8

表 3-2-12　妇幼保健机构各类卫生技术人员预测

单位:万人

年份	卫技人员数	执业(助理)医师	注册护士	药师(士)	技师(士)	其他卫技人员
占比/%	100.0	35.7	45.1	4.1	7.2	7.8
2010	22.7	8.1	10.2	0.9	1.6	1.8
2013	29.9	10.7	13.5	1.2	2.2	2.3
2015	34.2	12.2	15.4	1.4	2.5	2.7
2016	37.8	13.5	17.0	1.6	2.7	3.0
2017	41.1	14.7	18.5	1.7	3.0	3.2
2018	45.1	16.1	20.3	1.9	3.3	3.5
2019	49.6	17.7	22.3	2.0	3.6	3.9
2020	54.4	19.4	24.5	2.2	3.9	4.3

3. 人员构成设置参考综合医院配置　妇幼保健机构服务内容和服务规范与综合医院、妇儿专科医院基本一致,因此执业医师、注册护士、药剂检验影像等卫生技术人员要求方面应与综合医院或专科医院保持一致。

4. 根据业务发展配备医辅人员　为提高医务人员工作效率,可以参考综合医院做法,为临床医生和护士,是科室主任配备助理人员,如教学、科研、行政秘书等,从而解放临床医生和护士的部分工作时间,使其更加专注于医疗保健服务。

报告三　2018年度危重孕产妇新生儿救治体系建设督导评估报告(2018年)

一、项目背景和研究设计

母婴安全是妇女儿童健康的前提和基础。孕产妇和新生儿死亡率及死亡原因构成比的变化是代表一个国家或地区的经济、文化及卫生水平,尤其是妇幼保健管理与服务水平的重要指标,加强重症孕产妇和新生儿管理是降低孕产妇和新生儿死亡率的主要措施。中国共产党第十八届五中全会提出全面实施一对夫妇可生育两个孩子政策,这是中国人口计划生育政策的重大调整,对中国的总体生育率、孕产妇的生育行为及孕产妇新生儿的健康水平会带来一系列影响。为保证母婴安全,降低孕产妇和新生儿死亡率,2016年国家卫生计生委要求加强危重孕产妇和危重新生儿救治中心建设,2018年实现每个省地县都有标准化的危重孕产妇和危重新生儿救治中心,并形成有效运转的救治网络。

(一) 项目背景

新医改以来,国家卫生健康委出台了《新形势下加强妇幼健康服务工作的指导意见》《妇幼保健机构标准化建设和规范化管理指导意见》《国家卫生计生委关于切实做好高龄孕产妇管理服务和临床救治的意见》等文件,指导全国和各地明确妇幼保健机构功能定位,完善妇幼保健服务体系,加强体系建设和规范化管理,并根据当前需求,提出对危重孕产妇的重点管理和临床救治。2018年,危重孕产妇救治中心及网络正逐步建立,借助妇幼卫生事业发展前所未有的机遇期,对全国危重孕产妇救治中心及救治网络建设情况进行评估,有利于提高危重孕产妇的服务能力和综合救治能力。

随着全面二孩政策实施,人们累积的生育需求集中释放,高龄、剖宫产再孕等高危孕产妇明显增加,孕产妇及围生儿死亡风险也随之加大,这给国家、医务人员、医院以及社会增加了无形的压力。

此外,新生儿死亡率是国际社会评价一个国家经济状况、社会文明程度与国民健康水平的重要指标之一,随着国内新生儿与儿科监护病房(NICU和PICU)的建立,近年来新生儿和儿科危重儿转运体系逐渐形成并得到发展。新生儿疾病起病急、发展快、病情重、病死率高,给新生儿死亡控制带来挑战。因此,整合区域优质资源、建立区域性危重新生儿救治体系及转会诊网络,是降低新生儿死亡的重要环节。

(二) 项目目标

结合中国的实际情况,在全面实施二孩政策的时代背景下,为进一步提高中国危重孕产妇和新生儿的服务能力和综合救治能力,提高中国人口水平,有必要建立区域性的危重孕产妇和新生儿重症救治中心,并通过对全国和典型地区的指导和试点,评价各地救治中心的建设进展和成效,为国家制定有关母婴安全和妇女儿童发展的相关政策提供决策依据。

2017年,国家卫生计生委选择浙江省金华市永康市、江西省赣州市于都县和四川省凉山州喜德县作为试点地区,进行了基线调查和培训指导。为评估各试点地区孕产妇和新生儿救治资源的配置和网络建设情况,评价培训效果和服务能力提升情况,并为项目结束时的实施效果评价打下基础,设计开展对试点地区孕产妇和新生儿救治医疗机构和管理部门的督导和现场调查。在国家卫生健康委妇幼司和联合国儿童基金会的指导和支持下,本次调研主要拟针对全国及典型地区省、市、县三级危重孕产妇和新生儿救治中心和救治体系建设和运转情况进行评估,深入分析其管理、运行、能力及效果,制订全国性的孕产妇和新生儿救治体系建设和管理标准,推进危重孕产妇和新生儿救治体系的标准化建设,并促进医疗资源的最佳配置。

（三）项目设计及主要内容

1. 督导对象

（1）督导地区:调查地区为2017年基线调查选定试点地区,包括浙江省金华市及永康市,江西省赣州市及于都县,四川省凉山州及喜德县。

（2）督导机构:卫生行政部门:包括省、市、县三级卫生行政部门。

相关医疗机构主要分为两类。一类是典型地区,调查省、市、县的危重孕产妇救治中心各1家,其次选择县域内所有县级助产机构,并选择1家具有助产资质的乡镇卫生院为本次调查的调查机构。

2. 试点地区督导方案和内容　项目组本次调查采用了定量和定性相结合的方法。通过集体座谈、小组访谈、现场考察、查阅台账、病历抽检、危重孕产妇和新生儿病历评审、急救演练等多种方式,评估试点地区省、地、县的三级卫生行政部门和相关医疗卫生机构孕产妇和新生儿救治资源的配置和网络建设情况,评价培训效果和服务能力。

危重孕产妇、新生儿救治体系建设评估项目督导调查方案设计是通过专家咨询、专家专题座谈及听取相关方面的意见等方法综合确定的,本督导调查方案主要包括三大部分:督导方案、访谈提纲、收集资料清单及调查表。

（1）试点地区督导调查方法:首先采取座谈、访谈及收集相关资料方式,对省、市、县级卫生行政部门督导。其次进行医疗机构调查,包括座谈、访谈,现场考察并收集相关资料、病历抽样审核、医疗机构管理能力评估、医疗机构服务能力评估(表3-3-1)。

表 3-3-1　督导对象及具体内容情况

督导对象	督导内容	负责单位
省、市、县卫生行政部门	对省市县各级危重孕产妇和新生儿救治中心建设进行基本情况调查	卫生发展研究中心
医疗机构/助产机构	对省市各级医疗机构/助产单位进行调查,包括机构基本情况和人员结构调查	卫生发展研究中心、妇幼中心和八一儿童医院
孕产妇救治中心	现场对省市县各级危重孕产妇救治中心建设进行调查评估,调查危重孕产妇救治中心医疗设备装备、产科基本工作制度、助产机构关键技术、产科工作季度统计、危重孕产妇病例抽样及汇总等	妇幼中心
新生儿救治中心	现场对省市县各级危重新生儿救治中心建设进行调查评估,对新生儿病历抽样记录、临床路径、临床演练、新生儿个案追踪调查等进行调查	八一儿童医院

(2) 试点地区督导调查具体内容

采访对象与内容:

座谈/访谈对象包括卫生行政部门主管领导、妇幼处/科负责人、相关处室负责人急救中心、救治中心负责人、妇幼保健机构负责人。

座谈/访谈内容主要包括以下几个方面(表 3-3-2)。

表 3-3-2　座谈/访谈内容具体内容

序号	座谈/访谈内容
1	开展危重孕产妇和新生儿救治网络建设以来,本地区生育形势和母婴安全方面形势及采取的具体措施保障母婴安全
2	危重救治中心和网络建设进展(包括救治中心的认定、网络的架构和组织)及取得的成效
3	为保障救治中心顺利运行,请从投入、补偿、激励、资源、人才培养等方面,介绍政府和卫生计生行政部门制定的保障措
4	省市县三级是否建立了质控和评估机制
5	本区域危重孕产妇和新生儿救治中心建设和管理过程中存在的问题以及建议

收集资料情况:

2017 年以来,出台了有关地方危重孕产妇和新生儿救治网络和中心建设和管理的相关政策和配套文件,包括危重孕产妇和新生儿救治中心有关标准的相关资料、运行管理相关资料、服务能力标准相关资料、抢救设备标准相关资料、各科室分工协助和协调联动资料、网络布局资料、分级诊疗资料、转运体系和转运规范资料、信息化建设资料,政府和卫生计生行政部门对危重孕产妇、新生儿救治中心和人员的激励措施以及危重孕产妇、新生儿救治中心基本工作制度文件等,共计10项资料。

行政部门调查表及相关医疗机构调查。首先是行政部门调查表包括省级调查表,主要调查全省救治资源配置、全省危重救治中心建设及全省危重救治相关的妇幼卫生数据等;市级调查表主要调查全市救治资源配置情况、全市危重救治网络建设及全市危重救治相关的妇幼卫生数据等。县(区)级调查表主要调查县(区)内人口和经济情况、县(区)内医疗资源情况、妇幼工作总体情况、危重救治中心情况及本县(区)危重新生儿救治的技术水平等。其次是医疗机构调查涉及被调查地区的医疗机构基本情况、救治中心情况、产科工作情况及省、市、县级新生儿科的技术项目、设备、人员配备和实施情况,基本要求的落实情况等。

二、效果评估及成效比较

(一) 全国危重孕产妇和新生儿救治网络建设现状

1. 助产资源情况

(1) 助产机构数量和开放产科床位数:在助产机构建设方面,截至2017年12月,除西藏自治区外,全国助产机构总数量为25 993个,相比2015年和2016年分别减少1 380个和1 355个。其中,广东省助产机构建设数量最多,达1 902个;广西壮族自治区助产机构增幅最快,2017年1 711个,较2015年增加了246个;2017年江苏省、福建省、湖南省、河北省、山西省、河南省、重庆及新疆维吾尔自治区助产机构总数比2015年减少数超过100个,其中河北省、山西省、河南省减少数超过200个,山西省降幅最大,为424个。此外,西藏自治区2016年助产机构数为200个,比2015年增加2个。

开放产科床位数方面,截至2017年12月,除西藏自治区外,全国开放产科床位数为528 994张,比2015年增加了41 979张,平均每省开放产科床位数17 064张。其中,广东省、河南省和山东省产科床位数较多,均超过40 000张;北京市、山东和贵州省产科床位数增幅较大,分别为24.13%、31.66%和28.85%;河北省、江苏省、吉林省、内蒙古自治区、重庆市、青海省及新疆维吾尔自治区产科床位出现负增长,青海省与新疆维吾尔自治区减少最多,分别为25.14%和25.17%。此外,西藏自治区2016年产科床位数为1 693张。具体见表3-3-3。

(2) 产科医生数和助产士数:产科医生数量方面,截至2017年12月,除西藏自治区外,全国产科医生数量为179 289人,比2015年增加了29 679人,增幅为19.84%。其中天津市、上海市、广东省、海南省、山西省、吉林省、江西省、四川省、新疆生产建设兵团、辽宁省和福建省增幅均超过10%,辽宁省和福建

表3-3-3　全国各省助产资源情况

地区	省份/地区	助产机构数量/个			开放产科床位数/张			产科医生数/人			助产士数/人		
		2015年	2016年	2017年	2015年	2016年	2017年	2015年	2016年	2017年	2015年	2016年	2017年
	全国合计	27 373	27 348	25 993	487 015	529 497	528 994	149 610	172 534	179 289	96 595	116 844	129 569
东部	东部合计	8 090	7 852	7 559	198 719	211 269	210 158	62 947	64 752	68 089	38 312	53 385	60 886
	北京	129	129	131	4 907	6 007	6 091	2 070	2 261	2 261	1 430	1 621	1 621
	天津	92	93	91	3 059	3 130	3 112	1 053	1 071	1 229	442	454	785
	河北	1 477	1 375	1 267	36 445	37 539	32 473	11 375	11 173	10 608	3 442	4 074	8 599
	辽宁	471	458	440	12 864	13 636	13 338	4 099	4 187	5 755	2 932	3 192	3 850
	上海	87	88	86	4 348	4 279	4 612	1 419	1 439	1 660	1 313	1 368	1 375
	江苏	1 271	1 179	1 106	25 027	25 836	24 990	9 636	9 852	10 276	7 936	8 522	7 811
	浙江	478	457	479	18 229	19 390	18 823	5 899	6 202	5 323	6 649	7 094	6 556
	福建	892	888	777	14 663	15 416	16 734	3 837	4 078	5 189	7 121	7 549	8 852
	山东	1 022	1 012	1 003	31 480	38 090	41 448	9 824	10 133	10 432	5 781	6 258	6 880
	广东	1 902	1 902	1 902	44 799	45 072	45 422	12 910	13 514	14 429	—	11 948	13 186
	海南	269	271	277	2 898	2 874	3 115	825	842	927	1 266	1 305	1 371
中部	中部合计	8 949	8 996	8 324	164 139	170 244	170 869	49 559	49 604	52 749	31 833	32 583	37 499
	山西	946	946	522	9 651	10 208	11 342	3 330	3 330	3 835	2 141	2 141	3 049
	吉林	238	270	221	6 942	7 171	6 900	2 154	2 226	2 488	1 151	1 223	1 263
	黑龙江	377	367	366	9 538	9 044	9 979	3 116	2 174	3 315	1 241	296	1 850
	安徽	1 358	1 344	1 384	23 898	25 335	24 031	6 798	7 103	7 236	4 674	5 013	5 067

续表

地区	省份/地区	助产机构数量/个			开放产科床位数/张			产科医生数/人			助产士数/人		
		2015年	2016年	2017年	2015年	2016年	2017年	2015年	2016年	2017年	2015年	2016年	2017年
中部	江西	1 383	1 514	1 520	17 981	18 424	18 684	5 467	6 003	6 154	4 094	4 432	5 031
	河南	1 985	1 886	1 734	42 718	44 871	44 493	12 925	12 613	12 981	7 897	8 523	9 976
	湖北	1 300	1 358	1 358	25 000	25 508	25 660	7 700	7 737	8 017	5 706	5 706	6 178
	湖南	1 362	1 311	1 219	28 411	29 683	29 780	8 069	8 418	8 723	4 929	5 249	5 085
西部	西部合计	10 334	10 500	10 110	124 157	147 984	147 967	37 104	58 178	58 451	26 450	30 876	31 184
	内蒙古	467	415	423	8 797	8 758	8 749	2 561	2 519	2 498	1 459	1 645	1 643
	广西	1 465	1 708	1 711	—	18 423	18 603	—	17 013	17 114	—	1 013	1 070
	重庆	1 043	1 011	931	12 536	12 840	12 165	3 926	3 991	3 837	1 765	1 981	2 127
	四川	1 843	1 821	1 810	26 817	28 252	28 982	8 781	9 374	9 676	6 609	5 828	5 801
	贵州	1 344	1 348	1 314	15 201	16 367	19 587	4 707	5 137	5 132	5 424	6 322	6 109
	云南	1 545	1 566	1 518	21 725	22 659	22 755	6 697	7 211	6 686	5 176	5 622	5 307
	陕西	612	617	537	13 294	14 128	13 780	4 589	4 676	4 935	2 557	2 684	3 485
	甘肃	647	642	644	9 969	10 357	10 178	3 484	3 707	4 241	1 818	2 018	2 095
	青海	304	308	267	2 788	2 974	2 087	805	858	501	720	836	437
	宁夏	112	112	108	2 129	2 194	2 510	778	809	796	519	556	678
	新疆	802	802	699	9 826	9 971	7 353	—	2 103	2 103	—	1 954	1 954
	新疆生产建设兵团	150	150	148	1 075	1 061	1 218	388	390	466	403	417	478

省增幅较大,分别为40.40%和35.24%。河北省、浙江省、内蒙古自治区、重庆、云南省和青海省产科医生出现负增长,青海省降幅最大,达37.76%。西藏自治区2016年产科医生数为1 693人,较2015年略有增长,增加了25人。

助产士数量方面,截至2017年12月,除西藏自治区外,全国助产士数为129 569人,比2015年增加了32 974人,增幅较大,为34.14%。其中天津、河北省、山西省和黑龙江增幅超过40%,河北省增幅最大,达149.83%;江苏省、浙江省、四川省和青海省出现负增长,其中青海省减少了39.31%。

2. 危重孕产妇和新生儿救治中心建设情况

(1)危重孕产妇救治中心建设进展:2015—2017年,全国各地加快危重孕产妇和新生儿救治中心建设。截至2017年12月,除西藏自治区外,全国已建立危重孕产妇救治中心4 738个,比2015年新增2 714个,增幅达1.34%。其中省级危重孕产妇救治中心152个,平均每省4.90个;市级危重孕产妇救治中心684个,平均每市2.05个;县级危重孕产妇救治中心2 465个;市级救治中心建设方面,除天津和重庆市外,均已设立危重孕产妇救治中心;此外,县级危重孕产妇救治中心建设方面,除北京和上海市外,各省份均已设立(表3-3-4)。

(2)危重新生儿救治中心建设进展:截至2017年12月,除西藏自治区外,全国已建立危重新生儿救治中心2 806个,比2015年新增1 629个。其中,省级救治中心133个,平均每省4.29个,市级救治中心617个,平均每市1.85个,县级救治中心2 170个。省级救治中心建设层面,除新疆生产建设兵团外,均已建立救治中心;市级救治中心建设层面,除天津和重庆市外,均已建立;县级救治中心建设层面,北京、江苏、新疆维吾尔自治区及新疆生产建设兵团尚未建立危重新生儿救治中心。

总体来看,2015—2017年全国危重新生儿救治中心数量呈增长趋势,省级救治中心数量呈现先增加再下降趋势,市级及县级救治中心数量逐年增长(表3-3-5)。

3. 妇幼保健机构建设情况   2015—2017年,全国启动新建、改扩建妇幼保健机构数为1 836个,其中2017年启动688个建设项目,较2016年略有增加。2015—2017年,山东省、河南省、四川省、贵州省、云南省及陕西省对妇幼保健机构建设需求较大,启动新建、改扩建妇幼保健机构数量均超过120个。此外,2017年山东省、河南省、湖南省、贵州省和云南省启动妇幼保健机构较多,分别为54个、55个、58个、74个和60个。

截至2017年12月,全国已启动新建、改扩建妇幼保健机构计划投资总额为1 363.62亿,其中2017年总投资规模达859.73亿元,是2016年总投资规模的2.52倍,每保健院平均投资规模为7 827.87元。从地区层面看,中部地区对妇幼保健机构建设需求较大,2017年已启动新建、改扩建妇幼保健机构计划投资总额较2016年增加了5.21倍,增加资金数为471.52亿元,东部地区与西

表3-3-4　危重孕产妇救治中心建设进展

地区	省份	2015年				2016年				2017年			
		已建立危重孕产妇救治中心数量/个	其中:省级救治中心数量/个	其中:市级救治中心数量/个	其中:县级救治中心数量/个	已建立危重孕产妇救治中心数量/个	其中:省级救治中心数量/个	其中:市级救治中心数量/个	其中:县级救治中心数量/个	已建立危重孕产妇救治中心数量/个	其中:省级救治中心数量/个	其中:市级救治中心数量/个	其中:县级救治中心数量/个
东部	东部合计	664	45	152	476	1 024	73	256	704	1 086	80	275	731
	北京	35	13	22	0	35	13	22	0	35	13	22	0
	天津	18	6	0	12	18	6	0	12	18	6	0	12
	河北	198	5	22	171	231	7	39	185	231	7	39	185
	辽宁	73	4	26	52	79	4	28	56	73	4	26	43
	上海	5	5	0	0	5	5	0	0	21	5	16	0
	江苏	47	—	14	33	88	12	24	52	116	16	24	76
	浙江	112	1	19	92	120	1	21	98	113	7	18	88
	福建	93	6	29	58	93	6	29	58	93	6	29	58
	山东	78	0	20	58	169	4	35	130	182	1	42	139
	广东	—	—	—	—	162	10	55	97	180	10	56	114
	海南	5	5	0	0	24	5	3	16	24	5	3	16
中部	中部合计	508	28	104	365	912	21	150	550	2 435	33	186	779
	山西	—	7	—	—	141	7	21	113	148	6	21	121
	吉林	64	3	15	46	64	3	15	46	67	3	15	49
	黑龙江	0	0	0	0	0	0	0	0	82	5	13	64
	安徽	26	0	0	8	100	0	0	27	114	7	26	80

续表

地区	省份	2015 年				2016 年				2017 年			
		已建立危重孕产妇救治中心数量/个	其中:省级救治中心数量/个	其中:市级救治中心数量/个	其中:县级救治中心数量/个	已建立危重孕产妇救治中心数量/个	其中:省级救治中心数量/个	其中:市级救治中心数量/个	其中:县级救治中心数量/个	已建立危重孕产妇救治中心数量/个	其中:省级救治中心数量/个	其中:市级救治中心数量/个	其中:县级救治中心数量/个
中部	江西	104	6	25	73	156	6	25	127	1 565	5	30	121
	河南	39	2	2	35	161	2	26	133	175	3	32	140
	湖北	148	5	38	105	148	5	38	105	148	5	38	105
	湖南	127	5	24	98	142	5	25	112	136	5	32	99
西部	西部合计	852	23	130	713	1 081	37	192	866	1 217	39	223	955
	内蒙古	73	4	26	52	79	4	28	56	127	2	18	107
	广西	128	3	14	111	128	3	14	111	124	3	31	90
	重庆	44	5	0	39	50	5	0	45	55	6	0	49
	四川	173	0	32	141	243	1	41	200	261	3	42	216
	贵州	96	3	8	88	111	4	22	88	123	4	27	92
	云南	177	4	29	144	181	4	36	141	183	6	36	141
	陕西	0	0	0	0	36	6	10	20	91	6	21	64
	甘肃	48	1	5	42	51	1	6	44	58	1	7	50
	青海	0	0	0	0	58	3	11	44	48	3	11	34
	宁夏	—	—	—	—	29	2	6	21	24	2	5	17
	新疆	113	3	14	96	115	4	16	96	112	3	14	95
	新疆生产建设兵团	0	0	2	0	0	0	2	0	11	0	11	0
全国合计		2 024	96	386	1 554	3 017	131	598	2 120	4 738	152	684	2 465

表3-3-5　危重新生儿救治中心建设进展

地区	省份	2015年				2016年				2017年			
		已建立危重新生儿救治中心数量/个	其中:省级救治中心数量/个	其中:市级救治中心数量/个	其中:县级救治中心数量/个	已建立危重新生儿救治中心数量/个	其中:省级救治中心数量/个	其中:市级救治中心数量/个	其中:县级救治中心数量/个	已建立危重新生儿救治中心数量/个	其中:省级救治中心数量/个	其中:市级救治中心数量/个	其中:县级救治中心数量/个
东部	东部合计	520	21	91	413	900	58	213	634	974	62	243	669
	北京	0	0	0	0	39	7	32	0	39	7	32	0
	天津	9	4	0	5	9	4	0	5	9	4	0	5
	河北	193	6	21	166	210	6	34	170	210	6	34	170
	辽宁	51	3	18	35	56	3	20	38	50	4	22	24
	上海	6	6	0	0	6	6	0	0	22	6	16	0
	江苏	38	—	12	26	77	11	23	43	106	14	24	68
	浙江	96	1	16	79	105	1	18	86	105	4	16	85
	福建	70	1	11	58	71	1	12	58	71	1	12	58
	山东	57	0	13	44	155	4	27	124	177	1	38	138
	广东	—	—	—	—	148	10	44	94	162	10	46	106
	海南	0	0	0	0	24	5	3	16	23	5	3	15
中部	中部合计	334	32	78	232	745	111	155	518	975	33	174	705
	山西	—	—	—	—	149	1	37	111	137	1	16	120
	吉林	14	2	4	8	14	2	4	8	61	4	12	45
	黑龙江	0	0	0	0	0	0	0	0	81	4	13	64
	安徽	18	20	0	6	73	91	0	21	169	7	20	79

续表

地区	省份	2015年				2016年				2017年			
		已建立危重新生儿救治中心数量/个	其中:省级救治中心数量/个	其中:市级救治中心数量/个	其中:县级救治中心数量/个	已建立危重新生儿救治中心数量/个	其中:省级救治中心数量/个	其中:市级救治中心数量/个	其中:县级救治中心数量/个	已建立危重新生儿救治中心数量/个	其中:省级救治中心数量/个	其中:市级救治中心数量/个	其中:县级救治中心数量/个
中部	江西	52	3	14	35	87	4	23	60	87	4	23	60
	河南	22	1	1	20	170	2	31	137	171	2	29	140
	湖北	145	5	39	101	145	5	39	101	145	5	39	101
	湖南	83	1	20	62	107	6	21	80	124	6	22	96
西部	西部合计	500	12	108	328	817	25	156	500	1 034	38	200	796
	内蒙古	51	3	18	35	56	3	20	38	128	3	18	107
	广西	128	3	14	111	128	3	14	111	124	3	31	90
	重庆	0	0	0	0	48	6	0	42	48	6	0	42
	四川	119	0	31	29	206	0	42	20	235	2	42	191
	贵州	24	2	4	18	105	4	21	81	118	4	26	88
	云南	115	0	20	95	117	0	20	97	142	4	20	118
	陕西	0	0	0	0	0	0	0	0	82	6	18	58
	甘肃	46	1	5	40	53	1	6	46	61	1	8	52
	青海	0	0	0	0	58	3	11	44	47	3	11	33
	宁夏	—	—	—	—	29	2	6	21	24	2	5	17
	新疆	16	2	14	—	16	2	14	—	17	3	14	0
	新疆生产建设兵团	0	0	2	0	0	0	2	0	7	0	7	0
全国合计		1 354	65	277	973	2 462	194	524	1 652	2 983	133	617	2 170

部地区 2017 年总投资规模分别增加了 23.14 亿、23.53 亿元。从省份层面看，2017 年湖北省总投资规模最大，为 400 亿元，平均每院投资规模为 7.25 亿元，其次为北京市，平均每院投资规模为 3.92 亿元，此外，江苏省、浙江省、海南省及湖南省的平均每院投资规模均超过 1 亿元（表 3-3-6）。

（二）试点地区危重孕产妇和新生儿救治网络和救治能力现状

2018 年 10 月，在国家卫生计生委妇幼司和联合国儿童基金会的指导和支持下，课题组对全国东中心部三个省进行了现场调查，调查对象包括省、市、县各级卫生行政部门和三级的危重孕产妇和新生儿救治中心。其中东部地区调查了东部浙江省，中部和西部分别为江西省和四川省。每省选择一个地市和一个县进行了调查（表 3-3-7）。

1. 地区县级人口和社会经济情况　本次调研的三个省分别位于中国的东部、中部和西部地区，其中浙江省经济状况较好，永康市地处浙江省中部，属浙东低山丘陵盆地，总面积 1 047 平方公里，现辖 11 个镇、3 个街道和 1 个省级经济开发区、1 个省级现代农业装备高新区，常住人口为 75.75 万人人，出生率 15.85‰，较 2016 年略有增加，国内生产总值为 528.6 亿元，人均 GDP 在三个县中最高，为 69 782 元；江西省于都县常住人口 88 万人，出生率 14.64‰，2018 年生产总值达 183.24 亿元，人均 GDP 为 20 822 元。四川省喜德县地处大凉山腹地，县域狭长，境内多山，属低纬度高海拔地区，交通不便，喜德县常住人口为 19.3 万人，出生率 19.66‰，比 2016 年增加了 2.27‰，县（区）国内生产总值为 24.4 亿元，人均 GDP 为 12 642 元，在三县中最低（表 3-3-8）。

2. 孕产妇及新生儿健康水平　从省级层面来看，2017 年浙江省新生儿死亡率为 1.46‰，低于四川省新生儿死亡率 1.78‰，孕产妇死亡率 4.54/10 万，较 2016 年同期增长 1.19 个十万分点；江西省 2016 年三个死亡率均低于全国平均水平（8.08/10 万，6/1 000，8.7/1 000），2018 年上半年孕产妇死亡率略有上升。四川省 2017 年孕产妇死亡率下降至 18.63/10 万，低于西部平均水平。

从市县两级来看，金华市管辖地永康、义乌等经济比较发达的县级市，其2017 年新生儿死亡率与浙江省全省平均新生儿死亡率相比较低，金华市与永康市 2017 年新生儿死亡率比 2016 年降低，降幅分别为 7.69%、36.36%，2016 年金华市孕产妇死亡率 1.61/10 万（历史最低），2017 年孕产妇死亡率增加显著，但略低于 2016 年 12.65/10 万。赣州市新生儿死亡率下降幅度较大，为 68.06%，但于都县 2017 年新生儿死亡率比 2016 年上升了 1.01‰，2017 年上半年，赣州市全市孕产妇死亡率 7.95/10 万，同比下降 2.18/10 万，于都县孕产妇死亡率较2016 年下降近 50%。2017 年凉山州新生儿死亡率比 2016 年明显下降了 4.04‰，但仍高于省级水平（1.78‰）。喜德县新生儿死亡率比 2016 年高出 28.64%，总的来看，喜德县与永康市新生儿死亡率高于其省级水平（表 3-3-9）。

表 3-3-6　妇幼保健机构建设情况分析表

地区	省份	启动新建、改扩建妇幼保健机构数量/个				已启动新建、改扩建妇幼保健机构计划投资规模/万元				
		2015年	2016年	2017年	三年合计	2015年	2016年	2017年	三年合计	平均投资规模
东部	**东部合计**	120	168	199	487	805 960.19	1 597 825.48	1 829 251.89	4 233 037.56	8 692.07
	北京	1	1	1	3	22 000	21 783	73 721	117 504	39 168.00
	天津	0	0	0	0	0	0	0	0	0
	河北	14	14	29	57	15 423	41 020.84	99 786.51	156 230.35	2 740.88
	辽宁	14	23	15	52	20 254	21 144	31 289.68	72 687.68	1 397.84
	上海	0	1	0	1	0	300	0	300	300.00
	江苏	6	32	38	76	151 034	560 069	610 252	1 321 355	17 386.25
	浙江	19	28	33	80	257 411.01	338 553.59	356 064	952 028.6	11 900.36
	福建	12	7	11	30	15 531	41 334	14 900	71 765	2 392.17
	山东	30	43	54	127	246 362.38	495 748.26	446 352	1 188 462.64	9 357.97
	广东	15	10	10	35	3 000	2 000	34 800	39 800	1 137.14
	海南	9	9	8	26	74 944.8	75 872.79	162 086.7	312 904.29	12 034.78
中部	**中部合计**	142	185	238	565	398 531.67	886 191.8	5 601 397.6	6 886 121.07	12 187.82
	山西	4	4	22	30	2 820	8 750	55 482.8	67 052.8	2 235.09
	吉林	10	14	11	35	16 986.8	14 193	17 841.5	49 021.3	1 400.61
	黑龙江	17	10	5	32	18 896	11 768	8 567	39 231	1 225.97
	安徽	17	31	31	79	37 629	120 956.2	171 429.7	330 014.9	4 177.40

续表

地区	省份	启动新建、改扩建妇幼保健机构数量/个				已启动新建、改扩建妇幼保健机构计划投资规模/万元				平均投资规模
		2015年	2016年	2017年	三年合计	2015年	2016年	2017年	三年合计	
中部	江西	14	41	45	100	31 268.5	227 749.73	227 624.9	486 643.13	4 866.43
	河南	26	39	55	120	94 724.37	152 052.37	402 666	649 442.74	5 412.02
	湖北	38	8	11	57	110 000	20 800	4 000 000	4 130 800	72 470.18
	湖南	16	38	58	112	86 207	329 922.5	717 785.7	1 133 915.2	10 124.24
西部	西部合计	229	304	251	784	418 875.86	931 420.58	1 166 696.45	2 516 992.89	3 745.53
	内蒙古	14	23	0	37	20 254	21 144	0	41 398	1 118.86
	广西	21	17	12	50	24 984	37 876	54 655	117 515	2 350.30
	重庆	2	9	14	25	1 300	9 892	69 719	80 911	3 236.44
	四川	37	71	20	128	167 069.36	285 372.92	61 763	514 205.28	4 017.23
	贵州	23	39	74	136	37 275.5	179 317.69	595 276.45	811 869.64	5 969.63
	云南	24	44	60	128	102 366	334 998	285 565	722 929	5 647.88
	陕西	50	62	8	120	—	—	10 795	10 795	1 349.38
	甘肃	23	23	27	73	32 949	38 339.97	47 953	119 241.97	1 633.45
	青海	4	4	7	15	2 228	6 590	8 158	16 976	1 131.73
	宁夏	2	3	2	7	920	3 600	4 925	9 445	1 349.29
	新疆	28	7	24	59	28 330	11 990	25 501	65 821	1 115.61
	新疆生产建设兵团	1	2	3	6	1 200	2 300	2 386	5 886	981.00
全国合计		491	657	688	1 836	1 623 367.72	3 415 437.86	8 597 345.94	13 636 151.52	7 827.87

表 3-3-7　督导调查机构

调研地区	调研机构	
	危重孕产妇救治中心	危重新生儿救治中心
浙江省	浙江大学附属妇产科医院	浙大医学院附属儿童医院
金华市	金华市中心医院	金华市人民医院
永康市	永康市第一人民医院、永康市妇幼保健院、永康市龙川家民营医院	
江西省	江西省妇幼保健院	南昌大学第一附属医院
赣州市	赣州市妇幼保健院	
于都县	于都县妇幼保健院、于都县人民医院、于都县中医院	
四川省	四川省人民医院	
凉山州	凉山州人民医院	
喜德县	喜德县人民医院、喜德县妇幼保健院、娩山中心卫生院	

表 3-3-8　社会经济情况

年份	人口/万人		出生率/‰		GDP/亿元		人均 GDP/元	
	2016 年	2017 年	2016 年	2017 年	2016 年	2017 年	2016 年	2017 年
永康市	74.01	75.75	15.11	15.85	517.5	528.6	69 923	69 782
于都县	87.34	88.00	13.89	14.64	183.24	183.24	20 980	20 822
喜德县	21.97	19.3	17.39	19.66	19.99	24.4	9 099	12 642

表 3-3-9　妇幼健康水平

	新生儿死亡率/‰			孕产妇死亡率/10^{-5}		
	2016 年	2017 年	降幅/%	2016 年	2017 年	降幅/%
省级						
浙江省	—	1.46	—	5.73	4.54	−20.77
江西省	—	—	—	11.03	8.08	−26.75
四川省	—	1.78	—	20.28	18.63	−8.14
市级						
金华市	1.3	1.2	−7.69	1.61	8.75	443.48
赣州市	2.41	0.77	−68.05	10.13	7.95	−21.52
凉山州	7.29	3.25	−55.42	33.5	—	—
县级						
永康市	3.30	2.1	−36.36	36.92	0	−100
于都县	1.24	2.25	81.45	13.81	7.25	−47.50
喜德县	4.31	5.54	28.64	57.54	—	—

3. 调查地区医疗资源情况

（1）产科床位资源配置情况：从产科床位配置情况来看，除四川省外，2017年浙江省和江西省助产机构数量较2016年略有增加，2017年四川省和江西省的开放产科床位数比2016年分别增加730张、260张，浙江省缩减了567张。

在市级机构中，2017年金华市与赣州市的助产机构数量和开放产科床位数均较2016年减少。此外，金华市产科抢救床位数不变，赣州市减少了3张。2017年凉山州助产机构及产科抢救床位数无扩增，开放产科床位数有小幅增加，增加10张，三个地市中金华市的产科抢救床位占比增加0.49%，其他两家略有减少。

从县级来看，2017年永康市助产机构数量较2016年略有增加，其开放产科床位数比2016年增加13张，于都县2017年助产机构数和开放产科床位数均有所下降，但产科监护床位数增加较为明显，增加了24张；2017年喜德县产科监护床位数及产科监护病床占比没有变化，产科监护床位短缺严重（表3-3-10）。

表3-3-10　省级、市级、县级产科床位资源配置情况

	助产机构数量/个		开放产科床位数/个		产科抢救床位数/个		产科抢救床位占比/%	
	2016年	2017年	2016年	2017年	2016年	2017年	2016年	2017年
省级								
浙江省	457	479	19 390	18 823	—	—	—	—
江西省	1 514	1 520	18 424	18 684	—	3 200	—	17.37
四川省	1 821	1 819	28 252	28 982	1 932		6.75	
市级								
金华市	54	49	1 948	1 783	103	103	5.29	5.78
赣州市	256	228	3 796	3 772	316	313	8.32	8.30
凉山州	192	192	2 015	2 025	143	143	7.10	7.06
县级								
永康市	4	5	238	251	2	2	0.84	0.80
于都县	22	14	312	286	7	31	2.24	10.84
喜德县	2	2	55	46	2	0	3.64	0.00

（2）产科人力资源配置情况：从产科医生人力资源配置情况来看，省级层面，四川省和江西省2017年分别较2016年增加302人，151人，浙江省产科医生数呈现医生人员缩减状态，减少879人。市级层面，金华市产科医生增幅不太明显，2017年较2016年仅增加14人，赣州市产科医生数略有减少，减少了

193 人,凉山州产科医生未增加。依据《世界助产报告》中"每 10 张产床需 6 名产科医生"标准,省市级存在较大缺口。从县级层面,永康市与喜德县 2017 年产科医生较 2016 年分别增加 10 人、3 人,增加趋势较小。同时,2017 年永康市与喜德县万人口产科医生数、产科护士数和助产士数较 2016 年增加不明显。于都县 2017 年产科医生数与万人口产科医生数较 2016 年有所减少,助产士仅增加 6 人;永康市产科医护比由 2016 年 1∶2.19 减少到 2017 年 1∶1.95。2017 年喜德县产科医护比较 2016 年无明显变化。

从助产士资源配置情况来看,除江西省略有增加外,浙江省与四川省均呈下降趋势,分别减少 538 人和 27 人。金华市助产士 2017 年较 2016 年增加 12 人,赣州市助产士有所缩减,凉山州助产士仍为 452 人。依据《世界助产士报告》中"每千分娩量需要 6 名助产士"的标准,省级均超过标准数(4 020 人、3 810 人、5 580 人)。此外,凉山州和喜德县未达标(表 3-3-11)。

表 3-3-11　省级、市级、县级妇幼人力资源配置情况

单位:人

	产科医生数		万人口产科医生数		助产士数		万人口助产士数	
	2016 年	2017 年	2016 年	2017 年	2016 年	2017 年	2016 年	2017 年
省级								
浙江省	6 202	5 323	1.11	0.94	7 094	6 556	1.27	1.16
江西省	6 003	6 154	1.31	1.33	4 432	5 031	0.97	1.09
四川省	9 374	9 676	1.13	1.17	5 828	5 801	0.71	0.70
市级								
金华市	577	591	1.20	1.02	702	714	1.46	1.24
赣州市	1 169	976	1.20	1.15	1 172	997	1.21	1.17
凉山州	446	446	0.87	0.98	452	452	0.88	1.00
县级								
永康市	67	77	0.91	1.02	105	108	1.42	1.43
于都县	98	86	1.12	0.97	91	97	1.04	1.10
喜德县	12	15	0.71	0.78	5	5	0.30	0.26

(3)儿科床位资源配置情况:省级层面,2017 年江西省开放儿科床位数、新生儿科抢救床位数及新生儿科抢救床位占比和 2016 年相比,没有显著变化,四川省 2017 年开放儿科床位数比 2016 年增加了 6 914 张,增幅为 27.63%,浙江省扩增明显。

市级层面,金华市 2017 年新生儿科抢救床位数较 2016 年有所增加,其新

生儿科抢救床位占比也较 2017 年增加较多，增幅达到 65.22%。赣州市 2017 年开放儿科床位数比 2016 年减少了 1 170 张，新生儿科床位数为 769 张，其中新生儿科抢救床位数为 296，占比为 28.49%。凉山州 2017 年未增加开放儿科床位，其中新生儿科床位配置为三地最低水平（表 3-3-12）。

表 3-3-12　省级、市级新生儿科床位资源配置情况

	开放儿科床位数		新生儿科床位数	新生儿科抢救床位数
	2016 年	2017 年	2017 年	2017 年
省级				
浙江省	2 855	13 713	3 073	—
江西省	15 800	15 800	>1 100	1 100
四川省	25 023	31 937	—	—
市级				
金华市	1 007	926	375	281
赣州市	4 947	3 777	769	296
凉山州	1 490	1 490	177	—

注：新生儿科床位数（含 NICU）；产科抢救床位数指 NICU 床位数

此外，2017 年永康市除万人口新生儿科床位数较 2016 年无变化外，其他几个指标（开放儿科床位数、万人口儿科床位数、新生儿科抢救床位数及新生儿科抢救床位占比）均呈现上升趋势。于都县 2017 年除新生儿科床位数比 2016 年有所下降外，其他指标均呈上升趋势，其中新生儿科监护病床数增加较为明显，增加 34 张，较 2016 年增长了 5.6 倍，喜德县人民医院未开设新生儿科，所以没有配置新生儿科床位（表 3-3-13）。

表 3-3-13　县级新生儿科床位资源配置情况

	永康市		于都县		喜德县	
	2016 年	2017 年	2016 年	2017 年	2016 年	2017 年
开放儿科床位数/张	95	187	436	478	50	36
万人口儿科床位数/张	1.28	2.47	4.99	5.43	2.98	1.87
新生儿科床位数/张	80	82	94	77	1	0
万人口新生儿科床位数/张	1.08	1.08	1.08	0.875	0.06	0
新生儿科监护病床数/张	12	29	6	40	0	0
新生儿科监护病床占比/%	15	35.37	6.38	51.95	0	0

(4) 新生儿科人力资源配置情况：根据调研情况,国家虽然在政策上给予儿科绩效倾斜,但各地区普遍存在儿科卫生人力资源短缺问题。从省级层面,浙江省新生儿医生数 2017 年较 2016 年明显减少,降幅 74.65%;市级层面,金华市 2017 年几乎无明显变化,仅增加 1 人,赣州市新生儿医生数增加 67 人,凉山州 2017 年未增加新生儿专科医生;万人口新生儿医生数金华市减少 0.05 万人。

从县级层面看,永康市 2017 年儿科医生数、万人口儿科医生数、儿科护士数均增加,儿科医护比从 2016 年 1∶0.97 增加至 2017 年的 1∶1.41,但未达到国家标准(1∶2)。2017 年于都县新生儿医生数及万人口儿科医生数增加不明显,喜德县儿科医生数 2017 年较 2016 年没变化,因未开设新生儿科,因此未配置新生儿专业医生和护士,万人口儿科医生数、儿科护士数及儿科医护比(1∶1.88)略有减少,低于国家标准(表 3-3-14,表 3-3-15)。

表 3-3-14　省级、市级、县级新生儿科人力资源配置情况

	新生儿专科医生数/人		万人口新生儿医生数/人	
	2016	2017	2016	2017
省级				
浙江省	4 513	1 144	0.74	0.20
江西省	4 800	—	1.05	—
四川省	3 714	—	0.45	—
市级				
金华市	144	145	0.30	0.25
赣州市	112	179	0.12	0.21
凉山州	189	189	0.37	0.42
县级				
永康市	17	17	0.23	0.22
于都县	—	23	—	0.26
喜德县	0	0	0	0

表 3-3-15　县级儿科人力资源配置情况

	永康市		于都县		喜德县	
	2016	2017	2016	2017	2016	2017
儿科医生数/人	37	68	94	99	8	8
万人口儿科医生数/人	0.50	0.90	1.08	1.125	0.48	0.41
儿科护士数/人	36	96	88	—	19	15
儿科医护比	1∶0.97	1∶1.41	1∶0.94	—	1∶2.38	1∶1.88
新生儿科专业护士数/人	—	47	0	—	0	0

（三）调查地区危重孕产妇救治网络和中心建设情况

危重孕产妇救治中心承担辖区危重孕产妇的救治、会诊和转诊工作，并对下级救治中心开展技术指导和双向协作。目前，各地纷纷在加强危重孕产妇救治工作，具体体现在制度建设、网络构建及机制建设等方面。

1. 危重孕产妇救治中心制度建设情况

浙江省：为进一步加强高危妊娠管理，降低孕产妇和围产儿死亡率，浙江省制定了《关于印发浙江省高危妊娠管理办法（修订）的通知》《关于进一步加强母婴安全保障工作的通知》。此外，为健全危重孕产妇和新生儿救治网络，浙江省印发《关于成立省级危重孕产妇和新生儿救治中心的通知》。金华市出台孕产妇安全管理"四项制度"。在 2016 年 11 月出台"六大机制"的基础上，2018 年上半年，对"六大机制"进行了细化和完善，修订了孕产妇安全管理四项管理制度。

江西省：江西省为充分评估母婴安全面临的形势，落实有关母婴安全工作的一系列文件和规范。包括《切实做好高龄孕产妇管理服务和临床救治的意见》《关于加强母婴安全保障工作的通知》，尤其是"母婴安全五项制度"即妊娠风险筛查与评估、高危孕产妇专案管理、危急重症救治、孕产妇死亡个案报告和约谈通报。

四川省：四川省参照国家危重救治中心建设标准，制定了《四川省危重孕产妇救治中心建设指南》《四川省危重新生儿救治中心建设与管理指南》，组织各级危重救治中心对此进行了评估，具体见表 3-3-16。

表 3-3-16 危重孕产妇救治中心制度文件汇总

地区	文件名
浙江省	1. 2013 年 7 月 16 日印发《浙江省高危妊娠管理办法（修订）》的通知 2. 2017 年 8 月 23 日印发《浙江省卫生计生委办公室关于成立省级危重孕产妇和新生儿救治中心的通知》 3. 2018 年 1 月 23 日，印发《浙江省卫生计生委办公室关于进一步加强母婴安全保障工作》的通知
金华市	1. 出台孕产妇安全管理"四项制度" 2. 2018 上半年，对"六大机制"进行了细化和完善，修订了孕产妇安全管理四项管理制度，分别是《孕产妇信息采集报告制度》《妊娠风险多学科联合评估制度》《妊娠风险孕产妇"一对一"管理办法》和《孕产妇产后风险防控指导意见》 3. 金华市卫生计生委办公室关于印发孕产妇安全管理有关制度费通知（金卫办〔2018〕43 号）
永康市	1. 2017 年 3 月 16 日，印发《2017 年永康市妇幼健康服务工作要点》 2. 2017 年 12 月 15 日印发《关于下拨 2017 年度妇幼重大公共卫生项目经费的通知》 3. 2018 年 4 月 23 日印发《关于进一步加强母婴安全保障工作的通知》 4. 2018 年 4 月 20 印发《关于调整永康市危重孕产妇抢救领导小组等组织的通知》 5. 关于印发永康市危重孕产妇抢救应急预案（2015 版）的通知（永卫计字〔2015〕3 号）

地区	文件名
江西省	1. 关于印发《江西省危重孕产妇与新生儿救治体系建设评估试点项目实施方案》的通知(赣卫办妇幼字〔2018〕13号)
	2. 转发《危重孕产妇和新生儿救治中心建设与管理指南》的通知(赣卫办妇幼字〔2018〕5号)
	3. 关于启用全省统一孕产妇妊娠风险评估分级五色标识的通知(赣卫办妇幼字〔2018〕7号)
	4. 关于印发《江西省孕产期保健集中管理工作指导方案》的通知(赣卫妇幼字〔2018〕12号)
	5. 转发国家卫生健康委《母婴安全行动计划(2018—2020年)》的通知(赣卫妇幼字〔2018〕20号)
	6. 关于开展母婴安全年活动的通知(赣卫妇幼字〔2017〕10号)
	7. 关于印发《江西省母婴安全专家巡讲工作方案》的通知(赣卫妇幼字〔2017〕12号)
	8. 关于开展母婴安全和优生优育宣传月活动的通知(赣卫妇幼字〔2017〕14号)
	9. 关于开展全省母婴安全技能大比武活动的通知(赣卫妇幼字〔2017〕18号)
	10. 省卫生计生委、省妇联关于举办全省孕妇学校授课竞赛暨管理培训班的通知(赣卫妇幼字〔2017〕22号)
	11. 江西省卫生计生委转发国家卫生计生委关于加强母婴安全保障工作的通知(赣卫妇幼字〔2017〕27号)
	12. 转发国家卫生计生委办公厅关于印发孕产妇妊娠风险评估与管理工作规范的通知(赣卫办妇幼字〔2017〕14号)
	13. 关于转发国家卫生计生委《关于切实做好高龄孕产妇管理服务和临床救治的意见》的通知(赣卫妇幼字〔2016〕11号)
赣州市	1. 2018年3月28日印发《赣州市妇幼保健院孕产妇妊娠风险评估与管理工作规范》的通知
	2. 2018年3月28日《赣州市妇幼保健院关于进一步加强母婴安全工作的管理方案》的通知;《关于成立孕产妇和新生儿救治中心质量安全管理办公室和急救专业小组的通知》
	3. 制定了危重孕产妇转运急救流程;接受转诊和信息反馈制度;疑难危急重症病例讨论制度;危重孕产妇抢救报告制度
	4. 2015年4月3日,关于印发《赣州市妇幼保健院孕产妇危重症病例评审方案》的通知
于都县	1.《危重孕产妇救治中心基本工作制定》
	2.《医疗相关应急预案》
四川省	1. 制定了《四川省产科急救管理工作方案》
	2.《四川省产儿科分级诊疗指南》
	3.《关于实施全面二孩政策加强妇幼健康服务的通知》
	4.《四川省加强生育全程基本医疗保健服务的实施意见》
	5.《四川省妇幼健康全周期技术服务工作规范》

续表

地区	文件名
四川省	6.《关于切实加强产科质量管理降低孕产妇死亡率的紧急通知》 7.《四川省孕产妇妊娠风险评估与管理工作方案》 8. 制定下发了《四川省母婴安全行动计划实施方案(2018—2020年)》和《四川省儿童健康行动计划(2018—2020年)》 9. 2018年9月印发了《关于设立四川省危重孕产妇和新生儿救治中心的通知》等 10.《四川省危重孕产妇救治中心建设指南》 11. 2018年9月8日关于召开危重孕产妇和新生儿救治网络建设评估项目启动暨凉山州母婴安全医疗保健技术培训会的通知
凉山州	1. 西昌市卫生与计划生育局关于进一步规范孕产妇和新生儿死亡评审工作的通知 2. 2016年5月25日,印发《凉山州卫生和计划生育委员会关于加强全州危重孕产妇和新生儿管理、救治及转诊工作的通知》(凉卫办〔2016〕156号) 3.《关于进一步加强危重孕产妇和新生儿救治工作的通知》(凉一医发〔2017〕20号)
喜德县	制定了孕产妇急救工作流程图制度、重患者抢救报告制度、紧急用血管理制度、孕产妇危重症管理制度、孕产妇转运急制度等

2. 危重孕产妇救治中心网络构建情况

(1) 救治中心建设进度:调查地区危重孕产妇救治中心建设具体情况如表3-3-17所示。截至2018年9月,浙江、江西、四川省分别设立7个、5个、8个省级危重孕产妇救治中心,较2016年基线调查时均有所增加。从调查地区的地市和县级看,均达到每个地市和县设立至少1所危重孕产妇救治中心的要求,地市级层面赣州市设立救治中心最多,县级层面于都县最多。

表3-3-17　调查地区各级危重孕产妇救治中心机构

		省级			市级			县级		
		浙江省	江西省	四川省	金华市	赣州市	凉山州	永康市	于都县	喜德县
危重孕产妇救治中心数量/个	2016	1	6	2	2	0	0	1	0	0
	2018.9	7	5	8	2	3	2	1	2	1

(2) 救治中心认定方式

浙江省:浙江省省级和市级危重孕产妇救治中心依托产科实力和综合救治能力较强的三级综合医院、三级妇幼保健院或三级妇产医院设立。省级层面设立若干个省级危重孕产妇救治中心,并明确划片管理区域,同时鼓励三级医疗机构牵头组建产儿科专科联盟,以专科协作作为枢纽,重点提升危重孕产妇和新生儿救治能力。永康市第一人民医院(危重孕产妇救治中心)是三级乙等综合医院,建有内、外科 ICU 病区,产科实力和综合救治能力较强,总业务接近永康市全部公立医疗机构的一半。2015 年 6 月下文确定为危重孕产妇抢救中心。

江西省:江西省救治中心的认定,在省级中心层面,江西省根据以往救治能力、人员基本条件先行确定了 5 家省级危重孕产妇救治中心。在市级中心层面,由市卫生计生委根据上述条件,在机构自评基础上,自行确定市级危重孕产妇。在县级层面,江西省制定了县级产科救治中心评估办法,组织省级产科专家深入现场实地评估,对县级危重孕产妇救治中心进行逐个评估,授予 115 家县级危重孕产妇救治中心,所有名单一并报备江西省卫生计生委。

四川省:四川省 2018 年 9 月印发了《关于设立四川省危重孕产妇和新生儿救治中心的通知》,指定 8 家省级危重孕产妇和新生儿救治中心,分片负责全省 21 个市(州)危重孕产妇和新生儿的会诊、接诊和救治工作。通过医疗保健机构自愿申报和省卫生计生委综合评估确定的原则,四川省设立危重孕产妇及新生儿救治中心,凉山州已建立危重孕产妇救治中心 19 家,地(市)级危重孕产妇救治中心均为凉山州第一人民医院和第二人民医院(表 3-3-18)。

表 3-3-18　救治中心认定机制表

地区	认定依据
省级	
浙江省	依托产科实力和综合救治能力较强的三级综合医院、三级妇幼保健院或三级妇产医院设立,并明确划片管理区域
江西省	根据以往救治能力、人员基本条件确定了 5 家省级危重孕产妇救治中心
四川省	通过医疗保健机构自愿申报和省卫生计生委综合评估
市级	
金华市	依托产科实力和综合救治能力较强的三级综合医院、三级妇幼保健院或三级妇产医院设立
赣州市	由市卫生计生委根据以往救治能力、人员基本条件,在机构自评基础上,自行确定市级危重孕产妇
凉山州	凉山州卫生计生委认定凉山州第一人民医院和第二人民医院为全州危重孕产妇救治中心
县级	
永康市	根据产科实力和综合救治能力较强的综合医院,以及总业务量等
于都县	江西省制定了县级产科救治中心评估办法,组织省级产科专家深入现场实地评估,对县级危重孕产妇救治中心进行逐个评估
喜德县	通过下发文件形式认定危重孕产妇救治中心

（3）危重孕产妇转运机制：在浙江省印发《关于成立省级危重孕产妇和新生儿救治中心的通知》中，要求各级医疗保健机构对危重孕产妇和新生儿的救治，遵守首诊负责、就近抢救、合理转诊原则。经地市危重救治中心救治或会诊同意后，确需转诊至省级危重救治中心的，转出医疗保健机构必须事先与接收单位取得联系，确保患者在转送过程中的生命安全。永康市实行首诊负责制，先经本院抢救小组会诊处理后，确需转院的，转至两个救治中心或先请救治专家组会诊，救治中心认为需转至上级救治中心的，事先与上级救治中心联系，告知病情，转诊至上级救治机构，已同金华建立市、县两级危重孕产妇和新生儿会诊、转诊、技术指导、培训等双向协作关系，完善了妇幼保健机构、综合医院、采供血机构之间的合作机制。以浙江大学医学院附属妇产科医院孕产妇与危重孕产妇救治管理体系救治为例（图3-3-1）。

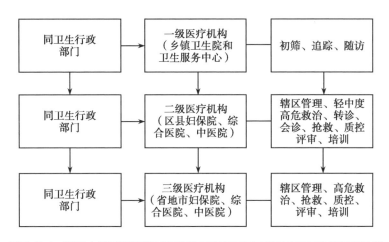

图3-3-1　浙江大学医学院附属妇产科医院孕产妇与危重孕产妇救治管理体系

为健全转运网络，2018年3月22日江西省印发《江西省危重孕产妇与新生儿救治体系建设评估试点项目实施方法》，其中一项做法是建立以省、市、县三级危重孕产妇救治中心为枢纽，以其他医疗机构为补充的危重孕产妇救治体系。省、市级卫生行政部门指定有孕产妇急救能力的市级及以上医疗保健机构，作为接受县级"产科急救中心"的转诊机构，县级卫生行政部门根据实际情况和需要，负责建立县、乡、村孕产妇急救转诊网络，每个县至少1个"产科急救中心"，并向社会公布"产科急救中心"的名单和联系方式。以江西省妇幼保健院为例（图3-3-2）。

四川省产急办会同各省级危重孕产妇救治中心，建立省级危重孕产妇救治协调机制，负责全省危重孕产妇跨区域协同急救的组织、协调、培训和评价

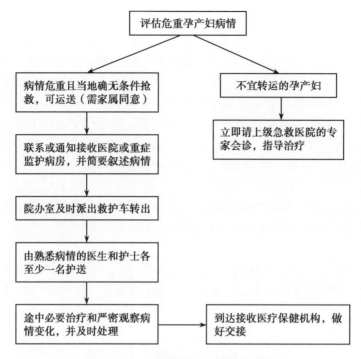

图 3-3-2　江西省妇幼保健院转运制度

等工作,各级卫生计生行政部门是辖区危重孕产妇和新生儿救治的责任主体,
负责辖区内危重孕产妇救治工作和救治保障。四川省健全辖区急救协调机制,
要求各级母婴安全管理办公室统筹协调辖区内危重孕产妇的救治工作。急救
指挥中心(120)指派网络医院出诊实施院前急救,并就近转运到具备产科救治
能力的医疗保健机构。特殊危重情况可实行跨级转诊,由各级母婴安全管理
办公室协调,直接转诊到具有综合抢救实力的医疗机构。二是院内救治方面,
要求医疗保健机构设立产科安全管理办公室,由分管院长具体负责,协调建立
危重孕产妇和新生儿救治、会诊、转诊等机制,明确专人负责院内外协调等工
作,并按同级和上级母婴安全指导中心和产儿科质控中心要求,定期报送相关
信息(图 3-3-3)。

3. 危重孕产妇救治中心现状

(1) 资源配置:从省级危重孕产妇救治中心建设面积情况看,2017 年,浙
江大学医学院附属妇产科医院产科医务用房面积占比最高,为 24.57%,四川
省人民医院最低,为 1.31%。就独立产科 ICU 面积来看,江西省妇幼保健院独
立产科 ICU 面积最高,为 750m^2;四川省人民医院面积最低,为 60m^2;浙江大
学医学院附属妇产科医院和四川省人民医院较 2016 年显著增长。

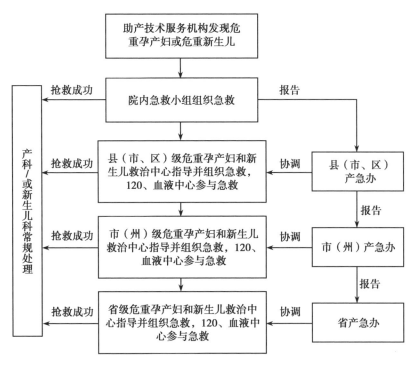

图 3-3-3　四川省危重孕产妇和新生儿救治流程图

　　从市级层面来看,金华市中心医院产科业务用房面积占比最低,为
1.84%,赣州市妇幼保健院的产科业务用房面积和占比较 2016 年,都有明显增
加,且面积是调查机构中最大的,为 3 858m²。赣州市妇幼保健院床均面积增
加幅度较大,为 52.41%。此外,三家市级机构基本上都未开设独立产科 ICU
病房。

　　从县级层面上看,永康市第一人民医院的产科业务用房面积最大,为
3 032m²;喜德县人民医院最小,为 851m²;于都县妇幼保健院的产科业务用房
面积排名第二为 3 017.4m²;于都县妇幼保健院的产科业务用房面积占比最大,
为 30.12%,且较 2016 年相比增幅显著,永康市第一人民医院、于都县人民医
院和喜德县人民医院较 2016 年都有所减少。除了赣州市妇幼保健院和于都
县妇幼保健院 2017 年的床均面积较 2016 年相比有明显增加之外,喜德县人
民医院无明显变化,其余几家调查机构的床均面积都有不同程度的减少。此
外,县级机构基本上都未开设独立产科 ICU 病房。具体见表 3-3-19。

　　从危重孕产妇救治中心床位情况来看,2017 年省级救治中心中与 2016 年
相比,产科床位数基本没有变化,四家省级机构均达到了 2017 年原国家卫生
计生委制定印发的《危重孕产妇和新生儿救治中心建设与管理指南》(国卫办

表 3-3-19　危重孕产妇救治中心面积情况分析表

	产科业务用房面积/m²			产科业务用房面积占比/%			独立产科 ICU 面积(MICU)/m²			床均面积/m²		
	2016	2017	增幅/%	2016	2017	增幅/%	2016	2017	增幅/%	2016	2017	增幅/%
省级												
浙江大学医学院附属妇产科医院	—	17 332	—	—	24.57	—	40	270	575.00	—	37.61	—
江西省妇幼保健院	13 500	13 500	0.00	16.88	16.88	0.00	0	750	—	44.55	—	—
南昌大学第一附属医院	—	4 893	—	—	2.17	—	—	180	—	—	53.97	—
四川省人民医院	—	3 800	—	—	1.31	—	40	60	50.00	—	44.37	—
市级												
金华市中心医院	3 272	3 272.9	0.03	1.84	1.84	0.00	0	0	—	47.42	40.41	-14.78
赣州市妇幼保健院	2 816	3 858	37.00	9.79	10.82	10.52	0	0	—	23.66	36.06	52.41
凉山第一人民医院	2 013	2 013	0.00	2.52	2.52	0.00	0	—	—	28.76	14.38	-50.00
县级												
永康市第一人民医院	3 032	3 032	0.00	3.31	3.23	-2.42	0	0	—	54.14	47.38	-12.49
于都县人民医院	950	937.2	-1.35	2.3	2.16	-6.09	0	0	—	25	20.37	-18.52
于都县中医院	1 737	1 737	0.00	11.32	11.32	0.00	0	0	—	72.38	54.28	-25.01
于都县妇幼保健院	1 810	3 017.4	66.71	20.07	30.12	50.07	0	60	—	31.75	51.29	61.54
喜德县人民医院	850	851	0.12	4.89	4.32	-11.66	0	—	—	38.64	38.68	0.10

注:于都县中医院是非危重孕产妇救治中心。

妇幼发〔2017〕40 号）中,下文中简称《指南》,产科床位数≥40 张的标准,除浙江大学医学院附属妇产科医院和四川省人民医院之外,其余两家省级机构均达到该指南中产科监护病床数≥8 张的标准。

从市级救治中心中来看,2017 年金华市中心医院救治中心的产科床位数与 2016 年相比略有增加,赣州市妇幼保健院 2017 年的产科床位数与 2016 年相比略有减少;三家市级机构均达到了《危重孕产妇救治中心建设与管理指南》产科床位数≥40 张的标准,除赣州市妇幼保健院之外,其余三家市级机构均未达到该指南中产科监护病床数≥6 张的标准。

从县级救治中心中来看,永康市第一人民医院、于都县人民医院和于都县妇幼保健院 2017 年的产科床位数比 2016 年略有上升,喜德县人民医院 2017 年的产科床位数比 2016 年略有减少。目前,五所县级机构中,于都县中医院和喜德县人民医院的产科床位数还未达到该指南中≥30 张的标准,五家机构均已达到产科监护病床数≥2 张的标准（表 3-3-20）。

表 3-3-20　危重孕产妇救治中心床位情况分析表

		产科床位数/张			产科抢救病床数/张		
		2016 年	2017 年	增幅/%	2016 年	2017 年	增幅/%
省级	标准		≥40			≥8	
	浙江大学医学院附属妇产科医院	452	450	−0.44	2	2	0.00
	江西省妇幼保健院	303	—	—	8	8	0.00
	南昌大学第一附属医院	—	84	—	—	8	—
	四川省人民医院	82	81	−1.22	4	2	−50.00
市级	标准		≥40			≥6	
	金华市中心医院	69	75	8.70	0	3	—
	赣州市妇幼保健院	119	100	−15.97	0	7	—
	凉山第一人民医院	70	70	0.00	0	—	
县级	标准		≥30			≥2	
	永康市第一人民医院	56	62	10.71	0	2	—
	于都县人民医院	38	41	7.89	3	3	0.00
	于都县中医院	24	24	0.00	8	8	0.00
	于都县妇幼保健院	57	60	5.26	0	2	—
	喜德县人民医院	22	20	−9.09	0	2	—

注:于都县中医院是非危重孕产妇救治中心。

由表 3-3-21 和表 3-3-22 可见,从危重孕产妇救治中心人员数量上看,在省级危重孕产妇救治中心中,除四川省人民医院之外,各调查机构产科医生数量 2017 年均较 2016 年有所上升,其中浙江大学医学院附属妇产科医院 2017 年较 2016 年医生数上升幅度最大,达到 45% 以上,产科医生数量占比上升。仅浙江大学医学院附属妇产科医院 2017 年较 2016 年有所上升,且上升幅度较大,达到 45%,江西省妇幼保健院与四川人民医院均下降;产科护士数方面,2017 年较 2016 年相比,江西省妇幼保健院产科护士数占比有所下降,取得《母婴保健技术合格证》的人数和助产士数量显著增加,四川省人民医院的产科护士数量、占比以及助产士数均有所下降,取得《母婴保健技术合格证》的人数有所上升。

表 3-3-21   危重孕产妇救治中心产科医生数量分析表

		产科医生数量/人			产科医生数占比/%		
		2016 年	2017 年	增幅/%	2016 年	2017 年	增幅/%
省级	浙江大学医学院附属妇产科医院	59	86	45.76	13.05	15.36	17.70
	江西省妇幼保健院	69	70	1.45	15.97	14.71	−7.89
	南昌大学第一附属医院	—	25	—	—	2.50	—
	四川省人民医院	18	16	−11.11	1.35	1.21	−10.37
市级	金华市中心医院	16	18	12.50	2.03	2.28	12.32
	赣州市妇幼保健院	24	26	8.33	11.27	10.36	−8.07
	凉山第一人民医院	12	12	0.00	2.64	2.64	0.00
县级	永康市第一人民医院	18	20	11.11	4.24	4.50	6.13
	于都县人民医院	19	11	−42.11	6.76	3.36	−50.30
	于都县中医院	11	12	9.09	12.50	11.76	−5.92
	于都县妇幼保健院	12	12	0.00	17.14	13.33	−22.23
	喜德县人民医院	7	6	−14.29	9.46	6.82	−27.91

在市级危重孕产妇救治中心中,2017 年较 2016 年相比,金华市中心医院和赣州市妇幼保健院产科医生数量有所上升;产科医生占比上,金华市中心医院 2017 年有所上升,幅度达到 12% 左右,赣州市妇幼保健院稍下降,下降幅度为 8% 左右;产科护士数占比和取得《母婴保健技术合格证》的人数上,仅赣州市妇幼保健院略微下降,其余机构无明显变化,赣州市妇幼保健院的助产士数量有所增加。

在县级层面,2017 年均较 2016 年相比,永康市第一人民医院和于都县中

表3-3-22 危重孕产妇救治中心产科护士数量分析表

	产科护士数量/人			产科护士数占比/%			取得《母婴保健技术合格证》的人数数量/人			助产士数量/人		
	2016年	2017年	增幅/%	2016年	2017年	增幅/%	2016年	2017年	增幅/%	2016年	2017年	增幅/%
省级 浙江大学医学院附属妇产科医院	—	273	—	—	34.56	—	—	760	—	—	60	—
江西省妇幼保健院	244	244	0.00	33.56	31.65	-5.69	101	237	134.65	34	62	82.35
南昌大学第一附属医院	—	66	—	—	2.77	—	—	55	—	—	39	—
四川省人民医院	72	66	-8.33	2.71	2.65	-2.21	109	117	7.34	43	15	-65.12
市级 金华市中心医院	41	41	0.00	3.17	3.17	0.00	41	41	0.00	41	41	0.00
赣州市妇幼保健院	77	74	-3.90	19.40	19.27	-0.67	262	158	-39.69	21	23	9.52
凉山第一人民医院	40	40	0.00	5.19	5.19	0.00	64	64	0.00	15	15	0.00
县级 永康市第一人民医院	43	41	-4.65	5.95	5.33	-10.42	69	41	-40.58	38	34	-10.53
于都县人民医院	35	25	-28.57	7.11	4.54	-36.15	53	36	-32.08	25	24	-4.00
于都县中医院	18	16	-11.11	14.52	11.27	-22.38	19	19	0.00	13	12	-7.69
于都县妇幼保健院	20	25	25.00	18.35	20.33	10.79	43	46	6.98	14	14	0.00
喜德县人民医院	15	18	20.00	10.87	12.41	14.17	5	23	360.00	6	1	-83.33

注：于都县中医院是非危重孕产妇救治中心。

医院的产科医生数量有所增加,于都县人民医院和喜德县人民医院有所减少,其中于都县人民医院产科医生数量下降幅度较大,达40%以上,于都县妇幼保健院产科医生数量无变化。除永康市第一人民医院和于都县妇幼保健院,其余三家医院的产科医生数占比均下降,其中于都县人民医院产科医生数量下降幅度较大,达50%以上。在四所机构中,除了喜德县人民医院和于都县妇幼保健院产科护士数有所增加之外,其余三家医院均有所减少,仅喜德县人民医院和于都县妇幼保健院产科护士数占比2017年较2016年上升;取得《母婴保健技术合格证》的人数上,喜德县人民医院2017年较2016年上增加18人,上升幅度明显,永康市第一人民医院和于都县人民医院较2016年下降;在助产士数上,除于都县妇幼保健院,另外四所机构均较2016年下降,其中喜德县人民医院下降幅度较大,达80%以上。

　　从2017年危重孕产妇救治中心产科医生职称来看,在省级调查机构中,产科医生高级职称占比均超过20%,但仅南昌大学第一附属医院达到该指南中高级职称占比≥40%的标准,中级职称占比除四川省人民医院外,均超过40%。市级层面上,仅金华市中心医院高级职称占比达到该指南中高级职称占比≥40%的标准,金华市中心医院高级占比达48.89%,赣州市妇幼保健院和凉山州第一人民医院中级医生占比分别为17.88%和38.46%。县级层面上,喜德县人民医院高级职称医生中占比最高,达33.33,达到该指南中高级职称占比≥30%的标准,其他机构县级机构高级职称占比均未达标。此外,除喜德县人民医院外,产科医生中级职称占比均超过45%,其中于都县妇幼保健院中级职称占比最高,达66.67%,初级职称占比县级机构均超过25%(表3-3-23)。

表3-3-23　2017年危重孕产妇救治中心产科医生职称分析表

		产科高级占比/%	产科中级占比/%	产科初级占比/%	产科无职称占比/%
省级	标准	≥40			
	浙江大学医学院附属妇产科医院	24.42	42.67	22.44	10.47
	江西省妇幼保健院	27.14	47.14	25.72	0
	南昌大学第一附属医院	46.22	40	13.78	0
	四川省人民医院	31.25	18.75	31.25	18.75
市级	标准	≥40			
	金华市中心医院	48.89	16.66	28.89	5.56
	赣州市妇幼保健院	19.23	38.46	38.46	3.85
	凉山第一人民医院	30.33	21.33	16.67	31.67

续表

		产科高级占比/%	产科中级占比/%	产科初级占比/%	产科无职称占比/%
县级	标准	≥30			
	永康市第一人民医院	15.26	45.35	25.79	13.6
	于都县人民医院	9.09	55.45	35.46	0
	于都县中医院	8.33	58.33	33.34	0
	于都县妇幼保健院	8.33	66.67	25	0
	喜德县人民医院	33.33	16.67	33.33	16.67

注:于都县中医院是非危重孕产妇救治中心。高级职称人数=正高+副高职称人数。

从危重孕产妇救治中心护理人员职称结构来看,危重孕产妇救治中心护理人员职称结构来看,各级救治中心产科护士以初级职称为主,省级层面四川省人民医院高级职称、中级职称比例及无职称比例均最高,分别为10.60%、34.85%、19.70%,浙江大学医学院附属妇产科医院高级职称仅占1.47%,江西省妇幼保健院初级职称护士占比最高。在市级机构中,仅赣州市妇幼保健院无高级职称护士,金华市中心医院中级职称护士比例最高,为29.73%。此外,市级救治中心初级职称占比均超过60%。县级机构除永康市第一人民医院和喜德县人民医院外,均无高级职称护士,除永康市第一人民外,其他县级机构初级职称均超过80%(表3-3-24)。

表3-3-24　2017年危重孕产妇救治中心产科护士职称分析表

		产科高级占比/%	产科中级占比/%	产科初级占比/%	产科无职称占比/%
省级	浙江大学医学院附属妇产科医院	1.47	28.57	57.51	12.45
	江西省妇幼保健院	5.33	16.39	78.28	—
	南昌大学第一附属医院	4.55	24.24	71.21	0
	四川省人民医院	10.60	34.85	34.85	19.7
市级	金华市中心医院	4.88	21.95	73.17	0
	赣州市妇幼保健院	0	29.73	66.22	4.05
	凉山第一人民医院	2.5	27.5	70	0
县级	永康市第一人民医院	4.88	41.46	53.66	0
	于都县人民医院	0	8	92	0
	于都县中医院	0	18.75	81.25	0
	于都县妇幼保健院	0	12	80	12
	喜德县人民医院	5.56	0	94.44	0

注:于都县中医院是非危重孕产妇救治中心。高级职称人数=正高+副高职称人数。

从调查可以看出,省市县三级调查机构的产科医护人员副高级以上职称人数均达到该指南中副高级以上人数≥4,市级标准副高级以上人数≥2,县级副高级以上人数≥1的标准。

(2) 危重孕产妇救治中心服务能力情况:从危重孕产妇救治中心门诊情况来看,在省级层面,2017年与2016年相比,浙江大学医学院附属妇产科医院和江西省妇幼保健院产科门(急)诊人次有所上升,其中江西省妇幼保健院上升幅度最大,达到20%以上,江西省妇幼保健院和四川省人民医院的产科出院人次有所上升,江西省妇幼保健院高危孕产妇出院人数和占比有所上升,危重孕产妇出院人数和占比有所下降,四川省人民医院高危孕产妇出院人数和占比有所下降,危重孕产妇出院人数和占比有所上升。目前四家省级机构均未达到该指南中高危孕产妇占比≥80%的标准。

在市级层面,2017年与2016年相比,金华市中心医院和产科门(急)诊人次均有所增长,幅度达10%以上,产科出院人数略有减少,其中高危孕产妇出院人数和占比增加30%以上,赣州市妇幼保健院产科门(急)诊人次较下降10%以上,产科出院人数略有增加,其中高危孕产妇出院人数和占比减少15%左右,危重孕产妇出院人数和占比略有增加。四家市级调查机构中仅金华市中心医院达到了该指南中高危孕产妇占比≥60%的标准。

在县级层面,2017年与2016年相比,除喜德县人民医院和于都县妇幼保健院产科门(急)诊人次增加之外,永康市第一人民医院和于都县中医院都有所减少。从出院情况来看,除于都县中医院和于都县妇幼保健院的产科出院人数明显增加之外,其余几家医院呈下降趋势,永康市第一人民医院和于都县中医院高危和危重孕产妇出院人次和占比均呈下降趋势,于都县人民医院呈增长趋势。在五家县级机构中,仅于都县中医院和喜德县人民医院未达到该指南中高危孕产妇占比≥40%的标准(表3-3-25和表3-3-26)。

表3-3-25 危重孕产妇救治中心门诊人数情况分析表

		门(急)诊人次/次			其中:产科门(急)诊人次/次		
		2016年	2017年	增幅/%	2016年	2017年	增幅/%
省级	浙江大学医学院附属妇产科医院	1 558 575	1 494 974	-4.08	261 445	270 641	3.52
	江西省妇幼保健院	1 436 183	—	—	207 123	250 150	20.77
	南昌大学第一附属医院	—	132 610	—	—	54 595	—
	四川省人民医院	—	3 051 364	—	68 679	73 216	6.61
市级	金华市中心医院	1 743 428	2 058 499	18.07	142 743	159 531	11.76
	赣州市妇幼保健院	571 411	526 294	-7.90	99 597	89 079	-10.56
	凉山第一人民医院	933 402	—	—	71 463	—	—

续表

		门(急)诊人次/次			其中:产科门(急)诊人次/次		
		2016 年	2017 年	增幅/%	2016 年	2017 年	增幅/%
县级	永康市第一人民医院	1 261 149	1 314 276	4.21	28 015	25 634	-8.50
	于都县人民医院	454 469	—	—	0	14 051	—
	于都县中医院	167 887	216 105	28.72	25 123	23 930	-4.75
	于都县妇幼保健院	130 473	160 756	23.21	26 283	37 691	43.40
	喜德县人民医院	3 991	38 210	857.40	677	6 384	842.98

从危重孕产妇救治中心转诊人次情况来看,在省级层面,经过危重孕产妇试点建设以来,转诊人次明显增加,其中上转人数变化不大,平级转移较为明显,2017 年浙江大学医学院附属产科医院接收平级转诊 43 人次,乡镇上转 328 人次,接诊上转人数 627 人,抢救人数 171 人;从市级层面,赣州市妇幼保健院变化较为明显,2016 年转诊人次为 2 人次,2017 年转诊 49 人次,接收平级转诊 47 人,抢救人数由 2016 年的 30 人增长到 2017 年的 315 人;从县级层面来看,转诊人次变化也较为明显,其中于都县妇幼保健院转诊人次由 2016 年的 68 人次增长到 2017 年的 163 人次,变化较为显著,其中乡镇上转人次最为明显。省市县三级调查机构在转运途中均无出现死亡情况。具体见表 3-3-27。

从危重孕产妇救治中心培训人次来看,在省级层面上,江西省妇幼保健院全年医生/护士年培训人次数最大,为 1 138 人次,但产科人员年培训人次减少数量较大,江西省妇幼保健院由 2016 年的 1 608 人次下降到 2017 年的 816 人次,四川省人民医院由 2016 年的 600 人次下降到 2017 年的 255 人次,江西省妇幼保健院危重孕产妇救治中心培训次数由 2016 年的 1 608 人次下降到 2017 年的 622 人次,下降幅度较为明显;从市级和县级情况来看,赣州市妇幼保健院、于都县中医院及于都县妇幼保健院的全年医生/护士年培训人次数和产科人员年培训人次呈明显下降趋势,从总体来看,绝大多数机构培训人次数主要呈现下降趋势,培训力度明显不够(表 3-3-28)。

从危重孕产妇救治中心运行效率来看,在省市县三级层面上,除了赣州市妇幼保健院的病床使用率有所上升之外,大多数机构的病床使用率呈下降趋势,其中除于都县妇幼保健院外,县级医院的下降幅度较大,其他机构达到 15% 左右,各级各地产科病床使用率除凉山第一人民医院有所上升之外,其余机构都有不同程度下降,其中下降幅度最大的是于都县人民医院,达到近 35%。省市县三级层面上,平均住院天数总体呈下降趋势,但也有部分机构有所增长,如 2016 年四川省人民医院平均转院天数为 6.00 天,2017 年增长到

表 3-3-26　危重孕产妇救治中心出院人数情况分析表

级别	医院	产科出院人数/人			高危孕产妇出院人数			高危占比/%			危重孕产妇出院人数			危重占比/%		
		2016年	2017年	增幅/%	2016年	2017年	增幅/%	2016年	2017年	增幅/%	2016年	2017年	增幅/%	2016年	2017年	增幅/%
省级	标准								≥80%							
	浙江大学医学院附属妇产科医院	25 398	24 263	−4.47	—	10 218	—	—	42.11	—	—	171	—	—	0.70	—
	江西省妇幼保健院	24 830	25 518	2.77	16 139	16 931	4.91	65.00	66.35	2.08	424	342	−19.34	1.71	1.34	−21.64
	南昌大学第一附属医院	—	5 964	—	—	3 398	—	—	56.98	—	—	411	—	—	6.89	—
	四川省人民医院	5 313	6 043	13.74	4 089	1 914	−53.19	76.93	31.67	−58.83	246	299	21.54	4.63	4.95	6.91
市级	标准								≥60%							
	金华市中心医院	5 061	4 909	−3.00	3 030	3 975	31.19	59.87	80.97	35.24	50	—	—	0.99	—	—
	赣州市妇幼保健院	7 751	7 993	3.12	4 063	3 514	−13.51	52.42	43.96	−16.14	293	315	7.51	3.78	3.94	4.23
	凉山第一人民医院	4 236	4 215	−0.50	—	2 243	—	—	53.21	—	72	127	76.39	1.70	3.01	77.06
县级	标准								≥40%							
	永康市第一人民医院	5 109	5 071	−0.74	3 940	2 881	−26.88	77.12	56.81	−26.34	—	23	—	—	0.45	—
	于都县人民医院	3 531	2 062	−41.60	1 140	826	−27.54	32.29	40.06	24.06	10	826	8 160	0.28	40.06	14 207
	于都县中医院	1 157	1 527	31.98	338	68	−79.88	29.21	4.45	−84.77	3	4	33.33	0.26	0.26	0.00
	于都县妇幼保健院	4 092	4 727	15.52	20	2 751	13 655.00	0.49	58.20	117.78	64	5	−92.19	1.56	0.11	−92.95
	喜德县人民医院	1 211	1 153	−4.79	—	315	—	—	27.32	—	—	1	—	—	0.09	—

注：于都县中医院是非危重孕产妇救治中心。

表 3-3-27　危重孕产妇救治中心转诊人次分析表

		转诊人次次		上转人次次		接收平级转诊人次次		乡镇上转人次次		接诊上转人数次		转运途中死亡人数人		抢救人数人		死亡人数人	
		2016年	2017年	2016年	2017年	2016年	2017年	2016年	2017年	2016年	2017年	2016年	2017年	2016年	2017年	2016年	2017年
省级	浙江大学医学院附属妇产科医院	—	598	—	0	—	43	—	328	—	227	—	0	—	171	—	0
	江西省妇幼保健院	—	74	—	34	—	0	—	40	—	0	0	0	424	0	0	0
	南昌大学第一附属医院	—	229	—	2	—	46	—	181	—	42	—	0	—	4	—	1
	四川省人民医院	1	32	0	5	0	65	57	1	0	105	0	0	102	325	0	1
市级	金华市中心医院	10	—	10	5	20	16	30	26	10	40	0	0	54	52	0	0
	赣州市妇幼保健院	2	49	2	2	0	47	210	40	—	4	—	0	30	315	0	0
	凉山第一人民医院	115	—	10	—	10	—	95	—	—	—	0	—	33	—	1	—
县级	永康市第一人民医院	—	14	—	14	—	1	—	15	—	3	0	0	—	23	3	0
	于都县人民医院	—	10	6	5	—	0	—	5	—	5	0	0	5	4	0	0
	于都县中医院	19	26	2	4	0	0	18	12	1	0	0	0	3	4	0	0
	于都县妇幼保健院	68	163	48	34	20	2	30	112	48	20	0	0	48	26	0	0
	喜德县人民医院	—	63	—	63	—	0	—	0	—	0	—	0	—	23	—	0

注：于都县中医院是非危重孕产妇救治中心。

表 3-3-28　危重孕产妇救治中心培训人次情况表

		产科人员年培训人次/次		危重孕产妇救治中心培训次/次	
		2016 年	2017 年	2016 年	2017 年
省级	浙江大学医学院附属妇产科医院	—	500	—	1 315
	江西省妇幼保健院	1 608	816	1 608	622
	南昌大学第一附属医院	—	—	—	91
	四川省人民医院	600	255	400	—
市级	金华市中心医院	4	—	4	—
	赣州市妇幼保健院	100	14	—	300
	凉山第一人民医院	162	162	159	159
县级	永康市第一人民医院	35	—	—	140
	于都县人民医院	13	10	12	—
	于都县中医院	216	2	5	—
	于都县妇幼保健院	144	38	0	3
	喜德县人民医院	12	30	0	30

注:于都县中医院是非危重孕产妇救治中心。

10.3 天,增长幅度达 70% 以上,其中产科平均住院天数中,四川省人民医院、金华市中心医院、永康市第一人民医院、于都县妇幼保健院和喜德县人民医院有所下降,浙江大学医学院附属妇产科医院、江西省妇幼保健院、赣州市妇幼保健院、于都县人民医院和于都县中医院有所增加(表 3-3-29)。

(四) 产科必备设备情况分析

1. 产科必备设备配备比例　根据《危重孕产妇救治中心建设与管理指南》的要求,本次对产科必备设备进行了调查。调查发现,全部抢救中心均能根据自身技术特长配置设备。江西妇幼保健院,永康市第一人民医院,于都县妇幼保健院产科必要设备配置齐全;浙江大学医学院附属妇产科医院未配备胎头吸引器,难产应用产钳助产完成;赣州市妇幼保健院未配备水囊,于都县中医院未配备水囊和宫纱,金华市中心医院未配备水囊和缝合包。2017 年基线调查配置率最高为 94.4%,最低为 38.9%。省级抢救中心设备配备率高于市级及县级中心。本次综合评估各级机构配置情况发现处置产后出血的宫纱和水囊配置率偏低为 57%(图 3-3-4)。

2. 新生儿救治设备配备情况　调查发现抢救中心新生儿抢救设备均存在配置、分布不完善的情况。省级抢救中心设备配备率高于市级及县级中心,

表3-3-29　危重孕产妇救治中心运行效率情况分析表

	病床使用率/%			其中:产科/%			平均住院天数/天			其中:产科/天		
	2016年	2017年	增幅/%	2016年	2017年	增幅/%	2016年	2017年	增幅/%	2016年	2017年	增幅/%
省级 浙江大学医学院附属妇产科医院	98.03	97.08	-0.97	93.83	91.05	-2.96	5.37	5.19	-3.35	5.82	6.12	5.15
江西省妇幼保健院	100.00	95.10	-4.90	100.00	96.85	-3.15	6.04	5.24	-13.25	4.40	4.70	6.82
南昌大学第一附属医院	—	118	—	—	94.10	—	—	9.2	—	—	4.39	—
四川省人民医院	100.00	98.90	-1.10	105.30	102.50	-2.66	6.00	10.3	71.67	6.00	5.3	-11.67
市级 金华市中心医院	102.34	99.51	-2.77	106.72	92.17	-13.63	8.42	7.57	-10.10	5.26	5.05	-3.99
赣州市妇幼保健院	87.91	92.81	5.57	123.69	105.89	-14.39	6.71	6.72	0.15	4.77	5.11	7.13
凉山第一人民医院	116.59	—	—	115.18	118.20	2.62	11.98	—	—	7.03	—	—
县级 永康市第一人民医院	97.17	83.30	-14.27	107.93	86.34	-20.00	7.79	7.7	-1.16	4.20	3.65	-13.10
于都县人民医院	98.80	84.40	-14.57	146.20	95.30	-34.82	8.80	8.1	-7.95	5.7	6.4	12.28
于都县中医院	88.50	79.78	-9.85	89.00	88.90	-0.11	8.11	8.4	3.58	4.30	5.1	18.60
于都县妇幼保健院	85.60	99.18	15.86	103.80	94.80	-8.67	5.00	4.8	-4.00	4.40	3.5	-20.45
喜德县人民医院	87.10	71.60	-17.80	78.50	77.9	-0.76	7.10	6.9	-2.82	4.20	3.9	-7.14

注:于都县中医院是非危重孕产妇救治中心。

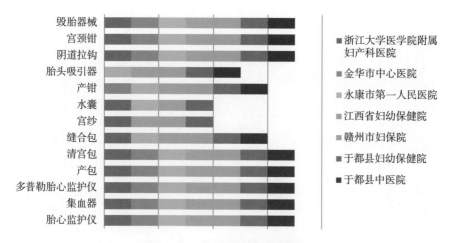

图 3-3-4　产科主要设备配备情况

浙江大学医学院附属妇产科医院未配备间接检眼镜,江西省妇幼保健院未配备氧浓度检测仪,金华市中心医院未配备新生儿转运暖箱、新生儿转运车和间接检眼镜,赣州市妇幼保健院未配备母乳收集存储设备及新生儿转运车。抢救必备的新生儿喉镜(气管插管)及胎粪吸引管,新生儿低压吸引器,新生儿辐射抢救台配置率为100%。新生儿检查用间接检眼镜配置率最低28%,其次为新生儿转运车、新生儿转运暖箱配置率为43%(图 3-3-5)。

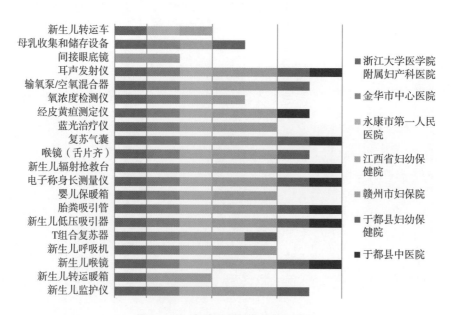

图 3-3-5　新生儿救治设备配备情况

3. ICU 病房设备情况分析　根据《危重孕产妇救治中心建设与管理指南》的要求,本次对各级抢救中心 ICU 设备进行了调查,于都县妇幼保健院未设置 ICU,其余机构均设置 ICU。调查发现,各级综合医院 ICU 设备配置率普遍高于妇幼保健院,省级中心高于县级中心,如金华市中心医院 ICU 设备配备率为 100%,浙江大学附属妇产科医院设备配置率为 89%,江西省妇幼保健院配置率为 83%。闭路电视探视系统,体外膜氧合器,层流空气净化设备配置较低(图 3-3-6)。

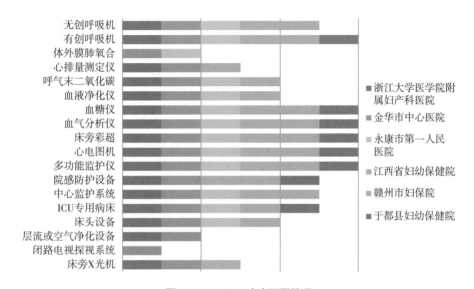

图 3-3-6　ICU 病房配置情况

ICU 基本抢救设备要求中,100% 的机构配备了注射泵,输液泵,除颤仪,气管切开设备;体外起搏器,纤维支气管镜配置率最低为 67%。江西省妇幼保健院抢救转运设备配备率 100%,其次为金华市中心医院配备率为 92%(图 3-3-7)。

4. 产科服务情况　为了解项目机构的高危及危重孕产妇发生情况,及不同救治方法应用情况,本次调查收集了 2017 年第 4 季度到 2018 年第 3 季度 1 年的数据进行分析。

调查显示,省级救治中心超过 10 000 例有两家,其中江西省妇幼保健院最高 22 624 例,浙江大学附属妇产科医院为 19 269 例;市级救治中心中赣州市妇幼保健院最高 7 046 例;在县级救治中心中,于都县妇幼保健院最高为 4 474 例 。非中心黄麟乡卫生院分娩量为 661 例。基线调查 2017 年第一季度的数据显示,省级救治中心季度活产数均超过 1 000 例,其中江西省妇幼保健院最高为 5 730 例;市级救治中心中赣州市妇幼保健院最高为 1 898 例;县级救治中心中浙江省永康市第一人民医院最多 1 230 例;非中心中永康市妇幼保健院

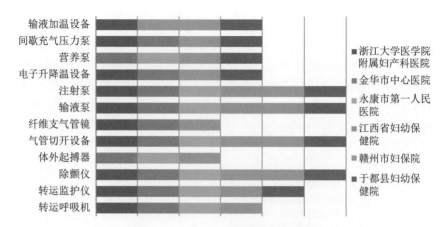

图 3-3-7　ICU 抢救转运设备配置情况

活产数高达 2 255 例 (图 3-3-8)。

本次调查阴道分娩率为 54.4%,2017 年基线调查为 55.5%。在省、市、县级救治中心中,阴道分娩率江西省妇保院 53.2%,2017 年基线调查为 55.1%;浙江大学附属妇产科医院 54.3%;赣州市妇保院 57.1%,2017 年基线调查为 58.0%;于都县妇幼保健院 72.4%;关于省、市、县级剖宫产率,分别为四川省人

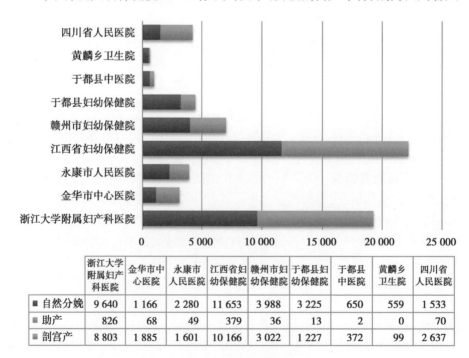

	浙江大学附属妇产科医院	金华市中心医院	永康市人民医院	江西省妇幼保健院	赣州市妇幼保健院	于都县妇幼保健院	于都县中医院	黄麟乡卫生院	四川省人民医院
■ 自然分娩	9 640	1 166	2 280	11 653	3 988	3 225	650	559	1 533
■ 助产	826	68	49	379	36	13	2	0	70
■ 剖宫产	8 803	1 885	1 601	10 166	3 022	1 227	372	99	2 637

图 3-3-8　产科基本服务情况

民医院 62.2%,2017 年基线调查为 66.5%;永康市第一人民医院 40.6%,2017 年基线调查为 41.9%。非中心于都县中医院阴道分娩率 63.7%,黄麟乡卫生院阴道分娩率 84.6%。

调查显示,项目机构的阴道助产率 2.17%,2017 年基线调查为 1.62%,省级助产率高于市县级,妇幼保健院高于综合医院。其中省级助产率最高为浙大妇院 4.29%,2017 年基线调查为 3.66%,四川省人民医院为 1.65%,2017 年基线调查为 0.98%;市级 2017 年基线调查为金华市中心医院最高为 0.87%,本次为 2.14%、2017 年基线调查赣州妇幼保健院 0.26%,本次调查为 0.5%;2017 年基线调查县级最高为永康市人民医院 0.33%,本次调查为 1.2%;于都县妇幼保健院本次调查为 0.2%(图 3-3-9)。

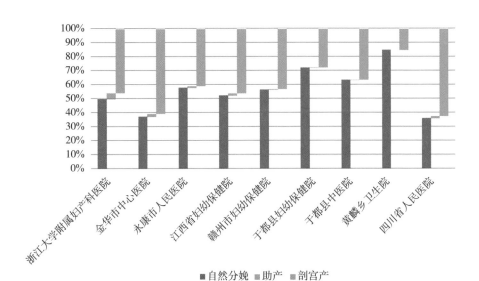

<figure>图例: ■自然分娩　■助产　■剖宫产</figure>

图 3-3-9　各机构分娩方式构成

本次调查项目机构产检时高危妊娠的发生情况,主要包括前置胎盘、胎盘早剥、多胎妊娠、瘢痕子宫、妊娠高血压疾病、妊娠合并心脏病等,以及产时严重并发症如:子宫破裂、羊水栓塞、会阴严重裂伤及产后出血的发生进行了调查。

(1)高危妊娠发生率:各项目机构高危妊娠发生率为 2017 年基线调查为 61%,本次调查为 49.5%。2017 年基线调查分别为浙大妇院 92.6%、永康市人民医院 63.3%、赣州市妇幼保健院 58.4%、江西省妇保院 50.5%。本次调查结果分别为:浙大妇院 41.5%,永康市人民医院 56.7%,赣州市妇幼保健院 8%,江西省妇保院 66.3%(图 3-3-10)。

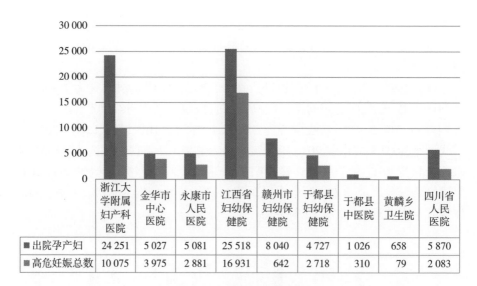

图 3-3-10　高危妊娠发生情况

　　各项目机构均能对高危妊娠进行分级管理,其中浙大附属妇产科医院开发了高危孕产妇信息化管理系统,能够使产检孕妇高危情况智能评估,信息整合度高。江西省妇幼保健院分级管理数据缺失,各级机构高危妊娠构成情况具体见图 3-3-11。

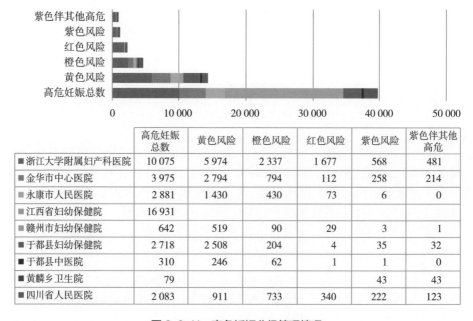

图 3-3-11　高危妊娠分级管理情况

（2）常见妊娠合并症及并发症：结果显示，常见妊娠合并症及并发症 2017 年基线调查依次为瘢痕子宫（22.9%）、妊娠高血压疾病（4.29%）、多胎妊娠（3.29%）、前置胎盘（3.26%）、胎盘早剥（1.17%）、妊娠合并心脏病（0.35%）；本次调查发现前三位合并症分别为：瘢痕子宫 22.5%，妊娠合并贫血 17.1%，妊娠糖尿病 13.2%，而妊娠高血压发生率 5.1%，多胎妊娠 3.8%，前置胎盘 3.6%（图 3-3-12）。

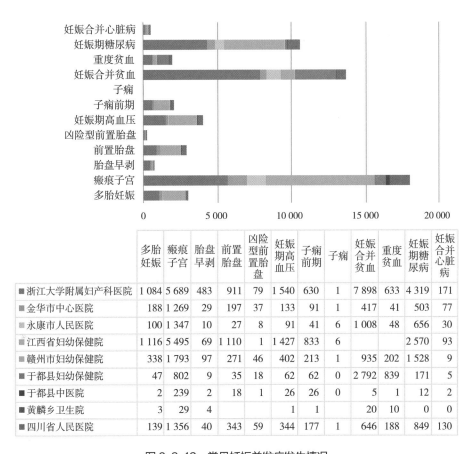

	多胎妊娠	瘢痕子宫	胎盘早剥	前置胎盘	凶险型前置胎盘	妊娠期高血压	子痫前期	子痫	妊娠合并贫血	重度贫血	妊娠期糖尿病	妊娠合并心脏病
■浙江大学附属妇产科医院	1 084	5 689	483	911	79	1 540	630	1	7 898	633	4 319	171
■金华市中心医院	188	1 269	29	197	37	133	91	1	417	41	503	77
▨永康市人民医院	100	1 347	10	27	8	91	41	6	1 008	48	656	30
▨江西省妇幼保健院	1 116	5 495	69	1 110	1	1 427	833	6			2 570	93
■赣州市妇幼保健院	338	1 793	97	271	46	402	213	1	935	202	1 528	9
■于都县妇幼保健院	47	802	9	35	18	62	62	0	2 792	839	171	5
■于都县中医院	2	239	2	18	1	26	26	0	5	1	12	2
■黄麟乡卫生院	3	29	4			1	1		20	10	0	0
■四川省人民医院	139	1 356	40	343	59	344	177	1	646	188	849	130

图 3-3-12 常见妊娠并发症发生情况

2017 年基线调查发现，产时严重并发症为产后出血（2.5%）、子宫破裂（0.25%）、会阴严重裂伤（0.06%）、羊水栓塞（0.02%）。本次调查发现，分娩中产后出血发生率 4.6%，其中阴道分娩产后出血发生率 0.6%，剖宫产产后出血发生率 0.8%，子宫破裂 0.33%，会阴严重裂伤 0.06%，羊水栓塞 0.02%（图 3-3-13）。

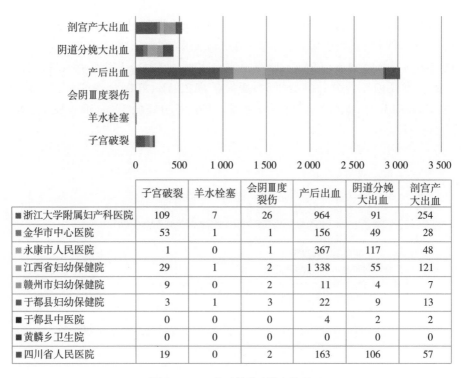

	子宫破裂	羊水栓塞	会阴Ⅲ度裂伤	产后出血	阴道分娩大出血	剖宫产大出血
■浙江大学附属妇产科医院	109	7	26	964	91	254
■金华市中心医院	53	1	1	156	49	28
■永康市人民医院	1	0	1	367	117	48
■江西省妇幼保健院	29	1	2	1 338	55	121
■赣州市妇幼保健院	9	0	2	11	4	7
■于都县妇幼保健院	3	1	3	22	9	13
■于都县中医院	0	0	0	4	2	2
■黄麟乡卫生院	0	0	0	0	0	0
■四川省人民医院	19	0	2	163	106	57

图 3-3-13　产时并发症发生情况

　　本次对危重孕产妇发生及救治情况进行了调查,2017 年基线调查显示,各级医疗机构对于危重孕产妇的诊断标准和转诊标准不统一,导致信息管理缺乏有效统一。对危重孕产妇缺乏统一的定义,判断危重的原则以下几点:①孕产妇所患疾病较严重,威胁到母儿生命;②本院下病危;③转本院 ICU;④本院不能处理而上转的病例;⑤高年资医生凭经验认为病情危重;⑥参考 WHO 定义孕产妇危重症标准。本次督导对于危重孕产妇定义统一为 WHO 标准(表 3-3-30)。

表 3-3-30　WHO 危重孕产妇判定

临床标准	
发绀	中度或重度昏迷
心搏骤停	子痫抽搐
呼吸率 >40 次/min 或 <6 次/min	脑卒中
休克	全身性抽搐持续状态
少尿或无尿	子痫前期患者发生黄疸
凝血障碍	

续表

实验室检查	
持续 60min 氧饱和度 <90%	pH<7.1
$PaO_2/FiO_2<200mmHg$	乳酸盐 >5mmol/L（>45mg/dl）
肌酐≥300μmol/L 或≥3.5mg/dl	血小板减少 <50 000/μl 或 50×10⁹/L
胆红素≥100μmol/L 或≥6.0mg/dl	

疾病管理标准	
持续使用血管活性药物	与麻醉无关的气管插管及机械通气
感染或大出血后的子宫切除	针对急性肾功能衰竭的血液透析
输红细胞悬液≥5 单位或全血≥1 000ml	心肺复苏（CPR）

　　本次调查发现,危重孕产妇发生率平均为 13.8‰,浙江大学附属妇产科医院 4.9‰,金华市中心医院 10.3‰,永康市人民医院 4.7‰,江西省妇幼保健院 13.4‰,赣州市妇幼保健院 25.9‰,于都县妇幼保健院 12.5‰,四川省人民医院 50.9‰,于都县中医院 3.9 ‰。2017 年基线调查结果显示,各抢救中心上报的危重孕产妇发生率平均 11.1‰,其中凉山州第一人民医院(51.8‰),其次为四川省人民医院(46.3‰)、金华市中心医院(24.3‰)、江西省妇保院(9.8‰)、赣州市妇幼保健院(8.1‰)、浙大妇院(7.4‰)、于都县妇幼保健院(4.5‰)、喜德县人民医院(3.6‰)、永康第一人民医院(3.3‰)、于都县人民医院(1.1‰)。非中心中于都县中医院危重孕产妇发生率 3.0‰、永康市妇幼保健院 1.3‰(图 3-3-14)。

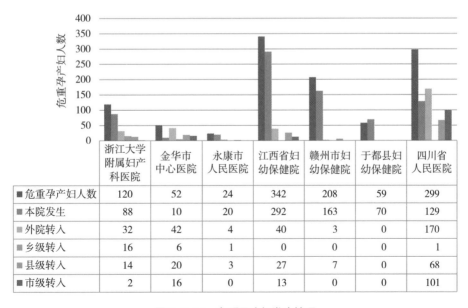

	浙江大学附属妇产科医院	金华市中心医院	永康市人民医院	江西省妇幼保健院	赣州市妇幼保健院	于都县妇幼保健院	四川省人民医院
■危重孕产妇人数	120	52	24	342	208	59	299
■本院发生	88	10	20	292	163	70	129
■外院转入	32	42	4	40	3	0	170
■乡级转入	16	6	1	0	0	0	1
■县级转入	14	20	3	27	7	0	68
■市级转入	2	16	0	13	0	0	101

图 3-3-14　危重孕产妇发生情况

对孕产妇救治情况的调查显示,孕产妇救治中输血比例为 1.81%,2017 年基线调查为 1.17%,凉山州第一人民医院使用比例最高,达 3.81%,子宫切除比例为 0.09%,2017 年基线调查为 0.08%。其中江西省妇保院最高 0.12%,2017 年基线调查为 0.18%。孕产妇转 ICU 的比例平均为 0.4%,2017 年基线调查为 1.21%。

本次调查,项目机构自 2017 年第 4 季度到 2018 年 3 季度共发生 3 例孕产妇死亡,其中江西省妇保院 2018 年 3 季度孕产妇死亡 1 例,金华市中心医院 2017 年第 4 季度死亡 1 例,四川省人民医院死亡 1 例。赣州市妇幼保健院和于都县妇幼保健院无孕产妇死亡病例。本次调查的浙江大学附属妇产医院自 2015 年以来,孕产妇 0 死亡。永康市第一人民医院无死亡病例。危重孕产妇救治情况具体见图 3-3-15。

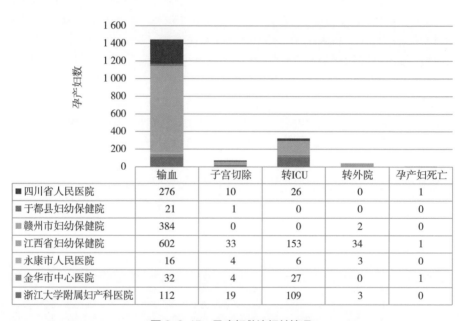

	输血	子宫切除	转ICU	转外院	孕产妇死亡
■ 四川省人民医院	276	10	26	0	1
■ 于都县妇幼保健院	21	1	0	0	0
■ 赣州市妇幼保健院	384	0	0	2	0
■ 江西省妇幼保健院	602	33	153	34	1
■ 永康市人民医院	16	4	6	3	0
■ 金华市中心医院	32	4	27	0	1
■ 浙江大学附属妇产科医院	112	19	109	3	0

图 3-3-15　孕产妇救治相关情况

5. 管理能力　本次调查,机构管理能力主要包括产科急救团队建设、相关制度建立情况、培训及急救演练情况、孕产妇危重症及死亡病例管理,以及信息管理 6 个方面的内容。

各级危重孕产妇抢救中心均建立了产科危重症急救小组,并有发文明确各成员职责。

本调查依据《危重孕产妇救治中心建设与管理指南》要求,及产科常规核心制度,共对产科 26 个基本制度进行调查。结果显示,浙江省、江西省、四川省全部机构均建立了相关制度。进一步台账检查,浙江大学妇产科医院,永康市人民医院基本制度较完善。其他机构存的情况主要包括:虽有制度,但内容不全面、不细致,可操作性不强。部分机构是全院制度汇集成册,没有结合孕产急救中心的特点设立单独的制度。具体相关制度建立情况见图3-3-16。

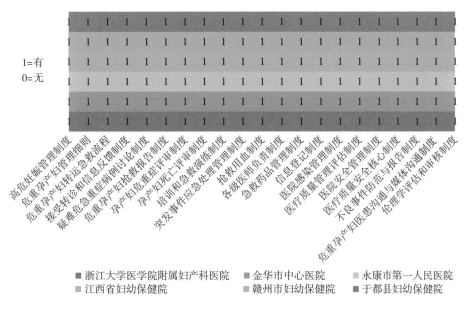

图3-3-16 产科基本制度

本次督导调查发现,各项目机构均有培训计划,培训记录。培训形式多样,有院内培训、科内培训、外派进修等。

大多数机构培训为科内定期培训,如浙大妇院定期周二培训、每季度全院性培训;赣州市妇保院有2~4次医院继续教育。在机构学习或进修后,会向科内或全院汇报。多数机构培训内容能够结合最新的要求、指南或专家共识进行知识更新。此外也发现,非中心机构和县级机构由于医务人员短缺,忙于临床工作,外出进修及参加培训的机会少于省市级救治中心,学习机会少于省级及市级机构,知识更新渠道不足,多从网上自行下载资料进行学习,内容陈旧。相对医生,护士进行理论培训及实际操作内容系统性及计划性更突出。

从危重孕产妇救治中心培训人次来看,在省级层面上,江西省妇幼保健院全年医生/护士年培训人次数最大,为1 138人次,但产科人员年培训人次减少数量较大,江西省妇幼保健院由2017年的1 608人次下降到2018年的816人次,四川省人民医院由2017年的600人次下降到2018年的255人次,江西省妇幼保健院危重孕产妇救治中心培训次数由2017年的1 608人次下降到2018年的622人次,下降幅度较为明显;从市级和县级情况来看,赣州市妇幼保健院、于都县中医院及于都县妇幼保健院的全年医生/护士年培训人次数和产科人员年培训人次呈明显下降趋势,从总体来看,绝大多数机构培训人次数主要呈现下降趋势,培训力度明显不够。

培训形式多样,有定期理论授课、小组讨论、业务查房、示教、案例分析及疑难病例讨论等形式。培训内容基本涵盖了产科危急重症的各种疾病,包括:产科休克、DIC、产后出血、羊水栓塞,妊娠高血压疾病及常见妊娠合并症、急危重症抢救知识,心脑肺复苏等。

各级救治中心都开展了不同形式(辖区、科内及院内)的急救演练。演练内容多为本院发生的病例、参加孕产妇死亡或者危重症评审的病例等,部分机构演练剧本为自行编制。产后出血、羊水栓塞、子痫、心衰、成人心肺复苏等危重症为重点演练项目。

本次调研现场进行了现场演练观摩。演练病例主要为产程处理、肩难产处置、出后出血抢救等,演练参加人员基本合理,现场演练结束后有总结,演练剧本多来自医疗机构的危重症抢救病例或上级培训时下发的病例。

演练中发现,部分机构总体抢救演练能力强,对于孕产妇危重症各级领导及医务人员高度重视,演练时各级人员可及时到位,演练熟练,能迅速投入抢救的状态。抢救过程中产科处理相对熟悉,但涉及患者生命体征监测、评估、用药、病情进展处置等ICU处理相对欠缺。

演练中发现如下问题:部分机构演练人员不了解演练目的,启动呼叫上级的时间略滞后;出现病情变动时,抢救人员转换思路、改变抢救方案的能力不强;抢救过程中各级医师忙于抢救,与患者家属的病情交代存在缺失或语焉不详等情形;演练之后的总结流于形式,缺乏对人员能力及存在问题的评价。

三省均定期开展孕产妇死亡评审。浙江省卫生行政层面每年组织1次省级孕产妇死亡评审,省危重孕产妇救治中心常规每周开展疑难病例讨论,市级卫生行政层面每年组织2次全市孕产妇死亡评审会;且浙江省每个季度开展1次危重孕产妇抢救成功点评。

江西省各级卫生计生委均发文明确,除组织孕产妇死亡评审外,还规定每个助产机构要定期开展孕产妇危重症评审,寻找每一例孕产妇危重症救治过程中的经验及问题,以便更好吸取教训,提高服务水平。四川省及凉山州救治中心也在进行孕产妇危重症评审的尝试。

本次督导调查发现虽然各级机构均有孕产妇死亡评审制度,但实际上尚未纳入常规工作,存在孕产妇死亡的机构均未能提供孕产妇死亡评审记录。

调查发现,三省均尚未建立系统化、区域化的孕产妇保健信息平台,值得肯定是浙江大学妇产科医院建立了院内就诊孕妇妊娠风险辅助评估平台,但尚未形成区域内信息化系统。个别机构对于高危妊娠的管理都是临时指定医护人员,甚至实习学员手工登记,缺乏规范化专人负责的信息报送制度。报送的信息漏洞较多,存在数据缺项、错误、逻辑混乱等情况。

三省均有针对高危妊娠及转诊孕产妇的信息管理制度,如永康市人民医院信息记录清楚,参照每项制度归档。调研时部分机构表示对转诊患者口头追访妊娠结局,但缺乏有效登记;对高危妊娠及危重孕产妇转诊、追访及信息反馈等,然而未得到有效落实。

部分市级及县级卫生行政部门建立了危重孕产妇信息定期上报制度,要求助产机构定期上报危重孕产妇发生及救治信息。然而报送信息较为单一,缺少具体的救治及转诊个案情况。同时,信息报送为月报或季报,相对滞后,仅供收集孕产妇相关资料,难以达到及时有效救助的目的。没有建立辖区危重孕产妇信息管理系统,危重孕产妇信息交流和报告主要依托三级妇幼保健体系医务人员的电话、转诊单、QQ 群、微信群等基础方式开展工作。

6. 服务能力　危重孕产妇抢救需要产科与其他相关科室的配合,ICU 是危重孕产妇抢救重要场所之一。本调查结合《危重孕产妇救治中心建设指南》,选择了 28 项产科技术及 22 项 ICU 技术作为关键技术,调查其 1 年内技术开展情况。调查显示,各级妇幼保健院作为专科医院,产科关键技术基本完善,但是专科 ICU 与综合性医院 ICU 设备、诊疗能力有一定差距,部分关键技术操作量及熟练程度略显不足。具体情况如下。

不同机构产科关键技术开展比例为,全部助产机构能提供 73% 的产科关键技术,救治中心能提供 84.2% 的关键技术,较 2017 年基线调查 81.4% 增加2.8%。其中省级抢救中心产科关键技术开展最高为 96.8%(浙江省及江西省);市级技术开展比例均为 90.3%;县级技术开展比例最高 87.1%(于都县妇幼保健院),非中心技术开展比例最低 58.1%(黄麟乡中心卫生院)。2017 年基线调查省级为 95.2%,市级抢救中心为 89.3%,县级为 72.3%,非中心为 44.6%。

在产科关键技术方面,全部机构均可提供催产引产相关技术,人工破膜,分娩镇痛,头位顺产,会阴侧切缝合术,双胎阴道分娩,VBAC,臀位助产,产钳助产,手取胎盘,子宫下段剖宫产,剖宫产术后镇痛,紧急剖宫产,新生儿窒息复苏等技术。全部的救治中心均可提供臀牵引术,复杂产道裂伤修补术,B-Lynch 缝合,Cho 多重方结缝合术,子宫血管结扎术,子宫下段压迫缝扎术,早产儿处理技术。濒死剖宫产(perimortem cesarean delivery,PMCD)临床罕见,因此机构开展此项目最少。不同机构产科关键技术开展情况详见图 3-3-17。

不同机构 ICU 关键技术开展情况:全部助产机构能提供 71.8% 的技术,较2017 年基线调查 63.3% 的 ICU 关键技术增加 8.3%,抢救中心能提供 75% 的关键技术。其中省级抢救中心 ICU 关键技术开展比例为 71.7%。综合医院提供技术更加全面,如市级抢救中心综合医院金华市中心医院 ICU 关键技术开展比例为

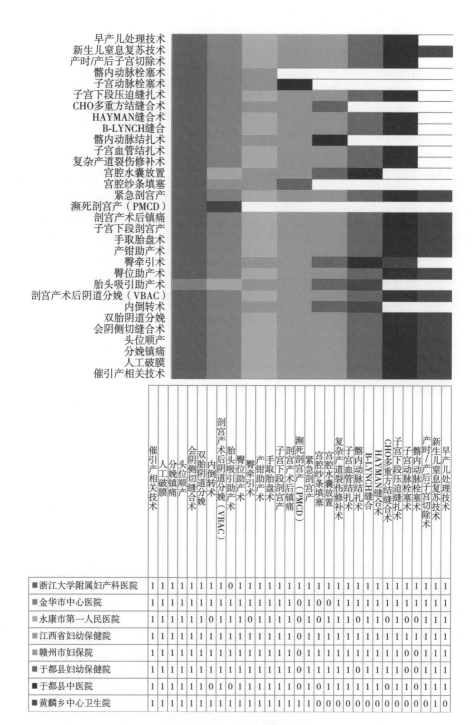

图 3-3-17　产科关键技术

	催引产相关技术	人工破膜	分娩镇痛	头位顺产	会阴侧切缝合术	双胎阴道分娩	内倒转术	剖宫产术后阴道分娩（VBAC）	胎头吸引助产术	臀位助产术	臀牵引术	产钳助产术	手取胎盘术	子宫下段剖宫产	剖宫产术后镇痛	濒死剖宫产（PMCD）	紧急剖宫产	宫腔纱条填塞	宫腔水囊放置	复杂产道裂伤修补术	子宫血管结扎术	髂内动脉结扎术	B-LYNCH缝合	HAYMAN缝合术	CHO多重方结缝合术	子宫下段压迫缝扎术	子宫动脉栓塞术	髂内动脉栓塞术	产时/产后子宫切除术	新生儿窒息复苏技术	早产儿处理技术
■浙江大学附属妇产科医院	1	1	1	1	1	1	1	0	1	1	1	1	1	1	1	1	1	1	1	1	1	1	1	1	1	1	1	1	1	1	1
■金华市中心医院	1	1	1	1	1	1	1	1	1	1	1	1	1	0	0	1	0	0	1	1	1	1	1	1	1	1	1	1	1	1	1
■永康市第一人民医院	1	1	1	1	1	1	0	1	1	1	0	1	1	1	1	0	1	0	1	1	0	1	1	0	1	1	0	1	0	1	1
■江西省妇幼保健院	1	1	1	1	1	1	1	1	1	1	1	1	1	1	0	1	1	1	1	1	1	1	1	1	1	1	1	1	1	1	1
■赣州市妇保院	1	1	1	1	1	1	1	1	1	1	1	1	1	1	1	1	1	1	1	1	1	1	1	1	1	0	0	1	1	1	1
■于都县妇幼保健院	1	1	1	1	1	1	1	1	1	1	1	1	1	1	1	1	1	1	1	1	1	1	1	1	1	0	0	1	1	1	1
■于都县中医院	1	1	1	1	1	1	0	1	0	1	1	1	1	1	1	0	1	0	1	1	1	1	1	1	1	0	1	1	0	1	1
■黄麟乡中心卫生院	1	1	1	1	1	1	1	1	1	1	1	1	1	1	1	1	0	0	0	0	0	0	0	0	0	0	0	0	0	1	0

95.7%,县级抢救中心永康市第一人民医院 ICU 关键技术开展比例为 100%。

在开展关键技术方面,所调查机构均可提供心肺脑复苏术,中心静脉压测定,人工气道建立与管理,有创机械通气技术,深静脉及动脉置管技术。86%的机构能够提供自体血回输技术,床旁彩超检查,开展无创机械通气技术、胸腔穿刺及胸腔闭式引流术、电复律与心脏除颤术,肠内营养支持技术,肠外营养支持等技术。而胆红素吸附,纤维支气管镜技术等非专科技术相对开展较少。不同机构 ICU 关键技术开展情况详见图 3-3-18。

调查显示,省级抢救中心及市级抢救中心在危重症患者的早期识别及救治能力强于县级抢救中心,东部(浙江省)高于中西部地区,救治中心的能力高于非救治中心。同时,关于妊娠合并症的识别及救治能力,综合医院较妇幼保健院反映出更大的优势。

该项评估通过查阅病历、现场危重孕产妇病例评审,了解各机构危重症早期识别及救治能力。评审病历来源:各级危重孕产妇救治中自行选取本中心 2017 年 10 月 1 日至 2018 年 9 月 30 日期间,产科危重症病历 10 份,不足 10 份选实际全部病历;病历范围:符合 WHO 危重孕产妇的判定标准。评审专家按照危重孕产妇评审标准,设置如下评审要素:入院时间、诊断时间、输血时间、急救响应时间、紧急剖宫产时间、转诊时间等 6 个指标(具体见表 3-3-31);评估危重症急救网络运行情况、服务质量和服务效果,以及抢救及时、转运及时、治疗效果等。

表 3-3-31　危重孕产妇救治评估项目说明

项目	定义	意义
入院时间	从患者症状出现到入院时间	反映孕产保健教育普及程度,孕产妇是否达到成为自身健康第一责任人,积极参与配合医疗保健活动,提升自我保健和风险防范意识
诊断时间	从患者入院到确诊时间	反映孕产妇危重症急救绿色通道通畅程度,首诊医师对于危急重症的快速识别及评估能力,相关化验及辅助检查辅诊科室医护人员和设施设备的足额配备,服务资源与服务量相匹配程度
输血时间	自决定输血到血液输注时间	反映急救过程的血液保障能力
急救响应时间	自决定启动院内急救到重要诊疗决策下达时间	反映医疗机构,由分管院长具体负责的产科安全管理办公室,快速协调院内多学科危重孕产妇和新生儿急救小组的能力
紧急剖宫产时间	自决定手术至胎儿娩出时间(DDI)	反映产科、儿科、手术室、麻醉科相关专科医护人员能力快速反应和处置能力
转诊时间	自决定转院到上级医院交接完毕时间	反映了转诊医院、急救体系、上级医院在孕产妇危重症抢救网络中的急救能力

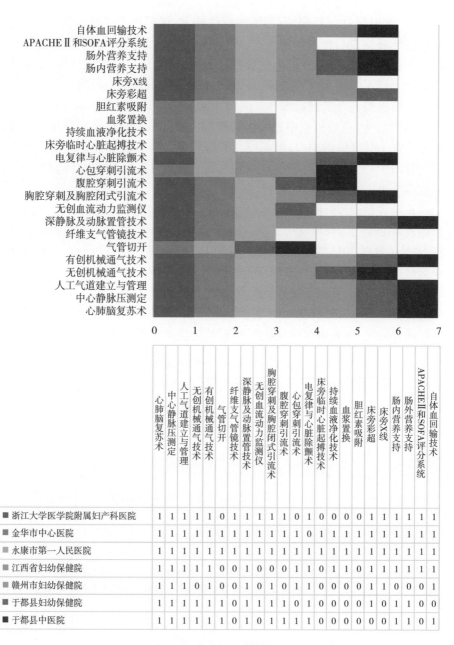

图 3-3-18　ICU 关键技术

在病情的识别能力方面,各单位抽样的 10 份病例。通过危重症病历评审结果:危重孕产妇入院诊断基本准确,首诊能够对患者充分了解、正确全面判断病情,诊治无延误,符合医疗常规。在病情发生变化时,多数中心能够及时识别并正确判断,及时抢救。各中心提供的抢救病历诊断依次是:凶险性前置胎盘,产后出血,妊娠高血压,妊娠合并凝血功能异常,妊娠合并心脏病,妊娠糖尿病等,危重孕产妇诊断具体详见图 3-3-19。

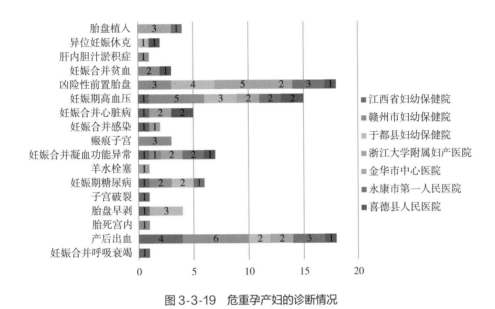

图 3-3-19　危重孕产妇的诊断情况

部分机构对疾病的早期识别能力不足。产后出血量估计多有出入,难以早期识别判断产后出血。部分病例登记中发现,对产妇没有进行规范的生命体征及各项常规化验的动态监测,未能早期发现休克、先兆子痫等情况,导致孕产妇由正常或者一般高危转为危重病例,从而延误救治。

从病例评审及现场考核中发现,各医疗机构诊断时间中位数分别为:江西省妇幼保健院 13 分钟,赣州市妇幼保健院 6 分钟,于都县妇幼保健院 5 分钟,浙江大学附属妇产医院 20 分钟,金华市中心医院 5 分钟,永康市第一人民医院 5 分钟,喜德县人民医院 30 分钟。各医疗机构急救响应时间中位数分别为江西省妇幼保健院 5 分钟,赣州市妇幼保健院 15 分钟,于都县妇幼保健院 5 分钟,浙江大学附属妇产医院 37 分钟,金华市中心医院 8 分钟,永康市第一人民医院 10 分钟。所有医疗机构医务人员基本功较为扎实,对疾病识别能力强,且能及时启动危重孕产妇抢救绿色通道,及早救治,各级机构对于危重孕产妇的诊断及急救响应情况具体详见图 3-3-20、图 3-3-21。

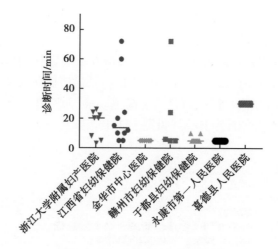

图 3-3-20　危重孕产妇诊断时间

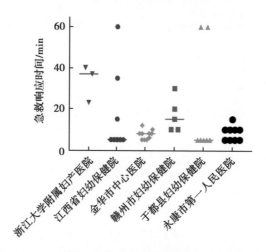

图 3-3-21　急救响应时间

多数中心能够及时准确判断孕产妇是否处于危重状态,并能快速反应,准确及时救治。在应对不同的病情的救治能力方面,对于常见的产后出血,各级医院均有自己的特长操作,如江西省妇幼保健院多应用子宫动脉结扎止血、赣州市妇幼保健院则多用宫腔填纱、于都县妇幼保健院则多选子宫压迫缝合术等。主要救治措施具体详见图 3-3-22。

多数抢救中心对危重孕产妇的救治方法适宜,包括选择恰当的手术时机、做好充分的术前准备,发生危重时用药时机、种类及剂量较为准确,转入 ICU 及时,转诊前处理得当,能充分做好抢救后的监护工作,各级医疗机构抢救输血时间中位数分别为:江西省妇幼保健院 15 分钟,赣州市妇幼保健院 27 分

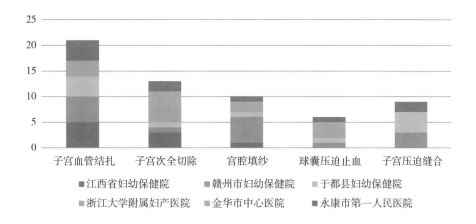

图 3-3-22　各级抢救中心危重孕产妇的主要抢救措施

钟,于都县妇幼保健院 107 分钟,浙江大学附属妇产医院 80 分钟,金华市中心医院 32 分钟,永康市第一人民医院为 40 分钟。各级抢救中心紧急剖宫产时间中位数分别为:江西省妇幼保健院 20 分钟,赣州市妇幼保健院 30 分钟,于都县妇幼保健院 26 分钟,浙江大学附属妇产医院 30 分钟,金华市中心医院 23 分钟,永康市第一人民医院 47 分钟,喜德县人民医院 75 分钟。各级机构危重孕产妇抢救输血时间,危重孕产妇紧急剖宫产时间具体详见图 3-3-23 和图 3-3-24。

　　部分机构救治过程中也存在一些问题。如:在病情出现变化时由于诊断思路有误出现,因诊断延迟导致救治启动延误、某些处理有延误、部分抢救药物使用不规范、部分救治方法使用过度、部分医务人员抢救操作手法不正规、

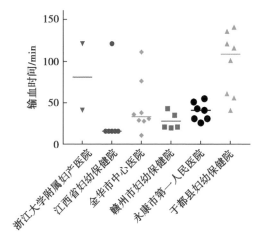

图 3-3-23　危重孕产妇抢救输血时间

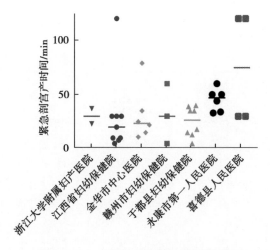

图 3-3-24　危重孕产妇紧急剖宫产时间

危重孕产妇各项化验指标等动态监测不全面;孕产妇 ICU 转入转出时间控制不合理,出入院随访事宜交代不详尽,处理欠妥当等。上述问题均需要加强培训及演练,以便进一步纠正错误,提高救治水平。各级抢救中心 ICU 住院天数中位数,江西省妇幼保健院为 6 天,浙江大学附属妇产医院 2.5 天,金华市中心医院 3 天,永康市第一人民医院 2 天,喜德县人民医院 1 天。总住院天数中位数为:江西省妇幼保健院 6 天,赣州市妇幼保健院 10 天,于都县妇幼保健院 8.5 天,浙江大学附属妇产医院 10.5 天,金华市中心医院 10.5 天,永康市第一人民医院 7 天,喜德县人民医院 11 天。各级医院的 ICU 住院天数及总住院天数分布具体详见图 3-3-25 和图 3-3-26。

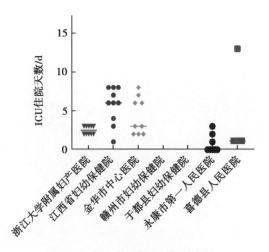

图 3-3-25　危重孕产妇住院天数

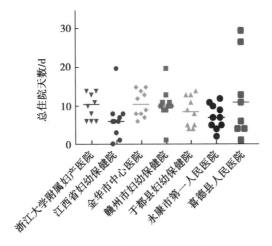

图 3-3-26　危重孕产妇 ICU 住院天数

　　进一步分析各级抢救中心接诊危重孕产妇年龄中位数:江西省妇幼保健院 26.5 岁,赣州市妇幼保健院 33 岁,于都县妇幼保健院 30 岁,浙江大学附属妇产医院 36 岁,金华市中心医院 34.5 岁,永康市第一人民医院 30 岁,喜德县人民医院 30 岁。住院费用中位数分别为:江西省妇幼保健院 24 942 元,赣州市妇幼保健院 16 314 元,于都县妇幼保健院 10 529 元,浙江大学附属妇产医院 27 232 元,金华市中心医院 36 633 元,永康市第一人民医院 17 131 元,喜德县人民医院 56 050 元。各级医院的危重孕产妇年龄分布及住院费用情况具体详见图 3-3-27 和图 3-3-28。

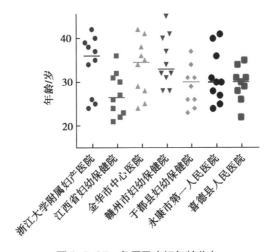

图 3-3-27　危重孕产妇年龄分布

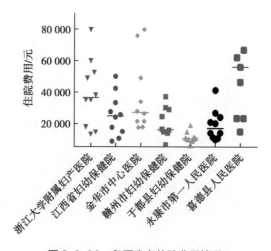

图 3-3-28　危重患者住院费用情况

针对非抢救中心的转诊能力,本次共调查了 10 个病例,主要为妊娠高血压、早产等疾病。调查显示,非中心住院患者需转院时,多为医疗机构派救护车,医生及护士随车护送至上级医院,也有部分机构由于抢救车条件有限,由县级抢救中心派车接。部分患者在医院联系好床位的情况下,由家属陪同自行前往上级医院。全部病例转诊前准备基本充分,且均追访转诊结局。

针对病历书写调查发现,抢救中心病例书写较规范,大部分机构出入院诊断符合;病历记录基本完整,有各级医师查房记录及危重病例讨论记录等。尤其是省级救治中心病历书写规范程度普遍高于市级及县级救治中心。然而,部分机构入院记录的书写未能体现病情复杂性,缺乏必要的鉴别诊断、病历记录中危重孕产妇抢救及管理记录不足,主要表现为:术前讨论缺乏或者不足,无具体内容;主任查房无分析;缺乏危重病例讨论记录等情况;部分医生缺乏对患者主诉及基本情况观察的认识,病例中缺乏监测情况的描述;个别机构无医患沟通记录。以上问题暴露出潜在的安全隐患。

(五) 调查地区危重新生儿救治网络和中心建设

1. 危重新生儿救治中心制度建设情况 危重新生儿救治中心的建设,有利于构建区域危重新生儿救治技术体系,实现新生儿医疗护理服务的可及性,提升新生儿疾病诊治能力和水平,保证医疗质量和医疗安全,降低新生儿死亡率。危重新生儿救治中心应按服务能力以省、市(地)、县(区)三级进行建设和管理。当前,各地纷纷制定的危重新生儿救治及管理等方面的相关文件,相比基线调查时危重新生儿救治中心制度建设文件有所增加(表 3-3-32)。

表 3-3-32　危重新生儿救治中心制度文件汇总

地区	文件名
浙江省	2017 年 8 月 23 日印发《浙江省卫生计生委办公室关于成立省级危重孕产妇和新生儿救治中心的通知》
金华市	1.《金华市卫生计生委关于进一步明确市级危重孕产妇和新生儿救治中心设立有关事项的通知》(金卫妇〔2017〕2 号) 2.《金华市危重孕产妇和新生儿转诊实施细则》(金卫防〔2014〕2 号)
永康市	1. 2018 年 4 月 23 日印发《关于进一步加强母婴安全保障工作的通知》 2. 关于设立永康市危重新生儿会诊抢救中心的通知(永卫计字〔2015〕25 号) 3. 关于召开新生儿死亡评审会议的通知(永卫计便函〔2016〕25 号)
江西省	1. 关于印发《江西省危重孕产妇与新生儿救治体系建设评估试点项目实施方案》的通知(赣卫办妇幼字〔2018〕13 号) 2. 转发《危重孕产妇和新生儿救治中心建设与管理指南》的通知(赣卫办妇幼字〔2018〕5 号)
赣州市	1.《关于成立孕产妇和新生儿救治中心质量安全管理办公室和急救专业小组的通知》
于都县	1.《危重新生儿救治中心基本工作制度》 2.《进一步完善危急重症新生儿管理和救治工作制度》
四川省	1. 2018 年 9 月印发了《关于设立四川省危重孕产妇和新生儿救治中心的通知》 2.《四川省危重新生儿救治中心建设与管理指南》 3.《四川省产儿科分级诊疗指南》 4.《关于实施全面二孩政策加强妇幼健康服务的通知》 5. 制定下发了《四川省母婴安全行动计划实施方案(2018—2020 年)》和《四川省儿童健康行动计划(2018—2020 年)》
凉山州	1.《危重新生儿救治中心基本制度》 2.《关于进一步规范孕产妇和新生儿死亡评审工作的通知》 3.《关于新生儿危急重症救治中心揭牌仪式暨召开 2018 年凉山州儿童医疗质控年会的通知》 4. 2016 年 5 月 25 日,印发《凉山州卫生和计划生育委员会关于加强全州危重孕产妇和新生儿管理、救治及转诊工作的通知》(凉卫办〔2016〕156 号) 5.《关于进一步加强危重孕产妇和新生儿救治工作的通知》(凉一医发〔2017〕20 号)
喜德县	制定新生儿窒息复苏制度及产儿科协作制度、重症监护制度等

2. 危重新生儿救治中心网络构建情况

(1) 机构设置:在省级层面,截至 2018 年 9 月,浙江省已确定 4 个省级中心,江西省原省级中心不变,增加南昌市第三医院,四川省已确定 8 个省级中心,分别较 2016 年增加了 3 个、1 个和 7 个。在市级层面,截至 2018 年 9 月,赣州市已增加至 3 个市级中心,金华市 2 个市级中心,分为金华市中心医院,凉山彝族自治州的市级中心为凉山州第一人民医院和第二人民医院。在县级层面,2016 年于都县、永康市、喜德县均确定了县级中心,截至 2018 年 9 月,于都县的县级中心增加为 2 个,分别是于都县妇幼保健院和于都县人民医院(表 3-3-33)。

表 3-3-33   调查地区各级危重新生儿救治中心机构

		省级			市级			县级		
		浙江省	江西省	四川省	金华市	赣州市	凉山州	永康市	于都县	喜德县
危重新生儿救治中心数量/个	2016 年	1	4	1	1	1	1	1	1	1
	2018 年 9 月	4	5	8	1	3	2	1	2	1

(2)认定机构:2017 年浙江省已正式下发文件,建立省级危重新生儿救治中心。省级救治中心由浙江大学医学院附属儿童医院、浙江大学医学院附属邵逸夫医院、浙江省人民医院、温州医科大学附属第二医院承担。金华市市级救治中心 1 家,设在市中心医院。永康市妇幼保健院是三级乙等妇幼保健专科医院医院,设有 NICU 病区,是浙江大学附属儿童医院永康分院,并被确定为永康市危重新生儿救治中心,具有丰富的抢救经验以及较高的抢救成功率,业务辐射周边县市。2015 年 12 月下发文件确定为新生儿会诊抢救中心。

在省级中心层面,江西省根据以往救治能力、人员基本条件先行确定了 5 家省级危重新生儿救治中心。在市级中心层面,由市卫生计生委根据上述条件,在机构自评基础上,自主确定市级新生儿救治中心。在县级层面,江西省组织省级产科专家深入现场实地评估,对县级危重新生儿救治中心进行逐个评估,并请市级卫生计生委组织专家评估通过 94 家县级危重新生儿救治中心,所有名单一并报备江西省卫生计生委。

2018 年 9 月四川省印发了《关于设立四川省危重孕产妇和新生儿救治中心的通知》,指定 8 家省级危重新生儿救治中心分片负责全省 21 个市(州)危重孕产妇和新生儿的会诊、接诊和救治工作。通过医疗保健机构自愿申报和省卫生计生委综合评估,四川省设立危重新生儿救治中心。凉山州全市已建立危重新生儿救治中心 19 家,地(市)级危重新生儿救治中心为凉山州第一人民医院和第二人民医院(表 3-3-34)。

(3)转诊机制:浙江省地市级和县级实行首诊负责制。首诊医院确认需转院的,先转至当地救治中心或者请当地救治专家会诊,当地救治中心认为需转至上级救治中心,需事先与上级救治中心联系,告知病情,上级救治中心做好抢救准备,转运车辆由转出医院保障。以永康市转运为例,先经本院的抢救小组会诊处理后,确需转院的,转至两个救治中心或先请救治专家组会诊,救

表3-3-34　救治中心认定机制表

地区	认定依据
省级	
浙江省	依托儿科实力和综合救治能力较强的三级综合医院设立，并明确划片管理区域
江西省	根据以往救治能力、人员基本条件确定了5家省级危重新生儿救治中心
四川省	通过医疗保健机构自愿申报和省卫生计生委综合评估
市级	
金华市	依托综合救治能力较强的三级以上综合医院设立
赣州市	由市卫生计生委根据以往救治能力、人员基本条件，在机构自评基础上，自行确定市级危重新生儿
凉山州	凉山州卫生计生委认定凉山州第一人民医院和第二人民医院为全州危重新生儿救治中心
县级	
永康市	依据具有丰富的抢救经验以及较高的抢救成功率以及业务量，设有NICU病区
于都县	救治中心认定由县级卫生计生委组织，市级评审的危重新生儿救治中心2家（县人民医院、县妇幼保健院）
喜德县	通过下发文件形式认定危重新生儿救治中心

治中心认为需转至上级救治中心的，事先与上级救治中心联系，告知病情，转诊至上级救治机构。永康市建有高危孕产妇管理群、危重新生儿救治管理群。各抢救领导小组、抢救专家组成员随时保持微信或者电话联系。两个抢救中心及时填报危重新生儿转院、救治情况等相关信息。信息及时反馈到首诊医院、辖区乡镇卫生院，并同时报告至妇幼保健院进一步随访。救治信息能够实时在上、下级救治中心、转运队伍和救治队伍间传递（图3-3-29）。

江西省各机构均成立产科安全管理办公室，覆盖了全省100县（区、市），再通过县级儿童健康集中管理中心的统一管理，实现高危儿的上下转诊机制。为进一步建成分级负责、上下联动、应对有序、运转高效的新生儿急救、会诊、转诊网络，江西省还筹划对各设区市各配备1台危重新生儿转运车。南昌大学第一附属医院新生儿科转运网络通过在救治网络内公开转运联系电话，安排24小时转运值班人员（二线班兼转运），与护士、司机一起组成转运小组。2016年赣州市妇幼保健院率先在全市开展赣南18县（市）区，及周边需要呼吸机支持的危重新生儿转运工作，同时与赣州市"120"共同承担需要从其他基层医院转运到赣州市中心城区新生儿转运工作，与全市及吉安地区的各级医疗机构建立了转运网络。

四川省急救指挥中心指派网络医院出诊，实施院前急救，并就近转运到具

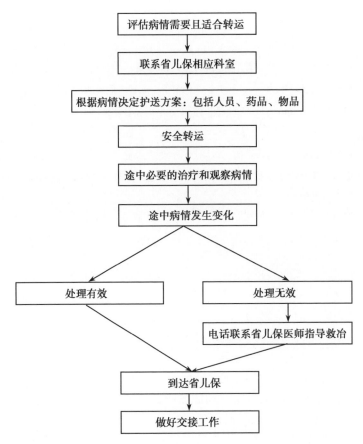

图 3-3-29　永康市第一人民医院与省儿童医院之间转诊的流程图

备新生儿救治能力的医疗保健机构。凉山州 120 救治中心已纳入急救中心网络,由卫生计生委负责协调,喜德县人民医院负责新生儿转诊,并与上级医院签订协议,以凉山州第一人民医院新生儿抢救为例(图 3-3-30)。

3. 危重新生儿救治中心现状

(1) 资源配置:从危重新生儿救治中心建设面积来看,在省级层面,2017年四川省人民医院的新生儿科面积和床均面积比 2017 年显著增长,NICU 面积和床均面积没有明显变化;在市级层面,仅赣州市妇幼保健院新生儿科面积有所增长,幅度达 50% 左右,但在 NICU 面积、新生儿科床均面积和 NICU 床均面积有所减少,幅度达 20% 左右,其他机构变化不大;在县级层面,永康市妇幼保健院的 NICU 床均面积有较明显的增长,幅度近 20%,其余机构变化不大,喜德县人民医院未开设新生儿科(表 3-3-35)。

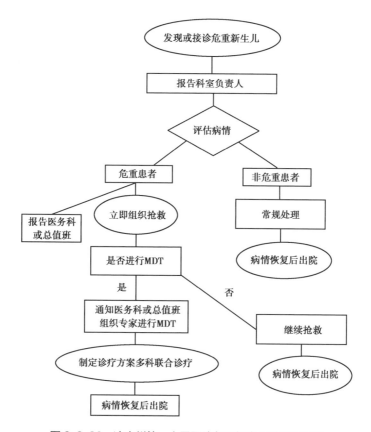

图 3-3-30　凉山州第一人民医院危重新生儿救治流程图

从危重新生儿救治中心床位设置情况来看,在省级层面 2017 与 2016 年相比,浙江大学医学院附属儿童医院的新生儿科床位数减少 4 张,NICU 床位数增加 15 张,增幅为 30%,南昌大学第一附属医院新生儿科床位数和 NICU 床位数均有所增加,四川省人民医院无变化,三家省级机构中仅四川省人民医院未达到该指南中新生儿科床位数≥50 张的标准,在 NICU 床位数方面,三家机构均达到标准。

在市级层面,金华市中心医院 2017 年的新生儿科床位比 2016 年数略有减少,NICU 床位数增长 20%,增长幅度较大,赣州市妇幼保健院 2017 年的新生儿科床位数比 2016 年增加了 70%,达到 85 张床位,增加幅度比较大,其余机构无明显变化。四家市级机构均达到该指南中新生儿科床位数≥30,抢救床位数≥6 的标准。

在县级层面,于都县人民医院 2017 年的新生儿床位数比 2016 年有所上升,幅度为 3.13%,永康市妇幼保健院 NICU 床位数下降幅度较大,达 46% 左

表 3-3-35　危重新生儿救治中心建设面积情况

	新生儿科面积/m²			NICU 面积/m²			新生儿科床均面积/m²			NICU 床均面积/m²		
	2016 年	2017 年	增幅/%	2016 年	2017 年	增幅/%	2016 年	2017 年	增幅/%	2016 年	2017 年	增幅/%
省级　浙江大学医学院附属儿童医院	—	3 124	—	—	1 532	—	—	18.16	—	—	23.57	—
南昌大学第一附属医院	—	1 500	—	—	500	—	—	25.00	—	—	25.00	—
四川省人民医院	1 060	2 100	98.11	1 060	1 050	-0.94	35.33	70	98.13	35.33	35	-0.93
市级　金华市中心医院	606	606	0.00	169.45	169.45	0.00	14.09	15.15	7.52	5.3	4.24	-20.00
赣州市妇幼保健院	820.75	1 236	50.59	820.75	662	-19.34	16.42	12.36	-24.73	41.04	33.10	-19.35
凉山第一人民医院	691	691	0.00	44.60	44.60	0.00	23.03	23.03	0.00	—	4.46	—
县级　永康市妇幼保健院	964.05	964.05	0.00	135	135	0.00	20.08	19.28	-3.98	11.25	7.94	-29.42
于都县人民医院	1 100	1 100	0.00	—	334	—	34.38	33.33	-3.05	—	33.40	—
于都县妇幼保健院	—	280	—	—	280	—	—	9.33	—	—	9.33	—
喜德县人民医院	0	0	—	0	—	—	0	—	—	0	—	—

注：于都县人民医院、喜德县人民医院是非危重新生儿救治中心。

右,于都县人民医院 2017 年的 NICU 床位数与上一年相比没有变化。四家县级机构中,喜德县人民医院无新生儿病区,儿科病房内无固定的新生儿病床,未达到该指南中新生儿科床位数≥10,NICU 床位数≥2 的标准,其余三家机构均达到标准(表 3-3-36)。

表 3-3-36　危重新生儿救治中心床位设置情况

		新生儿科床位数			NICU 床位数		
		2016 年	2017 年	增幅/%	2016 年	2017 年	增幅/%
省级	标准		≥50			≥20	
	浙江大学医学院附属儿童医院	176	172	-2.27	50	65	30.00
	南昌大学第一附属医院	42	60	42.86	18	20	11.11
	四川省人民医院	30	30	0.00	30	30	0.00
市级	标准		≥30			≥6	
	金华市中心医院	43	40	-6.98	20	24	20.00
	赣州市妇幼保健院	50	85	70.00	20	20	0.00
	凉山第一人民医院	30	30	0.00	—	10	—
县级	标准		≥10			≥2	
	永康市妇幼保健院	50	50	0.00	32	17	-46.88
	于都县人民医院	32	33	3.13	10	10	0.00
	于都县妇幼保健院	—	30	—	—	30	—

注:于都县人民医院、喜德县人民医院是非危重新生儿救治中心。

从危重新生儿救治中心人员配置情况来看,在机构中,2017 年浙江大学医学院附属儿童医院设置了新生儿独立诊室,人员为新生儿专科医生及护士,新生儿科医生占比及护士占比均最高,分别为 3.93%、10.83%;南昌大学第一附属医院为儿科独立诊室,人员为新生儿科医生及儿科护士;四川省人民医院为内科儿科共用诊室,人员为儿科医生及护士。除四川省人民医院,其他省级机构新生儿医护比均未达到≥0.2 的标准,在新生儿科护床比上,省级机构中浙江大学医学院附属儿童医院外,均达到该指南中护床比≥0.5 的标准。

在市级层面,3 家地市级中心均设置儿科独立诊室,但无新生儿独立诊室,人员均为儿科医生及护士。金华市中心新生儿科医生数占比明显上升,新生儿科护士数占比有所下降,凉山第一人民医院的新生儿救治中心人员除了新生儿科护士数占比略有上升之外,其余指标没有明显变化,赣州市妇幼保健院的卫技人员数、医生数及其占比有所上升,护士数及其占比有所下降,但变化幅度不大。在新生儿科护床比上,仅凉山第一人民医院达到该指南中护床比

≥0.5 的标准。

在县级层面,永康市妇幼保健院为儿科独立诊室,无新生儿独立诊室,人员均为儿科医生及护士,其卫技人员数略有上升,但医生数与护士数及其占比略有下降,但变化幅度不大;于都县人民医院的新生儿门(急)诊设在病房,人员也是病房工作人员;喜德县人民医院未开设新生儿专科,是内科儿科共用诊室,人员为内科医生和门诊护士,其卫技人员数、医生数和护士数增长幅度较大。县级机构中仅于都县人民医院达到该指南中医床比≥0.2 和护床比≥0.6 的标准(表 3-3-37)。

在省级中心中,浙江大学医学院附属儿童医院、南昌大学第一附属医院、四川省人民医院门(急)诊均配备了基本的抢救及治疗设备、药品。南昌大学第一附属医院和浙江大学医学院附属儿童医院有登记本、抢救预案、就诊程序等资料。

在市级中心中,金华市中心医院、赣州市妇幼保健院、凉山第一人民医院等 3 家中心的门(急)诊均制定了抢救预案、就诊程序等资料。赣州市妇幼保健院设置了新生儿登记本。

在县级中心中,于都县人民医院、永康市妇幼保健院的门(急)诊均配有喉镜、气管插管等急救设备,急救车内有相关药品。喜德县人民医院门(急)诊无喉镜和气管插管,无专用的新生儿急救车,与成人患者共用急救车。于都县人民医院设置了门(急)诊新生儿登记本。

硕/博士医生构成比情况见表 3-3-38,省级危重新生儿救治中心新生儿科医生硕/博士医生构成比≥30%,三个省级调查机构均已达标;市级机构中仅金华市中心医院达标;县级中心未要求硕/博士医生,永康市妇幼保健院有硕/博士 1 人,于都县人民医院、喜德县人民医院,同 2016 年,新生儿科无硕/博士学位的医生。

在中级以上医生、护士构成比方面,省级机构中浙江大学医学院附属儿童医院均较高,分别为 87.50%、26.05%;在市级层面,赣州市妇幼保健院中级以上医生构成比最高,金华市中心医院中级以上护士构成比最高;在县级层面,永康市妇幼保健院中级以上医生、护士构成比均最高,分别为 66.67%、20.69%,喜德县人民医院均无中级以上医生和护士。

新生儿科主任职称方面,省级层面除四川省人民医院为副高级,南昌大学第一附属医院、浙江大学医学院附属儿童医院均已达到省级标准(正高级);市级中心要求副高级,赣州市妇幼保健院、金华市中心医院均为正高级,凉山州第一人民医院为副高级,均达标;县级中心中除喜德县人民医院无新生儿科外,均达到中级以上标准。

省级中心新生儿科骨干技术职称标准为副高级及以上医生≥4 人,南昌

表3-3-37　2017年危重新生儿救治中心人员配置情况

机构	医生数/人			新生儿科医生数占比/%			护士数/人			新生儿科护士数占比/%			新生儿科医床比		新生儿科护床比	
	2016年	2017年	增幅/%	2016年	2017年	增幅/%	2016年	2017年	增幅/%	2016年	2017年	增幅/%	2016年	2017年	2016年	2017年
省级标准													≥0.2		≥0.5	
浙江大学医学院附属儿童医院	—	814	—	—	3.93	—	—	1 099	—	—	10.83	—	—	0.14	—	0.49
南昌大学第一附属医院	—	1 002	—	—	1.40	—	—	2 382	—	—	1.72	—	—	0.18	—	0.51
四川省人民医院	1 331	1 324	-0.53	1.20	1.21	0.83	2 657	2 488	-6.36	1.96	1.97	0.51	0.53	0.27	1.73	0.82
市级标准													≥0.2		≥0.5	
金华市中心医院	789	789	0.00	0.63	1.77	180.95	1 294	1 294	0.00	3.25	2.55	-21.54	0.12	0.18	0.98	0.41
赣州市妇幼保健院	213	251	17.84	5.16	5.18	0.39	397	384	-3.27	15.11	13.80	-8.67	0.22	0.11	1.20	0.44
凉山第一人民医院	454	454	0.00	1.10	1.10	1.10	771	771	0.00	2.72	2.85	4.78	017	0.13	0.70	0.55
县级标准													≥0.2		≥0.6	
永康市妇幼保健院	183	180	-1.64	5.46	5.00	-8.42	245	239	-2.45	12.65	12.13	-4.11	0.21	0.18	0.65	0.58
于都县人民医院	281	—	—	2.49	—	—	492	—	—	4.88	—	—	0.22	0.22	0.78	0.78
于都县妇幼保健院	—	90	—	—	5.56	—	—	123	—	—	4.88	—	—	0.08	—	0.27
喜德县人民医院	16	88	450	0.00	0.00	0.00	18	145	705.56	0.00	0.00	0.00	—	—	—	—

注：于都县人民医院、喜德县人民医院是非危重新生儿救治中心。

表 3-3-38   2017 年危重新生儿救治中心人员职称情况

	危重新生儿 救治中心	硕、博士 医生构 成比/%	中级以上 医生构成 比/%	中级以上 护士构成 比/%	科主任 资历	新生儿科骨干 技术职称/人	护士长 技术职称
省级	标准	≥30	—	—	正高级	副高级及以 上医生≥4 人	副高级
	浙江大学医学院附属儿 童医院	100.00	87.50	26.05	正高级	16	中级
	南昌大学第一附属医院	87.50	78.57	19.51	正高级	5	副高级
	四川省人民医院	87.50	43.75	—	副高级	7	副高级
市级	标准	≥10	—	—	副高级	副高级及以 上医生≥2 名	中级
	金华市中心医院	21.43	57.14	18.18	正高级	4	副高级
	赣州市妇幼保健院	7.69	84.62	9.43	正高级	5	副高级
	凉山第一人民医院	0.00	60.00	6.12	副高级	1	中级
县级	标准	不要求	—	—	中级	副高级及以 上医生≥1 名	护师
	永康市妇幼保健院	硕/博 士 1 人	66.67	20.69	正高级	3	主管护师
	于都县人民医院	0.00	42.86	8.00	中级	0	主管护师
	喜德县人民医院	0.00	0.00	0.00	无新生 儿科	0	无新生儿 病区

注:于都县人民医院、喜德县人民医院是非危重新生儿救治。

大学第一附属医院、浙江大学医学院附属儿童医院、四川省人民医院副高级及以上医生 2017 年分别为 5 人、16 人、7 人,均达标;在市级中心中,仅凉山州第一人民医院未达到副高级及以上医生≥2 人的标准;在县级中心中,除永康市妇幼保健院达到标准外,于都县人民医院新生儿科无副高级、正高级医生,喜德县人民医院无新生儿科,儿科也无副高级、正高级医生。

在新生儿科护士长职称方面,除浙江大学医学院附属儿童医院的护士长的职称为中级外,另外两家机构的儿科护士长职称均达到副高级要求;市级中心要求新生儿科护士长的职称为中级,三家机构均达标;在县级救治中心中,于都县妇幼保健院、于都县人民医院和永康市妇幼保健院新生儿科护士长的职称均为主管护师,喜德县人民医院无新生儿病区,儿科护士长为主管护师。

(2)危重新生儿救治中心服务能力及效果:从危重孕产妇救治中心门诊情况来看,在省级层面,2017 年浙江大学医学院附属儿童医院和四川省人民医院的门(急)诊人次数较高,均达到 300 万人以上,但新生儿科门(急)诊人次占比都比较低,均不到 1%。南昌大学第一附属医院 2017 年门(急)诊人次相对较低,为 13 万余人次,但其新生儿科门(急)诊人次占比相对较高,达到近 6%;在市级层面,金华市中心医院 2017 年的门(急)诊人次为 2 058 499 人,较 2016 年增长 18%,增长幅度较大,但其新生儿科门(急)诊人次占比显著下降 99% 以上,2017 年的新生儿科门(急)诊人次占比仅有 0.06%,赣州市妇幼保健院 2017 年的门(急)诊人次为 526 294 人,比 2016 年下降 7.9%,但其新生儿科门(急)诊人次占比由 2016 年的 0.35% 增长到 13.23%,增幅显著;在县级机构中,永康市妇幼保健院 2017 年的门(急)诊人次为 575 441 人,与 2016 年相比,没有明显变化,喜德县人民医院 2017 年的门(急)诊人次为 38 210 人,与 2016 年相比增幅显著,但 2017 年的新生儿科门(急)诊人次占比较低,仅为 0.83%。

从危重新生儿救治中心出院情况来看,在省级层面,2017 年浙江大学医学院附属儿童医院出院人数为 78 092 人,其中新生儿科出院人数为 7 357 人,危重新生儿出院人数占比为 15.97%,南昌大学第一附属医院出院人数为 152 466 人,其中新生儿科出院人数为 2 059 人,危重新生儿出院人数占比为 27.25%,占比相对较高。四川省人民医院 2017 年的新生儿科出院人数为 792 人,比 2016 年下降 75% 左右,但 2017 年的危重新生儿出院人数占比由 2016 年的 7.7% 增长 49.49%,增幅显著;在市级层面,金华市中心医院 2017 年的出院人数为 119 825 人,较 2016 年增长近 20%,其中新生儿科出院人数比 2016 年增长 7.37%,增幅相对较小,赣州市妇幼保健院 2017 年的新生儿科出院人数为 28 827 人,较 2016 年增长 6.18%,其中新生儿科出院人数与 2016 年相比,大致无变化,但危重新生儿出院人数占比较 2016 年增幅较大,由 23.2% 增长到 97.88%。凉山第一人民医院 2017 年的新生儿科出院人数为 2 505 人,与 2016 年相比增长 3.3%,增幅较小,2017 年危重新生儿出院人数占比达到 100%,增长幅度较大。在县级机构中,永康市妇幼保健院出院人数、新生儿科出院人数和危重新生儿出院人数占比均有不同幅度的增长,但增幅相对较小。于都县人民医院 2017 年出院人数为 39 831 人,与 2016 年相比大致没有变化,新生儿科出院人数下降幅度较大,为 13.73%,喜德县人民医院 2017 年出院人数相对较小,为 7 004 人,比 2016 年下降 22.85%,降幅较明显,但 2017 年的新生儿科出院人数为 1 714 人,新生儿科出院占比在其余几个县级机构中相对较大,与本院 2016 年新生儿科出院人数相比,增长 36.03%,增幅也较为显著(表 3-3-39,表 3-3-40)。

从危重新生儿救治中心服务效率情况来看,在省市县三级层面上,除了赣州市妇幼保健院的病床使用率有所提高之外,大多数机构的病床使用率呈下降趋势,其中县级医院的下降幅度较大,达到 15% 左右。各级各地新生儿科

表3-3-39 危重新生儿救治中心门(急)诊情况

		门(急)诊人次			其中:新生儿科门(急)诊人次占比/%		
		2016年	2017年	增幅/%	2016年	2017年	增幅/%
省级	浙江大学医学院附属儿童医院	—	3 251 083	—	—	0.88	—
	南昌大学第一附属医院	—	132 610	—	—	5.89	—
	四川省人民医院	—	3 051 364	—	—	0.51	—
市级	金华市中心医院	1 743 428	2 058 499	18.07	9.34	0.06	−99.36
	赣州市妇幼保健院	571 411	526 294	−7.90	0.35	13.23	3 680.00
	凉山第一人民医院	933 402			10.50		
县级	永康市妇幼保健院	574 210	575 441	0.21	1.56	0.39	−75.00
	于都县人民医院	454 469			0.20	—	
	于都县妇幼保健院	—	160 756	—	—	1.11	—
	喜德县人民医院	3 991	38 210	857.40	—	0.83	—

表3-3-40 危重新生儿救治中心出院情况

		其中:新生儿科出院人数			危重新生儿出院人数占比/%		
		2016年	2018年	增幅/%	2016年	2018年	增幅/%
省级	浙江大学医学院附属儿童医院	—	7 357	—	—	15.97	—
	南昌大学第一附属医院	—	2 059	—	—	27.25	—
	四川省人民医院	3 128	792	−74.68	7.70	49.49	542.73
市级	金华市中心医院	977	1 049	7.37	62.44	—	—
	赣州市妇幼保健院	2 586	2 592	0.23	23.20	97.88	321.90
	凉山第一人民医院	1 104	1 079	−2.26	66.58	100.00	50.20
县级	永康市妇幼保健院	2 425	2 505	3.30	11.51	11.78	2.35
	于都县人民医院	1 544	1 332	−13.73	—	21.10	—
	于都县妇幼保健院	—	1 735	—	—	1.79	—
	喜德县人民医院	1 260	1 714	36.03	—	2.63	—

注:于都县人民医院、喜德县人民医院是非危重新生儿救治中心。

病床使用率,除四川省人民医院有所提高之外,其余机构都有不同程度下降,下降幅度较大的为县级医院,其中降幅最大的是永康市妇幼保健院,达到近20%;在省市县三级层面上,平均住院天数总体呈下降趋势,但也有部分机构有所增长,如四川省人民医院平均转院天数由 2016 年的 6 天增长到 2017 年的 10.3 天,增长幅度达 70% 以上,其中新生儿科平均住院天数中,省级和市级的几家调查机构都呈不同幅度的增加,增幅在 10% 以内。县级医院都呈下降趋势,其中喜德县人民医院下降幅度最大,达到 25% 以上(表 3-3-41)。

表 3-3-41　危重新生儿救治中心服务效率

		新生儿科病床使用率/%			其中:新生儿科平均住院天数/d		
		2016 年	2017 年	增幅/%	2016 年	2017 年	增幅/%
省级	浙江大学医学院附属儿童医院	—	99.43	—	—	10.05	—
	南昌大学第一附属医院	—	135	—	—	8.3	—
	四川省人民医院	90.00	98.00	8.89	12	13	8.33
市级	金华市中心医院	99.14	90.92	−8.29	12.11	12.44	2.73
	赣州市妇幼保健院	120.15	108.84	−9.41	10.73	11.6	8.11
	凉山第一人民医院	108.00	105.37	−2.44	7.31	—	—
县级	永康市妇幼保健院	115.45	93.08	−19.38	7.20	6.93	−3.75
	于都县人民医院	96.00	80.00	−16.67	7.50	≤ 8	—
	于都县妇幼保健院	—	84.50	—	—	5.4	—
	喜德县人民医院	81.50	—	—	4.7	3.5	−25.53

注:于都县人民医院、喜德县人民医院是非危重新生儿救治中心。

从危重新生儿救治中心救治情况来看,在 2017 年省级机构中,南昌大学第一附属医院的年活产儿数为 5 306 例,相比 2016 年下降幅度较大,达到22% 左右,死亡新生儿数为 9 例,新生儿死亡率较低,为 1.69‰,四川省人民医院年活产儿数为 4 241 例,相比 2016 年增加 3.44%,死亡新生儿人数为 60 例,新生儿死亡率较高,达 13.95‰。在 2017 年市级机构中,金华市中心医院年活产儿数为 3 175 例,与 2016 年差别不大;赣州市妇幼保健院年活产儿数为7 266 例,比 2016 年增长 4.64%,死亡新生儿数为 6 例,新生儿死亡率较低,为1.65‰,比 2016 年增加 0.5‰;凉山州第一人民医院年活产儿数为 3 642 例,比2016 年增长 1.96%。在 2017 年县级机构中,永康市妇幼保健院的年活产儿数较大,达到 7 346 例,比 2016 年下降近 20%;于都县人民医院年活产儿数为

2 882 例,比 2016 年下降近 20%,下降幅度较明显,喜德县人民医院年活产儿数为 1 154 例,比 2016 年下降近 5%,死亡新生儿数为 5 例,新生儿死亡率较高,为 4.31‰。

从 2017 年危重新生儿救治中心救治成功率情况来看,其中在省级机构中,浙江大学医学院附属儿童医院各类危重新生儿病例数较多,救治成功率都很高,均达到 90% 以上,并且低体重儿和早产儿救治成功率分别达到 96% 和 98% 以上,南昌大学第一附属医院低体重儿救治成功率相对较低,为 82.35%,早产儿和极早产儿救治成功率较高,分别达到 98% 和 92% 以上,四川省人民医院早产儿和极早产儿救治成功率较高,分别达到 98% 和 95% 以上;在市级机构中,金华市中心医院早产儿和极早产儿救治成功率均达到较高水平,分别达到 99% 和 98% 以上,赣州市妇幼保健院早产儿救治成功率较高,达到 96% 以上,但极早产儿救治成功率相对较低,仅达到 75% 以上;凉山第一人民医院低体重儿、早产儿和极早产儿救治成功率也均达到 90% 以上,其中低体重儿和早产儿救治成功率更高,均达到 97% 以上;在县级机构中,于都县人民医院早产儿和极早产儿救治成功率较高,分别达到 98% 和 92% 以上;喜德县人民医院低体重儿和早产儿救治成功率均达到 100%。省市县三级整体救治成功率水平都比较高,大部分都达到 90% 以上,在疑难病例诊治方面,各级机构的救治能力都比较强(表 3-3-42,表 3-3-43)。

表 3-3-42   危重新生儿救治中心救治情况

		年活产儿人数			死亡新生儿人数	新生儿死亡率/‰
		2016 年	2017 年	增幅/%	2017 年	2017 年
省级	浙江大学医学院附属儿童医院	—	—	—	5	—
	南昌大学第一附属医院	6 852	5 306	−22.56	9	1.69
	四川省人民医院	4 100	4 241	3.44	60	13.95
市级	金华市中心医院	3 202	3 175	−0.84	1	—
	赣州市妇幼保健院	6 944	7 266	4.64	12	1.65
	凉山第一人民医院	3 572	3 642	1.96	6	1.64
县级	永康市妇幼保健院	9 104	7 346	−19.31	7	—
	于都县人民医院	3 565	2 882	−19.16		—
	于都县妇幼保健院	—	4 508	—	4	0.89
	喜德县人民医院	1 206	1 154	−4.31	5	4.31

表 3-3-43　危重新生儿救治中心救治成功率情况

		<2 500g 低出生体重儿人数	低体重儿救治成功率/%	<37 周早产	早产儿救治成功率/%	<32 周极早产儿人数	极早产儿救治成功率/%
省级	浙江大学医学院附属儿童医院	854	96.72	934	98.82	268	90.67
	南昌大学第一附属医院	612	82.35	509	98.82	68	92.65
	四川省人民医院	—	—	354	98.31	121	95.04
市级	金华市中心医院	3 175		446	99.78	198	98.99
	赣州市妇幼保健院	926		711	96.48	299	75.25
	凉山第一人民医院	3 204	97.68	245	97.14	62	90.32
县级	永康市妇幼保健院	425	—				
	于都县人民医院	—	—	103	98.06	13	92.31
	于都县妇幼保健院	—	—	152	97.37	12	91.67
	喜德县人民医院	3	100.00	4	100.00	0	—

注:于都县人民医院、喜德县人民医院是非危重新生儿救治中心。

　　由表 3-3-44 和表 3-3-45 可见,在省级层面,2017 年南昌大学第一附属医院接受外院转来的新生儿人数仅有下级转诊的 54 例,无平级转诊,转至外院由原来的 0 例增加至 3 例。2016 年浙江大学医学院附属儿童医院接受外院转来的新生儿人数为 7 828 例,2017 年下级医院转入数为 2 057 例,途中死亡 4 例,其中主动转运 106 例,占转入患者 5.15%。四川省人民医院 2017 年接受外院转来的新生儿人数 37 例(均为下级转诊),较 2016 年增加 7 例。

　　在市级层面,2017 年赣州市妇幼保健院接受外院转来的新生儿人数明显减少,下级转诊数减少显著,向上级转诊增加 5 例。2017 年金华市中心医院接受外院转来的新生儿人数 320 例(均为下级转诊),向上级医院转运新生儿人数 29 例,较 2016 年增加 20 例。凉山州第一人民医院接受外院转来的新生儿和向上级医院转运的新生儿较 2016 年分别增加 54 例、5 例。

　　在县级层面,2017 年于都县人民医院接受外院转诊新生儿增加 13 例,下级转诊增加 16 例,向上级转诊增加 9 例。永康市妇幼保健院接受外院转来的新生儿人数 880 例,较 2016 年增加 272 人,其中下级转诊 711 例,向上级医院转运新生儿人数 8 例。目前喜德县人民医院无独立新生儿病区,儿科病区内无固定新生儿床位,未统计到新生儿数据,2017 年接受外院转来的新生儿人数 0 例,向上级医院转运新生儿 6 例。

表 3-3-44　危重新生儿救治中心转运数量情况

	外院转入新生儿人数			平级转诊人数			下级转诊人数			向上级转诊人数		
	2016年	2017年	增幅/%	2016年	2017年	增幅/%	2016年	2017年	增幅/%	2016年	2017年	增幅/%
省级												
浙江大学医学院附属儿童医院	7 828	7 353	-6.07	0	5 300	—	7 828	2057	-73.72	—	0	—
南昌大学第一附属医院	102	54	-47.06	41	0	-100.00	61	54	-11.48	—	3	—
四川省人民医院	30	37	23.33	3	0	-100.00	27	37	37.04	—	—	—
市级												
金华市中心医院	85	320	276.47	0	—	—	85	320	276.47	9	29	222.22
赣州市妇幼保健院	774	183	-76.36	9	—	—	765	150	-80.39	10	15	50.00
凉山第一人民医院	68	122	79.41	10	—	—	58	122	110.34	15	19	26.67
县级												
永康市妇幼保健院	608	880	44.74	402	169	-57.96	206	711	245.15	13	8	-38.46
于都县人民医院	53	69	30.19	18	18	0.00	35	51	45.71	9	18	100.00
喜德县人民医院	0	0	—	0	0	—	0	0	—	21	6	-71.43

表 3-3-45　危重新生儿救治中心转运死亡情况

		本院转运途中新生儿死亡人数		其中:转出新生儿死亡人数		其中:转入新生儿死亡人数	
		2016 年	2017 年	2016 年	2017 年	2016 年	2017 年
省级	浙江大学医学院附属儿童医院		4		0		4
	南昌大学第一附属医院		0		0		0
	四川省人民医院	0	0	0	0	0	0
市级	金华市中心医院	0	9	0	0	0	9
	赣州市妇幼保健院	1	5	0	5	1	0
	凉山第一人民医院	0	0	0	0	0	0
县级	永康市妇幼保健院	0	1	0	1	0	0
	于都县人民医院		0		0		0
	于都县妇幼保健院		0		0		0
	喜德县人民医院	0	0	0	0	0	0

注:于都县人民医院、喜德县人民医院是非危重新生儿救治中心。

从危重新生儿救治中心转运死亡情况来看,在省级层面,浙江大学医学院附属儿童医院在转运途中出现死亡病例,数量为 4 例,均为在转入途中的死亡病例;在市级医院的几所调查机构中,除了凉山第一人民医院之外,金华市中心医院和赣州市妇幼保健院均出现转运途中的死亡病例,其中金华市中心医院最多,数量为 9 例,均为在转入途中的死亡病例;赣州市妇幼保健院转运途中新生儿死亡病例数为 5 例,均为在转出途中的死亡;在县级的三所机构中,仅永康市妇幼保健院在转运途中出现死亡病例,数量为 1 例,为在转出途中的死亡病例。

(3) 技术项目开展情况:根据《危重新生儿救治中心建设与管理指南》对各级中心必须开展和期望开展技术项目的要求,参与调研的新生儿救治中心开展技术项目的情况(表 3-3-46)。

在省级层面,三家省级中心均开展,出生体重 <1 000g 的低出生体重新生儿或胎龄 <28 周的早产儿的全面医疗护理。2016 年,三家省级中心均继续保持开展新生儿复苏、普通氧疗、气管插管、蓝光治疗、静脉留置针、出院后管理、听力筛查、无创生理功能监护、患儿危重程度评分、床边超声诊断、床边 X 线摄影、全胃肠道外营养、持续呼吸道正压给氧、肺表面活性物质应用、胸腔闭式引流、机械通气、溶血病检测、生化检验、输血科、早产儿视网膜病变筛查、换血治疗、外周静脉置管、主要病原学诊断、免疫学检验、细胞学检验、病理科、染色

表 3-3-46　新生儿救治中心开展技术项目的情况

		必须开展的项目					期望开展的项目				
		总数/项	已开展的项目数				总数	已开展的项目数			
			2016年/项	占比/%	2017年/项	占比/%		2016年/项	占比/%	2017年/项	占比/%
省级	浙江大学医学院附属儿童医院	53	53	100	53	100	3	3	100	3	100
	南昌大学第一附属医院	53	40	75.4	40	75.4	3	1	33.3	2	66.6
	四川省人民医院	53	45	84.9	49	92.5	3	0	0.0	2	66.7
市级	金华市中心医院	31	29	93.5	31	100	25	13	52.0	17	68.0
	赣州市妇幼保健院	31	31	100	30	96.7	25	10	40.0	14	56.0
	凉山第一人民医院	31	25	80.6	28	90.3	25	2	8.0	3	12.0
县级	永康市妇幼保健院	20	18	90	18	90	36	18	50	18	50
	于都县人民医院	20	20	100	20	100	36	8	25	8	25
	喜德县人民医院	20	4	20.0	7	35.0	36	2	5.6	0	0

体检验、CT、高频通气、脑功能监护、早产儿视网膜病变治疗等相关服务和技术,且均已达标。2017 年较 2016 年,南昌大学第一附属医院增加全天候新生儿转运、脐动静脉置管、康复诊疗、遗传代谢病质谱方法筛查与处置、亚低温治疗、MRI、分子检验等项目内容,但未开展腹膜透析、胃镜诊疗、连续血液净化;浙江大学医学院附属儿童医院各项目均已达标;四川省人民医院增加支气管镜,但未开展康复诊疗、亚低温治疗、胃镜诊疗、连续血液净化。在期望项目开展情况中,2017 年南昌大学第一附属医院能开展小儿外科。浙江大学医学院附属儿童医院可开展需要体外循环的手术、体外膜肺氧合技术、遗传代谢病诊断和处置。四川省人民医院具备体外膜肺氧合技术、遗传代谢病诊断和处置。

在市级层面,2017 年,三家市级中心均继续保持开展出生体重 <1 000g 的低出生体重新生儿或胎龄 <28 周的早产儿的全面医疗护理。2016 年,三家市级中心均能开展新生儿复苏、普通氧疗、气管插管、蓝光治疗、静脉留置针、出院后管理、无创生理功能监护、床边 X 线摄影、全胃肠道外营养、持续呼吸道正压给氧、肺表面活性物质应用、胸腔闭式引流、机械通气、溶血病检测、生化检验、输血科、换血治疗、主要病原学诊断、免疫学检验、细胞学检验、病理科、染色体检验、CT 等服务和技术,且均已达标。相比 2016 年,2017 年赣州市妇幼保健院增加听力筛查,全天候新生儿转运,患儿危重程度评估,床边超声诊断,

早产儿视网膜病筛查,外周静脉置管,康复诊疗,但脐动静脉置管仍在配置中。金华市中心医院各项目均达标,增加了新生儿全天候转运、康复诊疗。凉山第一人民医院增加听力筛查、外周静脉置管、康复诊疗,但未开展主动转运、早产儿视网膜病变筛查、脐动静脉置管。期望项目开展方面,赣州市妇幼保健院期望开展项目一氧化氮吸入治疗、脑功能监护、胃肠道穿孔矫治手术、先天性膈疝矫治手术、食管气管瘘矫治手术、泌尿道畸形矫治手术均已开展,并增加了高频通气,支气管镜,胃镜诊疗,MRI,遗传代谢病的诊断和处置。金华市中心医院金可开展亚低温治疗、早产儿视网膜病变治疗、支气管镜、胃镜诊疗、分子检验、幽门肥厚矫治手术、消化道闭锁矫治手术、颅内血肿清除术,并增加了脑功能监护、腹膜透析、有创循环监测和泌尿道畸形矫治手术等项目。凉山第一人民医院可开展高频通气、遗传代谢病质谱方法筛查、MRI。

在县级层面,2017 年,于都县人民医院、永康市妇幼保健院可开展出生体重 <1 000g 的低出生体重新生儿或胎龄 <28 周的早产儿的全面医疗护理。喜德县人民医院基本不能开展早产儿及低出生体重儿的医疗和护理。2016 年,于都县人民医院、永康市妇幼保健院均可开展新生儿复苏、普通氧疗、气管插管、蓝光治疗、静脉留置针、出院后管理、无创生理功能监护、全天候主动转运、患儿危重程度评分、全胃肠道外营养、持续呼吸道正压给氧、肺表面活性物质应用、机械通气、溶血病检测、生化检验,且均已达标。较 2016 年,2017 年于都县人民医院各项目均已达标,并增加了听力筛查、床边超声诊断,床边 X 线摄影、胸腔闭式引流和外周静脉置管。永康市妇幼保健院增加全天候新生儿转运、床旁超声诊断,但未能开展溶血病检测、无输血科。在期望项目开展方面,2017 年,于都县人民医院、永康市妇幼保健院已开展外周静脉置管、CT、MRI、亚低温治疗、遗传代谢病质谱方法筛查、染色体检验、高频通气。于都县人民医院未开展病原学诊断。喜德县人民医院除可开展新生儿复苏、普通氧疗、静脉留置针、出院后管理、患儿危重程度评分、生化检验、输血科,余均不可开展。

总体来看,省级救治中心在必须开展的项目中的达标率,除南昌大学第一附属医院外(75.4%),其他两家均达到 90% 以上,其中浙江大学医学院附属儿童医院均达标。在市级层面,达标率均超过 90%,其中金华市中心医院达标率100%。县级层面,除喜德县人民医院达标率较低,为 35.0%,其他两家机构均超过 90%,其中于都县人民医院达标率 100%。在期望开展的项目中,除喜德县人民医院未开展外,其他机构均开展,但仅浙江大学医学院附属儿童医院达标率 100%。

(4) 危重新生儿救治中心设施建设情况:根据该指南对各级中心设施建设的要求,参与调研的新生儿救治中心设施建设的情况(表 3-3-47)。

表3-3-47　新生儿救治中心的设施建设情况

		必须配备的设施					望配备的设施				
		总数/个	已达标的设施数				总数/个	已配备的设施数			
			2016年/个	占比/%	2017年/个	占比/%		2016年/个	占比/%	2017年/个	占比/%
省级	浙江大学医学院附属儿童医院	32	28	87.5	29	90.6	0	0	—	0	—
	南昌大学第一附属医院	32	27	84.4	29	90.6	0	0	—	0	—
	四川省人民医院	32	24	75.0	26	81.3	0	0	—	0	—
市级	金华市中心医院	32	24	75.0	29	90.6	0	0	—	0	—
	赣州市妇幼保健院	32	19	59.4	29	90.6	0	0	—	0	—
	凉山第一人民医院	32	21	65.6	20	62.5	0	0	—	0	—
县级	永康市妇幼保健院	23	22	95.7	22	95.7	9	9	100	9	100
	于都县人民医院	23	20	87.0	20	87.0	9	6	66.7	6	66.7
	喜德县人民医院	23	6	26.1	8	34.8	9	4	44.4	5	55.6

在省级层面,3家省级中心均配备恒温空调设施、非接触式洗手池(每病室≥1个)、中心供氧终端数(每抢救床≥2个,其他每床≥1个)、中心空气终端数(≥床位数)、中心吸引终端数(≥床位数)、X线屏蔽设施(每病区≥1组)。南昌大学第一附属医院的万用电源插座达到标准。三家省级中心均配置了静脉营养配置超净台,但四川省人民医院万用电源插座未达到标准。

在市级救治中心中,赣州市妇幼保健院有非接触式洗手池(每病室≥1个)、X线屏蔽设施(每病区≥1组)。2017年中心供氧终端数达到标准、中心空气终端数20个、万用电源插座达到标准,但无恒温空调设施、无中心吸引终端、未配备静脉营养配制超净台。金华市中心医院有恒温空调设施、中心供氧终端数达标、中心吸引终端数≥床位数、已配备静脉营养配制超净台、非接触式洗手池(每病室≥1个)、X线屏蔽设施(每病区≥1组)、中心空气终端数(≥床位数)。凉山州第一人民医院有恒温空调设施、中心供氧终端数达标、中心吸引终端数≥床位数、已配备静脉营养配置超净台。无非接触式洗手池、无X线屏蔽设施、空气终端数<床位数,万用电源插座均未达到标准。

在县级层面,于都县人民医院、永康市妇幼保健院均有恒温空调设施、非接触式洗手池(每病室≥1个),中心供氧终端数、中心空气终端数(≥床位数)、中心吸引终端数(≥床位数)、X线屏蔽设施(每病区≥1组)达标。永康市妇幼保健院已配备静脉营养配制超净台。2017年,于都县人民医院、永康市妇幼保健院万用电源插座均达到标准。但于都县人民医院仍未配备静脉营养配置超净台;喜德县人民医院无新生儿病区及固定的新生儿床位,病房内除了中心吸引终端,未配备其他设施。

在省级救治中心方面,3家省级中心均设置独立设备存储室(≥10m²)、洗婴室、配奶室、护理站、治疗室、医生办公室、家长接待室、男/女独立更衣室、物/人/污通道分设、隔离室、主任办公室、医生值班室、护士值班室、医护盥洗室、卫生工作间。南昌大学第一附属医院和浙江大学医学院附属儿童医院均有独立器械处置室(≥10m²)、监控设施均覆盖全病区、有独立弃物处置室。南昌大学第一附属医院和四川省人民医院均设置探视通道/设施。浙江大学医学院附属儿童医院有独立总务库房(≥10m²)。2017年较2016年,南昌大学第一附属医院增加独立设置恢复期病室,探视通道/设施,独立设置药品库房,独立设置总务库房。浙江大学医学院附属儿童医院设置独立药品库房。但浙江大学医学院附属儿童医院无独立恢复期病室、未设置探视通道/设施。四川省人民医院务库房未达到10m²,无独立设置机械处置室、无独立设置恢复期病室、无监控设施病区全覆盖、无独立设置药品库房、无独立设置废弃物处置室。

在市级层面,3家市级中心均设置配奶室、治疗室、探视通道/设施、隔离室、主任办公室、医生值班室、护士值班室、卫生工作间、独立弃物处置室。赣州市妇幼保健院有洗婴室、医生办公室、男/女更衣室,有独立总务库房(≥10m²)。2017年增加了污物/人/污通道分设、有医护盥洗室。金华市中心医院有洗婴室、医生办公室、男/女更衣室、物/人/污通道分设,2017年增加了独立设置设备存储室12m²、独立设置护理站、监控设施病区全覆盖。凉山州第一人民医院有独立设备存储室(≥6m²)、护理站、监控设施覆盖全病区。但在未达标项目上,赣州市妇幼保健院独立设置总务库房,但只有6m²(标准≥10m²)、独立设置设备存储室5m²(但未达标,≥6m²)。无独立器械处置室、无独立恢复期病室、无独立药品库房、无独立设备存储室、无护理站、无覆盖全病区的监控设施。金华市中心医院未独立设置器械处置、独立设置恢复期病室、独立设置药品库房、独立设置总务库房,且较2016年减少了独立设置治疗室、独立设置家长接待室、独立设置医护盥洗室。凉山第一人民医院无独立器械处置室、无独立恢复期病室、无独立药品库房、无洗婴室、无医生办公室、无男更衣室。

在县级层面,于都县人民医院、永康市妇幼保健院均有洗婴室、配奶室、治疗室、家长接待室、探视通道/设施、有覆盖全病区的监控设施、男/女独立更衣室、物/人/污通道分设。均有独立器械处置室、有独立设备存储室(≥6m²)、护理站、医生办公室。永康市妇幼保健院有独立恢复期病室,各项目均已达标。2017年,于都县人民医院增加独立隔离室、医生值班室、设置总务库房(12.64m²)、主任办公室、护士值班室、独立弃物处置室。但于都县人民医院无独立恢复期病室及药物库房。期望设施设置方面,于都县人民医院有独立隔离室、医生值班室,设置总务库房、主任办公室、护士值班室、独立弃物处置室等。永康市妇幼保健院有 23.2m^2 的独立药品库房,各期望项目均具备。喜德县人民医院无新生儿病区及固定的新生儿床位,儿科病区内设置了配奶室、护理站、治疗室、医生办公室、监控设施、女更衣室、总务库房、医生值班室、护士值班室、弃物处置室,其他设施未配备。

总体来看,新生儿救治中心的设施建设中省级救治中心必须配备的设备达标率均达 80% 以上,其中浙江大学医学院附属儿童医院和南昌大学第一附属医院 90% 左右。在市级救治中心层面,除凉山第一人民医院外,其他两家机构均达 90% 以上。在县级层面,除喜德县人民医院外(34.8%),其他两家机构均超过 87%。在县级救治中心中,期望配备的设施,均有配备,但除永康市妇幼保健院外,均未达标。

(5)危重新生儿救治中心设备配备情况:根据该指南对各级中心设备配备的要求,参与调研的新生儿救治中心设备配备的情况,见表 3-3-48。

表 3-3-48　新生儿救治中心的设备建设情况

		必须配备的设施					期望配备的设施		
		总数/台	已达标的设施数				总数/台	已配备的设备数	
			2016年/台	占比%	2017年/台	占比%		2016年/台	2017年/台
省级	浙江大学医学院附属儿童医院	29	18	62.1	26	89.7	—	—	—
	南昌大学第一附属医院	29	24	82.8	27	93.1	—	—	—
	四川省人民医院	29	17	58.6	23	79.3	—	—	—
市级	金华市中心医院	26	18	69.2	20	76.9	3	1	2
	赣州市妇幼保健院	26	13	50.0	17	58.6	3	2	2
	凉山第一人民医院	26	11	42.3	16	61.5	3	0	0
县级	永康市妇幼保健院	25	13	52.0	19	76	4	2	3
	于都县人民医院	25	17	68.0	17	68.0	4	—	—
	喜德县人民医院	25	3	12.0	3	12.0	4	0	0

在省级中心层面,要求婴儿暖箱数≥床位数的 60%,其中双层壁暖箱数≥总暖箱数的 20%;每抢救床 CPAP 无创呼吸机≥1/2 台;每抢救床机械呼吸机≥2/3 台,其中高频震荡占≥30%。2016 年,南昌大学第一附属医院、浙江

大学医学院附属儿童医院、四川省人民医院暖箱数与床位数的比值、每抢救床CPAP无创呼吸机、高频震荡占机械呼吸机的比例均达到标准，南昌大学第一附属医院、浙江大学医学院附属儿童医院双层壁暖箱占总暖箱数的比例达标。2017年，南昌大学第一附属医院已招标购入4台长颈鹿暖箱、2台早产儿暖箱；浙江大学医学院附属儿童医院新购5台CPAP无创呼吸机，每抢救床CPAP无创呼吸机，为1/2台(25/50)，已达标。浙江大学医学院附属儿童医院暖箱数与床位数的比值为47%(82/176)。四川省人民医院双层壁暖箱占17%(7/42)未达标，每抢救床CPAP无创呼吸机，四川省人民医院为0.7/2台(11/30)。3家省级中心的每抢救床机械呼吸机数均未达到标准，南昌大学第一附属医院为1.8/3台(11/18)，四川省人民医院为1.3/3台(13/30)，浙江大学医学院附属儿童医院新购2台机械呼吸机，达1.2/3台(20/50)，仍未达标。

在市级中心层面，要求暖箱数≥床位数的60%；每抢救床CPAP无创呼吸机≥1/2台；每抢救床机械呼吸机≥2/3台。2016年，暖箱数与床位数的比值，3家市级中心均达到标准。2017年，赣州市妇幼保健院、金华市中心医院分别为91%(73/80)、81%(35/43)，同2016年；凉山州第一人民医院由87%(26/30)增加至100%(30/30)。每抢救床CPAP无创呼吸机，赣州市妇幼保健院为1/2台(10/20)。每抢救床CPAP无创呼吸机，金华市中心医院为0.5/2台(5/20)，较2016年减少3台；凉山州第一人民医院，同2016年，为0.2/2台(3/30)。3家市级中心的每抢救床机械呼吸机数均未达到标准，同2016年，赣州市妇幼保健院为1.05/3台(7/20)，金华市中心医院为0.6/3台(4/20)，凉山州第一人民医院为0.2/3台(2/30)。

在县级中心层面，要求暖箱数≥床位数60%；每抢救床CPAP无创呼吸机≥1/2台；每中心机械呼吸机≥1台。同2016年相比，2017年于都县人民医院，暖箱数与床位数的比值100%(32/32)。2016年于都县人民医院机械呼吸机3台，2017年增加2台高频呼吸机。2016年永康市妇幼保健院，机械呼吸机5台。同2016年相比，2017年于都县人民医院每抢救床CPAP无创呼吸机0.8/2台(4/10)。同2016年相比，2017年永康市妇幼保健院暖箱数与床位数的比值46%(23/50)，每抢救床CPAP无创呼吸机0.2/2台(2/17)。喜德县人民医院无新生儿暖箱、无CPAP无创呼吸机、无机械呼吸机。

三家省级中心均配备电子秤和身长测量仪(每病区≥1套)、新生儿辐射抢救台(每病室≥2台)、负压吸引器(每抢救床≥1个)、喉镜(舌片齐)(每抢救台≥1套)、复苏气囊(每抢救床≥1只)、微量血糖仪(每病室≥1台)、经皮黄疸测定仪(每病室≥1台)、床边X线机、床旁心电图机(≥1台)、超声诊断仪(≥1台)、脑功能监护仪、母乳收集和存储设备(≥1套)、蓝光治疗仪≥床位数1/4、多功能监护仪≥床位数2/3、血气分析仪每病区≥1台、空氧混合器≥床位数1/2。

南昌大学第一附属医院、浙江大学医学院附属儿童医院均有氧浓度检测仪每病区≥1台、耳声发射仪+自动脑干诱发电位仪、新生儿眼底照相仪、转运温箱≥1台、转运车≥1辆/急救站协定、亚低温治疗仪、除颤仪。浙江大学医学院附属儿童医院新增洗婴室新生儿辐射抢救台。四川省人民医院有一氧化氮吸入治疗仪、T-组合复苏器每病室≥1台。2017年南昌大学第一附属医院拟招标T-组合复苏器,无一氧化氮吸入治疗仪。四川省人民医院洗婴室无新生儿辐射抢救台,无氧浓度检测仪、转运车床边X线机未达到标准;除颤仪、亚低温治疗仪正在申购。

三家市级中心均有电子秤及身长测量仪(每病区≥1套)、喉镜(舌片齐)(每抢救台≥1套)、微量血糖仪(每病室≥1台)、经皮黄疸测定仪(每病室≥1台)、多功能监护仪(≥床位数2/3)、床边X线机、床旁心电图机(≥1台)。赣州市妇幼保健院和金华市中心医院每病室≥2台新生儿辐射抢救台、有床旁超声诊断仪、有转运温箱及转运车。赣州市妇幼保健院有新生儿眼底照相仪。2017年,赣州市妇幼保健院复苏气囊每抢救床1只、7台新生儿辐射抢救台、有耳声发射仪+自动脑干诱发电位仪。金华市中心医院负压吸引器每抢救床≥1个、T-组合复苏器每病室≥1台、有耳声发射仪+自动脑干诱发电位仪,新增新生儿眼底照相仪、母乳收集和存储设备1套。凉山第一人民医院有血气分析仪≥1台。但三家市级中心空氧混合器均未达标,无除颤仪。赣州市妇幼保健院微量输液泵和注射泵、负压吸引器不足每抢救床1个、T-组合复苏器、血气分析仪未达到标准。蓝光治疗仪未达到标准,无氧浓度检测仪、无母乳收集和存储设备、喉镜没有达到每抢救台≥1套。金华市中心医院复苏气囊均不足每抢救床1只、血气分析仪未达到标准。凉山第一人民医院复苏气囊均不足每抢救床1只、微量输液泵和注射泵未达标,无新生儿眼底照相仪、超声诊断仪、转运暖箱、转运车及母乳收集和存储设备。

在县级层面,于都县人民医院和永康市妇幼保健院均有电子秤及身长测量仪(≥1套)、喉镜(舌片齐)(≥2套)、复苏气囊(≥2只)、微量血糖仪(每病室≥1台)、经皮黄疸测定仪(≥1台)、血气分析仪(≥1台)、转运温箱1台。洗婴室配备新生儿辐射抢救台、蓝光治疗仪≥床位数1/4、床旁X线机、床旁心电图机、氧浓度检测仪≥1台。均有1辆转运车。均有耳声发射仪+自动脑干诱发电位仪、1套母乳收集和存储设备、新生儿辐射抢救台每病室≥2台。2017年,于都县人民医院增加空氧混合器4台,组合复苏器1台,床旁超声诊断仪1台,新生儿辐射抢救台每病室2台,洗婴室1台。有床旁X线机、床旁心电图机、氧浓度检测仪、转运车各1台。2017年,永康市妇幼保健院增加新生儿辐射抢救台洗婴室3台,蓝光治疗仪11台,T组合复苏器1套,耳声发射仪+自动脑干诱发电位仪1台,超声诊断仪1台。但于都县人民医院无新生儿检眼镜。永康市妇幼保健院负压吸引器不足每抢救床1个、微量输液泵和注射泵小于床位数、多功能监护仪、空氧混合器未达到标准。

赣州市妇幼保健院已配备一氧化氮吸入治疗仪2台和脑功能监护仪1台；金华市中心医院有亚低温治疗仪、脑功能监护仪。永康市妇幼保健院有1台除颤仪、1台脑功能监护仪和1台亚低温治疗仪。喜德县人民医院有1套电子秤和身长测量仪、1台负压吸引器、1只复苏气囊、1台蓝光治疗仪、1台经皮黄疸测定仪，1台微量输液泵和注射泵、1套母乳收集和存储设备，无其他设备。

总体来看，在省级救治中心中，在必须配备的设备达标设备数高于市县级，均超过79%，其中南昌大学第一附属医院达标率最高，达93.1%。在市级层面，金华市中心医院达标率最高，占76.9%，其他两家均在60%左右。在县级层面，除喜德县人民医院（12.0%）外，均超过60%。在期望配备的设备上，凉山州第一人民医院、于都县人民医院和喜德县人民医院均未开展。

三、经验与成效

（一）规范管理加强顶层设计

为更好系统解决危重孕产妇和新生儿救治工作问题，各省份重视构建救治体系，不断强化顶层设计。浙江省卫生行政部门在制定《浙江省高危妊娠管理办法》及《危重孕产妇、危重新生儿转送流程》基础上，还制定了《浙江省孕产妇风险评估表（2018版）》指导危重孕产妇救治和转诊，对首次建档的孕产妇进行妊娠风险筛查与五色分级评估，按照风险严重程度明确分级标识、规范管理流程，对高危孕产妇纳入高危管理，落实专人专案，全程管理，动态监测；市县级卫生行政部门根据实际情况，因地制宜，出台相应制度给予支持。2018上半年金华市对"六大机制"进行了细化和完善，修订了孕产妇安全管理四项管理制度，出台孕产妇急救"飞行督导"行动制度，督促助产机构优化救治流程，提升医务人员的抢救意识和能力。

江西省切实落实国家卫生健康委妇幼司有关母婴安全工作的一系列文件和规范措施，包括《切实做好高龄孕产妇管理服务和临床救治的意见》和《关于加强母婴安全保障工作的通知》，尤其是落实了"母婴安全五项制度"即妊娠风险筛查与评估、高危孕产妇专案管理、危急重症救治、孕产妇死亡个案报告和约谈通报制度。

四川省卫生计生委先后出台《关于实施全面两孩政策加强妇幼健康服务的通知》《四川省加强生育全程基本医疗保健服务的实施意见》《四川省妇幼健康全周期技术服务工作规范》《关于切实加强产科质量管理降低孕产妇死亡率的紧急通知》《四川省孕产妇妊娠风险评估与管理工作方案》等文件。安排部署和转发国家委《关于加强母婴安全保障工作的通知》通知，固化五项母婴安全制度。结合四川实际情况,制定下发了《四川省母婴安全行动计划实施方案(2018—2020年)》和《四川省儿童健康行动计划(2018—2020年)》。

(二)政府重视与政策倾斜

调查地区政府对危重孕产妇及新生儿救治中心建设较为重视,要求各救治中心所在医疗机构要加大对救治中心政策倾斜,浙江通过省政府补短板项目立项,以3~5年为一个建设周期,提升妇幼健康机构服务能力。项目实施期间,浙江省财政安排专项补助资金,市级财政视实际情况和财力给予配套补助,计划2018年底前全省建成分级负责、运转高效的孕产妇和新生儿危急重症急救、会诊、转诊网络;此外,省财政设立"妇幼能力提升项目"专项1.2亿元的资金,对各地高危孕产妇救治工作和36个加快发展地区"产科抢救设备6大件"配备加大转移支付力度。金华市将危重孕产妇新生儿救治中心建设列入金华市卫生计生委对医院的年度工作考核内容,实行定期考评,为每个救治中心提供了10万元的经费补助。

江西省将两个中心建设纳入县级政府计划生育目标年度考核,占比5%。项目实施以来,已有瑞金等5个县(区、市)政府出台针对新生儿科医务人员的补助政策,由地方财政对每名新生儿科及儿科医师每月补助1 000元,多个医疗机构将产儿科人员绩效大幅提升。赣州市加大对救治中心的建设,要求将产科与新生儿科设置在同一或相邻楼层,以便协同抢救。同时,提高产儿科医务人员待遇,在绩效奖金分配比例上予以倾斜,保证产科和新生儿科人员绩效工资不低于本单位同级别医务人员的平均水平。此外,适当提高了儿科临床诊疗活动中有创活检和探查、临床手术治疗等体现儿科医务人员技术劳务特点和价值的医疗服务项目收费标准。

四川省将2.46亿元妇幼健康保健工程资金用于17个妇幼保健机构基础设施建设,地方政府债券10亿元用于全省产儿科服务能力建设,并启动了省妇幼保健院(四川省儿童医学中心)天府院区建设项目。此外,四川省通过扩大院校招生、医院调剂、加强中医儿科建设、鼓励社会办医等方式,扩充增量盘活存量,并明确要求儿科医务人员薪酬应达到本院医务人员平均薪酬的1.5倍。

(三)健全危重救治网络架构和组织

浙江省组建区域危重孕产妇和新生儿急救专家组,加强辖区危重救治工作的指导。推进"互联网+妇幼健康"服务,全面推广母子健康手册APP应用,健全孕产妇和儿童预约诊疗远程会诊等服务信息网络,健全全省孕产妇异地转诊平台,做好孕产妇特别是流动孕产妇的健康管理。2017年金华市重新调整救治组织和体系,从行政和技术两个层面全方位加强母婴安全保障。一是调整全市危重孕产妇和新生儿急救行政指挥协调小组,由浙江省卫生计生委副主任担任组长,下设办公室,强化转会诊用血等重点环节的保障措施;二是建立了全市危重孕产妇和新生儿救治中心,将中心建设列入金华市卫生计生委对医院的年度工作考核内容,实行定期考评;三是调整危重孕产妇和新生儿急救专家组、孕产妇风险评估专家组、围产期保健协作组、新生儿死亡评审专家组、产科质量控制中心等专家组成;四是各助产机构成立了产科安全管理办公室,建立了由分管院长任组长、相关科室主任为成员的院内孕产妇救治小组、新生儿救治小组。

江西省成立了分管委领导为组长的母婴安全领导小组,各机构均成立了产科安全管理办公室,覆盖了全省 100 县(区市),再通过县级孕产妇保健集中管理中心和儿童健康集中管理中心的统一协调管理。赣州市进一步落实各项制度,包括妊娠风险筛查与评估制度、高危孕产妇专案管理制度、危急重症救治制度、孕产妇死亡个案报告和死亡评审制度以及重点实施孕产期保健集中管理制度,并制定了《赣州市孕产期保健集中管理工作指导方案》。此外,赣州市创新开展“筑起生命防线,呵护母婴血脉情”主题活动。

四川省在构建危重救治网络方面,一是出台了《四川省产科急救管理工作方案》《四川省产儿科分级诊疗指南》等文件,同时设立各级产科急救管理领导小组及办公室,并进一步扩展功能为母婴安全领导小组及办公室,形成以领导小组及办公室负责“指挥”、产儿科急救中心负责“救治”、120 和血液中心负责“支持”的功能体系。二是于 2018 年 9 月印发了《关于设立四川省危重孕产妇和新生儿救治中心的通知》,指定 8 家省级危重孕产妇和新生儿救治中心分片负责全省 21 个市(州)危重孕产妇和新生儿的会诊、接诊和救治工作。

(四)制定规范,开展培训,督导演练

各省级医疗机构均规范化管理制度,对高危妊娠管理、各级救治中心承担的责任、转诊的标准和流程等都制定了管理规定,并对孕产妇和新生儿管理和分诊等作出了规定,同时开展相应培训,加强督导。浙江省制定《关于进一步加强母婴安全保障工作的通知》,结合《浙江省高危妊娠管理办法》,进一步落实高危管理首诊负责制、临床与保健信息交换制、重度高危妊娠报告制和危重孕产妇转诊制。完善孕产妇和新生儿死亡评审制度,面对部分地区上半年孕产妇死亡有所增加的严峻形势,针对性地开展死亡案例现场评审并加强情况通报。各级危重孕产妇救治中心常规每年开展至少 2 次全院演练,不定期开展科室内应急演练。金华市各级危重新生儿救治中心每人每年参加 1 次省级及以上专科范畴内继续医学教育项目学习,举办全市新生儿复苏和危重孕产妇抢救技能竞赛。永康市妇保院邀请上级医疗机构专家指导急救演练。部分县开展比武、考核,加强能力建设。

项目实施以来,江西省在落实母婴安全五项制度方面,自主设计五色标识,面向全省助产机构免费发放。同时,江西省卫生计生委强化高危妊娠分级管理、分级住院分娩和转诊制度。改革一年一次孕产妇死亡评审制度为一年两次,针对产科和儿科救治中的薄弱环节,四川省举办了一系列有针对性的技术培训,组织开展全省危重孕产妇和新生儿急救演练、母婴安全年宣传活动及全省孕妇学校竞赛。此外,组织母婴安全大比武,征集典型病例,组织专家编撰,向全省统一发放。省卫生计生委每年依托江西省妇幼保健院产科进行为期两周的"全省产科妇幼保健机构骨干医师专项培训班"。截至 2018 年,江西省 20 多位产儿科临床护理专家接收了国家级培训,组织了 3 次大范围培训,10 余位国家级专家深入项目县于都县开展入县培训,组织了两场国家级危重孕产妇和新生儿评审,200 多位市县两级产儿科医务人员现场学习交流。

四川省进一步完善全省危重救治网络的工作机制,各级定期不定期开展多层次、多形式的院内外和区域间急救应急演练。此外,针对产科和儿科救治中的薄弱环节,如产科出血防治、妊娠高血压疾病防治、新生儿复苏等技能,四川省举办了一系列有针对性的技术培训,2018 年已举办省级层面的母婴安全保障相关培训班 5 期,覆盖 500 余人次。尤其是针对危重孕产妇和新生儿救治评价项目,2017 年为配合妇幼司开展项目基线调查,2018 年 2 月派相关人员参加了省级师资培训班,9 月四川省在凉山州举办了"危重孕产妇和新生儿救治网络建设评估项目启动会暨凉山州母婴安全医疗保健技术培训会",重点对州、县两级产、儿科医务人员开展专题授课和实操培训。

(五)取得成效

2017 年,浙江省全省发生地分娩活产儿 74.6 万例,同比增长 12.9%;其中,户籍活产儿 52.89 万例,同比增长 21.3%。全省孕产妇死亡 39 例,较去年同期减少 11 例;户籍孕产妇死亡率 4.54/10 万,较去年同期下降 1.19 个十万分点;婴儿死亡率 2.53‰、5 岁以下儿童死亡率 3.41‰,均低于 2016 年同期水平。

江西省 2017 年生育形势达到近几年来的最高峰,2018 年分娩量明显回落,下降了 15%。母婴安全形势总体是平稳的。2017 年孕产妇死亡率、婴儿死亡率及 5 岁以下儿童死亡率均低于全国平均水平(8.06/10 万,6/1 000,8.7/1 000)。但 2018 年上半年孕产妇死亡率略有上升。

四川省保障母婴安全取得积极进展和良好成效,孕产妇和婴儿死亡率呈持续下降趋势,2017 年全省孕产妇死亡率、婴儿死亡率和 5 岁以下儿童死亡率分别下降至 18.63/10 万、5.58‰ 和 7.628‰,产妇死亡率连续 15 年低于西部平均水平,实现了首次低于全国平均水平的历史性突破,婴儿死亡率连续 10 年低于全国平均水平。2018 年 1—9 月,全省危重孕产妇救治中心共救治危重孕产妇 11 593 人次,其中救治成功 11 037 人次,占危重孕产妇的 95.20%。全省共发生孕产妇死亡 72 例,死亡数较去年同期减少 3 例,婴儿死亡 1 563 例,较去年同期减少 675 例。

四、问题与建议

(一) 问题

从监测情况看,全面二孩政策实施后,各省整体呈生育年龄延迟、高龄孕产妇增加的趋势,保障母婴安全的压力明显加大。现有妇幼体系能力,尤其是危急重症救治能力不能适应形势需求,信息化建设滞后,资源配置不合理及转运体系不通畅等,不能为危急重症救治提供有力支撑。主要问题有以下几点:

1. 救治中心及网络建设资源不足　截至 2018 年 9 月,各省、地市及县级机构危重孕产妇和新生儿救治中心硬件(建筑面积、设施设备)及软件(人员技术水平、制度建设)上较 2017 年基线调查有所改善,但是与该指南要求还有较大差距,主要问题如下:

(1) 救治中心场地及硬件建设有待加强:调查结果发现,产科和新生儿业务用房面积以及 NICU 面积较 2016 年有所增加,其中浙江大学医学院附属妇产科医院的 NICU 面积和四川省人民医院新生儿科面积增幅较大,分别由 2016 年 40m² 增至 270m²,1 060m² 扩增至 2 100m²,但床均面积总体呈现缩减趋势,调查地区省市级产科床位数均达到该指南标准,县级于都县中医院(非中心)及喜德县中医院未达到≥30 标准,市级救治中心病区布局均较拥挤。现场调研发现,金华市市级救治中心未开辟专门的孕产妇救治区域,新生儿病房拥挤,工作面积严重不足,工作环境有待改善。金华市中心医院新生儿病房面积不足,配属用房不齐全,无洗消室、探视室,存在感染隐患。金华市人民医院缺新生儿转运暖箱、新生儿呼吸机、ICU 缺闭路电视探视系统。永康市抢救床位不足,特别是 ICU 床位不足严重影响危重孕产妇抢救;救治设备配备还需要加强,永康市妇幼保健院虽在硬件方面新增了经皮 CO_2 的监测仪器,以及其他新设备,但设施配置仍不足,如简易呼吸机还不能满足所有插管患儿的转运需求。

江西省南昌大学第一附属医院和四川省人民医院的床位不足,场地布局有待改进,均缺少 ECMO 和亚低温治疗的设备和技术。赣州市部分县医疗机构条件还是较为简陋,尚未建立危重新生儿救治中心,只有两间开放式的新生儿病房,如:于都县中医院无儿科用房,还有一些县区市没有专门的新生儿转运车,转运风险较高,制约网络运转。赣州市各级妇幼保健机构救治中心普遍没有 NICU,因此不能独立接收和满足需要呼吸机支持生命的各类产科急危重症转诊及抢救的需求,市级三家新生儿救治中心只有 1 辆带有呼吸机的专业新生儿转运车辆,于都县妇幼保健医院目前尚未配置新生儿转运暖箱。

四川省各级危重孕产妇和新生儿救治中心硬件(建筑面积、设施设备)上与该指南还有较大差距,如新生儿儿科床位数除四川省人民医院未达到该指南≥50标准,其他机构均达到标准。在新生儿房屋设施建设中,除凉山州第一医院和喜德县人民医院外,其他医疗机构已达标设施数占90%左右。在四川省人民医院,内科和儿科共用诊室。凉山州第一人民医院作为州级救治中心,新生儿科没有超声检查设备,呼吸机等设备也偏少,房屋是由旧房改造,没有总务库房,无洗婴室、无医生办公室、无独立新生儿诊室及人员,未配备喉镜,气管插管等设备。此外,院内未开展新生儿外科手术,眼科未开展眼底检查。在四川省喜德县人民医院,急救科、危重孕产妇与新生儿救治中心没有必要的设备设施,很难满足新生儿救治中心建设要求;此外,儿科未设置专门的新生儿病室,无新生儿专科医生,缺乏县级中心必要的设施设备,亦未开展主动转运。

(2) 专业技术人员储备不足且结构不合理:数据分析显示,2018年与2016年相比,新生儿科医床比和护床比,在省市县三级机构总体呈现下降趋势。浙江省儿童医院抢救床医生床位比未达标,为49.2%,低于≥50%标准;金华市中心医院护士床位比也未达到抢救床标准(抢救床≥150%);永康市妇幼保健院医生床位比18%,低于≥20%标准,护士床位比58%,低于护士床位比≥60%。从调研现场看,浙江省年轻医生不太愿意留于产、儿科,救治经验丰富、救治能力较强的产科医生、助产士也不足,无人员梯队建设。金华市中心医院新生儿科副高级及以上医生为4人,虽已达到要求,但县级的危急重症大都送至市级救治中心或请市级救治中心专家到现场会诊,市级救治中心新生儿高层次人才仍是无法满足就诊需求。此外,金华市市级医院产科门诊量大,且产科医生相对紧缺,待遇水平比较低并没有和工作量相符。同时,一些基层面临专科医师断档,如永康市妇幼保健院医床比和护床比均未达到救治中心建设标准。此外,各助产机构产科医生难招、助产士普遍不足,工作超负荷,人才梯队建设欠缺。

调研发现,江西省省级危重孕产妇救治中心医床比和护床比未达标,赣州市每千名儿童儿科执业(助理)医师数仅为0.49人,还达不到全国0.53人的平均水平,距离国家2020年达到0.69人的目标还有较大差距。个别县区出现了中心软硬件到位,合格的人员招不到的尴尬现象。新生儿专科医师更为严重,其中于都县人民医院新生儿科无副高级、正高级医生,医疗保健机构产儿科人员工作压力大、职业风险高、待遇低,改行、转行、不安心现状的现象比较突出,各医疗保健机构因产儿科人员紧缺不得不招聘大量临聘人员,产儿科队伍建设面临较严峻形势。

四川省通过扩大院校招生,医院调剂、鼓励社会办医等方式,扩充增量盘活存量。从调查结果来看,四川省市级救治中心不仅人才匮乏,而且人才结构不合理,儿科及妇产科的工作量较大,人才流失较为突出;凉山州第一人民医院新生儿救治中心在人员配置上均未达标,其儿科医生只5人、副高1人、由于人员有限,儿科与新生儿科无法分开;其服务能力和项目还需加强,例如新生儿科医生未完全掌握气管插管,院内开展新生儿外科手术眼底检查较少。此外,四川省县级产儿科较弱,如西昌市只有三个二级救治中心,五个一级救治中心。喜德县人民医院产科医生6人(1人临将退休,其余是助理医师或医士),无中级和初级职称医生,医师梯队断层,因一线医生能力限制,产科主任常年24小时驻守医院值班,护士15人。此外,编制问题也是造成喜德县人民医院人员引进困难的障碍。乡级地区没有专门的妇幼保健机构。

2. 政府投入不足且缺乏激励机制

(1) 政府投入不足,重视度待提高:从近年来各级危重孕产妇和新生儿救治情况看,救治经费是影响治疗效果的因素之一。现场调研发现,各省对危重孕产妇和新生儿救治网络体系建设投入有所加大,浙江省政府大多数只给予政策支持,缺乏相应的工作经费投入。2017年至今,浙江省各级孕产妇救治中心救治高危孕产妇接近1万例,救治对象累计欠费数额1.3亿元,政府补助不足部分,只能由救治医院买单。此外,永康市没有贫困危重孕产妇救治专项经费;没有专家抢救会诊专项经费;救治中心添置救治设备没有专项经费,需要从业务结余经费中补贴。

江西省县级医疗机构基础仍相对较弱,针对两个中心建设过程中,地方资金不足的情况,江西省卫生计生委先后两次就支持中心建设配套省级财政资金向省财政、省政协提出申请报告和政策建议,目前仍在争取中。四川省各地保障危重孕产妇救治政策有所不同,在全省层面,2016年起建立了医疗救助基金,要求各级政府部门落实有关经费,对建档立卡的贫困家庭孕产妇实行住院分娩免费政策,贫困家庭的危重孕产妇救治基本能得到保障,但缺乏对非贫困户危重孕产妇救治经费保障的有关政策。

(2) 人员有效激励机制缺乏:妇幼保健医生与产科医生职业风险高、工作量大,缺少其薪酬待遇、职称评聘等政策,浙江省政府层面没有相关的激励措施,永康市妇幼保健院院内对参与危重孕产妇和新生儿抢救的人员每例每次给予补贴100元,在新生儿岗位工作的医师给予每人每月400元的岗位津贴,但因压力大、工作繁重,导致流失或转岗多。江西省项目实施以来,虽已有瑞金等5个县(区、市)政府出台针对新生儿科及儿科医师每月补助1 000元,多个医疗机构产儿科人员绩效有所提升,但是投入力度仍不够。四川省针对儿科医务人员缺乏、人才流失较大的现象,明确要求"儿科医务人员薪酬应达到本院医务人员平均薪酬的1.5倍",从调研现场看,并未落实。凉山州第一人民医院对孕产妇医疗费用限制过高,超出部分由科室承担能力,喜德县政府对产科及危重孕产妇的抢救没有倾斜政策。

3. 转运网络不规范且信息系统难共享

(1) 转运体系不畅 信息动态管理缺失：规范的转诊流程应是对孕产妇或新生儿有全面客观地评估，根据当地医院 ICU、NICU 条件决定是否转诊，在做好病情交代及获得家属转诊同意后，及时联系上级救治中心，进行会诊和咨询后再进行接诊。从调查现场看，浙江省各救治中心单位内部的信息化系统有很好的开发和应用，有较高程度的信息化水平，辖区内救治网络体系较以前更健全，危重新生儿救治推诿、延误现象减少，但是省、市、县三级间信息平台不能互联互通，孕妇保健手写记录资料多且工作繁杂，孕产妇信息掌握困难，病例信息不能很好共享。在新生儿转运工作方面缺乏系统性有序转运，如永康市妇幼保健院作为县级中心，部分患者未能及时上转，导致留院后死亡，如PPHN 患儿；此外，永康市危重新生儿基本不转运至金华市，而直接转至浙江省儿童医院。而浙江省儿童医院大部分患儿来源于门诊，危重比例相对较低，早产儿比例仅 12.69%，但本身收容充足，加上主动转运明显不足，导致途中转运风险较大。此外，目前医疗机构之间联系方式基本是医院和医院的点对点地通过微信群、电话等方式联系，未形成严格规范的分级转运网络。

江西省的网络构架和组织比较健全，覆盖全省 100 县(区、市)，通过县级孕产妇保健集中管理中心和儿童健康集中管理中心的统一协调管理，基本实现高危孕产妇、高危儿的上下转诊。但从调研结果看，妇幼健康管理信息系统还只上线了一期，目前还未实现危重孕产妇和新生儿救治和转会诊的信息化管理，不利于提升转运效率和救治成功率。江西省虽开展了新生儿转运工作，但未建立系统的危重新生儿转运网络，主要问题表现在以下几个方面：一是转运随意性较大，未能实现逐级有序转运；二是受地域环境因素影响，部分转运工作延伸至外省市。例如赣州市级通常转运至广州，而非南昌。此外，赣州市部分医院存在不请上级救治中心会诊咨询，直接转诊的现象，也发生过私人单项转诊、没有上下转诊互动的情况。三是主动转运少，规范性较差。如赣州市妇幼保健院虽然能开展主动转运工作，新生儿转运仍以被动转运为主，主动转运数量少。

四川省现有妇幼体系能力尤其是危急重症救治能力不能适用形式需求，信息化建设滞后，存在产儿科急救网络运转不规范，会诊转诊机制和流程不通畅等问题。院内、区域网络运行还有待进一步完善，部分儿科目前没有转运系统，转运时设备及人员很难到位。同时，需要转诊的患者离转诊机构较远，上级机构没法及时接诊，大多转诊患者都是通过 120 或由患者自己转诊而来。四川省省级机构，如：四川省人民医院高危孕产妇的信息共享难以实现，救治队伍间交换较为困难，空中转运几乎没有开展，危重孕产妇及新生儿的转运设施无法满足转运需求,院内产科与新生儿科距离较远,院内转运时间较长(10~15 分钟)。凉山州第一医院和第二医院作为凉山州的市级救治中心,接收辖区内的转运新生儿较少,接收辖县区外的转运新生儿较多。此外,凉山州第一人民医院转运工作均为被动转运,均由下级医院转入,且无转运温箱及转运车。喜德县人民医院与州级医院有双向转诊协议,但州级医院经常由于床位紧张的原因,无法及时办理住院,基线调研存在的问题仍未解决。

(2) 分级(分区)诊疗制度落实不到位:在实际操作环节,如果按照简单地一刀切、分区域由各个上级中心负责一片区,难度极大。尽管卫生行政部门规定三级转诊机制,但是很多机构不是按照省市县三级转诊。转诊医院的选择主要依据患者的意愿。多数机构转诊后没有进行病情随访。浙江省尤其危重新生儿抢救的多学科联合机制不明确,转诊流程不通畅,信息交流沟通不及时。此外,在省级中心层面,江西省 10 家中心各有特色,有的只能满足本院危重孕产妇和新生儿,无法接纳转运孕产妇和新生儿。有的床位空闲较多,但技术能力相对较差,基层有些医疗机构对转运到这里,疑虑较多。凉山州第一医院由于床位较少、人员紧缺,常存在不能接收所负责片区下级医院转诊患儿的情况,而需转至凉山州第二医院,反而接收医院所负责片区转诊患儿较多,划片转运流于形式。

(3) 医院精细化管理缺乏:医疗机构调查也显示,浙江省部分三级综合医院危重孕产妇急救制度使用综合医院的规章制度,存在内容不适宜,或执行不到位,亟须进一步完善及改进。危重孕产妇和新生儿救治中心制度建设水平不完善,各级医疗机构根据自身情况自行本机构制定规范性文件,虽然各项管理制度均有制定,但缺乏精细化,如转运规范大多仅限于流程过程,转运制度中责任分工分配不明,缺乏有效的分级诊治和转运体系。

4. 救治中心能力参差,技术流程亟待规范 调研发现,已有的危重孕产妇救治网络和救治中心存在一些突出问题,主要表现为大、中城市危重孕产妇救治能力较强,基层救治力量薄弱而孕产妇危重症的处理往往需要紧急在基层机构处理,这对基层助产机构和救治中心的救治能力提出了挑战。

浙江省各级救治中心救治能力存在不足,主要包括以下几个方面:一是目前产科医护人员基础技能待提高。二是产科医生对重症患者重要器官、系统功能监测及循环稳定维护、内外科合并症识别能力不够强,抢救快速反应、应急处理能力不足,救治措施不及时。三是危重症早期识别能力有待提高,有的医疗机构对危重孕产妇会诊、转诊流程不熟悉,出现危重孕产妇未及时启动呼叫院内及区域危重孕产妇抢救小组,因技术、设备无法救治时未及时转诊或请求上级医院会诊。永康市危重孕产妇和新生儿救治基本满足城乡居民的需求,但综合救治能力尚需进一步提高,以降低转金华和省救治中心的比例。此外,永康市满负荷疲于应付日常工作,排不出医务人员去上级机构进修学习,不利于知识更新;急救单元院前急救的产科情况处理能力有待提升。

江西省赣州市"十三五"期间,为基层医疗机构招收培养不少于 100 名从事儿科等各科常见疾病诊疗服务的全科医学人才,每年招收培训儿科专业住院医师不少于 15 人。同时,加强儿科住院医师规范化培训。但是还未达到全国每千名儿童儿科执业(助理)医师数 0.53 人的平均水平,四川省个别医务人员呼吸机使用不熟悉、做 0~6 岁儿童健康管理的医务人员,不懂得一般基本常识;村医没有医学背景,个别妇幼保健人员对 16~17 岁女性妊娠后是否属于危重孕产妇不清楚。喜德县人民医院高危数量达到 11%,高危孕产妇管理筛查不到位,有些医生对高危因素理解不到位。此外,该机构也没有对患者进行追访,也没有追访的工具。高危登记册记录不全,门诊没有高危预测,信息缺乏较多。网底不健全,乡镇卫生院妇幼保健人员没有资质,能力不足,孕产妇筛查流于形式,分级转诊制度无法落实。

5. 危重救治工作机制待完善   考核督导机制尚需完善。妇幼健康工作作为基本公共卫生的重要组成部分,在基本公共卫生考核中权重小,导致乡镇卫生院领导对妇幼健康工作不重视,增加管理难度。尚未将孕产妇死亡率、新生儿死亡率列入对县(市、区)的考核指标中,可能会造成县(市、区)对孕产妇死亡率控制、危重孕产妇和新生儿救治中心建设重视程度下降。协调机制需要进一步加强。浙江省虽然母婴安全主要指标由妇幼条线进行统计,但母婴安全救治工作是一项系统工程而且多依托产儿科实力较强的综合医院开展。妇幼业务管理部门对综合医院的协调和指导能力偏弱,综合医院一般按照医政管理的模式开展工作,容易导致高危对象管理不系统、不规范。四川省部分基层危重救治中心存在急救指挥体系领导和协调力度不够,血源、药品、转运车辆等保障措施落实不到位,产科和儿科急救网络运转不规范,会诊转诊机制和流程不顺畅等问题。救治中心质控及转诊监督有待加强,赣州市、县两级救治中心建设和运行质控机制还不健全,对辖区所属医院转诊病种、情况及转诊患者抢救效果缺乏系统性的评价分析,对转诊机构和接诊机构的监督评估还有待加强。

(二)政策建议

母婴安全是妇女儿童健康的前提与基础,危重孕产妇和危重新生儿的救治工作直接关系到妇女儿童的安危。近两年来,各省为进一步降低孕产妇与新生儿死亡率,有力保障母婴安全,纷纷开展危重孕产妇及新生儿救治工作,探索建立标准化的区域危重孕产妇和新生儿预警、管理、急救、会诊、转诊体系,中国危重孕产妇和新生儿救治网络已基本建立,但是仍存在诸多问题,如制度建设不完善、资源配置不合理、激励机制不健全、信息共享不充分、转运体系不顺畅及救治能力不匹配等,因此危重孕产妇和新生儿救治网络建设应重点从制度建设、救治网络建设、硬件设施建设、人员配置、信息化支撑、过程管理、内部机构运行等方面对危重孕产妇管理工作进行了全程梳理。

1. 完善制度建设,构建救治体系 各级根据当地实际,进一步完善危重孕产妇和新生儿救治体系相关制度,具体措施如下:一是落实卫生计生行政部门组织协调主体责任,医疗卫生机构救治主体责任,构建危重孕产妇和新生儿救治指挥体系和急救中心网络体系,完善转诊协调机制建设,确保双向转诊通畅、合理、有序。完善信息反馈机制,确保转入、转出及管理机构信息掌握对称、及时。二是建设标准化救治中心,2017 年国家卫生计生委制定的《危重新生儿救治中心建设与管理指南》和《危重孕产妇救治中心建设与管理指南》,以指导危重孕产妇和新生儿救治中心的建设、管理和技术项目的开展。各项目地区应参考该指南,根据实际情况制定并实施相应的技术文件,以救治中心为节点,建立多个区域性的孕产妇和新生儿转运中心和技术示范平台,并将规范的技术体系向基层的县、乡镇级医院培训和辐射。三是各级医疗保健机构应成立多学科参与的区域危重救治专家组和医疗机构内产儿科急救组,建立健全母婴安全领导小组及办公室会议制度、督导考核制度、质量评价制度、通报约谈制度、奖惩制度、保障制度等系列工作机制。四是强化各项考核机制,加强标准化建设。

2. 强化政府责任加强多种保障 各级政府应各尽其责,分层管理,省级卫生行政部门统筹危重孕产妇和新生儿救治中心建设工作,加大对救治中心专项经费补助、保障措施和政策倾斜,优化当地医疗设备。省卫生健康委还需进行全省的医务人员的培训,组织和协调省级救治中心的危重孕产妇救治。市卫生健康委在组织领导全市危重孕产妇救治工作的同时,需组织协调市级救治机构的危重孕产妇救治。县/区卫生健康委组织实施辖区内的危重孕产妇监测及抢救,同时组织和协调县级以下助产机构的危重症孕产妇救治。

加大对项目地区危重孕产妇和新生儿救治中心的专项资金投入,重点支持项目地区的基础建设,支持急救中心设施设备的配备,改善其严重落后的现状,提高救治能力。对贫困危重孕产妇救治经费问题给予研究并提出对策,以及对于三级卫生保健网络不健全的区域,政府亦应加强投入,推进保健网络的发展,尤其是网底的加固。从省级层面制定更有效的母婴安全管理制度和措施。对非建档立卡的贫困家庭且需要大量救治经费的危重孕产妇和新生儿,根据家庭经济状况,探索建立危急重症救治财政兜底机制。目前地市级、县区级救治中心的产儿科医护人员均明显短缺,可对危重孕产妇和新生儿救治中心等人员实施激励措施,明确保障。部分偏远乡镇无法开展助产服务的能力,分娩风险较大,应从妇幼卫生整体工作的角度统筹规划,促进住院分娩,保障母婴安全。

3. 加强培训提升整体救治能力 各级产科抢救能力及水平的提高是规范转诊、减少孕产妇和新生儿死亡率,实现其高效救治的基础和保证。一是分层次强化人员培训,形成长效机制。如对危重孕产妇救治中心产科人员重点加强产科危重症急救培训考核;对非中心助产机构人员重点加强产程管理、产科出血防治和危重孕产妇识别(尤其复杂的妊娠合并症)、转诊时机及转诊前处理等基本技能培训考核。此外,将产科儿科作为对口支援和资源下沉的优先领域,加强人员专项培训和急救演练,以逐级培训,辐射深入的方式,采用会议、短期培训、专家蹲点支持、上送进修、网络推送等多形式,对救治中心的医护人员先进行培训,再由中心向本层级非中心医院及下级医院的医护人员进行辐射培训,切实提高各级医院危重新生儿救治能力,熟悉转诊流程,提高转诊效率和救治质量。二是重点加强县级救治中心及基层医护人员专业能力建设,尤其是危急重症的应急处理能力。可通过周期性项目开展,实现全覆盖的强化培训,加强院前急救能力建设。三是着力提升机构危重救治能力。各级卫生行政部门应根据区域规划,合理分布救治中心,加强各级危重孕产妇救治中心的建设,按标准进行相关设施设备的配备,改善救治中心基础设施设备条件。同时参考《危重新生儿救治中心建设与管理指南》和《危重孕产妇救治中心建设与管理指南》,根据实际情况制定并实施相应的技术文件,以救治中心为节点,建立多个区域性的新生儿转运中心和技术示范平台,并将规范的技术体系向基层的县、乡镇级医院培训和辐射。此外,制定和完善危重孕产妇和新生儿会诊转诊流程,推进急救演练常态化,提高区域内整体产儿科救治水平。

4. 健全激励机制稳定专业队伍 从人员招聘、培养和绩效考核方面给予产儿科医护人员倾斜,确保人员的储备、工作的持久性和专业性;同时在职称评定、薪酬分配方面对产儿科医师、助产士、妇幼保健医师等给予倾斜,增强岗位吸引力和职业认同感。尤其是边远地区的医务人员,更需得到充分的激励。具体措施如下。

一是产儿科医生绩效倾斜。从国家层面出台产、儿科(妇幼保健)医生编制数、提高产科医生和助产士薪酬待遇、职称评聘等政策文件,为救治中心人才队伍建设提供保障,避免人才断层。此外,各救治中心需加大对院内产科和新生儿科的政策倾斜,激励医务人员积极性,在绩效奖金分配比例上予以倾斜,保证产科和新生儿科人员绩效工资不低于本单位同级别医务人员的平均水平。二是完善产儿科医疗服务补偿投入政策。通过合理调整产儿科医疗服务价格以及根据《全国医疗服务价格项目规范(2012年版)》,适当提高产儿科临床诊疗活动中有创活检和探查、临床手术治疗等体现产儿科医务人员技术劳务特点和价值的医疗服务项目收费标准。三是促进产儿科医务人员职业发展。经过住院医师规范化培训的儿科医师,可在职称晋升和主治医师岗位聘用中给予适当倾斜。积极探索"以实际开放床位和工作数量质量定岗定职"的儿科医务人员职称晋升制度。对于符合条件的产儿科医务人员,在评优评先工作中予以重点考虑。对产儿科类科研课题予以倾斜,同等条件下优先资助产儿科类课题及人才培养项目。四是建立危重孕产妇和新生儿救助基金,对成功救治危重孕产妇和新生儿的救治中心及医务人员予以奖励,提高产科人员接受危重孕产妇和新生儿的积极性。

5. 规范转运流程提升救治效果　危重孕产妇和新生儿转运是孕产妇及新生儿急救医疗工作的重要组成部分,是降低孕产妇死亡率和提高危重新生儿存活率中极为重要的环节。一是加强院前急救预转运工作,院前急救与转运工作是将基层医院的危重孕产妇和新生儿转往高水平的医疗机构进行连续监护治疗的过程,也是降低危重孕产妇和新生儿死亡率的重要一环,因此建立完善以省、市、县三级危重孕产妇和新生儿救治体系,健全转运网络。由各级卫生行政部门主导,建设适合本地特点的孕产妇和新生儿救治网络,使在基层医院分娩或就诊的危重新生儿能及时转运至有条件的新生儿救治中心,各级救治中心能根据服务能力实现逐级有以达到提高救治效率、逐级合理收治、优化医疗资源配置的目的。二是规范转运流程,加强设备配置。救治中心新生儿转运工作可依据《中国新生儿转运指南》开展转运工作的组织、技术和管理工作。承担救治中心转运任务的医疗机构,应配备足够的转运相关设施设备和人员,中心内部的床位、设备应满足接收转运危重孕产妇和患儿的需求,建立包括产科、门诊、急诊在内的多科室分诊流程和绿色通道。三是规范开展转运登记、信息管理、反馈机制、培训督导等相关工作,以使乡镇、村级医务人员能识别孕产妇和新生儿危重症,并正确实施稳定病情、呼叫转运等工作。同时关注外来人口管理,部分外来人口分娩新生儿(主要是早产儿),因其经济困难和担心预后等原因,在家中死亡较多,应加强管理。

6. 畅通信息加强动态管理　在调研过程中发现危重孕产妇和新生儿救治三级网络尚未完全形成或已初具模型,但是运行效果不显著,导致无序转诊甚至延误病情。信息化成为制约江西省危重症孕产妇网络转运短板,积极推进妇幼健康管理信息系统二期上线,建立健全孕产妇预约诊疗、远程会诊、转诊等服务信息网络,完善辖区预约诊疗服务平台。危重孕产妇及新生儿的救治涉及患者、家属及不同层级医疗机构的医生、护士及血站等若干群体,信息量大,对时效性要求高。因此,需建立完善的动态信息化系统以及网络救治体系,构建高效、快速、动态、共享、大容量的信息平台,以实时监测孕产妇和新生儿信息,并覆盖辖区内所有危重孕产妇及新生儿救治中心、助产机构和院前急救机构,提高信息的利用率,并对干预效果进行合理的监督、评估和分析。同时,加强妇幼卫生网底建设,保证服务覆盖面和数据信息的准确性,达到服务覆盖到每个家庭,从而可合理地监督、评估和分析干预效果。

7. 完善救治考核与质控体系   加强投入与救治工作考核。一是加强投入监管与考核。各级政府建立危重孕产妇和新生儿救治网络体系专项资金监管制度,确保资金投入足额、及时到位、使用规范,并对投入不到位、使用不规范、监管不到位的部门、机构予以处罚。对于承担危重孕产妇和新生儿救治任务的中心,应对其投入效果进行考核,并给予一定的激励,提高危重救治中心的工作积极性。二是注重救治工作的考核督导。危重孕产妇和新生儿救治工作涉及面广,关乎孕产妇、新生儿生命健康。各级卫生行政部门要建立救治工作督导制度,推动督导制度常态化。通过综合督导、专项督导等各种形式,定期组织各级救治领导小组对辖区内救治工作进行监督、检查与考核,并对督导情况进行通报,发现问题督促整改。各级、各类医疗机构要定期对本机构内危重孕产妇和新生儿救治工作进行督导、考核,并做到考核结果有记录、有反馈、有改进。

妇幼业务管理部门对综合医院的协调和指导能力偏弱,综合医院一般按照医政管理的模式开展工作,容易导致高危对象管理不系统、不规范。建议将母婴安全保障工作纳入医疗质量管理的总体框架,加强国家层面顶层设计。明确各级、各类医疗保健机构职责分工与协作关系,建立助产机构、急救中心和血站联动机制,强化转运、救治、用血等重点环节保障。其中,危重孕产妇和新生儿救治工作领导小组总体负责辖区的救治协调工作;技术小组负责实施救治,指导其他相关部门、人员提供相应救治支持。省级救治中心负责本省范围内各医疗机构的转诊、会诊、救治工作,协调与国家级、其他省级危重孕产妇和新生儿救治中心的协同工作,为下级救治与转诊中心提供技术指导;设区市级危重孕产妇和新生儿救治与转诊中心,技术指导县级救治中心工作;县级救治中心负责辖区内危重孕产妇和新生儿救治、会诊、转诊工作。

各项目地区应建立危重新生儿救治中心评选、监督、动态管理机制,由卫生行政管理人员、新生儿专家组成质量控制小组,负责下级危重新生儿救治中心的评选、督导和动态管理。对辖区所属医院转诊病种、情况及转诊患者抢救效果制定统一系统的评价标准,对转诊机构和接诊机构的监督评估进一步加强,建立危重孕产妇和新生儿救治质量控制体系及急诊、急救、转诊网络体系,制定转诊制度及工作规范。定期督导并召开转运网络工作会议,对转运流程、患者救治情况及转归等进行分析,促进质量持续改进。建立规范的新生儿死亡评审机制,对项目地区死亡新生儿进行逐级评审,进行纵向比较,以进一步降低项目地区新生儿死亡率。

第四部分

中国妇幼保健机构
体制机制改革研究

报告一　妇幼保健机构运行补偿机制研究报告(2015 年)

妇女和儿童的健康水平是社会发展和进步的重要标志,妇幼保健机构承担着妇女、儿童和围产期保健服务,是保障妇女儿童健康的重要机构。近年来,中国妇幼保健机构逐步明确功能定位,但有关运行和补偿等政策还不完善,影响到妇幼保健机构的运行和发展。

一、研究背景、目的、内容与方法

(一) 研究背景

妇幼保健机构是中国卫生服务体系的重要组成部分,各级妇幼保健机构承担着妇女儿童的预防、保健和医疗职责,开展以保健为中心,保健与临床相结合的妇女保健、儿童保健和围产期保健任务。妇幼保健机构的功能定位、运行和补偿政策直接关系到妇幼保健机构的发展,从而影响到中国人口健康水平的提高。

中华人民共和国成立以来,中国妇幼卫生事业获得了长足的发展,妇女儿童健康水平显著提高,这都与妇幼保健机构服务的开展有着密切的关系。随着社会的进步和发展,人民群众的健康意识逐年增强,对妇女、儿童以及孕期的健康更为关注,妇幼保健机构的服务能力与人民群众的妇幼保健需求存在较大差距。

随着医改的深入开展,近年来对妇幼保健机构的性质分类、功能定位和建设补偿等问题存在争议,运行机制不健全,补偿机制不完善,直接影响了妇幼保健机构的发展。在全面建成小康社会,实现人口与经济、社会、资源、环境协调发展的过程中,在深化医改的进程中,有必要对影响妇幼保健机构发展的运行和补偿机制等综合改革问题进行深入研究。

(二) 研究目的

基于对妇幼保健机构功能定位和服务项目的研究,在医改深入推进的大背景下,通过对妇幼保健机构运行和补偿现状的分析,提出妇幼保健机构"大保健"服务理念下的综合改革策略和运行和补偿机制。

(三) 研究内容

1. 妇幼保健机构经济运行情况分析　通过全国面上数据和现场调查典型数据,对中国目前各级妇幼保健机构的经济运行情况进行分析,分析妇幼保健机构的资产、负债、业务收入和支出情况。

2. 妇幼保健机构政府补偿政策分析　对中国妇幼保健机构现行的政府补助项目,包括基础设施建设、人员经费、运行经费和专项经费等进行分析,了解中国妇幼保健机构政府补偿政策的落实情况和存在的问题。

3. 妇幼保健机构运行补偿机制改革策略　根据对妇幼保健机构的运行和补偿现状的分析,结合医改背景,提出妇幼保健机构综合改革的策略措施建议。

(四) 研究方法

1. 文献查阅和数据分析　通过文献和理论学习,了解妇幼保健机构的运行和补偿机制,通过全国面上数据的收集和分析,了解妇幼保健机构的运行补偿情况。

2. 现场调查　选择有代表性的地区进行现场调查,了解妇幼保健机构运行过程中存在的问题。

3. 专家咨询　召开专家咨询会,对妇幼保健机构的运行和补偿情况进行咨询和分析,提出妇幼保健机构运行补偿的政策建议,听取专家意见。

二、妇幼保健机构相关补偿政策与政策缺失

(一) 妇幼保健机构的性质与特点

1986 年,卫生部颁布的《妇幼卫生工作条例》,要求省、地、县各级妇幼保健机构负责所辖区域内妇幼保健和计划生育技术指导,各级妇幼保健机构要以预防保健为中心,指导基层为重点,保健与临床相结合。要求妇幼保健机构业务人员既能做保健、又能做临床工作。各级妇幼保健院应首先按编制配备保健人员,防止医疗功能削弱保健功能。

21 世纪以来,中国妇幼卫生政策向均等化惠民方向发展,妇幼保健机构被定性为专业的公共卫生机构,提供妇幼保健方面的公共卫生和医疗服务。在2006 年颁布的《妇幼保健机构管理办法》中明确提出:各级妇幼保健机构是由政府举办,不以营利为目的,具有公共卫生性质的公益性事业单位,是为妇女儿童提供公共卫生和基本医疗服务的专业机构。规定"妇幼保健机构应坚持以群体保健工作为基础,面向基层、预防为主,为妇女儿童提供健康教育、预防保健等公共卫生服务。在切实履行公共卫生职责的同时,开展与妇女儿童健康密切相关的基本医疗服务。"要求妇幼保健机构根据所承担的任务和职责设置内部科室。保健科室包括妇女保健科、儿童保健科、生殖健康科、健康教育科、信息管理科等。临床科室包括妇科、产科、儿科、新生儿科、计划生育科等,以及医学检验科、医学影像科等医技科室。

2009 年,中共中央、国务院印发《关于深化医药卫生体制改革的意见》,把妇幼保健机构作为公共卫生服务机构的重要组成部分,一系列基本公共卫生服务项目和重大公共卫生服务项目在全国基层实施,妇幼保健机构在其中承担了有关妇幼保健项目在城乡基层医疗卫生机构开展业务指导。重大公共卫生服务项目中,农村妇女两癌筛查、增补叶酸预防神经管缺陷、农村孕产妇住

院分娩等均主要依托妇幼保健机构实施。但妇幼保健机构与疾病预防控制、卫生监督等专业公共卫生机构不同,妇幼保健机构承担着预防保健和临床诊疗的双重任务,因此,妇幼保健机构既是公共卫生机构,也是医疗机构,是防治结合型的医疗卫生机构。

(二)妇幼保健机构相关补偿政策

1. 妇幼保健机构建设相关政策   1991—2001 年,卫生部会同国家发展改革委、财政部共同安排专项资金 12.5 亿元,开展以乡镇卫生院、县妇幼保健院(所)、县防疫站为建设内容的"三项建设"。1992 年,卫生部制定了《妇幼保健院、所建设标准(试行)》,对中国妇幼保健机构的建设规模、选址、建筑面积指标、用地指标和建筑标准都有规定。1994 年,卫生部发布的《医疗机构基本标准(试行)》规定了一级、二级、三级妇幼保健院的床位、科室设置、人员、房屋、设备等。2006 年,国家提出《农村卫生服务体系建设与发展规划》要求一个县(市)由政府举办一所妇幼保健机构,中央对中西部及东部贫困地区每所妇幼保健机构投资了 50 万元,共投资建设了 950 所县妇幼保健机构,并提出县级妇幼保健机构建设指导意见,对县级妇幼保健机构的建设规模、科室设置、设施配备标准等做了明确规定。以期望在中央和地方政府支持下,改变贫困地区妇幼保健机构房屋破旧、基本医疗设备短缺的状况。

2013—2015 年,妇幼保健机构建设被纳入重大疾病防治体系建设,中央和地方共安排资金 67 亿元,加强 1 000 所县级妇幼保健机构和 100 所地市级妇幼保健机构建设。

2. 公共卫生机构与医院相关补偿政策   2006 年《妇幼保健机构管理办法》(卫妇社发〔2006〕489 号)规定"各级人民政府按照《母婴保健法》中设立母婴保健专项资金和发展妇幼卫生事业的要求,落实妇幼卫生工作经费,逐年增加对妇幼卫生事业的投入,对各级妇幼保健机构基础设施建设给予支持。各级妇幼保健机构向社会提供公共卫生服务所需的人员经费、公务费、培训费、健康教育费、业务费,按照财政部、国家发展改革委、卫生部《关于卫生事业补助政策的意见》(财社〔2000〕17 号)的规定,由同级财政预算,按标准定额落实。"同时提出"为了保持妇幼保健队伍的稳定,对从事群体妇幼保健的工作人员根据工作任务与绩效考核结果给予补助。根据财政部、国家发展改革委、卫生部《关于农村卫生事业补助政策的若干意见》(财社〔2003〕14 号)的规定,各级人民政府对农村卫生财政补助范围包括:疾病控制、妇幼保健、卫生监督和健康教育等公共卫生工作,必要的医疗服务,卫生事业发展建设。农村公共卫生经费主要实行项目管理。县级卫生部门按照国家确定的农村公共卫生服务基本项目及要求,合理确定项目实施所需的人员经费和业务经费。人员经费按照工作量核定,业务经费按照开展项目工作必需的材料、仪器、药品、交通、水电消耗等成本因素核定。目前不具备项目管理条件的地区和不适合按项目管理的工作,可以按照定员定额和项目管理相结合的方法核定公共卫生经费。"《关于完善政府卫生投入政策的意见》(财社〔2009〕66号)明确规定,健全公共卫生经费保障机制,即:专业公共卫生机构所需基本建设、设备购置等发展建设支出由政府根据公共卫生事业发展需要足额安排,所需人员经费、公用经费和业务经费根据人员编制、经费标准、服务任务完成及考核情况由政府预算全额安排。

3. 医改及其他文件的相关补偿政策 1994年《中华人民共和国母婴保健法》(中华人民共和国主席令第三十三号公布)提出"国家发展母婴保健事业,提供必要条件和物质帮助,使母亲和婴儿获得医疗保健服务。国家对边远贫困地区的母婴保健事业给予扶持"。2001年《中华人民共和国母婴保健法实施办法》要求"各级人民政府应当将母婴保健工作纳入本级国民经济和社会发展计划,为母婴保健事业的发展提供必要的经济、技术和物质条件,并对少数民族地区、贫困地区的母婴保健事业给予特殊支持。县级以上地方人民政府根据本地区的实际情况和需要,可以设立母婴保健事业发展专项资金。"

(三)妇幼保健机构防治结合补偿政策缺失

2011年3月,中共中央、国务院发布了《关于分类推进事业单位改革的指导意见》(中发〔2011〕5号),为推进事业单位改革提供了政策指导。在分类改革的大思路下,根据职责任务、服务对象和资源配置方式等情况,将从事公益服务的事业单位细分为两类:公益一类和公益二类。对公益一类,根据正常业务需要,财政给予经费保障;对公益二类,根据财务收支状况,财政给予经费补助,并通过政府购买服务等方式予以支持。

妇幼保健机构运行机制具有特殊性,难以单纯列为公益一类或者二类。相对于其他公共卫生机构而言,妇幼保健机构具有一定的特殊性。开展临床服务是妇幼保健机构实现公共卫生服务职能不可分割的组成部分。缺乏必要的临床服务就无法为保健服务提供技术支撑,也难以为妇女儿童提供科学合理、连续系统的保健服务。

在这种发展模式下,仅从妇幼保健机构的公共卫生服务职能应该将其划归一类事业单位;政府补偿方式应该是在正常业务需要内,财政给予经费保障。除开展公共卫生服务之外,妇幼保健机构还存在临床诊疗服务功能,即非营利医疗等公益服务,这部分服务属于二类事业单位的服务范畴。妇幼保健机构该遵循哪种筹资补偿模式,目前还没有明晰的政策规定,也尚未见到事业单位改革后完善妇幼保健机构补偿机制的相关研究。

在医改和事业单位改革深入推进的形势下,亟待研究保健和临床相结合的妇幼保健机构在新形势下的运行补偿政策,以保障防治结合型医疗卫生机构的稳定可持续发展。

三、妇幼保健机构经济运行与补偿现状

本研究通过全国面上数据,分析各级妇幼保健机构的经济运行现状,并通过县级妇幼保健机构现场调查,对县级妇幼保健机构的经济运行和政府投入、补偿等情况进行了分析。通过点面结合,全面了解中国妇幼保健机构的运行补偿现状。

(一)全国各级妇幼保健机构经济运行现状

1. 财政补助模式　各级妇幼保健机构最主要的拨款方式及构成,如表4-1-1所示,各级妇幼保健机构均以全员全额拨款方式为主,其次为部分全员全额。其中73.2%的县区级妇幼保健机构为全员全额拨款方式,省级和地市级全员全额拨款的妇幼保健机构约占比50%。

表 4-1-1　各级妇幼保健机构最主要的拨款方式及构成比

最主要拨款方式	省级		地市级		县区级	
	机构数/个	占比/%	机构数/个	占比/%	机构数/个	占比/%
全员全额	15	51.7	175	53.8	1 978	73.2
部分全员全额	13	44.8	124	38.2	492	18.2
全员差额	0	0	20	6.2	180	6.7
其他	1	3.5	6	1.9	51	1.9
合计	29	100	325	100	2 701	100

由此可见,妇幼保健机构县级以全员全额拨款为主,地市级和省级有一半的妇幼保健机构为全员全额拨款。在机构性质上,与医疗机构差额拨款存在区别,体现了一定的公益性。

2. 资产负债情况

(1)总资产与负债:从2013年中国各级妇幼保健机构资产与负债情况看(表4-1-2),省级妇幼保健机构平均总资产为46 982万元,平均负债为10 026万元,资产负债率为21.34%;地市级机构平均总资产为11 751万元,平均负债为4 112万元,资产负债率为34.99%;县区级机构平均总资产为2 312万元,平均负债584万元,资产负债率为25.26%。

与医疗机构相比,2013年医疗机构平均资产负债率为44.71%,全国卫生计生机构资产负债率为21.9%,基层医疗卫生机构资产负债率为27.92%。妇幼保健机构尽管低于医疗机构,但相对于妇幼保健机构的资产和收入情况来看,妇幼保健机构的负债情况仍较为严重。

表 4-1-2　全国各级妇幼保健机构平均资产负债情况

总资产与负债	省级	地市级	县区级
平均总资产值/万元	46 982	11 751	2 312
平均负债/万元	10 026	4 112	584
资产负债率/%	21.34	34.99	25.26

（2）固定资产平均值：妇幼保健机构固定资产总值不高，专业设备固定资产和房屋固定资产占比均占一半左右。从 2013 年各级妇幼保健机构固定资产情况看（表 4-1-3），省级妇幼保健机构平均固定资产分别为 23 031 万元，其中专业设备的平均固定资产为 12 620 万元，占比为 54.80%。市级妇幼保健机构平均固定资产 7 516 万元，其中专业设备的平均固定资产为 3 538 万元，占比为 47.07%。县区级妇幼保健机构平均固定资产为 1 165 万元，其中专业设备的平均固定资产为 570 万元，占比为 48.93%。

表 4-1-3　各级妇幼保健机构平均固定资产情况

固定资产	省级	地市级	县区级
固定资产平均值/万元	23 031	7 516	1 165
其中:专业设备固定资产平均值/万元	12 620	3 538	570
专业设备固定资产占比/%	54.80	47.07	48.93

与医疗机构相比，2013 年全国城市医院平均固定资产为 1.55 亿元，县级医院 4 339 万元，妇幼保健机构固定资产远低于同级医疗机构水平。

（3）收支情况：根据中国妇幼保健机构财务报表显示，其主要收入来源于事业收入和财政补助收入。从表 4-1-4 可以看出，三级妇幼保健机构收入中事业收入的占比较高，占 70% 以上，财政补助收入偏低。妇幼保健机构收支结余率不高。

从收入情况及结构来看，妇幼保健机构收入以事业收入为主，财政补助收入随着机构级别的升高而降低，财政补助比例最高的县级妇幼保健机构占比仅为 25.18%。具体来看，2013 年省级妇幼保健机构平均总收入为 29 906 万元，其中平均财政补助收入为 3 686 万元，占总收入的 12.32%，平均事业收入为 25 617 万元，占总收入的 85.66%。地市级妇幼保健机构平均总收入为 7 499 万元，其中平均财政补助收入为 1 079 万元，占总收入的 14.39%，平均事业收入为 6 273 万元，占总收入的 83.64%。县区级妇幼保健机构平均总收入为 1 468 万元，其中平均财政补助收入为 370 万元，占总收入的 25.18%，平均事业收入为 1 059 万元，占总收入的 72.17%。

表 4-1-4   2013 年各级妇幼保健机构年平均收入、支出及构成情况

	省级		地市级		县区级	
	金额/万元	占比/%	金额/万元	占比/%	金额/万元	占比/%
总收入	29 906	100.00	7 499	100	1 468	100.00
财政补助收入	3 686	12.32	1 079	14.39	370	25.18
事业收入	25 617	85.66	6 273	83.64	1 059	72.17
总支出	24 811	100.00	6 861	100	1 365	100.00
事业支出	18 961	76.42	5 128	74.75	905	66.30
财政项目补助支出	2 252	9.08	468	6.83	167	12.22
收支结余	5 095		639		103	
收支结余率/%	17.04		8.52		7.02	

从支出情况及构成来看,受收入结构的影响,各级妇幼保健机构事业支出占比最大,近 70%。具体来看,2013 年省级妇幼保健机构平均总支出为 29 906 万元,其中平均事业支出为 3 686 万元,占总支出的 76.42%,平均财政项目补助支出为 2 252 万元,占总支出的 9.08%。地市级妇幼保健机构平均总支出为 6 861 万元,其中平均事业支出为 5 128 万元,占总支出的 74.75%,平均财政项目补助支出为 468 万元,占总支出的 6.83%。县区级妇幼保健机构平均总支出为 1 365 万元,其中平均事业支出为 905 万元,占总支出的 66.30%,平均财政项目补助支出为 167 万元,占总支出的 12.22%。

(4) 收支结余情况:从收支结余看,省、地市、县区级的平均收支结余分别为 5 095 万元、639 万元以及 103 万元,分别占收入的 17.04%、8.52% 和 7.02%。由此可见,除省级妇幼保健机构外,地市级和县级妇幼保健机构的收支结余率均不高。

与医疗机构相比,2013 年医院收支结余收入的比例为 4.76%,其中城市医院为 5.27%,县级医院为 4.78%,妇幼保健机构收支结余情况略好于医院,这可能与妇幼保健机构财政补助比例较高,妇幼保健服务成本略低于医疗机构有关。结合妇幼保健机构的收支情况表,出现这种情况的原因可能在于妇幼保健机构的财政补助收入存在执行问题,即财政补助收入没能得到充分的利用。

各级妇幼保健机构经费收支结余情况见图 4-1-1。超过 50% 的妇幼保健机构是收大于支的状态。省、地市和县区级处于收不抵支状态的妇幼保健机构比例分别为 10.3%、4.6% 和 16.8%。

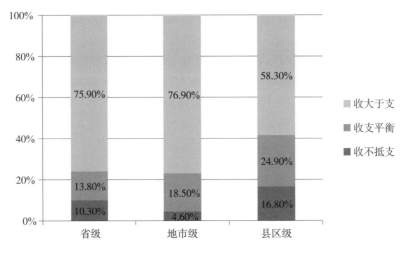

图 4-1-1　各级妇幼保健机构年收支结余的构成比

3. 收支结构分析　分析妇幼保健机构的收入,可以把财政补助收入分为财政补助收入和上级补助收入、事业收入主要为医疗保健收入,其他收入包括科教项目收入和其他收入等。

(1)经费收入情况:妇幼保健机构的收入来源包括财政补助收入(地方财政主要经常性补助收入)、上级补助收入(主要为专项收入)、医疗保健收入(包括门诊收入和住院收入)、科教项目收入和其他收入等。从各级妇幼保健机构总收入及各项收入的构成情况来看(表 4-1-5),2013 年度各级妇幼保健机构收入主要为医疗保健收入,均占 70% 以上,其次为财政补助收入,上级补助收入,科教项目收入占比极低。具体来看,省级机构年平均总收入为 30 057.7

表 4-1-5　各级妇幼保健机构合计收入及构成比

收入	省级			地市级			县区级		
	总数/ 万元	中位数/ 万元	占比/ %	总数/ 万元	中位数/ 万元	占比/ %	总数/ 万元	中位数/ 万元	占比/ %
财政补助收入	147 121	3 567	13.5	397 363	642	11.3	1 144 878	289	25.1
上级补助收入	439	0	0	5 874	0	0.2	55 346	0	1.2
医疗保健收入 (门诊＋住院)	912 259	21 267	83.6	3 047 253	2 639	86.3	3 209 750	325	70.5
科教项目收入	1 938	15	0.2	5 203	0	0.1	5 142	0	0.1
其他收入	28 869	162	2.6	73 501	33	2.1	139 528	1	3.1
合计	1 090 627	30 057	100	3 529 195	3 993	100	4 554 645	778	100

万元,地市级为 3 993.5 万元,县区级为 778.2 万元。医疗(业务)收入分别占 83.6%、86.3% 和 70.5%。省、市、县区级财政补助收入的比例分别为 13.5%、11.3% 和 25.1%。与医疗机构相比,2013 年,医疗机构财政补助收入占 8.29%,非医疗卫生计生机构财政补助收入占 76.82%。可见,妇幼保健机构的收入结构与医疗机构、非医疗卫生计生机构均有较大差别。

(2) 经费支出情况:从妇幼保健机构支出结构来看,其支出项目和医疗机构相同,分为医疗保健业务成本、财政项目补助支出、科教项目补助支出、管理费用和其他支出等。

从各级妇幼保健机构经费支出及构成情况来看(表 4-1-6),2013 年全国各级妇幼保健机构经费支出以医疗保健业务成本为主,均占 70% 左右,其次为管理费用支出和财政补助项目支出。具体来看,2013 年省、市、县区级机构的年平均总支出分别为 26 565.8 万元、3 766.8 万元和 706 万元,分别占总支出的 76.3%、78.0% 和 68.8%,财政补助支出分别占 8.8%、4.7% 和 12.9%,管理费用支出分别占 12.5%、14.1% 和 11.9%。

表 4-1-6　各级妇幼保健机构支出及构成比

	省级			地市级			县区级		
	总数/ 万元	中位数/ 万元	占比/ %	总数/ 万元	中位数/ 万元	占比/ %	总数/ 万元	中位数/ 万元	占比/ %
医疗保健 业务成本	697 384	14 121	76.3	2 537 006	2 639	78.0	2 926 442	370	68.8
财政项目 补助支出	80 592	2 240	8.8	152 101	108	4.7	548 841	85	12.9
科教项目 支出	2 131	13	0.2	5 809	0	0.2	10 168	0	0.2
管理费用	114 510	2 738	12.5	459 959	511	14.1	504 611	19	11.9
其他支出	19 722	169	2.2	97 621	19	3.0	260 447	3	6.1
合计	914 341	26 565	100	3 252 499	3 766	100	4 250 510	706	100

4. 财政补助变化趋势分析　妇幼保健机构作为专业公共卫生机构和政府全额拨款的医疗卫生机构,根据其机构性质和服务内容,在其收支结构上应体现政府补助为主的公益性。从政府财政补助变化情况看,2005—2013 年度政府对各级妇幼保健机构平均财政补助绝对数均保持逐年增长的趋势,省级妇幼保健机构的增长趋势更为明显(表 4-1-7,图 4-1-2)。

表 4-1-7　2005—2013 年度各级妇幼保健机构平均财政补助及增长率

年度	省级			地市级			县区级		
	机构数/个	财政补助/万元	增长率/%	机构数/个	财政补助/万元	增长率/%	机构数/个	财政补助/万元	增长率/%
2005	28	510	—	259	153	—	1 677	48	—
2006	26	605	18.6	262	172	12.5	2 141	56	15.2
2007	27	1 065	76.1	289	234	35.9	2 176	79	42.1
2008	29	1 098	3.1	296	275	17.3	2 442	95	19.7
2009	29	1 248	13.6	301	328	19.5	2 503	120	25.9
2010	30	1 686	35.1	319	362	10.2	2 588	156	30
2011	30	2 165	28.4	318	461	27.5	2 675	225	44.5
2012	29	2 192	1.2	325	569	23.4	2 688	272	20.7
2013	29	3 567	62.7	325	642	12.9	2 701	289	6.3

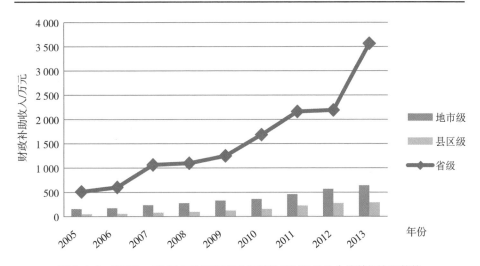

图 4-1-2　2005—2013 年度各级妇幼保健机构财政补助中位数的变化趋势

　　从相对数占比来看,各级妇幼保健机构政府财政补助收入占比仍不高,县级妇幼保健机构财政补助收入占比最高,仅占 25.18%,而非医疗卫生计生机构的财政补助收入达到了 76.82%。

　　5. 事业收入变化趋势分析　事业收入是妇幼保健机构的主要收入来源,约占各级妇幼保健机构收入的 70%。从绝对数看,近年来妇幼保健机构业务发展迅猛,随着业务的开展,业务收入水平增速较快,2005—2013 年度各级妇幼保健机构平均事业收入保持逐年增长的趋势,省级妇幼保健机构的增长趋势更为明显(表 4-1-8,图 4-1-3)。

表 4-1-8　2005—2013 年度各级妇幼保健机构平均事业收入及增长率

年度	省级			地市级			县区级		
	机构数/个	业务收入/万元	增长率/%	机构数/个	业务收入/万元	增长率/%	机构数/个	业务收入/万元	增长率/%
2005	28	3 762	—	259	433	—	1 677	108	—
2006	26	3 026	−19.6	262	445	2.9	2 141	110	1.6
2007	27	5 788	91.3	289	612	37.4	2 176	118	7.2
2008	29	8 113	40.2	296	823	34.5	2 442	152	28.4
2009	29	9 411	16.0	301	1 052	27.8	2 503	184	20.9
2010	30	11 422	21.4	319	1 500	42.7	2 588	216	17.4
2011	30	16 937	48.3	318	1 945	29.6	2 675	250	15.7
2012	29	17 332	2.3	325	2 778	42.8	2 688	299	19.8
2013	29	21 267	22.7	325	2 639	−5.0	2 701	325	8.5

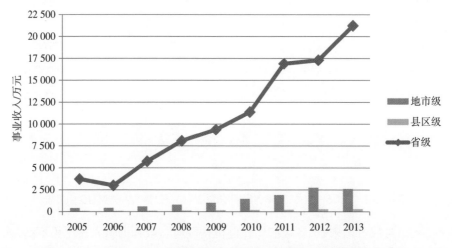

图 4-1-3　2005—2013 年度各级妇幼保健机构业务收入中位数的变化趋势

　　6. 有床、无床机构经济情况分析　从各级妇幼保健机构的经济指标来看（表 4-1-9），2013 年全国各级有住院服务的妇幼保健机构固定资产值、年业务收入及万元以上设备台件数都多于无住院服务的妇幼保健机构，其中省级有住院服务的妇幼保健机构各项经济指标均明显高于无住院服务机构，说明有住院服务的妇幼保健机构经济运行情况要好。

表 4-1-9　2013 年妇幼保健机构平均资产情况

指标	省级		地市级		县区级	
	无住院服务	有住院服务	无住院服务	有住院服务	无住院服务	有住院服务
固定资产/万元	1 253.2	23 397	328.2	3 839.5	250	845.1
年业务收入/万元	0	39 844.5	75.5	5 140.7	29.7	791
万元及以上设备台件数/件	44	916	18	189	14	41

7. 小结　从全国面上妇幼保健机构的财政补助性质、资产、收支以及具体收入项目的现状、结构及变化趋势来看,妇幼保健机构承担了防治结合的医疗保健服务,资产负债规模远远小于同级临床医疗机构。

从财政补助的定位上来看,妇幼保健机构基本是作为全额拨款的事业单位进行财政补助的,尽管近年来财政对妇幼保健机构的补助水平逐步提高,但由于妇幼保健机构承担了预防保健和临床诊疗两类服务,其收支结构仍然以业务收入为主,财政补助收入占比较低,省级和地市级妇幼保健机构财政补助收入仅约为 10%,县级妇幼保健机构仅约为总收入的 1/4。从收支结构来看,妇幼保健机构的收支情况与专业公共卫生机构的职能性质严重不相符。这也是当前妇幼保健机构功能与运行过程中存在的严重错位。

(二)样本县级妇幼保健机构基本情况

为深入分析妇幼保健机构的专业公共卫生服务和医疗服务的收支结构,本研究以县级妇幼保健机构为重点,对全国 61 个县级妇幼保健机构进行了调查,详细了解县级妇幼保健机构的资产规模、服务提供、经济运行、财政补偿和开展保健服务的成本等信息。

1. 调查样本　本次调查共抽取了 61 个县级妇幼保健机构作为研究对象,其中东部地区 9 个,中部地区 24 个,西部地区 28 个。在 61 个研究对象中,有床的妇幼保健机构占 88.52%,无床的占 11.48%(表 4-1-10)。此次调查样本中有床妇幼保健机构的数量要明显多于无床机构,其原因在于随着医疗的发展和社会需求的变化,无床妇幼保健机构的占比会越来越小,但是基于实际情况又不可能完全消失,所以此次研究中有床妇幼保健机构的占比较多。

2. 调查院规模情况　本研究将妇幼保健机构的总建筑面积、业务用房面积、编制床位数、开放床位数、院内在职人员数和卫技人员数作为描述调查院规模的指标。通过多个维度即地区比较、性质比较和年度变化对调查院的规模进行了描述和分析(表 4-1-11、表 4-1-12 和表 4-1-13)。

表4-1-10　县级妇幼保健机构调查样本量

单位：个

类别		调查样本量	全国（妇幼报告）
按区域	东部	9（14.75%）	984（32.21%）
	中部	24（39.34%）	981（32.11%）
	西部	28（45.90%）	1 090（35.68%）
	合计	61（100.00%）	3 055（100.00%）
按床位	有床	54（88.52%）	1 976（64.68%）
	无床	7（11.48%）	1 079（35.32%）
	合计	61（100.00%）	3 055（100.00%）

表4-1-11　2013年调查县级妇幼保健机构（东、中、西）平均规模情况

规模指标	东部	中部	西部	调查平均	全国平均
平均总建筑面积/m²	7 852	5 351	4 569	5 548	
其中：平均业务用房面积/m²	6 851	1 332	4 226	4 762	5 048.77
平均编制床位数/张	89	94	63	78	
实际平均开放床位数/张	104	105	71	89	61
平均院内在职人员数/人	166	163	97	136	83
其中：平均卫技人员数/人	133	134	79	110	69

表4-1-12　2013年调查县级妇幼保健机构（有床、无床）平均规模情况

规模指标	有床	全国平均	无床	全国平均	调查平均
平均总建筑面积/m²	6 159		999		5 548
其中：平均业务用房面积/m²	5 372	3 089	908	896	4 762
平均编制床位数/张	86	0	0		78
实际平均开放床位数/张	89	50	0	0	89
平均院内在职人员数/人	141	81	24	23	136
其中：平均卫技人员数/人	115	66.5	20	18	110

表4-1-13　2011—2013年调查县级妇幼保健机构平均规模情况

规模指标	2011年	2012年	增幅/%	2013	增长/%	年均增长/%
平均总建筑面积/m²	4 500	5 199	15.53	5 548	6.71	11.04
其中：平均业务用房面积/m²	3 598	4 444	23.51	4 762	7.16	15.04
平均编制床位数/张	59	67	13.56	78	16.42	14.98
实际平均开放床位数/张	70	79	12.86	89	12.66	12.76
平均院内在职人员数/人	112	123	9.82	136	10.57	10.19
其中：平均卫技人员数/人	90	100	11.11	110	10.00	10.55

如表 4-1-11 所示,从 2013 年整体情况来看,调研地区的妇幼保健院平均总建筑面积为 5 548m²,其中平均业务用房面积为 4 762m²,占总建筑面积的 85.83%。平均编制床位数为 78 张,实际开放床位数为 89 张。平均院在职人员数为 136 人,其中 110 人为卫技人员,占 84.62%。

从地区比较中可以看出,东、中部地区县级妇幼保健机构的各项规模指标均高于调查平均水平,东部地区的总建筑面积、业务用房面积和院内在职人员平均数高于其他两个地区,中部地区的编制床位数、开放床位数和卫技人员数的平均值高于东、西部地区,但是其业务用房面积的平均值明显低于其他两区。总体而言,东部地区整体水平要好于其他两区,其原因可能是东部地区地理、环境和经济方面存在优势。同时,从数据分析中可以看出,东、中、西部地区普遍出现了编制床位数低于实际开放床位数的现象,说明三个地区都存在编制床位数不足的现象。

2013 年有床、无床妇幼保健机构的规模情况(表 4-1-12),样本保健机构中有床机构的各项规模指标均高于无床机构,其数量大约是无床机构的 5~6 倍,说明有床机构可供动员的资源多,可以为各服务项目的开展提供稳定的物质保障。本次的调查结果与全国平均水平相比,各项指标值都偏高。

2011—2013 年县级妇幼保健机构的年变化趋势(表 4-1-13),三年间样本保健机构的各项规模指标均成增长趋势。2012 年调研地区县妇幼保健机构的建筑面积增长速度要快于 2013 年,原因是 2012 年中央投资建设了部分县级妇幼保健院的房屋,但 2012 年的床位数和人员数的增长率要比 2013 年低,原因可能是经过 2012 年的房屋扩建,2013 年妇幼机构根据房屋面积增加了相应的床位和人员数,满足了需求。总体而言,平均业务用房面积和平均编制床位数的年均增长速度要快于其他规模指标,原因是两年时间里中央开展了对县级妇幼保健机构的投资建设。

3. 调查院服务情况 本研究通过妇幼保健机构的门诊总人次、日均门诊人次、保健门诊总人次、日均保健门诊人次、出院人次数和产妇人次数及其占比等指标描述分析了调查院的服务量情况,并从地区和年度两个维度进行了比较。研究中的保健门诊包括妇女保健门诊和儿童保健门诊,不包含临床诊疗性质的门诊(表 4-1-14、表 4-1-15 和表 4-1-16)。

2013 年调研县级妇幼保健机构的平均服务情况(表 4-1-14)。样本保健机构的平均门诊人次数为 72 843 人次,平均保健门诊人次数为 19 330 人次,年平均出院人次数为 4 140 人次,其中平均产妇出院人次数为 2 010 人次,占总出院人次数的 48.55%。说明保健院的住院人群中依然以产妇为主。

从地区比较中可以看出,东、中部地区的平均门诊人次数、平均出院人次数和产妇平均出院人次数均高于西部地区和调查平均水平。西部地区的平均

表 4-1-14　2013 年调查县级妇幼保健机构(东、中、西)平均服务情况

单位:人次

服务量指标	东	中	西	调查平均	全国平均
年平均门诊人次	86 788	79 926	62 294	72 843	55 072
日平均门诊人次	334	307	240	280	212
年均保健门诊人次	14 306	20 491	20 124	19 330	16 071
日均保健门诊人次	55	79	77	74	62
平均保健门诊人次数占比/%	16.48	25.64	32.30	26.54	29.18
年平均出院人次	4 193	4 362	3 934	4 140	2 072
其中:产妇人次	2 889	2 282	1 475	2 010	992
产妇平均出院人数占年出院人次百分比/%	68.9	52.32	37.49	48.55	47.77

注:日均门诊人次和日均保健门诊人次均以一年 260 天为计算标准。

表 4-1-15　2013 年调查县级妇幼保健机构(有床、无床)平均服务情况

单位:人次

服务量指标	有床	无床	调查平均
年平均门诊人次	67 562	13 688	72 843
日平均门诊人次	241	53	280
年均保健门诊人次	19 394	9 181	19 330
日均保健门诊人次	75	35	74
平均保健门诊人次数占比/%	28.71	67.07	26.54
年平均出院人次	4 394	0	4 140
其中:产妇人次	2 128	0	2 010
产妇出院人数占比/%	48.43	0	48.55

表 4-1-16　2011—2013 年调查县级妇幼保健机构平均服务情况

单位:人次

服务量指标	2011 年	2012 年	增长率/%	2013 年	增长率/%	年均增长率/%
年平均门诊人次	50 508	63 583	25.89	72 843	14.56	20.09
日平均门诊人次	194	245	25.89	280	14.56	20.13
年均保健门诊人次	14 894	17 500	17.50	19 320	10.40	13.89
日均保健门诊人次	57	67	17.50	74	10.40	13.94
年平均出院人次	3 485	3 980	14.20	4 140	4.02	8.99
其中:产妇人次	2 052	2 195	6.97	2 010	-8.43	-1.03
产妇出院人数占比/%	58.88	55.15	-6.33	48.55	-11.97	-9.19

注:日均门诊人次和日均保健门诊人次均以一年 260 天为计算标准。

保健门诊人次数要明显高于中、东部地区和全国平均水平。原因可能是妇幼保健机构的服务量受地理,人员和技术等因素的限制,西部地区由于技术落后、卫技人员稀缺等原因在提供服务的过程中更倾向于保健项目的开展,从数据中也可以看出,西部地区的产妇出院人次占比明显低于东、中部地区和调查平均水平,说明其业务水平确实有限。中、东部地区的保健门诊人次数则低于全国平均水平,其中东部地区最低,可能存在"重医疗、轻保健"的现象。

从妇幼保健机构的性质来看(表4-1-15)。有床妇幼保健机构的平均门诊人次和平均保健门诊人次要明显高于无床妇幼保健机构,其中日均门诊人次数有床妇幼保健机构是无床妇幼保健机构的4.5倍,无床妇幼保健机构的保健门诊人次数占比达到67.07%,说明无床妇幼保健机构开展的服务项目有限,业务量也较小。

2011—2013年调研地区的县级妇幼保健机构的平均服务情况年变化趋势(表4-1-16,图4-1-4)。三年间样本保健机构平均门诊人次数和保健门诊人次数呈现逐年递增的趋势,但平均保健人次数占比的增长率呈现逐年递减的趋势,同时,虽然产妇出院人次数则呈现出上下波动的发展趋势,其平均出院人次数占比呈负向递减的趋势,但其占比约为50%,说明产科依然是妇幼保健院的主要科室。从年平均变化率来看,县级妇幼保健机构的门诊人次数平均每年增长20.09%,明显高于保健门诊人次数的年均增长率,说明保健服务的开展仍然低于医疗服务。

4. 调查院工作效率分析　本研究通过妇幼保健机构的病床使用率、平均

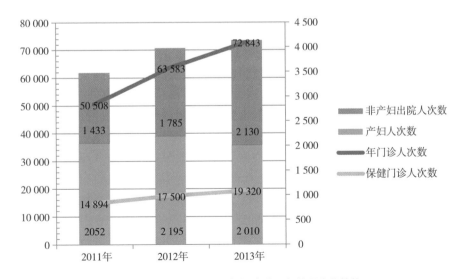

图4-1-4　2011—2013年调查院服务情况变化趋势

住院天数、次均门诊费用和次均住院费用四个指标描述分析了调查院的工作效率,并从地区和年度两个维度进行了比较(表4-1-17,表4-1-18)。

表4-1-17　2013年调查县级妇幼保健机构(东、中、西)平均工作效率情况

效率指标	东	中	西	调查平均
病床使用率/%	62.13	75.10	79.14	74.69
平均住院天数/天	4.31	4.55	5.08	4.71
次均门诊费用/元	141.31	108.25	116.25	129.58
次均住院费用/元	2 456.96	2 365.92	1 900.57	2 219.55

表4-1-18　2011—2013年调查县级妇幼保健机构工作效率情况

效率指标	2011年	2012年	增长率/%	2013年	增长率/%	年均增长率/%
病床使用率/%	63.50	71.68	12.88	74.69	4.20	8.44
平均住院天数/天	4.38	4.66	6.39	4.71	1.07	3.70
次均门诊费用/元	109.23	119.16	9.09	129.58	8.74	8.92
次均住院费用/元	1 538.79	2 110.78	37.17	2 219.55	5.15	20.10

2013年,调研地区县级妇幼保健机构的工作效率情况(表4-1-17)。样本保健机构平均病床使用率为74.69%,平均住院天数为4.71天,平均/次均门诊费用为129.58元,平均/次均住院费用为2 219.55元,通过比较分析发现,东部地区的病床使用率要低于调查平均水平,东部地区的次均门诊费用和次均住院费用最高。可能是因为东部地区丰富的医疗资源影响了东部妇幼保健机构的病床使用率,但是由于技术水平高,环境条件好,费用相对而言则高于其他两个地区。西部地区的病床使用率和平均住院天数最高但是其住院费用则较低,原因可能在于西部地区的医疗资源匮乏同时存在医疗技术水平有限的现象。

2011—2013年,调研地区县级妇幼保健机构的工作效率变化趋势(表4-1-18)。三年间样本保健机构的工作效率呈稳步递增的趋势。病床使用率逐年增高,同时次均门诊和次均住院费用也呈现递增的趋势,次均住院费用的年均增长率达到了20%,说明医疗费用的增长依然没有得到很好的控制,住院费用的增长是其主要原因。

5. 小结　从调查样本地区的基本情况来看,本研究选取的县级妇幼保健机构与全国县级妇幼保健机构基本情况相差不大,有床型和无床型妇幼保健机构兼顾,有床型妇幼保健机构的基本情况分析得更为详细,妇幼保健机构总体规模与全国基本情况相似,可以从一定程度上代表全国县级有床妇幼保健机构的总体水平(图4-1-5)。

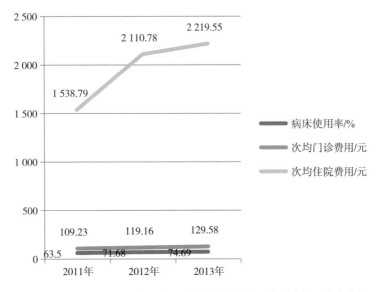

图 4-1-5   2011—2013 年调查县级妇幼保健机构工作效率情况变化趋势

从全国县级妇幼保健机构业务开展和工作效率情况来看,近年来妇幼保健机构业务发展较快,门(急)诊和住院服务量增幅较大,产科是妇幼保健机构的主要科室,住院分娩服务是妇幼保健机构住院服务的重要内容。妇幼保健机构总体服务效率较高,病床使用率达到 75% 左右,平均住院天数 4.7 天。从业务开展来看,尽管近年来妇幼保健机构保健服务新开展项目较多,但受到收费项目和医保报销目录的限制,妇幼保健机构开展的保健类服务项目增幅有限,住院费用上涨幅度也较快。

(三)样本县级妇幼保健机构经济运行分析

本研究对本次调查的 61 个县级妇幼保健机构的资产、收支水平和结构以及群体保健服务的支出成本进行了分析,了解妇幼保健机构的运行补偿情况。

1. 调查院固定资产情况(万元)及占比(%)   本研究将妇幼保健机构的房屋固定资产值、房屋固定资产值及各资产值的占比作为描述分析了调查院的资产情况的指标,并从地区、性质和年度变化三个维度进行了比较(表 4-1-19、表 4-1-20 和表 4-1-21)。

如表 4-1-19 所示,从 2013 年整体情况来看,调研地区县级妇幼保健机构的平均总资产值为 1 967.28 万元,其中房屋固定资产值为 930.08 万元,占总资产的 47.31%;设备固定资产值为 1 036.47 万元,占总资产的 52.69%,设备固定资产值高于房屋固定资产值。

表 4-1-19   2013 年调查县级妇幼保健机构(东、中、西)平均固定资产情况

固定资产	东	中	西	调查平均	全国平均
房屋固定资产平均值/万元	601.86	1 332.37	720.32	930.80	1 146.81
房屋固定资产平均值占比/%	27.13	50.70	53.50	47.31	49.60
设备固定资产平均值/万元	1 616.96	1 295.70	626.16	1 036.47	1 165.13
设备固定资产平均值占比/%	72.87	49.30	46.50	52.69	50.40
合计	2 218.83	2 628.08	1 346.48	1 967.28	2 311.94

表 4-1-20   2013 年调查县级妇幼保健机构(有床、无床)平均固定资产情况

固定资产	有床	无床	全国平均
房屋固定资产平均值/万元	760.32	173.49	1 146.81
房屋固定资产平均值占比/%	55.39	48.32	49.60
设备固定资产平均值/万元	612.40	185.56	1 165.13
设备固定资产平均值占比/%	44.61	51.68	50.40
总计	1 372.72	359.06	2 311.94

表 4-1-21   2011—2013 年调查县级妇幼保健机构平均固定资产情况

固定资产	2011 年	2012 年	增长率/%	2013 年	增长率/%	年均变化率/%
房屋固定资产平均值/万元	656.41	779.55	18.76	930.83	19.41	19.16
设备固定资产平均值/万元	555.76	774.29	39.32	1 036.47	33.86	36.56
合计	1 212.17	1 553.83	18.76	1 967.28	19.41	27.39

从地区看,东、中、西三个地区中,东部地区的房屋固定资产值低于其他两区,但是其设备固定资产值高于中、西两区,可能与东部地区的经济水平和业务水平有关。中、西部地区的房屋固定资产值占比均高于设备固定资产,与中央投资建设妇幼保健机构有关。

2013 年调研地区有床、无床县级妇幼保健机构的资产情况,见表 4-1-20。样本保健机构中有床机构的固定资产要多于无床机构,但其中无床机构的设备固定资产占比 51.66% 要高于有床机构的设备占比,说明虽然有床机构资源丰富,但是设备量仍然不足,需要加大设备投资。

2011—2013 年调研地区县级妇幼保健机构的固定资产年变化趋势(表 4-1-21)。三年间样本保健机构平均固定资产值呈稳步增长的趋势,其年均增长率为 27.93%。其中,设备固定资产值的平均年增长率高于房屋固定资产。从年均增长速度来看,设备固定资产平均值的增幅最快(图 4-1-6)。

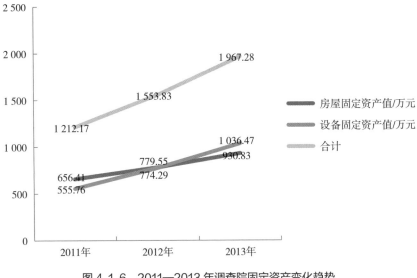

图 4-1-6　2011—2013 年调查院固定资产变化趋势

2. 调查院收入结构分析　调查中发现,中国的县级妇幼保健机构采用了不同的财务制度,有些是事业单位财务体系,有些则是医疗机构财务体系,因此,在研究调查样本的收入结构时,将分析的指标定为政府补助、医疗收入和其他收入,并对医疗收入分别从住院和门诊、医保和个人付费两种口径进行了分析。最终从地区、性质和年度变化三个维度描述比较了各项指标(表4-1-22、表4-1-23 和表4-1-24)。

表 4-1-22　2013 年调查县级妇幼保健机构(东、中、西)平均收入结构情况

收入	东		中		西		调查平均		全国县级平均	
	收入/万元	占比/%	收入/万元	占比/%	收入/万元	占比/%	收入/万元	占比/%	收入/万元	占比/%
年收入	3 909.99	100	2 790.62	100	2 356.04	100	2 756.29	100	1 686.28	100
政府补助	1 045.60	26.74	478.07	17.13	693.1	29.42	682.21	24.75	423.87	25.14
医疗收入	2 256.68	57.72	1 839.91	65.93	1 416.35	60.12	1 682.72	61.05	1 188.36	70.47
其中:										
门诊收入	1 226.36	54.34	857.97	46.63	724.16	51.13	841.42	50.01		
住院收入	1 030.31	45.66	981.94	53.37	692.21	48.87	841.31	49.99		
其他收入	607.71	15.54	472.64	16.94	246.59	10.47	413.06	14.99	74.05	4.39

表4-1-23　2013年调查县级妇幼保健机构（有床、无床）平均收入结构情况

收入	有床		无床	
	2013年/万元	占比/%	2013年/万元	占比/%
年收入	3 052.87	100	411.99	100
政府补助	707.41	23.17	296.45	71.96
医疗收入	1 897.69	62.16	97.73	23.72
其中:门诊收入	943.14	49.70	97.73	100
住院收入	954.55	50.30	0.00	0.00
其他收入	447.77	14.67	17.81	4.32

表4-1-24　2011—2013年调查县级妇幼保健机构收入结构情况

收入	2011年		2012年		增长率/%	2013年		增长率/%	年均增长率/%
	收入/万元	占比/%	收入/万元	占比/%		收入/万元	占比/%		
年收入	1 732.97	100	2 302.77	100	32.88	2 756.29	100	19.69	26.12
政府补助	440.12	25.40	491.54	21.35	11.68	682.21	24.75	38.79	24.50
医疗收入	1 001.59	57.80	1 386.16	60.20	38.40	1 682.72	61.05	21.39	29.62
其中:门诊收入	476.82	47.61	664.47	47.94	39.35	841.42	50.01	26.63	32.84
住院收入	524.76	52.39	733.92	52.95	39.86	841.31	49.99	14.63	26.62
其他收入	291.26	16.81	425.07	18.47	45.94	413.06	14.99	−2.83	19.09

　　2013年调研地区县级妇幼保健机构的有床和无床收入情况（表4-1-23）。样本有床机构的收入要高于无床机构，其收入金额是无床机构的7.4倍，有床机构的收入有62.16%来源于医疗收入，无床机构的收入绝大部分来源于政府补助。

　　从三个地区的比较中看出，东部地区的年收入明显高于中、西部地区。中部地区的年收入与本次调查的总平均收入水平基本相同，西部地区年收入较低。三个地区的年收入中医疗收入占比最高，政府补助占比则较低。说明政府补助水平还有待提高。

　　如表4-1-24所示，2011—2013年调研地区县级妇幼保健机构的年收入呈逐年稳步增长的趋势，其中平均政府补助的增长速度要快于其他两项收入来源，但是其占比仍然不高，年均变化率为−1.29%，说明财政补助仍然不足。其他收入来源在2012年后增长速度放缓。

　　如图 4-1-7 所示,东、中、西三个地区的门诊和住院收入中均以个人缴费为主,尽管孕产妇住院分娩有一部分政府降消项目补助,但妇女儿童在妇幼保健机构就诊和住院的个人自付比例较高,门诊费用中有近90%需个人负担,住院费用中有 57.3% 需个人缴费,医保补偿和政府补助的比例较低。主要原因可能是因为部分地区的县级医疗机构的门诊费用和保健类服务项目未被纳入当地医保报销范围内。

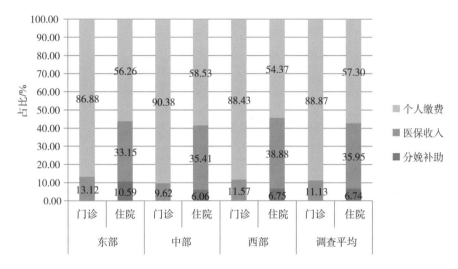

图 4-1-7　2013 年东、中、西调查院各收入来源占比情况

　　如图 4-1-8 所示,有床机构的医保收入比例要高于无床机构,无床机构90.03% 的医疗收入来源于个人缴费,原因为无床机构以开展保健项目为主,开展的医疗项目有限,且存在部分地区保健项目未被纳入当地医保报销范围的现象。住院收入中医保收入所占比例不高,仅为 35.96%,可能存在的原因是降消项目以及直接补发给群众,没有在住院项目中体现。

　　如图 4-1-9 所示,2011—2013 年医疗收入中个人缴费的比例呈逐年下降的趋势,但是比例仍然高于 70%,医保收入比例虽呈逐年增加的趋势,但是其占比仍然没有超过 30%。说明中国群众的医疗负担还没有得到缓解,政府需要继续加大改革力度。

　　3. 调查院支出结构分析　本研究结合国家的财务制度和各妇幼保健机构的具体情况从基本建设、设备购置、人员经费、公共卫生项目、急诊急救费用和体检自费筛检服务项目 6 个方面分析调查院的支出结构,不考虑保健机构业务开展中的药品和耗材成本(表 4-1-25,表 4-1-26)。

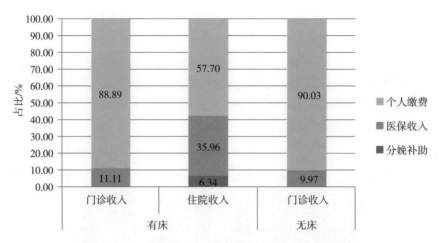

图 4-1-8 2013 年有床、无床调查院各收入来源占比情况

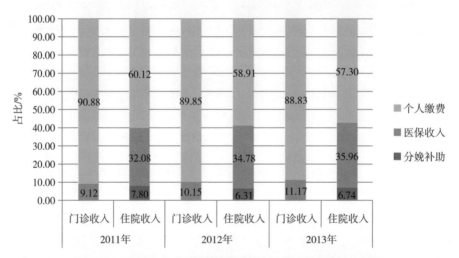

图 4-1-9 2011—2013 年调查院各收入来源占比情况变化趋势

表 4-1-25 2013 年调查县级妇幼保健机构平均收支结构情况

支出项目	资金占比			
	合计/万元	政府占比/%	单位占比/%	个人占比/%
基本建设	357.91	52.56	47.44	0.00
设备购置	307.23	41.73	58.27	0.00
人员经费	769.85	32.47	67.92	0.00
公共卫生项目	213.47	86.96	0.00	10.62
急诊急救费用	12.52	15.65	51.12	36.58
体检和自费筛查类服务项目	60.47	15.56	15.20	69.24
平均合计	1 721.45	44.34	51.54	4.02

表4-1-26　2013年东、中、西调查县级妇幼保健机构平均收支结构情况

支出项目	东				中				西			
	合计/万元	政府占比/%	单位占比/%	个人占比/%	合计/万元	政府占比/%	单位占比/%	个人占比/%	合计/万元	政府占比/%	单位占比/%	个人占比/%
基本建设	320.77	46.15	53.85	0.00	416.99	44.66	55.34	0.00	319.80	68.40	31.60	0.00
设备购置	769.77	73.69	26.31	0.00	338.97	13.10	81.90	0.00	90.60	20.91	79.09	0.00
人员经费	1 105.77	24.27	75.73	0.00	797.64	18.75	81.25	0.00	624.49	53.39	46.61	0.00
公共卫生项目	157.20	85.95	14.05	0.00	208.87	77.46	22.54	0.00	223.53	94.99	0.14	0.00
急诊急救费用	9.06	3.09	10.26	86.64	23.06	24.63	58.63	26.76	5.06	0.00	70.75	29.25
体检和自费筛查类服务项目	69.01	0.00	51.70	48.30	21.66	29.46	34.21	36.33	88.68	16.88	2.02	81.10
合计	2 431.58	233.15	231.9	134.94	1 807.19	208.06	333.87	63.09	1 352.16	254.57	230.21	110.35

资金占比

　　2013 年调研地区县级妇幼保健机构的支出构成情况（图 4-1-10）。调查样本县级妇幼保健机构年平均支出为 1 721 万元，主要用于基本建设、设备购置、人员经费、公共卫生项目、急救急诊费用以及体检和自费筛查类服务项目，其中人员经费占总支出的 45%，其次为基本建设支出，占 20.8%，急诊急救费用和体检自费筛查项目费用占比不足 5%，说明县级妇幼保健机构主要支出项目是人员费用，机构用于公共卫生、急诊急救和体检的费用占比少。

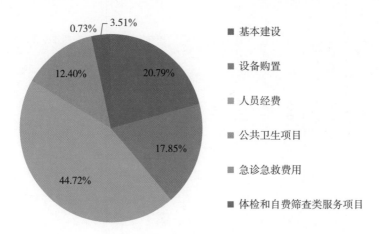

图 4-1-10　2013 年调查县级妇幼保健机构各支出项目占比情况

　　2013 年调研地区县级妇幼保健机构的支出机构情况如（表 4-1-25）。保健院 2013 年平均支出为 1 721.45 万元，其中 51.54% 的资金来源于单位自筹。在支出项目中，建设支出的政府投资与单位筹资比例基本持平，设备购置中，单位筹资比例 58.27% 要高于政府投资 41.73%，公共卫生项目的资金绝大部分来源于政府投资，投资比例达到 86.96%，急救、体检和筛查服务项目的资金则大多来源于单位和个人。妇幼保健机构具有公益性质，其基础设施建设与公共卫生项目都应该由政府全额投资，但是在数据分析中发现，政府投资远远未达到实际需求。

　　如表 4-1-26 所示，从东中西三地区样本县级妇幼保健机构的支出情况可看出，东部地区由于经济、人口等因素各项支出都多于中西部地区，东部地区基本建设与设备购置方面得到的政府投资也高于中西部地区，且在设备购置方面，中西部地区的单位筹资比例要远远高于政府投资，这说明政府对于中西部地区在设备配置方面的政策措施还不够完善。西部地区的体检筛查费用支出 88.68 万元要明显高于东中部地区，可能存在更广范围内的需求。

4. 调查院群体保健支出情况 根据妇幼保健机构的功能定位,妇幼保健机构承担了辖区内妇女儿童的群体保健服务,如辖区内妇女保健、儿童保健和孕产妇保健的规划和管理、托幼机构的儿童健康体检、孕产妇和妇女的服务项目。本研究中的群体保健项目包含,从8个方面即人员经费、培训费、差旅费、交通费、设备配置费、日常办公费、材料费和其他方面,分析了调查妇幼保健机构的支出情况(表4-1-27,表4-1-28)。

表4-1-27 2013年调查不同地区县级妇幼保健机构群体保健平均支出情况

单位:元

支出项目	东		中		西	
	实际支出	需要支出	实际支出	需要支出	实际支出	需要支出
人员经费	109 289	163 435	377 890	407 217	268 404	235 561
培训费	21 366	19 067	46 968	40 966	59 065	65 426
差旅费	9 350	16 433	24 376	26 400	31 217	107 177
交通费	41 675	18 740	43 303	39 550	52 514	61 581
设备配置费用	118 513	162 400	76 469	226 800	113 948	175 096
日常办公经费	27 588	58 250	39 837	39 500	86 965	29 631
材料印刷费	18 780	16 200	38 417	36 800	73 644	51 804
其他	18 000	20 000	13 000	480 800	143 334	311 400
合计	353 311	418 042	563 562	629 875	598 118	632 511
平均每服务人口费用	0.7	0.8	1.1	1.26	1.2	1.3
不含人员合计	244 022	254 607	261 249	344 823	419 182	439 117
不含人员平均每服务人口费用	0.49	0.51	0.52	0.69	0.83	0.88

2013年调研地区县级妇幼保健机构的群体保健支出情况(表4-1-27)。在人员经费支出方面,东、中部地区实际支出低于需要支出,西部地区的实际支出超过了需要支出,这可能因为西部地区人才稀缺,妇幼保健院希望通过高薪的方式吸引和留住人才。培训费和差旅费方面东、中部地区的实际支出超过了需要支出,三个地区的实际材料印刷费用都超出了需要支出,设备配置费用的实际支出小于需要支出。包含人员经费在内东部地区的平均每服务人口需要0.8元,西部需要1.3元,其实际支出与需要支出相差0.1元,中部地区则相差0.12元。从结果来看,东中西三个地区的县级妇幼保健机构都需要加大资金投入,同时需要调整各支出项的比例,符合保健院发展的需要。中、西部地区因为自身的局限性,需要更加多的人力、物力、财力来发展地区保健事业,因此在人均保健费用方面中西部地区的金额要高于东部地区。

表 4-1-28　2013 年调查县级妇幼保健机构群体保健平均支出情况

单位:元

支出项目	实际支出	需要支出
人员经费	269 607	263 019
培训费	48 112	49 086
差旅费	24 771	59 550
交通费	47 403	45 533
设备配置费用	101 431	184 848
日常办公经费	58 137	38 809
材料印刷费	51 148	35 823
其他	85 455	251 911
合计	518 269	591 474
平均每服务人口费用	1.03	1.18
不含人员合计	318 994	372 988
不含人员平均每服务人口费用	0.64	0.75

　　如表 4-1-28 所示,2013 年调研地区县级妇幼保健机构培训、差旅和设备配置等方面需要投入更多的资金,以此满足保健院的业务发展需求。对于人员支出、交通费、印刷费和办公用品费应加大监督力度,及时调整各项支出项目的比例。包含人员经费在内,平均每服务人口费用的实际支出和需要支出相差 0.15 元,不包含人员经费则相差 0.11 元,说明不管是否包含人员经费,现在实际的保健费用都不能满足需求,需要政府加大投资力度。

　　5. 小结　综上可见,县级妇幼保健机构房屋和设备固定资产各半,在近年妇幼保健机构加快基础设施建设的情况下,妇幼保健机构的基础设施和设备配置情况大有改观,固定资产规模将进一步扩大。

　　调查样本县级妇幼保健机构,平均年收入为 2 756 万元,其中医疗收入占 61%,政府补助收入占 24.75%,与全国面上妇幼保健机构政府补助收入水平一致。妇幼保健机构门诊和住院收入以个人缴费为主,其中门诊个人缴费占 90% 左右,住院个人缴费占 57%。由此可见,妇幼保健机构门诊大部分诊疗服务未纳入医疗保险报销,个人就诊负担较重。

　　调查样本显示,县级妇幼保健机构年平均支出为 1 721 万元,主要用于基本建设、设备购置、人员经费、公共卫生项目、急救急诊费用以及体检和自费筛查类服务项目,其中人员经费占总支出的 45%,其次为基本建设支出占 20.8%。根据公立医院政府补助项目,公立医院的基本建设、设备购置、人员经费、公共卫生服务以及急救急诊费用等服务支出应由政府主要负担,但调查显示,妇幼保健机构的基本建设、设备购置、人员经费、公共卫生项目和急诊急救费用政府补助占比分别为 52.56%、41.73%、32.47%、86.96% 和 15.65%,政府补助严重缺位。

妇幼保健机构承担了大量的群体保健服务,其支出项目主要包括人员经费、培训费、差旅费、交通费等,均应通过政府补助进行补偿。调查样本中,县级妇幼保健院年群体保健平均支出为 31.9 万元,按照妇幼保健机构应该开展的群体保健服务内容,实际需要支出 37.3 万元,平均每服务人口应为 1.2 元,根据目前政府对群体保健服务的补助水平,政府每人口还需多补助 0.2 元。

四、发现问题与政策建议

(一)妇幼保健机构经济运行分析

通过对全国面上数据和调查地区县级妇幼保健机构的运行补偿情况分析,目前中国妇幼保健机构的运行补偿情况主要有以下主要发现:

1. 妇幼保健机构性质补偿模式不一　从全国层面上看,各级妇幼保健机构均以全员全额拨款方式为主,其次为全/差额。其中县区级 73.2% 均为全员全额拨款方式。但从实际运行水平看,有床型县级妇幼保健机构尽管财政补助定性为全额拨款单位,但实际财政补助收入仅占年总收入的 25% 左右,妇幼保健机构的收入主要来源于医疗收入,医疗收入又主要来源于患者个人缴费。妇幼保健机构作为专业公共卫生机构和防治结合型的医疗卫生机构,体现公益性的政府补助不到位,与妇幼保健机构的公益性事业单位不相符,也导致了妇幼保健机构为了生存发展,更加畸形地朝着临床业务方向发展,导致重医轻防现象难以矫正。

2. 妇幼保健机构经济运行情况差异大　从全国面上看,在省、地、县三级妇幼保健机构中,县级妇幼保健机构的运行情况更为困难,其收入水平远不及省、地两级。从调查样本的分析中可以看出,东、中、西三个地区的运行差异也比较大,东部地区的运行情况好于中、西部地区,中、西部地区尤其是西部地区虽然收入等指标呈现逐年递增的趋势,但是与其余东部地区的差异仍然明显。从妇幼保健机构的性质看,有床机构的经济运行情况优于无床机构,其固定资产值和收入水平等指标均高出无床机构几倍。

3. 收入主要来自事业收入,政府补助比例偏低　各样本县级妇幼保健机构的收入主要来源于政府补助、医疗收入和其他收入。其中医疗收入和政府补助收入均呈逐年上升的趋势,政府补助的增长趋势要高于医疗收入,但是政府补助占比仍然低于医疗收入占比,其他收入来源在两年间呈现上下波动的不稳定发展趋势。在三个地区中、中部地区的政府补助收入要明显高于全国平均水平和其他两区,中部地区最低。

4. 房屋和设备支出较高,单位自筹压力大 各样本县级妇幼保健机构的支出共有六项,分别是基本建设、设备购置、人员经费、公共卫生项目、急诊急救、体检和自费筛查项目,其中人员支出、设备支出和基本建设项目的费用占总支出的90%以上。支出项的主要资金来源是政府投资、单位自筹和个人缴纳,其中在公共卫生项目费用中,政府投资的比例达86%,基础设施建设、设备购置、人员经费与急诊急救项目的费用大多来源于单位自筹。政府补助缺乏,导致了妇幼保健机构更多倾向于努力发展临床业务创收,来弥补开展公共卫生服务的支出不足。

县级妇幼保健机构是非营利性质的保健服务机构,具有公益性,应该由政府投资全额辅助县级妇幼保健院的基础设施建设。对样本的经济支出项进行分析,发现在基本建设中,政府投资仅占总投资的44.34%,说明县级妇幼保健机构的基本建设费用大多来源于单位自筹,这与政策规定的不允许事业单位举债建设项目相矛盾,同时债务会加重现在普遍存在的"重医疗,轻保健"的问题。

5. 群体保健支出不足,影响群体保健服务质量 妇幼保健机构承担的群体保健服务应完全由政府补助经费承担。通过对样本县级妇幼保健机构群体保健进行经济分析,发现包含人员经费在内平均每服务人口的成本费为1.2元,受到财政补助经费和妇幼保健机构本身经费的限制,妇幼保健机构开展群体保健服务的实际支出仅为1.0元,这在一定程度上降低了群体保健服务的数量和质量。政府补助资金不足,影响了妇幼保健机构按照功能规定保质保量地完成其群体保健服务职能,其群体保健服务效果可能会大打折扣。

(二) 讨论

1. 社会保障理论与妇幼健康保障 中国的社会保障网络包括社会保险、社会救济和社会福利、社会优抚四类。其中社会保险包括医疗、养老、生育和失业保险,社会救济包括对城镇、农村和灾民的救助,社会福利包括建立福利性机构,社会优抚是指对军烈属的优抚。妇女儿童群体的健康更多的是通过社会保险、社会救济、社会福利这三种方式得到保障。政府对于妇女儿童这类社会弱势群体,应该更多地用福利的方式保障妇女儿童的健康福祉。

医疗机构属于半福利性机构,妇幼保健机构作为妇女、孕产妇和儿童等弱势群体提供医疗保健服务的机构,开展预防保健和临床诊疗相结合的防治结合的卫生服务,其针对妇女、孕产妇和儿童的一系列医疗保健服务,更好地体现了社会福利性。政府应在社会福利机构的举办和运行中承担主体责任和主导作用,因此,对于妇幼保健机构的举办和运行,也应体现政府对社会福利或办福利机构的主导作用。

2. 公共财政理论与妇幼保健服务 公共财政是市场经济下的政府财政,其主要内容是,由于存在市场失灵的状态,必须靠市场以外的力量来弥补由于市场失灵所带来的无人提供满足公共需求的公共产品的空白,市场以外的力量即政府的力量。政府提供公共产品的领域只限于公共服务领域,为保证政府不超越这一领域提供公共产品,必须为政府提供公共产品的范围划一明确的界限。

妇幼保健服务包括预防保健服务和临床诊疗服务,从医疗卫生服务的特性来看,针对妇女、孕产妇和儿童的预防保健服务是公共产品,具有正外部效益和成本效益原则,应作为公共产品由公共财政向社会全体公民提供。针对妇女儿童的疾病筛查服务是准公共服务,影响到民族的素质和整体健康水平,具有较好的成本效益,应作为准公共产品部分由公共财政向妇女儿童提供;妇女儿童的医疗服务是私人产品,应通过医疗保险或个人自费得到保障。

因此,对于妇幼保健机构提供的公共服务和准公共服务,应通过公共财政全部、部分得到保障。政府在妇幼保健机构的运行过程中,存在不可回避的举办和补偿责任。

3. 公益性理论与妇幼保健机构属性　公益性指的是人人均可受益的程度,是一个动态变化的概念。公立医院的公益性是指一定区域内的居民,人人都有获得公立医院提供的医疗卫生服务的机会及其受益程度。公立医院的公益性具有自然公益性和衍生公益性两种特点。自然公益性是指医院具有的有别于其他社会组织和单位的特点,如实行救死扶伤和人道主义精神,提供重大活动卫生保障、处置突发公共事件、培养医学人才以及发展医学科技等等。衍生公益性是指通过政府公共政策而使公立医院长期持久发挥的缓解居民看病就医经济风险的功能,如扶贫济弱、提供廉价甚至是免费服务等。衍生公益性主要体现在经济功能方面,必须通过政府公共财政政策予以实现和保障。[①]

妇幼保健机构是承担预防保健和临床诊疗服务的专业公共卫生机构,在中国,专业公共卫生机构是纯公益性医疗卫生机构,主要提供政府财政保障的公共卫生服务和部分诊疗服务。作为公益性医疗卫生机构,妇幼保健机构完全必须享受政府财政保障的运行补偿政策。

4. 政府责任与市场作用　医疗卫生服务业具有信息不对称和技术信息垄断的特殊性,在医疗服务领域存在政府的失职和市场失灵两种现象并存,因此,需要发挥政府和市场的双重作用,由政府来矫正市场的失灵,来作公平和效率的选择,通过市场竞争配置资源,提高医疗服务的配置效率和服务效率。

政府责任主要体现在以下几个方面,首先政府投入如直接提供医疗卫生产品和服务、其次是政府管制,如对市场进行监管和资源规划,而且要提供保障,医疗保险,为医疗服务买单,如通过税收,给弱势群体提供保障。最后政府制订卫生法律和法规,且要严格地执行。

---

① 雷海潮. 公益性的理论盲点与实践起点. 健康报. 2011-12-05.

政府的保障主要针对基本卫生服务需求,对于公共卫生服务,政府应通过购买服务的形式保障其充分提供,对于准公共卫生服务和私人服务,政府可通过提供医疗保险的形式,降低人群的疾病风险,保障大多数人能够看得起病。

市场可以满足多层面的需求,通过竞争配置优质资源和高效资源,满足不同层次的需求,因此对于部分私人医疗服务,可以通过市场购买的形式进行提供和补偿。

(三)政策建议

妇幼保健机构作为防治结合的专业公共卫生机构,是公益性医疗卫生机构,承担了妇女、孕产妇和儿童的预防保健和临床诊疗服务,其既有公共卫生机构的特点,又有一部分医疗机构的职能,因此,其运行补偿政策应在其功能定位的基础上,确定机构性质,并制定其运行补偿政策。

1. 防治结合型医疗卫生机构的性质定位   妇幼保健机构是防治结合的典范,针对妇女、孕产妇和儿童开展针对性、周期性和连续性的预防保健服务,对保障中国妇女儿童的健康水平起到了重要作用,是中国特色的妇女儿童健康服务体系,应继续坚持和发扬。

妇幼保健机构根据"一法两纲"的要求,在新形势下其功能定位得到了进一步明确,在当前事业单位改革和医改深入推进的过程中,妇幼保健机构作为防治结合型的医疗卫生机构,既有专业公共卫生机构的特性,也具有一部分医疗机构的特点。因此,难以笼统地将其定位为公益一类还是公益二类。

在事业单位分类改革深入推进的形势下,根据妇幼保健机构的功能对照公益一类和二类事业单位的划分标准,妇幼保健机构是面向社会提供公益服务,并按照政府确定的服务价格收取一定费用的非营利性医疗卫生机构,符合公益二类事业单位的划分要求,因此,建议妇幼保健机构应选择公益二类事业单位。

2. 建议实行"两保三购买"补偿模式   当前中国妇幼保健机构的运行补偿主要由事业收入和财政补助收入两部分组成,其中财政补助收入占比较小,难以与妇幼保健机构作为专业公共卫生机构承担的公共卫生服务支出相匹配,也难以体现其作为医疗机构的公益性。根据妇幼保健机构既有公共卫生服务,又有医疗服务的特点,建议采取"两保三购买"的方式进行管理,既满足妇女儿童的健康需求,又可以维持妇幼保健院的良好运行。

"两保"是保公益性和保公共卫生服务。妇幼保健机构是政府举办的非营利性医疗卫生机构,具有社会公益性,因此对于医疗机构承担的社会公益性服务,政府应通过保障基本建设、设备购置、离退休人员经费、重点学科建设以及公共卫生急救急诊等项目的经费支出。妇幼保健机构作为专业公共卫生机构,承担公共卫生服务,政府应对妇幼保健机构开展公共卫生服务的人员、开展的群体保健服务的运行经费进行保障(表4-1-29)。

表 4-1-29　妇幼保健服务补偿模式

	政策	内涵	投入测算	缺口
两保	保公益性	保障妇幼保健机构的基本建设、设备购置、离退休人员经费、重点学科、公共卫生、急诊急救等项目经费	1 661 万元/妇幼保健院	930 万/院 × 3 055=284.2 亿元
	保公共卫生服务	人员经费(按承担保健的编制人员)	年均 4 万/人 ×13.6 亿元 ×1/万 ×50%	27.2 亿元
		群体保健服务(运行经费)	人均 1.2 元	0.2 元 × 13.6 亿元 =2.72 亿元
三购买	政府购买	重大公共卫生服务项目(国家购买、地方购买)		
	医保购买	医保应购买的医疗保健服务项目		
	个人(市场)购买	医保购买后的个人自付部分		
		医保不购买但个人有需求的项目		

　　"三购买"是指以购买妇幼保健机构承担的服务项目的形式进行补偿。购买方包括政府、医保和个人(即市场)。妇幼保健机构承担了预防保健服务的公共卫生产品、疾病筛查的准公共产品,以及临床诊疗的私人产品。在政府财政补偿不到位的情况下,妇幼保健机构的收入来源主要是政府补助占较少比例,个人缴费占较大比例。根据公共财政理论,妇幼保健机构提供的服务应体现政府购买、医保购买和个人(市场)购买三种。

　　政府购买指政府购买妇幼保健机构承担的妇幼重大公共卫生服务项目。近年来,国家和地方根据社会经济发展和医疗服务需求,开展了大量的妇幼重大公共卫生服务项目,如孕产妇住院分娩补助、妇女两癌筛查、孕期补服叶酸等服务项目,这些都是国家通过政府购买服务的形式由妇幼保健机构承担的。各地根据实际情况,已陆续将一些影响妇女儿童健康的重大疾病或筛查项目纳入政府购买项目,如天津市开展的儿童髋关节筛查、北京市开展的新生儿耳聋基因筛查等,均作为地方政府购买的服务项目,由妇幼保健机构负责提供服务。

　　医保购买是对于妇幼保健机构承担的二级和三级临床医疗服务,在医保报销范围内的服务项目,应通过医保基金进行购买。医保主要购买医疗保险目录范围内的临床诊疗服务项目,如妇女、儿童和孕产妇疾病的诊治过程中发生的费用。

　　个人(市场)购买是指医保目录外不予报销的医疗费用和医保不报销,市场有需求的临床保健诊疗服务项目,应通过个人购买(市场购买)来实现。个人(市场)购买主要用于医保补偿后的个人自付部分以及不属于医保报销范围内的其他诊疗服务项目,也包括满足患者多层次需求的其他医疗服务。

根据测算,保障各级妇幼保健机构的公益性和开展群体保健的运行经费共需314亿元,平均每个妇幼保健机构1 028万元。政府购买的重大服务项目应根据政府的重大公共卫生服务项目预算通过绩效考核的方式拨付给各级各类妇幼保健机构。

3. 制定妇幼保健服务项目收费标准 现场调查发现,目前妇幼保健机构服务项目,尤其是保健类服务项目未纳入医疗服务项目收费项目中,导致大量新开展的保健类或防治结合类的服务项目难以收费,从而影响妇幼保健机构保健类服务的提供积极性,也影响妇幼保健机构的经济运行和补偿,成为当前妇幼保健机构运行过程中的较大障碍。

建议尽快启动妇幼保健机构服务项目收费标准的编制和制定工作,结合妇幼保健机构的业务发展、服务特点和功能定位,通过国家规范或标准的形式将妇幼保健类服务项目予以确定,从而保障妇幼保健机构业务的开展,并确保其运行补偿措施的落实。

4. 重新审定妇幼保健服务纳入医保项目 当前妇幼保健机构的收入结构中,政府补助和医保补助收入占比偏低,尤其是门诊服务,大量保健类服务项目未纳入医保报销目录,导致个人自费比例较重,加重了群众疾病经济负担,也导致妇幼保健机构保健服务提供的不到位。建议重新审定医保的妇幼保健服务目录,将成本效益好的保健类服务项目、妇女儿童特有的诊疗服务项目纳入医保报销目录,提高妇女儿童的受益范畴,降低妇女儿童疾病经济负担。

5. 开展妇幼保健机构配套改革 为确保妇幼保健机构运行补偿政策到位,妇幼保健机构应在服务提供、组织形式以及内部管理等方面开展相应配套改革。

在服务能力方面,应确保妇幼保健机构的人员队伍稳定发展。长期以来,妇幼保健机构运行补偿政策缺失,受编制所限,预防保健人员与临床医生收入差距大,大量业务人员流失,严重影响了妇幼保健机构的服务能力。建议加快研究妇幼保健机构功能定位下的人员编制标准,为防治结合的妇幼保健服务提供必要的卫生人力保障。

在服务提供的组织管理方面,应依据妇幼保健机构功能定位,加快推进妇幼保健机构内部四大保健部的融合与改革。融合公共卫生与临床业务人员,促进妇幼保健连续性、周期性服务的开展,实行保健部部长责任制,将政府补助与机构目标责任制考核挂钩,调动妇幼保健机构、各保健部及内部各科室开展防治结合服务的责任心和积极性,确保妇幼保健机构政府投入的效率和各项补偿政策的落实。

除此之外,应探索激励机制研究,通过绩效考核融合公共卫生与临床业务人员,促进妇幼保健连续性、周期性服务的开展,从而确保妇幼保健机构政府投入的效率和各项补偿政策的落实。

附件

妇幼保健机构三级保健服务项目

服务类别		基本卫生保健服务	二级卫生保健服务	三级卫生保健服务
1. 新生儿保健	1. 院内新生儿保健	1. 新生儿评估 2. 母乳喂养指导 3. 新生儿护理	4. 新生儿疾病筛查（血样采集）、预防接种 5. 新生儿听力筛查 6. 高危新生儿的筛查与转诊	
2. 新生儿疾病筛查	2. 国家规定的新生儿疾病筛查项目（两病）	1. 新生儿疾病筛查指导与咨询 2. 样本采集和转运 5. 对新生儿疾病筛查阳性患儿建立档案 6. 阳性患儿的随访 7. 开展新的筛查方法和病种范围科学研究	3. 实验室检测诊断（新生儿筛查中心）	4. 阳性患儿临床确诊、治疗
	3. 其他新生儿疾病筛查项目	各地区根据当地的实际情况开展其他疾病筛查		
儿童保健 3. 儿童生长发育	4. 生长发育监测服务	1. 儿童体格生长发育指导与咨询 2. 儿童体格测量与评价 8. 建立体格生长偏离个体儿童健康档案并追踪随访，开展针对儿童生长促进相关的流行病学调查，提出干预措施 9. 酌情开展体质监测，建立儿童的体质健康档案	3. 体格生长偏离儿童的筛查（低体重、生长迟缓、消瘦、肥胖） 4. 体格生长偏离儿童的病因确定（营养问题、疾病问题），实验室检测方法：生化、染色体、基因等（省市县分级掌握）	5. 体格生长偏离儿童的营养处方干预 6. 体格生长偏离儿童的运动处方干预 7. 体格生长偏离儿童的内分泌治疗

续表

服务类别		基本卫生保健服务	二级卫生保健服务	三级卫生保健服务
儿童保健	4. 儿童认知、心理、行为发育与监测 5. 儿童心理保健	1. 一般心理咨询与指导 3. 神经心理行为发育促进 9. 掌握辖区儿童神经心理行为问题的流行病的流行病学特征，开展研究，提供有针对性的干预措施	2. 神经心理行为发育筛查 4. 神经心理行为发育异常诊断 7. 心理疾病识别和转诊	5. 对心理行为发育异常儿童提供康复指导和基本干预训练 6. 开设专科康复训练和治疗 8. 心理咨询治疗
	6. 儿童营养保健与喂养指导服务	1. 儿童营养健康教育 5. 营养与喂养指导 8. 掌握辖区儿童营养保健问题的流行病学特征，开展研究，提供有针对性的干预措施	2. 营养测评（体格测评和膳食营养素计算） 3. 营养测评（实验室检测：微量营养素及部分代谢指标） 4. 饮食行为评估 7. 继发性营养疾病的识别与转诊	6. 常见儿童营养性疾病管理（贫血、佝偻病、营养不良等）
	7. 儿童眼病筛查与保健服务	1. 眼保健指导与咨询 2. 新生儿外眼检查及眼部护理指导 8. 视力筛查异常儿童的复查与随访 10. 儿童配镜指导 13. 掌握辖区儿童眼部健康问题的流行病学特征，开展研究，提供有针对性对性的干预措施	3. 新生儿眼病的筛查 5. 高危儿视网膜病变筛查 6. 婴幼儿视觉功能评估 7. 学龄前儿童视力筛查 12. 儿童斜视的诊断	4. 新生儿眼部感染性疾病的处理 9. 屈光不正的医学验光与矫正 11. 儿童屈光不正/弱视的诊断及视功能矫治

续表

服务类别		基本卫生保健服务	二级卫生保健服务	三级卫生保健服务
儿童保健	7. 儿童口腔保健 8. 儿童口腔保健服务	1. 口腔保健指导与咨询(口腔不良行为的纠正) 3. 龋齿预防(氟化物、窝沟封闭等) 5. 掌握辖区儿童口腔健康问题的流行病学特征,开展研究,提供有针对性的干预措施	2. 口腔健康检查(如龋齿、口腔先天畸形、错殆畸形、感染、溃疡等)	4. 常见口腔问题(龋齿病、牙髓病、根尖周病)的诊断与治疗
	8. 儿童听力保健 9. 儿童听力筛查与语言训练	1. 听力保健指导与咨询 3. 对初筛异常及具有听力损失(包括迟发性进行性听力下降)高危因素者跟踪随访 7. 掌握辖区儿童听力障碍流行病学特征,开展研究,提供有针对性的干预措施	2. 定期开展儿童听力筛查 4. 听力异常婴幼儿的听力学诊断	5. 验配助听器 6. 听力异常婴幼儿言语康复(家庭和门诊康复)
	9. 儿童运动障碍康复 10. 儿童康复训练	1. 根据评估结果制定方案 3. 干预效果评估		2. 实施康复干预
	10. 中医儿童保健 11. 中医儿童保健	运用传统中医方法对儿童常见健康问题进行保健指导和干预		
	11. 集体儿童保健 12. 托幼机构儿童保健	1. 提供儿童入园前体检服务 2. 在园儿童定期体检(龋齿、视力等) 3. 掌握集体儿童健康问题的流行病学特征,开展研究,提供有针对性的干预措施		

续表

服务类别			基本卫生保健服务	二级卫生保健服务	三级卫生保健服务
儿童保健	12. 儿童常见病诊治	13. 儿童常见病门诊	3. 儿童先天性心脏病的随访和转诊 4. 先天性髋关节发育不良的转诊和随访	1. 儿童常见病门诊（常见感染性疾病诊断和治疗） 2. 基层转诊的可疑先天性心脏病的确诊	5. 基层转诊的可疑先天性髋关节发育不良的确诊和治疗
	13. 辖区儿童保健规划与管理	14. 辖区儿童保健规划与管理	1. 对辖区儿童保健规划与管理 2. 开展儿童保健适宜技术的研究与推广		
围婚与围产期保健	14. 婚前保健	15. 婚前卫生指导	1. 有关保健与性教育 2. 新婚避孕知识及计划生育指导 3. 妊娠等孕前的准备、环境和疾病对后代影响等孕前保健知识指导 4. 遗传病的基本知识指导 5. 影响婚育的有关疾病的基本知识指导 6. 其他生殖健康知识指导		
		16. 婚前卫生咨询	1. 影响婚育疾病的咨询 2. 遗传病的咨询 3. 常见婚育问题的咨询		
		17. 婚前医学检查	1. 男女双方的体格检查 2. 影响婚育疾病及异常问题的筛查 5. 涉外婚姻的医学检查	3. 异常问题病例识别与转诊 4. 提供婚育医学意见，出具医学证明	

续表

服务类别			基本卫生保健服务	二级卫生保健服务	三级卫生保健服务
围婚与围产期保健	15. 孕前保健	18. 孕前指导	1. 安全孕育的指导（妊娠期、营养、用药、生活方式等） 2. 异常情况的指导（遗传性疾病、不适宜妊娠的情况等）		3. 异常情况的转诊（染色体异常、遗传性疾病等）
		19. 孕前咨询	1. 一般健康咨询 2. 遗传咨询		
		20. 孕前医学检查	2. 综合评估指导 4. 异常情况的转诊（性传播疾病、严重遗传性疾病等）	3. 异常情况的转诊（染色体异常、遗传性疾病等）	
	16. 孕期保健	21. 常规保健	1. 早孕建册 2. 产前检查（体格检查、专科检查、辅助检查）	1. 体格检查、辅助检查、专科检查 3. 高危孕妇的筛查与管理 4. 妊娠合并并发症的筛查 5. 一般妊娠并发症的治疗与转诊	3. 异常情况的治疗（性传播疾病、严重遗传性疾病） 6. 严重妊娠并发症的治疗（如妊娠高血压疾病、妊娠合并糖尿病、妊娠合并心脏病） 7. 危重症的治疗与转诊
		22. 产前筛查与诊断		1. 产前筛查（血清学检查和超声检查等） 2. 产前诊断	
		23. 孕期营养	1. 营养指导与咨询 2. 营养问题的评估指导与干预		
		24. 孕期口腔保健	1. 孕期口腔保健指导	2. 孕期口腔疾病的防治	
		25. 心理保健	1. 心理保健指导 2. 心理问题的咨询	3. 心理问题的治疗	

续表

服务类别			基本卫生保健服务	二级卫生保健服务	三级卫生保健服务
围婚与围产期保健	17. 分娩期保健	26. 产程监护	产程观察与管理（母亲、胎儿和产程）		
		27. 接产/助产	1. 自然分娩（分娩镇痛、陪伴分娩等） 2. 阴道助产	3. 剖宫产	
		28. 并发症的防治		1. 分娩并发症的识别（产后出血、羊水栓塞、子宫破裂、胎儿窘迫等） 2. 分娩并发症的急救 3. 新生儿复苏 4. 高危新生儿的处理与转诊	3. 分娩并发症的处理与转诊
		29. 新生儿保健	1. 新生儿评估与评分 2. 新生儿护理		
		30. 新生儿科病房	3. 建立新生儿高危转诊三级网络和绿色通道 4. 对本辖区新生儿死亡病例评审提供技术支持	1. 常见新生儿疾病的诊治与转诊 2. 危重新生儿疾病的诊治与转诊	
		31. NICU	2. 全辖区新生儿救治机构提供培训和督导，开展新生儿危重症救治适宜技术研究	1. 危重新生儿急救和治疗	
	18. 产褥期保健	32. 常规保健	1. 新生儿护理、喂养指导 3. 卫生指导 4. 母婴体格检查 5. 产后康复 7. 产后42天的复查	2. 新生儿疾病筛查（血样采集）、预防接种 6. 产褥期并发症的防治	

续表

服务类别		基本卫生保健服务	二级卫生保健服务	三级卫生保健服务
围婚与围产期保健	18. 产褥期保健	33. 营养保健 1. 产妇营养咨询与指导 2. 产妇营养问题的评估与干预		
		34. 心理保健 1. 产后心理问题的指导与咨询	2. 产后心理问题的筛查与转诊	3. 产后心理问题的干预（产后抑郁症等）
	19. 辖区围产期保健规划与管理	35. 产后访视的指导 为基层医疗卫生机构提供产后访视的技术指导		
		36. 辖区围产期保健规划与管理 辖区围产期保健规划与管理，开展围产期保健适宜技术的研究		
妇女保健	20. 青少年综合保健	37. 常规保健 1. 体质发育评估与指导 2. 常见问题的咨询与指导 3. 心理保健指导 4. 心理问题的咨询 6. 营养指导与咨询 7. 营养问题的评估与干预		5. 心理异常的治疗
		38. 青少年生殖健康保健 2. 非意愿性妊娠的预防与指导	1. 常见生殖健康疾病的防治	3. 终止非意愿性妊娠

续表

服务类别		基本卫生保健服务	二级卫生保健服务	三级卫生保健服务
妇女保健	21. 育龄期妇女保健	39. 妇科常见病筛查与防治	1. 常规体检与管理	2. 常见生殖道感染/性传播疾病的防治（如阴道炎、宫颈炎、盆腔炎等） 3. 其他生殖道感染疾病的防治（如性传播疾病）	
		40. 妇科内分泌疾病防治		1. 常见妇科内分泌疾病诊治（月经不调闭经、功能失调性子宫出血等） 2. 内分泌疾病诊治（多囊卵巢综合征等）	
		41. 妇科肿瘤防治		1. 妇科肿瘤的筛查（宫颈癌、子宫肌瘤、卵巢肿瘤等） 2. 常见妇科良性肿瘤的诊治（子宫肌瘤、宫颈疾病等） 3. 乳腺癌的筛查与转诊	3. 妇科恶性肿瘤的早期诊治（手术、化疗） 4. 妇科恶性肿瘤的中晚期诊治（放疗）
		42. 乳腺疾病的防治	1. 乳腺常见问题的咨询与指导	3. 乳腺常见疾病的防治 乳腺炎 乳腺囊性增生 乳腺纤维瘤	乳腺癌的治疗
		43. 计划生育技术服务	1. 避孕指导与咨询	2. 常见节育手术服务（四术） 3. 中期妊娠引产	4. 严重手术并发症的治疗
		44. 不育不孕防治		1. 不孕不育症的防治	2. 辅助生殖技术服务
		45. 妇女性暴力医学干预	1. 妇女性暴力的识别与评估	2. 妇女性暴力的医学干预	
		46. 女职工劳动保护	1. 企业女职工劳动保护与健康指导（四期保护）		

续表

服务类别		基本卫生保健服务	二级卫生保健服务	三级卫生保健服务
妇女保健	22. 围绝经期、老年期保健	47. 常规保健	1. 常规体检与管理 3. 围绝经期/老年期的保健指导	2. 生殖道感染/性传播疾病的防治 4. 围绝经期相关疾病的防治（内分泌疾病、代谢性疾病、骨质疏松等）	5. 老年期相关疾病的防治和康复
		48. 心理保健	1. 常见心理保健咨询与指导		2. 常见心理问题治疗
		49. 营养保健	1. 营养咨询与指导		
		50. 妇科肿瘤筛查与防治		1. 常见妇科肿瘤的筛查（宫颈癌、子宫肌瘤、卵巢肿瘤等） 2. 常见妇科肿瘤的诊治（子宫肌瘤、宫颈疾病等）	
		51. 乳腺疾病的防治	1. 乳腺常见问题的咨询与指导	2. 乳腺癌的筛查与转诊 3. 乳腺常见疾病的防治	
	23. 其他专业	52. 中医妇科	1. 运用传统中医方法对妇女常见健康问题进行保健指导和干预		
	24. 辖区妇女保健规划与管理	53. 保健规划与管理，开展适宜技术研究	辖区妇女保健规划与管理，开展妇女保健适宜技术的研究与推广		

报告二 妇幼保健机构大部制改革与发展评价研究(2019年)

一、项目背景及立项依据

妇幼保健机构是中国医疗卫生服务体系的重要组成部分,各级妇幼保健机构承担着妇女儿童的预防、保健和医疗职责。妇幼保健机构的政策与发展直接关系到中国妇女儿童健康水平的提高。自中华人民共和国成立以来,中国妇幼健康服务体系经历了量变期、转型期、探索改革期和跨越期四个发展时期。

(一) 妇幼健康服务体系发展历程

1. 妇幼保健机构发展量变期(20世纪50—80年代) 1949年11月卫生部成立,当时设有4个司局,其中之一即妇幼卫生局,这表明新中国对妇女儿童健康的重视。1950年8月20日卫生部召开了第一次全国妇幼卫生座谈会,1953年,卫生部制定了《1953—1957年妇幼卫生第一个五年计划草案》。1955年,卫生部制定了《妇幼保健所组织试行简则》和《妇幼保健组织试行简则》等,开始建设妇幼健康服务体系。到1958年,全国有妇幼保健院230个,床位8 507张,县区及工矿企业共设妇幼保健所(站)4 599个,那是历史上妇幼保健机构最多的时期。随后,妇幼保健机构的设置逐步规范。这个时期的妇幼保健机构围绕其功能职责,深入田间地头和社区,主要开展妇幼保健工作,培训接生婆,开展健康教育。

2. 妇幼保健机构转型期(20世纪80年代—2010年) 这一时期,中国确立了"以保健为中心,保健和临床相结合"妇幼卫生工作方针。妇幼保健服务内容不断拓展,临床服务、学术和科研水平明显提高。

全国8所医学院校成立妇幼保健专业。妇幼保健机构从妇幼保健所站为主,转型为以妇幼保健院为主。妇幼保健机构的业务范围扩展、业务用房面积增加、技术装备改善。

这一时期,在计划经济向市场经济转型的背景下,妇幼保健机构发展模式呈现差异化。第一种是以临床为主型的专科医院模式,这类妇幼保健机构脱离了公共卫生的要求,偏离了面向群体,以保健为中心的本质。过分强调临床的重要性,客观上失去了妇幼保健机构的网络组织协调功能和辐射作用,最终背离了妇幼保健机构应有的性质定位与功能作用。第二种是纯保健型的公共卫生机构,其运行轨迹趋于行政化,衍生出一级卫生行政部门的行政执行机构,脱离了本身的技术指导和专业服务机构的特性,无法满足妇女儿童健康需求和保健服务水平的提升。第三种是临床与保健结合。但在机构内部的设置和流程关系方面,临床与保健界限分明,保健特色不突出。临床和保健无序竞争,互相割裂。

转型期妇幼保健机构的发展遇到了较多的问题和困惑,诸如,妇幼保健机构的运行中,防和治比重如何分配?防和治如何结合?在服务提供过程中,传统的医疗和保健方式已经不能满足妇女儿童的健康需求,但诸多影响妇女儿童健康的问题还未得到重视;在资源投入方面,"十一五"期间、"十二五"前期,深化医药卫生体制改革过程中,综合医院、中医院、疾病预防控制机构及基层医疗卫生机构均得到建设投入,妇幼保健机构始终未列入国家建设计划,妇幼保健机构进入了发展瓶颈。

3. 妇幼保健机构探索改革期(2011—2015 年) 为了破解妇幼保健机构发展面临的困境和瓶颈,2010 年卫生部启动以功能定位为突破口的系列研究。2012 年 3 月在全国妇幼卫生工作会议上,马晓伟主任指出妇幼保健机构发展的关键是如何按照"两纲"要求抓好建设,标准是什么,建成什么样,用什么样的路径实现。在相关政策和研究的推动下,2013 年,国家发改委将妇幼保健机构建设纳入了重大疾病防控项目,"十二五"期间计划建设 1 000 所县级妇幼保健机构和 100 所地市级妇幼保健机构。妇幼司抓住生育政策调整的机遇,明确了妇幼保健机构的功能定位,坚定了临床和保健相结合的服务模式,确定了大部制改革的发展思路。

4. 跨越发展期(2015 年底至今) "十三五"时期,国家卫生健康委坚定妇幼保健机构的发展道路,采取一系列战略措施,如继续推进妇幼保健机构建设项目,整合妇幼计生技术服务资源,规范妇幼保健机构等级评审,促进妇幼保健机构专科发展,完善妇幼保健机构服务模式等,推动妇幼健康服务体系的逐步完善,妇幼保健机构抓住生育政策调整和机构建设改革的机遇,开始了跨越式发展。

2017 年,中国妇幼保健机构共 3 079 个,妇幼保健机构人员数增长到 50 万,妇幼保健机构床位数 24 万张,妇幼保健机构总诊疗人次 3.5 亿人次,妇幼保健机构入院人数 1 117 万,妇幼保健服务体系基本健全,基本实现每个省、市、县都有一所妇幼保健机构,67% 的妇幼保健机构可以提供住院服务。妇幼保健机构成为中国医疗卫生服务体系的重要组成部分,为妇女儿童的健康提供了大力保障。

(二)妇幼保健机构大部制改革相关政策

2015 年 12 月 4 日,国家卫生计生委印发了《关于妇幼健康服务机构标准化建设与规范化管理的指导意见》(国卫妇幼发〔2015〕54 号),《指导意见》明确提出,各级妇幼保健机构按照全生命周期和三级预防的理念,以一级和二级预防为重点,为妇女儿童提供从出生到老年,内容涵盖生理和心理的主动、连续的服务与管理,以适应妇女儿童的实际健康需求。同时,除了提供妇幼健康服务,还受卫生计生行政部门委托,承担辖区妇幼健康工作业务管理。同年12月底,国家卫生计生委印发了《各级妇幼健康服务机构业务部门设置指南》(国卫办妇幼发〔2015〕59号),指导各级妇幼保健机构打破保健部和临床部分别设置的传统管理模式,以妇女儿童健康为中心,规范设置孕产保健部、儿童保健部、妇女保健部和计划生育技术服务部四大业务部门,真正实现保健和临床实质融合、群体保健和个体保健有机融合、公共卫生和临床医疗人才交流融合的新形式,努力打造防治结合的示范机构。

为更好开展妇幼保健工作及解决妇幼保健机构现有问题,国家采取加大投入和制定相关规章制度等措施。"十二五"期间,启动实施《重大疾病防治设施建设方案》,中央投资55.5亿元支持948所市、县级妇幼健康服务机构基础设施建设。"十三五"以来,继续加大力度支持妇幼健康服务机构建设,将妇幼健康保障工程纳入《全民健康保障工程建设规划》予以重点支持,2016—2018年累计安排中央预算内投资84.6亿元支持全国近560所妇幼健康服务机构基础设施建设,进一步改善妇幼机构服务条件,为推动妇幼健康服务体系建设提供坚实的设施保障。

2016年,国家卫生计生委印发《三级和二级妇幼保健院评审标准(2016年版)》及实施细则,规范妇幼保健机构评审,强化妇幼保健机构管理。评审标准强化了妇幼保健机构的功能定位,保证了正确的发展方向,完整评价妇幼保健机构的职能任务,突出体现了妇幼保健机构人性化服务理念和特色,对提供妇幼保健优质服务、提高机构管理水平都提出了明确要求。

通过全国各级妇幼保健机构的不懈努力,第一批改革机构已小有成效,有必要对已改革的妇幼保健机构按行政类别进行总结分析,梳理出改革以来的进展、成效、问题与困惑以及体会与经验。同时,在大部制改革过程中,妇幼保健机构对于四大保健部门的职能、岗位和人员配置、岗位考核目标责任制和绩效考核制等运行机制还没有成熟的理论和经验借鉴,这成为推进妇幼保健机构大部制改革的较大障碍,严重影响了妇幼保健机构的改革和长远健康发展。因此,在妇幼健康领域供给侧结构性改革政策落地的新时期,有必要对已经进行大部制改革的妇幼保健机构进行效果评价,对影响妇幼保健机构发展的运行机制和政策障碍等改革问题进行深入研究。

二、研究目的、内容及方法

(一)研究目的

根据新时期妇幼保健机构改革和发展的具体要求,通过全国层面的监测数据分析和典型案例研究,对已开展四大保健部改革妇幼保健机构的实际效果进行分析,总结改革经验和问题,为推动四大部改革进一步落地提出有效政策建议。

(二) 研究内容

分析近几年开展了四大保健部改革的妇幼保健院的主要做法,并对妇幼保健院科室融合、业务融合和四大部部门之间融合采取的具体措施进行分析,通过对典型地区已经进行四大保健部改革的妇幼保健机构进行改革前后对比,从外部社会效益、内部经济效益和服务质量等多方面分析,了解四大部改革实践效果。此外,根据已实施四大保健部改革的妇幼保健机构的现状调查,通过评价指标和定性定量分析,发现改革进行中存在的机制、管理和政策障碍等问题。最后通过成效分析和问题分析,提出推动新时期妇幼保健机构四大保健部改革落实的政策建议。

(三) 研究方法

1. 监测数据分析 利用全国妇幼保健机构监测数据,了解近几年开展了四大保健部改革的妇幼保健院在改革中出现的共性问题及主要的改革效果。

2. 典型案例现场调研 筛选社会效益、内部经济效益、服务质量及满意度等多维评价指标并建立评价指标体系,形成调查问卷并通过预实验确定信度及效度良好。选择典型妇幼健康机构进行现场问卷调查,深入了解四大部改革实践效果。

3. 专家咨询和座谈访谈 对实施四大保健部改革的妇幼保健机构的相关科室领导、机构行政人员、院领导进行座谈,了解新时期妇幼保健机构四大保健部改革主要做法和改革过程中遇到过的困难和阻力,解决主要问题的举措及经验。针对研究发现的问题,邀请相关专家进行点评并提出建议,完善研究分析和建议。

(四) 数据来源及样本量

1. 全国监测数据 在国家卫生健康委妇幼司的组织协调下,中国疾病预防控制中心妇幼保健中心自 2005 年开始,每年组织开展全国妇幼保健机构监测调查工作。该工作通过网络直报系统,定期收集各级妇幼保健机构上一年的人员、床位、设备资源配置和服务运营等本底数据,至今已连续 13 年。多年来,在各级卫生行政部门的高度重视和指导下,各级妇幼保健机构认真履行职责,及时上报相关数据,为国家宏观决策提供了重要的信息支撑,特别是在协调相关部门,推进妇幼保健机构建设方面发挥了重要作用。

2017 年全国妇幼保健机构监测共覆盖了 31 个省(自治区、直辖市)和新疆生产建设兵团的 3 079 所妇幼保健机构,整体上报率为 100%。由于西藏和新疆生产建设兵团妇幼保健机构的特殊性,一直未进行分析,因此实际纳入分析的妇幼保健机构为 3 057 所,其中省级 30 所、地市 326 所、县区 2 701 所。

在全国妇幼保健机构中,共计有 526 所提供住院服务的机构报告并且省级确认核实进行了大部制管理设置,其中省级 8 所、地市级 88 所、县区级 430 所。为进一步准确掌握已上报 526 所机构落实《科室设置指南》中相关要求情况,利用机构监测数据,按照如下标准对是否大部制管理的机构进行进一步的筛选:①开展住院服务(年出院人次数大于 100);②院内有相关发文明确进行"院部"两级改革并进行了相关的科室设置;③至少设置有孕产保健部、儿童保健部和妇女保健部;④省级和地市级机构业务科室设置达到 50% 以上:即孕产保健相关 6 个科室、儿童保健相关 13 个科室、妇女保健相关 6 个科室共计 25 个科室中达到 13 个以上科室独立设置;⑤县区级机构基本业务科室设置 100%:即孕产保健相关 2 个科室(孕产保健科、产科)、儿童保健相关 2 个科室(儿童保健科、儿科)、妇女保健相关 2 个科室(妇女保健科、妇科)共计 6 个科室均有独立设置。

按照上述标准,共计筛选出 285 所妇幼保健机构完成大部制管理的设置,并且通过省级确认核实。这些机构中 4 所为省级机构,53 所为地市级机构,228 所为县区级机构。

2. 机构调查数据　为深入了解实施大部制改革的妇幼保健机构的运行情况,本研究又对 29 家省市县三级妇幼保健机构进行了深入现场调查和问卷填写。此次调查对象确定为实施改革三年及以上的省市县三级妇幼保健机构,是从全国监测数据筛选出的 285 所妇幼保健机构中,由专家结合实际情况筛选的(表 4-2-1)。

表 4-2-1　调查机构名单

行政级别	调查机构
省(2 家)	河南省妇幼保健院　湖南省妇幼保健院
市(10 家)	北京市门头沟妇幼　河北省秦皇岛市妇幼保健院 山西省长治市妇幼保健院　辽宁省大连市妇幼保健院 江苏省连云港市妇幼　河南省濮阳市妇幼保健院 湖南省长沙市妇幼　广东省江门市妇幼 广东省东莞市妇幼　宁夏回族自治区银川市妇幼
县(17 家)	河北省唐山市遵化市妇幼(县)　山西省晋城市泽州县妇幼 内蒙古自治区鄂尔多斯市伊旗妇幼　江西省九江市修水县妇幼 山东省高密市妇幼(县)　山东省烟台市莱州市妇幼(县) 山东省枣庄市滕州市妇幼(县)　河南省荥阳市妇幼 湖北省荆州市公安县妇幼　湖南省浏阳市妇幼(县) 广西壮族自治区宾阳县妇幼　四川省成都市双流区妇幼 贵州省铜仁市德江县妇幼　陕西省宝鸡市眉县妇幼 甘肃省平凉市静宁县妇幼　江西省萍乡市安源区妇幼 福建省龙岩市武平县妇幼

3. 认知情况问卷调查　在国家卫生健康委妇幼司的协调下,以 2018 年开展的 6 期全国妇幼保健管理培训班为契机,针对妇幼保健机构的发展评价情况,课题组组织专家设计调查问卷。调查通过网上填报选择题和少量问答题的方法,针对各妇幼保健机构拨款方式、改革方式、改革进展、改革成效及问题进行发展评价。由于采用匿名并要求当堂填写方式,这次调查具有主观能动性,更具体实际地反映各级妇幼保健机构现阶段发展改革的现状。为国家宏观决策提供了重要参考。

本次调查问卷实行一院一表,共采集 493 张问卷,实际纳入分析为 493 所,分析采用率 100%。从填表情况看,调查对象行政岗位人员占 76.06%,23.94% 为专业技术人员。调查以院领导层为主,占 77.08%。院长与副院长职务所占比例较高,均超过 30%,其中院长所占比例最高,为 39.55%,其次为副院长(31.44%),主任(11.36%),专科负责人与书记所占比例为 5% 左右(表 4-2-2)。

表 4-2-2　妇幼保健机构问卷调查对象

类别	占比/%	职务	人数/人	占比/%
行政岗位人员	76.06	院长	195	39.55
		书记	25	5.07
		副院长	155	31.44
专业技术人员	23.94	副院长兼部长	5	3.65
		部长	12	2.43
		主任	56	11.36
		护士长	5	1.01
		专科负责人	27	5.48
合计	100		493	100

注:调查机构数为 137 人,其余调查人数均为 493 人。

4. 现场座谈访谈数据　本研究还利用国家妇幼保健机构建设和管理培训的机会,召集部分妇幼保健院院长座谈,就大部制改革过程中的经验、问题和困难开展讨论。三次培训班共参加座谈 100 余人,其中已开展大部制改革妇幼保健院院长 73 人。访谈记录作为大部制改革进展、成效、经验和问题的定性访谈资料表述于下文中。

三、妇幼卫生总体发展情况

大部制改革作为妇幼保健机构功能定位、标准化建设与规范化管理的核心内容,是近年来妇幼保健机构改革发展的重要内容。自 2015 年 54 号文件印发以来,全国各级妇幼保健机构开展了卓有成效的探索。本研究从全国妇幼保健机构发展总体情况、大部制改革的进展和主要做法等方面进行分析和描述。

根据国家疾控中心妇幼中心的全国妇幼保健机构年度监测,2017年全国妇幼保健机构总体发展情况如下。

(一) 机构变化情况

1. 机构数及隶属关系 2010—2017年间,全国妇幼保健机构数量基本维持在3 070所左右。其中,2017年全国各级妇幼保健机构隶属关系见表4-2-3。可见,2017年全国95.8%的妇幼保健机构(2 930所)是直接隶属于同级卫生行政部门的独立机构,其中省、市和县区的独立设置率分别为93.3%、93.6%和96.1%(表4-2-3)。2010年,各级妇幼保健机构独立设置的比例分别为79.3%,92.5%和91.6%,均低于2017年各级妇幼保健机构的独立设置率。可见,这些年共有3家省级妇幼保健机构从疾控中心独立出来,原来隶属于计生的县区级妇幼保健机构也全部独立,各级妇幼保健机构中部分隶属于综合医院的妇幼保健机构也逐渐独立。

表4-2-3 2017年全国各级妇幼保健机构的隶属关系及构成比

隶属关系	省级		地市级		县区级	
	机构数/个	占比/%	机构数/个	占比/%	机构数/个	占比/%
卫生行政部门	28	93.3	305	93.6	2 597	96.1
综合性医院	0	0.0	7	2.1	43	1.6
高校	2	6.7	0	0.0	0	0.0
其他(疾控中心、专科医院等)	0	0.0	14	4.3	61	2.3
合计	30	100.0	326	100.0	2 701	100.0

2. 院所变化及服务提供 2017年,全国共有2 820所妇幼保健机构能提供门诊服务(占92.2%)。省、地市、县区级妇幼保健机构开展住院服务的比例分别为76.7%、80.1%和64.2%;各级开展产科住院服务的比例分别为76.7%、77.0%和55.1%(表4-2-4)。

表4-2-4 2017年全国各级妇幼保健机构门诊和住院服务提供比例

诊疗服务	省级		地市级		县区级	
	机构数/个	占比/%	机构数/个	占比/%	机构数/个	占比/%
开展门诊服务	27	90.0	308	94.5	2 485	92.0
开展住院服务	23	76.7	261	80.1	1 733	64.2
其中,开展产科住院服务	23	76.7	251	77.0	1 487	55.1

　　2010—2017年各级妇幼保健机构住院服务开展比例的变化情况（表4-2-5，图4-2-1）。各级妇幼保健机构的住院服务开展比例在2015年之前均有下滑趋势，但2015年之后又有上升趋势。尤其是县区级上升趋势在2016年之后更加明显。随着各级妇幼保健继续落实国家"54号"和"59号"文件的要求，以及近几年县区级妇幼保健机构建设项目的不断投入和建成使用，可以预测县区级住院服务开展比例将有进一步的提高。

表4-2-5　2010—2017年全国各级妇幼保健机构住院服务开展比例变化（%）

年份	省级*	地市级	县区级
2010	80.0	80.3	64.5
2011	80.0	78.6	64.3
2012	79.3	78.7	63.4
2013	79.3	78.5	62.9
2014	82.8	79.6	62.3
2015	76.7	77.7	60.7
2016	76.7	78.6	59.8
2017	76.7	80.1	64.2

　　*2010—2017年省级妇幼保健机构受机构隶属关系改变，例如2011年上海市的省级机构为上海妇婴医院，2012—2014年无机构上报、2015年以后又变为上海妇幼保健中心，以及机构合并过程中数据变动的影响，例如2014年新疆上报的为和乌鲁木齐市合并后数据，但其他年份均为仅自治区级部分数据，数据前后不具有可比性。

　　3. 机构预算拨款方式　2017年各级妇幼保健机构主要预算拨款方式构成，见表4-2-6。省级妇幼保健机构以差额拨款方式为主（63.3%），地市级全额和差额比例相差不大，县区级妇幼保健机构均以全额拨款方式为主，占

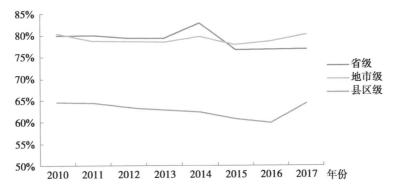

图4-2-1　2010—2017年各级妇幼保健机构中住院服务开展比例的变化情况

73.8%。从 2010 年以来,由于拨款方式数据收集上存在变化,因此无法进行拨款方式的变化趋势比较。

表 4-2-6　2017 年全国各级妇幼保健机构预算拨款方式构成

机构主要拨款方式	省级		地市级		县区级	
	机构数/个	占比/%	机构数/个	占比/%	机构数/个	占比/%
全额拨款	11	36.7	155	47.5	1 993	73.8
差额拨款	19	63.3	138	42.3	529	19.6
自收自支	0	0	24	7.4	163	6.0
其他	0	0	9	2.7	16	0.6
合计	30	100.0	326	100.0	2 701	100.0

(二)资源及规模变化情况

1. 床位及规模变化　全国提供住院服务的妇幼保健机构中,共计编制床位 25.11 万张、实有床位数 23.65 万张。2010—2017 年各级妇幼保健机构实有床位数平均数(中位数)均保持逐年增长的趋势,省、市、县级机构 8 年间的年平均增长率分别为 8.1%、10.4% 和 5.4%。2015—2017 年间,各级机构的实有床位总数年增长率分别为 9.5%、8.3% 和 5.5%。结果见表 4-2-7 和图 4-2-2。

表 4-2-7　2010—2017 年各级妇幼保健机构实有床位规模变化及增长速度

年份	省级		地市级		县区级	
	总数	中位数	总数	中位数	总数	中位数
2010	—	310	—	100	—	36
2011	—	332	—	108	—	40
2012	—	335	—	140	—	46
2013	—	413	—	138	—	50
2014	—	423	—	150	—	50
2015	13 331	452	65 241	165	129 364	50
2016	15 275	536	72 043	171	141 745	58
2017	15 995	535	76 569	200	143 892	52
年平均增长率/%	9.5	8.1	8.3	10.4	5.5	5.4

2. 业务用房面积及规模变化　全国妇幼保健机构业务用房总面积为 2 325.6 万 m²。省、市、县区级机构平均(中位数)业务用房面积分别为 44 955m²、11 850m² 和 3 513m²。

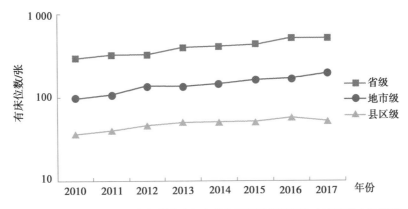

图 4-2-2　2010—2017 年提供临床服务的各级妇幼保健机构实有床位中位数的变化速度（半对数线图）

2010—2017 年各级妇幼保健机构业务用房面积平均数（中位数）均保持逐年增长的趋势，省、市、县级机构 8 年间的年平均增长率分别为 19.2%、8.1% 和 8.6%。2015—2017 年间，各级机构的业务用房总面积年增长率分别为 8.7%、14.0% 和 13.8%（表 4-2-8，图 4-2-3）。

表 4-2-8　2010—2017 年各级妇幼保健机构业务用房面积及增长速度

年份	省级		地市级		县区级	
	总数/m²	中位数/m²	总数/m²	中位数/m²	总数/m²	中位数/m²
2010	—	13 112	—	6 877	—	1 969
2011	—	15 340	—	6 935	—	2 000
2012	—	18 753	—	7 246	—	2 196
2013	—	24 031	—	7 945	—	2 300
2014	—	28 336	—	8 843	—	2 400
2015	1 377 617	27 114	5 455 512	9 888	11 222 210	2 637
2016	1 559 441	39 909	5 985 825	10 130	13 061 942	3 022
2017	1 629 188	44 955	7 091 355	11 850	14 535 937	3 513
年平均增长率/%	8.7	19.2	14.0	8.1	13.8	8.6

全国仍有 211 所妇幼保健机构无购建业务用房，其中 60 所为仅有租用业务用房（地市级 5 所、县区级 55 所），144 所为仅有借用业务用房（地市级 8 所，县区级 136 所）。

按照 2017 年妇幼健康服务机构建设标准中的业务用房建筑面积标准，即省级 60m²/人、地市级 65m²/人、县区级 70m²/人（人指编制管理部门确定的妇

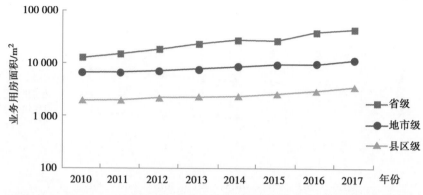

图 4-2-3　2010—2017 年各级妇幼保健机构业务用房面积中位数的变化速度（半对数线图）

幼健康服务机构编制人员），提供住院服务按床均建筑面积增加相应医疗用房面积（200 床及以下 88m²/床、201~400 床 85m²/床、400 床及以上 82m²/床）。省、地市、县区级总业务用房面积达到标准的比例分别为 36.7%、16.6% 和 18.3%。

3. 卫生技术人员及规模变化　2017 年全国妇幼保健机构总职工数为 49.96 万人，其中卫生技术人员数有 41.1 万人。省级妇幼保健机构中卫生技术人员平均（中位数）有 759 人，地市级 255 人，县区级 54 人。

2010—2017 年各级妇幼保健机构卫生技术人员平均数（中位数）均保持逐年增长的趋势，省、市、县级机构 8 年间的年均增长率分别为 8.0%、11.9% 和 7.3%。2015—2017 年间，各级机构的卫生技术人员总数年增长率分别为 9.3%、8.9% 和 9.9%（表 4-2-9，图 4-2-4）。

表 4-2-9　2010—2017 年各级妇幼保健机构卫生技术人员数及增长速度（%）

年份	省级		地市级		县区级	
	总数	中位数	总数	中位数	总数	中位数
2010	—	443	—	116	—	33
2011	—	477	—	122	—	35
2012	—	519	—	146	—	37
2013	—	573	—	158	—	38
2014	—	631	—	188	—	39
2015	22 169	650	107 289	196	212 934	43
2016	24 260	697	116 277	223	237 522	49
2017	26 497	759	127 270	255	257 066	54
年平均增长率/%	9.3	8.0	8.9	11.9	9.9	7.3

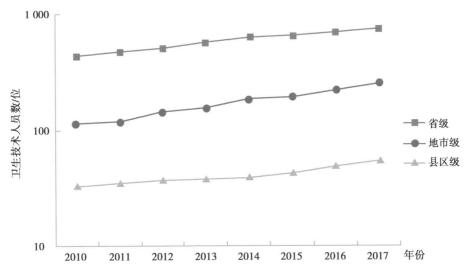

图 4-2-4　2010—2017 年各级妇幼保健机构卫生技术人员中位数的变化速度（半对数线图）

4. 资源年均增长率对比　分别将上述分析中省级、地市级和县区级妇幼保健机构的实有床位数、卫计人员数以及业务用房面积年均增长率进行对比（图 4-2-5，图 4-2-6）。

（三）服务提供量及健康状况

1. 门诊服务量变化　2017 年全国各级妇幼保健机构总门（急）诊人次数

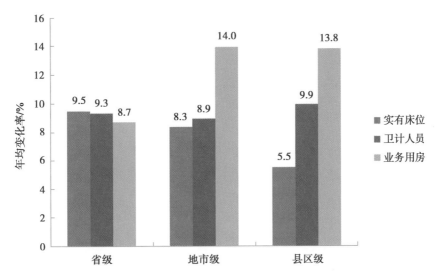

图 4-2-5　2015—2017 年全国各级妇幼保健机构各资源指标总值的年均变化率

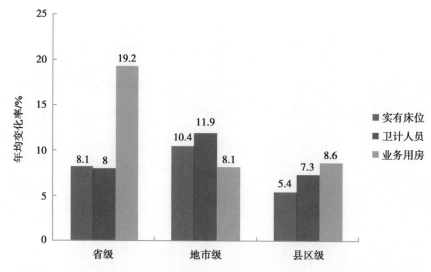

图 4-2-6 2010—2017 年全国各级妇幼保健机构各资源指标中位数的年均变化率

3.46 亿人次。2010—2017 年各级妇幼保健机构门（急）诊人次数平均数（中位数）均保持逐年增长的趋势,省、市、县区级机构 8 年间的年平均增长率分别为 10.8%、12.9% 和 6.3%。2015—2017 年间,各级机构的门（急）诊人次数年增长率分别为 12.2%、14.1% 和 10.8%（表 4-2-10,图 4-2-7）。

表 4-2-10 2010—2017 年各级妇幼保健机构门（急）诊年诊疗人次数（万人次）及增长率

年份	省级		地市级		县区级	
	总数/万人次	中位数/万人次	总数/万人次	中位数/万人次	总数/万人次	中位数/万人次
2010	—	37.2	—	7.4	—	1.9
2011	—	44.5	—	7.9	—	2.1
2012	—	51.2	—	10.3	—	2.3
2013	—	55.5	—	11.5	—	2.5
2014	—	54.2	—	12.2	—	2.7
2015	2 072.9	53.4	9 070.9	11.6	16 406.8	2.6
2016	2 465.0	69.7	10 158.1	14.6	18 392.2	2.9
2017	2 608.7	76.4	11 676.1	17.2	20 109.1	2.9
年平均增长率/%	12.2	10.8	14.1	12.9	10.8	6.3

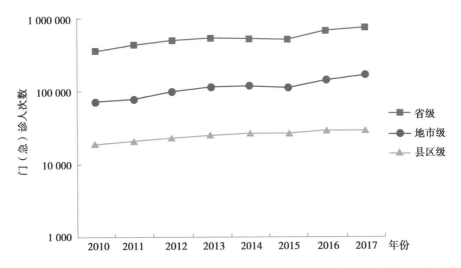

图 4-2-7　2010—2017 年各级妇幼保健机构年门(急)诊人次数中位数的变化趋势(半对数线图)

2. 年住院服务量变化　2017 年全国各级妇幼保健机构总出院人次数 1 116.88 万人次,其中出院产妇数 414.27 万人,机构内活产 422.08 万人(表 4-2-11)。

表 4-2-11　2017 年各级妇幼保健机构妇幼健康服务总出院人次数

服务提供	省级		地市级		县区级	
	总数/次	中位数/次	总数/次	中位数/次	总数/次	中位数/次
出院人次数	873 953	44 907	3 894 865	9 016	6 399 980	1 609
其中产妇数	273 393	13 437	1 253 279	3 180	2 616 014	781
机构内活产数	278 883	12 538	1 279 905	3 216	2 662 053	811

2015—2017 年,全国各级妇幼保健机构的活产数占全国总活产数的比例见表 4-2-12 和图 4-2-8。全国各级妇幼保健机构内分娩活产占比呈逐年增加趋势,由 2015 年的 22.2% 提高到 2017 年的 24.0%。

表 4-2-12　2015—2017 年妇幼保健机构活产占比

年份	全国总活产数/万人 *	妇幼保健机构内活产数/万人	占比/%
2015 年	1 655	367.44	22.2
2016 年	1 846	426.85	23.1
2017 年	1 758	422.08	24.0

* 原卫生计生委新闻公布数据。

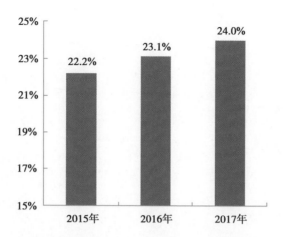

图 4-2-8   2015—2017 年全国妇幼保健机构活产数占全国总活产数的比例

2010—2017 年各级妇幼保健机构出院人次数平均数(中位数)均保持逐年增长的趋势,省、市、县区级机构 8 年间的年平均增长率分别为 12.8%、9.8% 和 2.5%。2015—2017 年间,各级机构的出院人次总数年增长率分别为 11.6%、9.8% 和 4.0%(表 4-2-13,图 4-2-9)。

表 4-2-13   2010—2017 年各级妇幼保健机构出院人次数及增长率

年份	省级		地市级		县区级	
	总数	中位数	总数	中位数	总数	中位数
2010	—	19 343	—	4 685	—	1 350
2011	—	18 445	—	5 587	—	1 350
2012	—	18 970	—	6 960	—	1 792
2013	—	20 065	—	6 962	—	1 766
2014	—	21 475	—	7 716	—	1 893
2015	689 652	28 746	3 096 405	7 595	5 711 197	1 915
2016	807 798	41 229	3 708 178	8 893	6 349 051	2 067
2017	873 953	44 907	3 894 865	9 016	6 399 980	1 609
年平均增长率/%	11.6	12.8	9.8	9.8	4.0	2.5

3. 妇女儿童健康指标变化   全国妇幼卫生监测数据显示,2000 年以来,全国孕产妇死亡率及 5 岁以下儿童死亡率均呈现明显下降(图 4-2-10,图 4-2-11)。

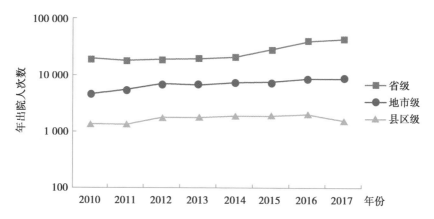

图 4-2-9　2010—2017 年各级妇幼保健机构出院人次数中位数的变化趋势(半对数线图)

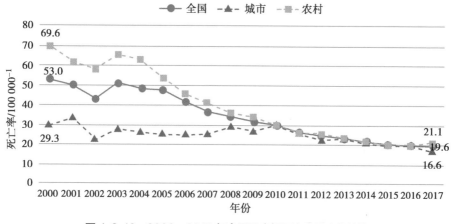

图 4-2-10　2000—2017 年全国孕产妇死亡率及变化趋势

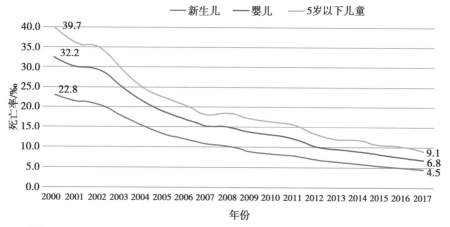

图 4-2-11　2000—2017 年全国新生儿、婴儿和 5 岁以下儿童死亡率及变化趋势

四、全国大部制改革进展和成效

（一）改革进展和到位情况

1. 改革进展情况　大部制改革的核心内容是体制机制改革,完整的政策内容应包括内部业务科室设置的改革,人财物资源配置的改革,部长目标责任制的改革,绩效管理机制的改革和绩效结果与薪酬奖金挂钩的分配机制改革。

2. 改革机构筛选的标准　为进一步准确掌握已上报 526 所机构落实《科室设置指南》中相关要求情况,利用机构监测数据,按照如下标准对是否大部制管理的机构进行进一步的筛选：①开展住院服务(年出院人次数大于 100)；②院内有相关发文明确进行"院部"两级改革并进行了相关的科室设置；③至少设置有孕产保健部、儿童保健部和妇女保健部；④省级和地市级机构业务科室设置达到 50% 以上：即孕产保健相关 6 个科室、儿童保健相关 13 个科室、妇女保健相关 6 个科室共计 25 个科室中达到 13 个以上科室独立设置；⑤县区级机构基本业务科室设置 100%：即孕产保健相关 2 个科室(孕产保健科、产科)、儿童保健相关 2 个科室(儿童保健科、儿科)、妇女保健相关 2 个科室(妇女保健科、妇科)共计 6 个科室均有独立设置。

按照上述标准,共计筛选出 285 所妇幼保健机构认为已经完成大部制管理的设置,并且通过省级确认核实。这些机构中 4 所为省级机构,53 所为地市级机构,228 所为县区级机构。

3. 全国大部制改革进展　从全国层面看,按照实行大部制改革的妇幼保健机构筛选标准,2017 年共计筛选出 285 所妇幼保健机构认为已经进行大部制改革,并且通过省级确认核实。这些机构中 4 所为省级机构,53 所为地市级机构,228 所为县区级机构。

表 4-2-14　全国妇幼保健机构大部制改革进展

	机构总数	已改革	未改革	改革率/%
省级	30	4	26	13.33
地市级	326	53	273	16.26
县区级	2 701	228	2 473	8.44
合计	3 057	285	2 772	9.32

4. 大部制管理体制改革情况　本研究在全国监测数据分析的基础上,通过对认知情况的问卷调查了解各妇幼保健机构实际开展大部制改革的主要做法和实际进展。填写调查问卷共 493 家妇幼保健院,其中认为自身调查已开展大部制改革的有 269 家,占 54.56%。对 269 家已改革的妇幼保健院进行分析,

了解其改革的主要做法和程度。

（1）四大保健部设置改革情况：269家调查对象中，有265家设置了儿童保健部，占比98.51%；其次为孕产保健部，有261家设置，占比97.03%；妇女保健部257家，占比95.53%；计划生育技术服务部设置最少，为232家，占比86.25%。说明已改革的妇幼保健机构基本按照功能定位四大部设置，未全部达到100%占比可能是因为部分县级妇幼保健机构根据自身服务能力只设置了1-2个部，其中计划生育技术服务部设置数量较少可能是因为并入妇女保健部（表4-2-15）。

表4-2-15　保健部设置情况

保健部类别	机构数（%）
儿童保健部	265（98.51）
孕产保健部	261（97.03）
妇女保健部	257（95.53）
计划生育技术服务部	232（86.25）
四大保健部全部设置	224（83.27）

注：共有269人填写。

（2）原保健部的改革到位情况：由于改革前妇幼保健机构临床与保健相对独立，本调查可作为判断改革到位与否的参考。由图4-2-12可见，48个调查对象在大部制改革过程中，原来的保健部经过拆分重组到各大部，占比为65.75%。但仍有25家妇幼保健机构的改革方式为保持不变，继续保留原有人员岗位，占比34.25%。从妇幼保健机构改革方式调查说明，还是有一部分妇幼保健机构没有按照功能定位和岗位标准为大部制建设实施人员调动，改革浮于表面。

5. 大部制运行机制改革情况　大部制改革不仅是科室设置，还包括体制机制改革。现场座谈和访谈中，已经开展了大保健改革的73家妇幼保健院中，

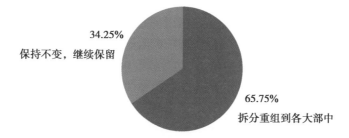

图4-2-12　大部制改革过程中的改革方式

63 家已完成四大保健部制科室设置改革,19 家已实行部长目标责任制,占比
86.30%;17 家已实行绩效考核薪酬及奖金分配挂钩,占比 26.03%;14 家已实
行基于大部制的全院绩效考核,占比 19.18%。由此可见,暂时只有不到 20%
的已改革调查对象从根本上完全实施大部制改革(表 4-2-16)。

表 4-2-16　大部制改革进展情况

大部制改革进展	机构数/个	占比/%
已完成大部制科室设置改革	63	86.30
已实行部长目标责任制	19	26.03
已实行绩效考核薪酬及奖金分配挂钩	17	23.29
已实行基于大部制的绩效考核	14	19.18

注:调查对象 73 家。

(二)大部制资源与服务分布情况

从全国监测数据定性分析看,实行大部制改革的妇幼保健机构在资源配
置、业务收入以及服务量方面分布不一。

1. 卫生技术人员分布情况　大部制管理妇幼保健机构中"四大部"卫生
技术人员分布情况(表 4-2-17,图 4-2-13)。可见,省、地市级机构和县区级
机构中"四大部"卫生技术人员占总卫生技术人员的 64.0% 和 63.9%,其中在
省、地市级机构中,儿童保健部卫技人员占比最多(29.2%),其次为孕产保健部
(20.6%)。在县区级机构中,孕产保健部卫技人员占比最多(25.1%),其次为儿
童保健部(21.6%)。

表 4-2-17　2017 年大部制管理妇幼保健机构各"部"卫生技术人员数及占比情况

各"部"	省、地市级			县区级		
	总数/人	中位数/人	占比/%	总数/人	中位数/人	占比/%
孕产保健部	8 307	129	20.6	12 040	43	25.1
儿童保健部	11 780	147	29.2	10 348	32	21.6
妇女保健部	4 774	62	11.8	6 009	19	12.5
计划生育部	958	7	2.4	2 293	8	4.8
其他科室(含医技)	14 505	204	36.0	17 302	48	36.1
合计	40 324	602	100.0	47 992	168	100.00

2. 服务量分布情况

(1) 省、地市级妇幼保健机构:省、地市级大部制管理妇幼保健机构中"四

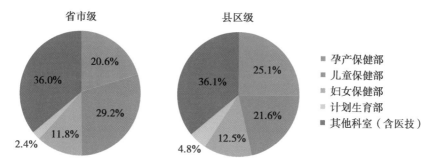

图 4-2-13　2017 年大部制管理妇幼保健机构各"部"卫生技术人员数占比

大部"服务提供情况（表 4-2-18，图 4-2-14）。省、地市级"四大部"服务量占了全院门诊服务量的 87.1%、住院服务量的 93.2%。儿童保健部的服务量最多，均占全院门诊或住院总服务量的 40% 左右；其次为孕产保健部，住院服务量占 36.0%，门诊服务量占 23.9%。妇女保健部门诊和住院的服务量占比分别为19.0% 和 16.3%。

表 4-2-18　2017 年省、地市级大部制管理妇幼保健机构各"部"服务量及占比情况

各"部"	门诊服务			住院服务		
	总数/人	中位数/人	占比/%	总数/人	中位数/人	占比/%
孕产保健部	8 255 562	98 378	23.9	490 200	6 214	36.0
儿童保健部	13 636 021	171 771	39.4	542 289	6 852	39.8
妇女保健部	6 553 108	80 251	19.0	222 551	2 369	16.3
计划生育部	1 147 269	10 025	3.3	13 327	0	1.0
其他科室	4 462 796	6 877	12.9	93 166	31	6.8
合计	34 576 594	450 012	100.0	1 361 533	18 919	100.0

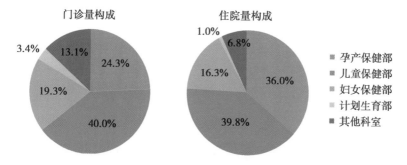

图 4-2-14　2017 年省、地市级大部制管理妇幼保健机构各"部"服务量占比

(2) 县区级妇幼保健机构:县区级大部制管理妇幼保健机构中"四大部"服务提供情况(表4-2-19和图4-2-15)。县区级"四大部"服务量占全院门诊服务量的85.2%、住院服务量的93.9%。在各部的分布中,儿童保健部的门诊服务量最高(36.8%),其次为孕产保健部(24.8%);孕产保健部的住院服务占比最高(44.9%),其次为儿童保健部(35.5%);妇女保健部门诊和住院的服务量占比分别为19.1%和12.6%。

表4-2-19   2017年县区级大部制管理妇幼保健机构各"部"服务及占比分布情况

各"部"	门诊服务			住院服务		
	总数/人	中位数/人	占比/%	总数/人	中位数/人	占比/%
孕产保健部	9 826 881	28 437	24.8	692 072	2 275	44.9
儿童保健部	14 558 522	40 373	36.8	545 922	1 964	35.5
妇女保健部	7 571 287	21 889	19.1	193 930	666	12.6
计划生育部	1 809 317	4 510	4.6	13 426	0	0.9
其他科室	5 844 194	0	14.8	94 312	0	6.1
合计	39 610 201	97 784	100.0	1 539 662	97 784	100.0

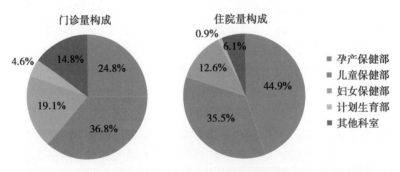

图4-2-15   2017年县区级大部制管理妇幼保健机构各"部"服务量占比

3. 业务收入分布情况   在大部制管理妇幼保健机构中,"四大部"业务收入情况见表4-2-20和图4-2-16。省、地市级和县区级"四大部"业务收入占总收入的71.9%和70.9%。在省、地市级,儿童保健部的收入占比最高(26.6%),其次为孕产保健部(23.8%);在县区级,孕产保健部收入占比最高(30.4%),其次为儿童保健部(20.4%)。

(三)全国改革成效比较分析

对全国285家开展大部制改革的妇幼保健院进行改革成效分析,主要指标包括妇幼保健机构资源、业务发展、运行效率等。

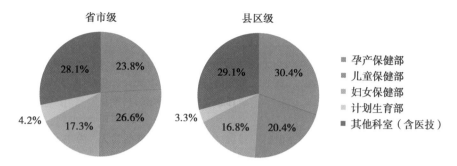

图 4-2-16　2017 年大部制管理妇幼保健机构各"部"业务收入占比

表 4-2-20　2017 年大部制管理妇幼保健机构各"部"业务收入及占比情况

各"部"	省、地市级			县区级		
	总数/万元	中位数/万元	占比/%	总数/万元	中位数/万元	占比/%
孕产保健部	444 093	3 390	23.8	378 988	973	30.4
儿童保健部	495 499	4 419	26.6	253 889	583	20.4
妇女保健部	322 248	1 841	17.3	209 937	444	16.8
计划生育部	77 328	88	4.2	41 659	67	3.3
其他科室(含医技)	523 538	3 764	28.1	362 463	95	29.1
合计	1 862 706	20 704	100.0	1 246 937	3 146	100.0

1. 主要发展指标改革与未改革比较　根据各级妇幼保健机构是否进行了大部制改革,将机构分为改革与未改革进行部分指标的比较,具体指标和结果见表 4-2-21。开展大部制改革的机构各项指标均明显好于未改革的妇幼保健机构。

表 4-2-21　2017 年省、地市级妇幼保健机构改革和未改革机构部分指标比较(中位数)

指标	省市级机构		县区级机构	
	已改革	未改革	已改革	未改革
机构数/个	57	227	228	1 501
卫生技术人员数/人	602	319	169	82
业务用房面积/m²	24 777	15 000	8 795	4 200
实有床位数/张	401	186	110	50
年门诊总人次数/次	450 012	221 131	97 784	43 140
年出院人次数/次	18 919	8 556	4 775	1 228
固定资产/万元	11 889	6 966	3 236	1 359
年业务收入/万元	20 704	8 224	3 146	970

2. 省市级发展趋势改革与未改革比较分析　针对 2010—2017 年各主要监测指标的年均增长率,将 2017 年进行大部制改革的省市级机构和没有改革但提供住院服务的省市级机构进行比较(表 4-2-22,图 4-2-17)。省市级改革机构相对于未改革机构而言,2010 年时的机构发展状况本身就比较好,提示大部制管理模式改革在发展比较好的机构开展可能性更高。由于省市级改革的机构数量比较少而且各指标均已处于较高水平,因此年增长速率难以比较。

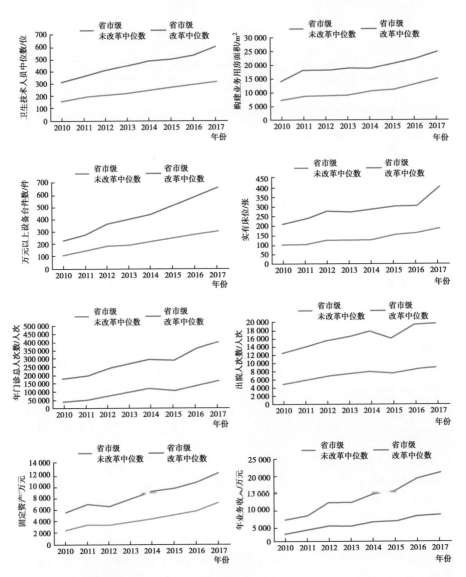

图 4-2-17　省市级妇幼保健机构 2010—2017 年改革与未改革机构主要指标中位数年增长趋势图

表4-2-22　省市级妇幼保健机构2010—2017年改革与未改革机构主要指标中位数及其年均增长率

年份	卫生技术人员数/人		业务用房面积/m²		实有床位数/张		年门诊总人次数/人次		年出院人次数/次		固定资产/万元		年业务收入/万元	
	未改革机构	改革机构	未改革机构	改革机构	未改革机构	改革机构	未改革机构	改革机构	未改革机构	改革机构	未改革机构	改革机构	未改革机构	改革机构
2010	157	313	7 296	14 029	100	206	97 802	232 641	4 322	11 688	2 380	5 342	2 417	6 602
2011	194	358	8 672	17 883	104	231	108 324	255 992	5 189	13 042	3 328	6 707	3 627	7 775
2012	211	410	8 720	17 904	120	274	131 833	293 476	6 269	14 902	3 254	6 395	4 905	11 617
2013	222	449	9 000	18 718	124	269	154 397	317 445	6 768	15 638	3 840	7 680	4 816	11 664
2014	242	486	10 356	18 718	127	283	176 529	350 388	7 358	17 033	4 280	8 891	5 873	14 217
2015	271	498	10 840	20 621	150	299	169 439	347 826	7 163	15 572	4 898	9 437	6 234	15 231
2016	294	534	12 658	22 281	161	300	190 692	408 589	8 087	18 483	5 515	10 424	7 683	18 808
2017	319	602	15 000	24 777	186	401	221 131	450 012	8 556	18 919	6 966	11 889	8 224	20 704
年平均增长率/%	10.7	9.8	10.8	8.5	9.3	10.0	12.4	9.9	10.2	7.1	16.6	12.1	19.1	17.7

3. 县(市)级发展趋势改革与未改革比较分析 针对 2010—2017 年各主要监测指标的年均增长率,将 2017 年进行大部制改革的县区机构和没有改革但提供住院服务的县区级机构进行比较(表 4-2-23,图 4-2-18)。大部制管理模式改革在发展比较好的机构开展可能性更高。近 8 年,县区级改革机构的年均发展速度均明显高于未改革的机构。

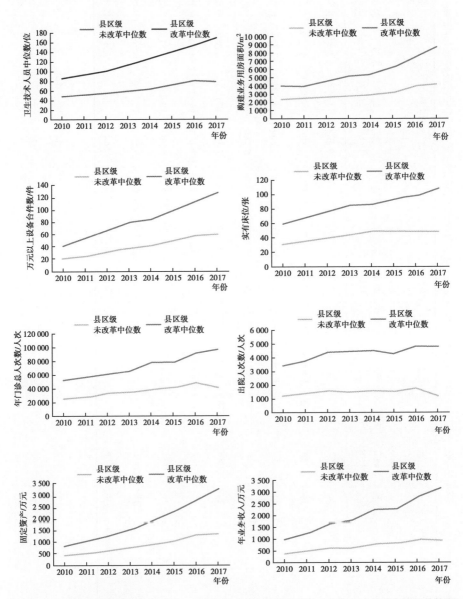

图 4-2-18 县区级妇幼保健机构 2010—2017 年改革与未改革机构主要指标中位数年增长趋势图

表4-2-23　县区级妇幼保健机构2010—2017年改革与未改革机构主要指标中位数及年平均增长率

年份	卫生技术人员数/人		业务用房面积/m²		实有床位数/张		年门诊总人次数/次		年出院人次数/次		固定资产/万元		年业务收入/万元	
	未改革机构	改革机构	未改革机构	改革机构	未改革机构	改革机构	改革机构	未改革机构	改革机构	未改革机构	改革机构	未改革机构	改革机构	未改革机构
2010	50	87	2 347	4 061	32	60	27 455	52 989	1 225	3 412	450	827	392	1 014
2011	53	93	2 488	4 105	37	69	30 091	57 456	1 348	3 691	525	1 065	476	1 267
2012	56	102	2 620	4 723	40	78	34 838	62 325	1 534	4 349	654	1 261	608	1 652
2013	60	115	2 800	5 190	45	86	36 761	67 561	1 496	4 410	764	1 560	651	1 804
2014	65	126	3 000	5 433	50	88	40 740	77 998	1 614	4 464	914	1 966	798	2 229
2015	74	139	3 340	6 310	50	95	42 823	80 950	1 553	4 293	1 075	2 322	855	2 285
2016	82	154	3 992	7 400	50	100	49 066	92 574	1 770	4 773	1 300	2 775	982	2 825
2017	82	169	4 232	8 795	50	110	43 680	97 784	1 231	4 775	1 362	3 236	977	3 146
年平均增长率/%	7.3	10.0	8.8	11.7	6.6	9.0	6.9	9.1	0.1	4.9	17.1	21.5	13.9	17.6

五、典型改革案例评价分析

根据妇幼保健机构绩效评价评估指标,本研究对实施大部制改革的妇幼保健机构从社会效益、服务提供、运行效率、综合管理和可持续发展等五个维度、共 19 个二级指标进行了调查。对其改革前后的运行情况进行比较分析,具体指标见表 4-2-24,表 4-2-25。

表 4-2-24　妇幼保健改革成效评价指标

维度	二级指标
社会效益	健康水平
	反应性
	政府投入及任务落实
服务提供	大保健科室建设
	妇女保健
	儿童保健
	孕产保健
	计划生育
	基层指导
	质量安全
运行效率	资产负债
	收支状况
	费用控制
	服务效率
综合管理	服务模式
	流程管理
可持续发展	人才建设
	学科发展
	科研教学

(一) 社会效益评价

1. 健康水平　根据"十三五"规划,要求孕产妇死亡率为 18/10 万,婴儿死亡率为 7.5‰,5 岁以下死亡率为 9.5‰。根据抽样妇幼保健机构调查统计显示,改革前省级和市级妇幼保健机构孕产妇死亡率均已低于要求水平。调查显示改革后,2017 年省市县三级案例调查样本孕产妇死亡率均再有不同程度

表4-2-25 各级妇幼保健机构社会效益情况

指标	省级 (n=2)					市级 (n=10)					县级 (n=17)				
	改革前	2017	变化率/%	2018	变化率/%	改革前	2017	变化率/%	2018	变化率/%	改革前	2017	变化率/%	2018	变化率/%
健康水平															
孕产妇死亡率/10^{-5}	12.25	11.57	-0.06	10.22	-0.17	9.25	7.63	-0.18	7.1	-0.23	27.27	23.89	-0.12	17.48	-0.36
婴儿死亡率/‰	3.85	3.55	-0.08	3.68	-0.04	3.24	2.72	-0.16	2.94	-0.09	4.4	2.81	-0.36	2.93	-0.33
5岁以下儿童死亡率/‰	5.28	5.12	-0.03	5.31	0.01	4.24	3.62	-0.15	3.72	-0.12	5.99	3.56	-0.41	4.15	-0.31
反应性															
患者满意度/%	96.18	98.08	0.02	97.75	0.02	90.86	94.12	0.04	96.83	0.07	92	95	0.03	96.88	0.05
职工满意度/%	89.56	92.07	0.03	93.34	0.04	91.59	94.09	.03	95.7	0.04	92	94	0.02	94.61	0.03
政府投入															
人均政府补助经费/元	16.97	24.22	0.43	33.34	0.96	12.39	13.73	0.11	14.1	0.14	8.06	17.54	1.18	31	2.85
政府补助占比/%	2.11	2.59	0.23	2.7	0.28	8.52	5.89	-0.31	5.87	-0.31	12.21	12.98	0.06	11	-0.10
千人口妇幼保健床位数/张	0.27	0.29	0.07	0.3	0.11	0.13	0.17	0.31	0.18	0.38	0.21	0.29	0.38	0.31	0.48
千人口妇幼保健卫技人员数/人	1.49	1.62	0.09	1.63	0.09	0.87	0.84	-0.03	0.98	0.13	4.29	5.44	0.27	5.86	0.37
有妇幼专干的卫生院占比/%	100	100	0.00	100	0.00	100	100	0.00	100	0.00	100	100	0.00	100	0.00
任务落实															
政府公益性指令任务完成率/%	100	100	0.00	100	0.00	100	100	0.00	100	0.00	100	100	0.00	100	0.00

注：表中数据均为中位数表示。

下降。其中,由于县级人口基数小,县级孕产妇死亡率变化幅度最大。根据调查显示,省市县三级抽样机构改革前及改革后,2017 年和 2018 年婴儿死亡率均低于"十三五"要求水平。省市县三级案例调查机构调查,2018 年较 2017 年婴儿死亡率均有所反弹,可能由于受二孩政策开放影响。但总体呈下降趋势,尤其是县级婴儿死亡率下降幅度最大。

如图 4-2-19 所示,省市县典型机构改革前后,2017 年和 2018 年的 5 岁以下儿童死亡率均低于"十三五"要求水平,并显著低于 2017 年全国平均水平。

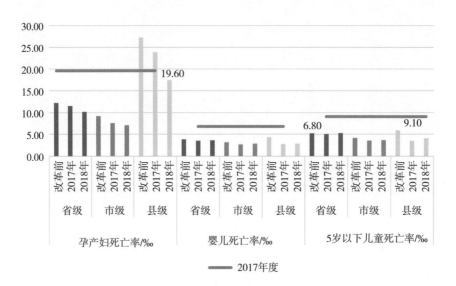

图 4-2-19　各级机构健康水平情况

2. 反应性　如图 4-2-20 所示,省市县级妇幼保健机构在患者满意度方面,改革前一年至改革后的 2017 年和 2018 年,均有不同程度的上升。县级患者满意度有较大变化,从改革前到 2017 年 2018 年分别提高了 3.26% 和 5.31%。

省市县机构职工满意度均有一定幅度增长。其中,市级职工满意度增长幅度最大,从改革前到 2017 年、2018 年分别提高了 2.73% 和 4.88%。

从调查数据显示,改革以来各级妇幼保健机构代表院外反应性的患者满意度和代表院内反应性的职工满意度都有所提升,说明妇幼保健机构大部制改革在一定程度上获得了较好的社会反应。

3. 政府投入及任务落实　人均政府补助经费改革前后有较大提高。省级层面改革前后政府补助增长情况较明显,改革前一年为 16.97 元,较 2017 年和 2018 年分别增长了 42.72% 和 96.46%,2018 年较改革前一年将近翻了一倍。医改以来,国家和地方政府对县级妇幼保健院投入增大,导致县级改革前后人

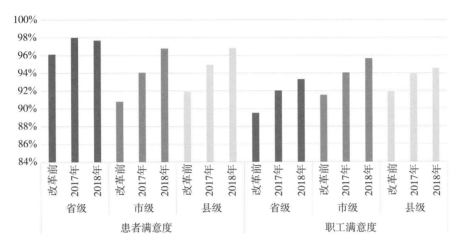

图 4-2-20　各级机构反应性情况

均政府补助经费得到了迅猛增长。县级改革前一年人均政府补助经费为 8.06 元,不到同年市级均政府补助经费的 65%。改革后分别增长了 118% 和 285%(图 4-2-21)。

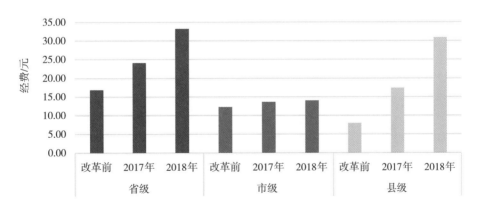

图 4-2-21　各级机构人均政府补助经费情况

省级政府补助占比改革前后有较小幅度增长。市级政府补助占比由改革前一年的 8.53% 下降为 2017 年 5.89%,2018 年继续下降为 5.87%。县级政府补助占比由改革前一年的 12.21% 上升为 2017 年 12.98%,增长 6.31%,但 2018 年下降为 11%,较改革前一年下降了 9.9%(图 4-2-22)。

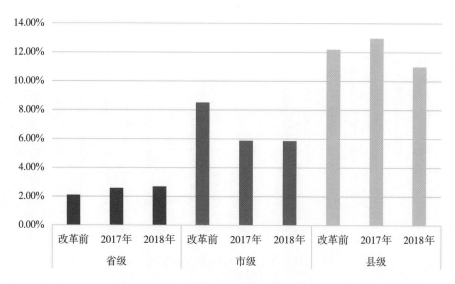

图 4-2-22　各级机构政府补助占比情况

　　自实施千人口妇幼保健床位数改革以来,省市县各个层面均有所增加,其中县级千人口妇幼保健床位数增长最明显。县级千人口妇幼保健床位数由改革前 0.21 张,增长到改革后 2017 年 0.29 张和 2018 年 0.31 张,分别增长了 38.09% 和 47.62%(图 4-2-23)。

　　自实施千人口妇幼保健卫技人员数改革以来,省市县各个层面均有所增加。县级千人口妇幼保健卫技人员数较改革前后有平稳增长,由改革前 4.29

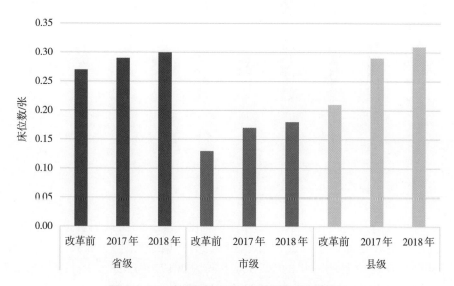

图 4-2-23　各级机构千人口妇幼保健床位数情况

人,增长到改革后 2017 年 5.44 人和 2018 年 5.86 人,分别增长了 26.81% 和 36.59%(图 4-2-24)。

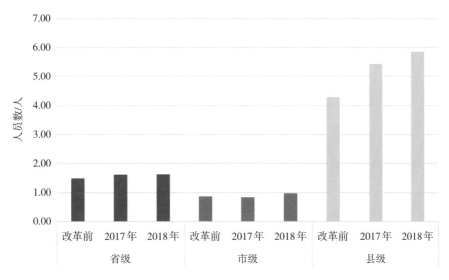

图 4-2-24　各级机构千人口妇幼保健卫技人员数

通过统计及计算显示,县级改革前后的人均政府补助经费、政府补助占比、千人口妇幼保健床位数和千人口妇幼保健卫技人员数都较省级市级有较大幅度提升。由此可见,政府对县一级妇幼保健机构投入相对最大,增长比率最高。

由于妇幼体系强基层的服务特殊性,有妇幼卫生专干的卫生院占比体现了政府及机构对妇幼系统基层卫生服务的重视程度。省市县各级妇幼保健机构在改革前后占比均为 100%,说明改革发展并没有对基层妇幼服务造成影响。

此外,省市县各级妇幼保健机构的政府公益性指令任务完成率,在改革前后均为 100%,说明改革发展在发展妇幼机构业务能力的同时,并没有对机构的公共卫生服务属性以及机构承担的社会责任造成影响。

(二)服务提供评价

1."大保健"科室建设　如表 4-2-26 所示,案例调查的两家省级妇幼保健机构的科室设置情况,改革前河南省妇幼保健院科室设置与制度评分管理已经配齐,湖南省妇幼保健院改革前一年还没有完全形成科室设置与制度评分管理机制,于 2017 年完成改革。案例调查的 10 家市级妇幼保健机构,改革前只有 4 家完成了科室建设,改革后 2017 年完成科室建设的有 9 家,其中河

表 4-2-26　各级妇幼保健机构服务提供情况

指标	省级 (n=2)					市级 (n=10)					县级 (n=17)				
	改革前	2017年	变化率	2018年	变化率	改革前	2017年	变化率	2018年	变化率	改革前	2017年	变化率	2018年	变化率
"大保健"科室建设															
设置四大保健部个数/个	1	2	1.00	2	1.00	4	9	1.25	10	1.50	0	17		17	
妇女保健															
辖区妇女常见病筛查率/%	66.67	68.51	0.03	69.01	0.04	71.06	75.53	0.06	81.08	0.14	58	80	0.38	80.67	0.39
儿童保健															
辖区新生儿访视率/%	92.44	92.72	0.00	92.9	0.00	95.1	96.32	0.01	96.08	0.01	96.32	96.34	0.00	97.32	0.01
辖区新生儿疾病筛查率/%	93.24	97.22	0.04	97.87	0.05	98	98.73	0.01	99.53	0.02	96.59	97.99	0.01	98.84	0.02
0~6岁儿童系统管理率/%	89.32	91.1	0.02	91.48	0.02	93.64	93.49	−0.00	95.81	0.02	91.4	92.26	0.01	91.19	0.00
孕产保健															
辖区孕产妇健康管理率/%	91.05	90.61	0.00	91.54	0.01	95.45	94.39	−0.01	95.22	0.00	95.55	93.23	−0.02	93.23	−0.02
辖区高危孕妇管理率/%	99.74	99.97	0.00	99.98	0.00	99.92	99.99	0.00	100	0.00	100	100	0.00	100	0.00
辖区产后访视率/%	92.7	92.88	0.00	93.76	0.01	95.69	96.24	0.01	95.8	0.00	97.91	95.28	−0.03	96.78	−0.01
保健院出生新生儿占比/%	26.53	32.13	0.21	42.57	0.60	25.61	26.43	0.03	32.12	0.25	34.92	44.6	0.28	47.43	0.36
计划生育															
孕前优生健康检查覆盖率/%	98.41	96.91	−0.02	94.94	−0.04	100	99	−0.01	99.3	−0.01	95	98.9	0.04	92.68	−0.02
基层指导															
下基层专业指导覆盖率/%	83.31	75.16	−0.10	63.77	−0.23	100	100	0.00	100	0.00	100	100	0.00	100	0.00
质量安全															
医院感染发生率/%	1.13	1.64	0.45	1.46	0.29	0.4	0.36	−0.10	0.37	−0.08	0.26	0.17	−0.35	0.26	0.00
剖宫产率/%	40.94	42.42	0.04	42.2	0.03	36.75	35.78	−0.03	37.09	0.01	37.98	35.2	−0.07	39.9	0.05

南省濮阳市妇幼保健院于 2018 年完成科室建设。截至 2018 年,市级案例调查机构的科室建设全部完成。县级案例调查的 17 家妇幼保健机构改革前科室建设率为 0,到改革后 2017 年案例调查的 17 家机构科室建设全部完成。

2. 妇女保健　国家妇女发展纲要要求达到比率为 80%。市级辖区妇女常见病定期筛查率由改革前 71.06%,增长到改革后 2017 年 75.53% 和 2018 年 81.08%,分别增长了 6.29% 和 14.10%,改革后于 2018 年达到纲要要求。县级辖区妇女常见病定期筛查率由改革前 58%,增长到改革后 2017 年 80% 和 2018 年 80.67%,分别增长了 37.93% 和 39.09%,改革后县级机构 2017 年和 2018 年均达到纲要要求。

3. 儿童保健　国家妇女发展纲要建议辖区新生儿访视率达到 90%,新生儿疾病筛查率达到 80%,儿童系统管理率达到 70%。省市县各级妇幼保健机构改革前后均达到了建议要求。其中,省级辖区新生儿疾病筛查率由改革前 93.24%,增长到改革后 2017 年 97.22% 和 2018 年 97.87%,分别增长了 4.27% 和 4.97%(图 4-2-25)。

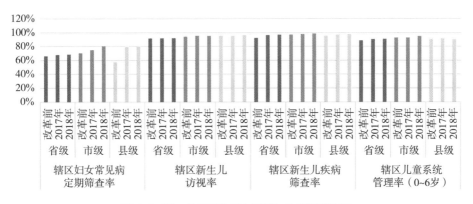

图 4-2-25　各级机构妇女保健与儿童保健情况

4. 孕产保健　辖区孕产妇健康管理率、辖区高危孕妇管理率和辖区产后访视率均要求不低于 75%。根据调查显示,省市县各级妇幼保健机构这三个指标在改革前后均达到了 90% 以上。其中,辖区高危孕妇管理率在改革前后都为 100%。

值得注意的是,在改革前后的妇幼保健院,新生儿占比有较明显的增长。改革前的省级妇幼保健院新生儿占比为 26.53%,改革后 2017 年为 32.13% 和 2018 年为 42.57%,增长率分别为 21.11% 和 60.46%(图 4-2-26)。

5. 计划生育　2013 年国家卫生健康委要求辖区内目标人群孕前优生健康检查覆盖率不得低于 80%。从调查结果来看,省市县各级妇幼保健机构在

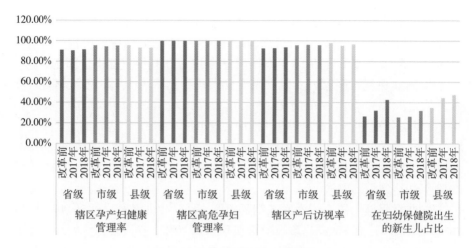

图 4-2-26　各级机构孕产保健情况

改革前后均超过 90%，全部达到了要求。

6. 基层指导　基层指导的提供服务主要由下基层专业指导覆盖率体现。从案例调查结果看，省级妇幼保健机构下基层专业指导覆盖率有所下降，改革前一年为 83.31%，改革后 2017 年为 75.16% 和 2018 年 63.77%，分别下降了 9.78% 和 23.45%。有可能是因为省级妇幼保健机构业务方向有所调整。此外，市级和县级妇幼保健机构在改革前后下基层专业指导覆盖率均为 100%。

7. 质量安全　医院感染发生率要求不高于 10%，根据调查结果显示，省市县各级妇幼保健机构改革前后均达到要求。剖宫产率要求不高于 40%，除省级妇幼保健机构，市县两级案例调查妇幼保健机构均达到要求。

县级改革前一年医院感染发生率为 0.26%，改革后 2017 年为 0.17% 和 2018 年 0.26%，2017 年下降了 34.62%，但次年 2018 年回升 34.62%。

省级改革前一年剖宫产率为 40.94%，改革后 2017 年为 42.42% 和 2018 年 42.20%，分别增长了 3.62% 和 3.08%。县级改革前一年剖宫产率为 37.98%，改革后 2017 年为 35.20%，较改革前下降了 7.32%，2018 年剖宫产率为 39.90%，较改革前增长了 7.58%，较 2017 年下降了 13.35%。

（三）运行效率评价

1. 资产负债　改革前后各级妇幼保健机构运行效率情况（表 4-2-27）。总体来看，人均固定资产总额增长幅度方面，三级机构中县级层面人均固定资产总额改革前后增长幅度最大。人均房屋固定资产值上仍是县级机构增加幅度最大，2018 年较改革前增加了 278.20%。设备固定资产值占总固定资产的比例标准是建议≥40%，除省级机构（29% 左右）外，市县级改革前后均达标。2018 年和 2017 年省级机构较改革前资产负债率降低幅度为 12.77%、11.00%，

表 4-2-27 各级妇幼保健机构运行效率情况

指标	省级 (n=2)					市级 (n=10)					县级 (n=17)				
	改革前	2017	变化率	2018	变化率	改革前	2017	变化率	2018	变化率	改革前	2017	变化率	2018	变化率
资产负债															
人均固定资产/万元	70.75	71.9	0.02	74.33	0.05	23.5	27.61	0.17	26.42	0.12	15.65	21.04	0.34	25.77	0.65
人均房屋固定资产值/万元	50.82	50.72	0.00	51.91	0.02	8.15	10.43	0.28	9.1	0.12	2.89	3.65	0.26	10.93	2.78
设备固定资产值占比/%	27.91	29.03	0.04	29.16	0.04	68.66	68.73	0.00	67.61	-0.02	51.84	54.90	0.06	54.65	0.05
资产负债率/%	30.00	26.7	-0.11	26.17	-0.13	39.64	33.96	-0.14	30.15	-0.24	22.15	21.79	-0.02	21.03	-0.05
收支状况															
医保收入占业务收入的比例/%	11.63	17.84	0.53	15.61	0.34	21.96	23.87	0.09	25.32	0.15	12.21	12.89	0.06	15.69	0.29
药品支出占业务支出比例/%	30.33	28.74	-0.05	27.2	-0.10	22.7	19.56	-0.14	20.5	-0.10	22.11	18.42	-0.17	16.59	-0.25
费用控制															
次均门诊费用/元	421.2	404.4	-0.04	414.2	-0.02	213	231.4	0.09	244.3	0.15	135.7	140.2	0.03	151	0.11
次均住院费用/元	8 676	9 323	0.07	9 704	0.12	5 516	5 552	0.01	5 514	0.00	2 799	3 032	0.08	3 490	0.25
业务收入增长率/%	6.25	6.72	0.08	8.44	0.35	8.52	9.24	0.08	10.07	0.18	5.6	9.4	0.68	13.3	1.38
服务效率															
医师年均担负门(急)诊人次数/次	11.04	11.16	0.01	11.17	0.01	12.2	11.3	-0.07	11.47	-0.06	7.8	8.2	0.05	8.5	0.09
医师年均担负住院床日数/日	2.86	2.75	-0.04	2.77	-0.03	1.49	1.47	-0.01	1.57	0.05	2	2.03	0.01	2.13	0.06
病床使用率/%	117.3	122.5	0.04	122.7	0.05	86.3	90	0.04	91.85	0.06	83.5	89	0.07	87	0.04
固定资产平均服务量/万次	25.33	24.92	-0.02	24.46	-0.03	32.61	32	-0.02	31.69	-0.03	58.59	46.4	-0.21	48.51	-0.17

注：表中数据均为中位数表示。

变化幅度最大。

2. **收支状况**　收支状况方面,2017 年市级医保收入占业务收入的比例较改革前均呈上升趋势,市级增长幅度最大,为 78.70%;2018 年医保收入占业务收入的比例,省市县三级妇幼保健机构较改革前也保持增长趋势,省级增长幅度最大,为 34.22%。

在药品支出占业务支出比例,三级机构改革后均呈下降趋势,2018 年县级机构 5.52%(最大),降幅为 24.97%。2017 年县级机构较改革亦减少,降幅为 16.69%。

2018 年省级机构人均运行经费较改革前增加了 84 048.09 元(最高),增幅最大为省级,增幅比率为 32.31%。2017 年省市县机构人均运行经费较改革前也呈现增长趋势,县级增加了 32.31%。总体来看,县级机构人均运行经费改革后较改革前增长幅度最高(表 4-2-27)。

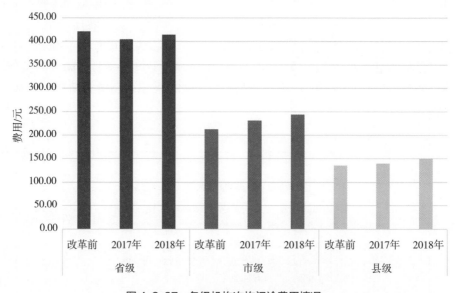

图 4-2-27　各级机构次均门诊费用情况

3. **费用控制**　费用控制方面,次均门诊费用上,仅省级机构有所减少,2017 年较改革前减少了 16.73 元,减少率为 3.97%,2018 年较改革前减少了 7 元,减少率为 1.66%。2017 年市级机构次均门诊费用较改革前增加 18.39 元,增长了 8.83%,县级机构增加了 4.47 元,增长了 3.29%;2018 年市级机构次均门诊费用较改革前增加 31.30 元,增长了 14.69%,县级机构增加了 15.30 元,增长了 11.27%(图 4-2-27)。

次均住院费用仅市级机构略有减少,但幅度不大,2018 年市级机构次均住院费用为 5 514.37 元,增长率为 0.02%(图 4-2-28)。

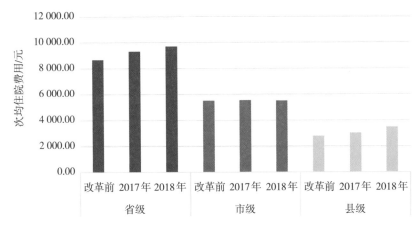

图 4-2-28 各级机构次均住院费用情况

业务收入呈增长状态,县级机构 2017 年业务收入下降,但 2018 年略有增长;县级机构呈逐年下降趋势(图 4-2-29)。

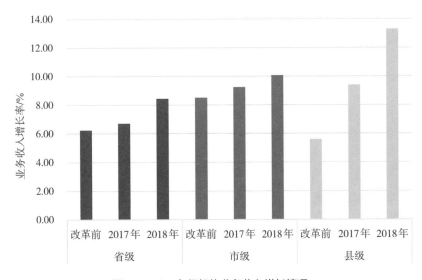

图 4-2-29 各级机构业务收入增长情况

4. 服务效率 在服务效率方面,医师年均担负门(急)诊人次数标准建议,建议≥4 人次。从数据分析结果看,省市县三级机构改革前后均≥4 人次(图 4-2-30)。

在省级机构医师年均担负住院床日数方面,2018 年和 2017 年分别较改革

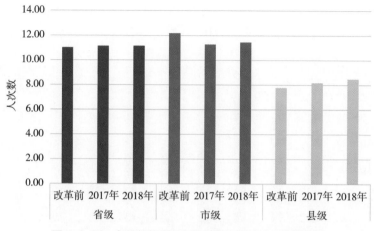

图 4-2-30　各级机构医师年均担负门(急)诊人次数情况

前减少,降幅分别为 3.15% 和 3.85%;市级机构先减少后增加,2018 年较 2017 年增加了 0.10%,县级机构逐年增长,增幅为 6.50%。

病床使用率的标准是建议 ≥85%,从数据结果看,除县级改革前 <85% 外,省市级机构改革前后均达到 ≥85% 要求。

固定资产平均服务量设置标准为目标值设定依据为高于上年水平。从数据结果看,仅县级机构 2018 年高于其 2017 年水平,其他级别机构均为要求。

(四)综合管理评价

1. 服务模式　改革前省级如河南省妇幼保健院实现了防治融合,市级 6 家妇幼保健机构实现了防治融合,县级只有 3 家妇幼保健机构实现了防治融合。改革后,2017 年和 2018 年所案例调查的省市县三级 29 家妇幼保健机构均实现防治融合。

在改革前,省级案例调查的两家机构均没有实现协同服务,市级只有山西省长治市妇幼、辽宁省大连市妇幼和江苏省连云港市妇幼实现了协同服务。在县级妇幼保健中,由于基层妇幼服务网络的建设,促使协同服务工作能在改革前早于省级市级完成,改革前县级机构完成协同服务的有 11 家。截至 2018 年,所案例调查的省市县三级 29 家妇幼保健机构均实现协同服务(表 4-2-28)。

2. 流程管理　岗位轮岗是指建立医师在四大保健部内的轮岗制度,在保健部内的门诊、住院、保健和基层指导工作中轮岗,并且纳入个人绩效考核。改革前省级有河南省妇幼保健院实现了岗位轮岗,市级有 4 家妇幼保健机构实现了岗位轮岗,县级只有江西省九江市修水县妇幼、河南省荥阳市妇幼、湖北省荆州市公安县妇幼和广西壮族自治区宾阳县妇幼实现了岗位轮岗。改革后,2017 年和 2018 年所案例调查的省市两级妇幼保健机构均实现岗位轮岗,其中县级还有 3 家没有实现岗位轮岗(表 4-2-29)。

表 4-2-28　各级妇幼保健机构综合管理情况

指标	省级(n=2)			市级(n=10)			县级(n=17)		
	改革前	2017	2018	改革前	2017	2018	改革前	2017	2018年
服务模式									
实现防治融合	1(50)	2(100)	2(100)	6(60)	10(100)	10(100)	3(17.65)	17(100)	17(100)
协同服务	0	2(100)	2(100)	3(30)	10(100)	10(100)	11(64.71)	16(94.12)	17(100)
流程管理									
其中:岗位轮转	1(50)	2(100)	2(100)	4(40)	10(100)	10(100)	4(23.53)	14(82.35)	14(82.35)

注:表中数据均为"是"的个数。括号内为占比(%)。

表 4-2-29　各级妇幼保健机构可持续发展情况

指标	省级(n=2)					市级(n=10)					县级(n=17)				
	改革前	2017	变化率/%	2018	变化率/%	改革前	2017	变化率/%	2018	变化率/%	改革前	2017	变化率/%	2018	变化率/%
人才建设															
卫技人员占比/%	85.69	85.87	0.00	85.56	0.00	83.78	85.8	0.02	84.4	0.01	84.57	85.78	0.01	86.7	0.03
继续教育达标率/%	69.21	75.58	0.09	78.74	0.14	95	96.57	0.02	99	0.04	91	98	0.08	99.87	0.10
人均年收入增长率/%	5.43	5.81	0.07	8.5	0.57	4.35	6.02	0.38	7	0.61	9.28	10.02	0.08	12	0.29
学科发展															
重点专科数量/个	13.5	15	0.11	18	0.33	0.5	2	3.00	2	3.00	0	0	—	0	—
新技术项目数量/个	36	47	0.31	34.5	-0.04	0	0.5	—	0.5	—	0	0	—	0	—
科研教学(仅省级)															
科研项目数量/个	56.5	57	0.01	72	0.27	1.5	3	1.00	2	0.33	0	0	—	0	—
科研成果数量/个	265.5	361.5	0.36	403	0.52	61	72.5	0.19	72	0.18	0	2	—	2	—
对基层医学人才培养完成率/%	96.06	106	0.10	99.72	0.04	100	100	0.00	100	0.00	100	100	0.00	100	0.00
教学医院/个	2	2	0.00	2	0.00	6	7	0.17	8	0.33	1	3	2.00	3	2.00
教材建设/个	0.5	1	1.00	2	3.00	0	0	—	0	—	0	0	—	0	—

注:表中数据均为中位数表示。

（五）可持续发展评价

1. 人才建设   在《关于妇幼保健服务机构标准化建设与规范化管理的指导意见》中，要求卫生技术人员占机构总人数占比不低于80%，继续教育达标率建议不低于90%。案例调查中省市县各级妇幼保健机构改革前后均达到了要求。省级妇幼保健机构改革后达标率有所增长，但仍没有达到90%建议指标。改革前省级妇幼保健机构继续教育达标率为69.21%，改革后2017年75.58%到2018年为78.74%，分别增长了9.20%和13.77%（图4-2-31）。

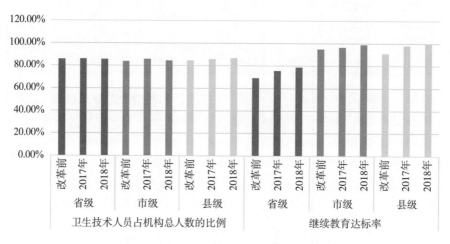

图4-2-31   各级机构卫生技术人员占机构总人数比及继续教育达标情况

人均年收入增长率应高于上一年水平。从省级层面看，至2017年增长190.06%，2018年相对改革前一年增长了56.54%，但较2017年降低了46.03%，说明发展速度有所放缓。市级人均年收入增长率整体下降，改革后2017年降低为6.02%和2018年为7.00%。县级人均年收入增长率也有所波动（图4-2-32）。

2. 学科发展   重点专科数量应根据省市县各级对获得国家和地方的重点专科具体要求进行统计。市级重点专科改革前一年为0.5个，至改革后2018年增长率为300%。新技术项目市级重点专科改革前一年为0，改革后2017年和2018年均为0.5个，实现了从无到有的进步。县级由于服务能力受限，重点专科数量和新技术项目数量暂无统计。

3. 科研教学   科研教学方面仅对省级机构有要求。科研项目数量改革以来分别增长了0.88%和27.43%。科研成果数量从改革前265.5个，到改革后2017年361.5个和2018年403个，分别增长了36.16%和51.79%。

从对基层医学人才培养完成率看，各级机构均基本完成任务，其中2017

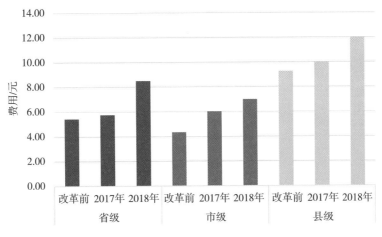

图 4-2-32 各级机构人均年收入增长情况

年省级机构超额完成 6%。省级机构均为教学医院,市级案例调查的 10 家妇幼保健机构中,截至 2018 年有 8 家,县级案例调查的 17 家妇幼保健机构中有 3 家。此外,省级教材建设由改革前的 0.5 次,增长到 2017 年 1 次和 2018 年 2 次,稳步增长。

六、改革认知与问题及经验

为充分了解大部制改革的实施背景、主要做法和经验,尤其是实施过程中的成功经验和失败原因等情况,课题组利用全国妇幼保健机构院长管理和建设培训班的契机,设计了网上填报的"妇幼保健机构大部制改革实施情况"调查问卷在培训班上发放,共收到 493 份调查问卷,其中,有 269 份调查问卷认为本机构已经开展了大部制改革,224 个妇幼保健机构还没有开展大部制改革。在此基础上,对妇幼保健机构开展大部制改革的进展以及认知情况进行分析。

(一) 改革认知情况

1. 大部制改革必要性 绝大部分调查对象对妇幼保健机构院大部制改革有较深认识。调查结果显示,96.35% 的调查对象认为妇幼保健机构大部制改革有必要,其中 52.55% 认为妇幼保健机构大部制改革非常必要(图 4-2-33)。

2. 院长的改革决心和能力 493 位调查对象中,有 370 位(75.05%)的调查对象认为院长重视改革,90 位(18.26%)的认为院长偶尔重视,仅 33 位(6.69%)的认为院长不重视大部制改革。反映出妇幼保健机构对大部制改革认识问题和院领导坚决改革的决心。总体看来,院长对大部制改革较为重视(图 4-2-34)。

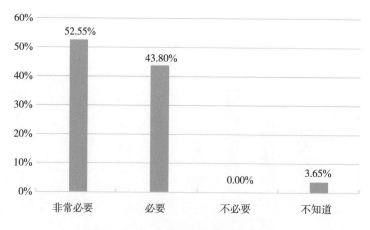

图 4-2-33　大部制改革必要性认知

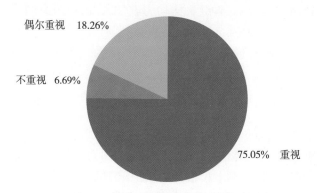

图 4-2-34　院长对大部制改革工作重视程度

3. 大部制改革是否有效　269 位开展大部制改革的院长中,认为保健机构大部制改革有成效的共 170 人,其中 26 人(9.67%)的认为成效显著,144 人(53.53%)认为有成效,92 人(34.20%)的认为成效一般,不显著,7 位(2.60%)的调查对象认为没有成效(图 4-2-35)。

4. 大部制改革主要成效　在被调查对象 269 人中,202 人认为大部制改革成效伸得服务对象满意度更高,占比 75.09%;175 人认为大部制改革使社会认可度提高,占比 65.06%;166 人认为大部制改革使业务量增加,占比 61.71%;146 人认为大部制改革使职工更有信心,54.28%。此外,在调查对象为 73 人中,认为大部制改革使保健临床实现融合的有 56 人,占比 76.71%。可见妇幼保健机构大部制改革成效体现在社会效益和经济效益增强(表 4-2-30)。

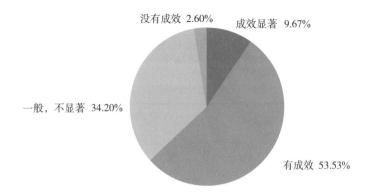

图 4-2-35　大部制改革成效情况

表 4-2-30　大部制改革成效情况

成效形式	人数/人	占比/%
保健临床实现融合	56*	76.71
服务对象满意度更高	202	75.09
社会认可度提高	175	65.06
业务量增加	166	61.71
职工更有信心	146	54.28

* 调查人数 73 人中认为保健临床实现融合,调查总人数为 269 人。

5. 已改革机构面临的问题　尽管已开展大部制改革,但在改革过程中大多数院长认为面临较多问题(表 4-2-31)。在被调查对象 269 人中,224 人认为,人才队伍建设是大部制改革过程中存在的最大问题,占比 83.27%;其中 135 人认为是干部职工执行力有问题,占比 50.19%;有 54 人认为改革方案设计有问题,占比 27.87%,其中涉及最多的是绩效问题,如绩效方案执行力弱、绩效管理方面问题、无奖励性绩效机制、全额拨款的妇幼保健院在绩效考核分配激励机制方面推进困难;此外,有 11 人认为业务用房有问题,8 人认为财政投入有问题,6 人认为领导班子决策有问题,其他问题占比 1.86%,人才队伍建设问题占比最高说明人才培养及人才结构调整应该是影响大部制改革实施的关键问题。

6. 未改革妇幼保健机构主要原因　在问卷调查中,院长们认为影响妇幼保健机构改革落地的原因(表 4-2-32)。在被调查对象 224 人中,186 人(83.21%)认为影响妇幼保健机构改革落地的原因是专业人才不足,占比最高,人才问题仍是影响改革落地的最大问题,有 121 人(53.97%)认为思想认识问题是影响妇幼保健机构落地的原因,57 人(25.55%)的认为改革方案设计有问题;基础设施薄弱占比 18.92%,领导班子下不了决心占比 18.69%,地方政府支持与政策问题占比 16.82%,中层干部执行力有问题占 15.19%。

表 4-2-31　已改革的妇幼保健机构面临的问题

问题	人数/人	占比/%
人才队伍建设有问题	224	83.27
干部职工执行力有问题	135	50.19
改革方案设计有问题	76	27.87
业务用房问题	11	4.09
财政投入问题	8	2.97
领导班子决策有问题	6	2.23
其他问题	5	1.86

注:调查人数 269 人。

表 4-2-32　未改革妇幼保健机构的主要原因

原因	人数/人	占比/%
专业人才不足	186	83.21
思想认识问题	121	53.97
改革方案设计有问题	57	25.55
基础设施薄弱	42	18.92
领导班子下不了决心	41	18.69
地方政府支持与政策问题	37	16.82
中层干部执行力有问题	10	15.19
医护人员不配合	7	3.27
服务对象不认可	4	1.40
其他原因	2	1.16

注:调查人数为 224 人。

(二)改革中面临的问题与困惑

在座谈和访谈过程中,对已开展和未开展大部制改革的妇幼保健机构院长进行了深入访谈,大家认为实施过程中或未能实施和推进大部制的关键因素如下,这些因素既有可能是改革成功的经验,同时也是改革未能推行和实施的障碍。

1. 基础条件问题 妇幼保健机构开展大部制改革需要一定的基础条件支撑,包括业务用房、业务能力和既往的管理和发展模式。

(1) 基础设施方面:充足的业务用房是实施四大保健部融合发展的重要物质基础,已改革的大多数妇幼保健机构是抓住建设的机遇,通过机构建设推动机构改革。但大多数未能推进改革的妇幼保健机构的主要问题是基础设施不足,其中业务用房面积不足现象尤为突出。如:内蒙古自治区鄂尔多斯市杭锦旗妇幼保健院业务用房面积太小,很难开展全生命周期业务;河北省保定市莲池区妇幼保健院目前全年分娩量占通州区出生总量的50%,但业务用房仅 4 218m²,且是租赁用房。安徽省阜阳市妇幼保健计划生育中心目前没有床位,业务仅涉及一点保健门诊;浙江省台州市黄岩区妇幼保健院仅 2 400m² 业务用房,无法开展四大部;此外,山西省晋中市妇幼保健院也因面积太小,无法分部设置。

(2) 业务能力方面:目前妇幼保健机构开展的大多数工作属于一级和二级预防工作,主要涉及生理助产分娩以及对妇女儿童常见病的筛查和早期治疗等服务,门诊和住院的临床诊治服务属于三级卫生保健的范畴,也符合妇幼保健全生命周期服务的基本内容,但也有部分妇幼保健机构三级预防服务几乎很难全部承担,只能开展预防保健,难以开展临床诊疗服务,如目前大多数妇幼保健所,这些都不具备开展大部制改革的业务服务能力基础。

(3) 功能体制问题:首先,受发展模式的影响,传统妇幼保健机构发展模式主要是以下两种:一种是突出区域预防保健、数据分析、健康教育与行为干预等保健业务,但在临床医疗救治、专项技术指导、妇幼疾病干预等方面相对受限;另外一种是因历史原因,目前妇幼保健院重视临床医疗技术,偏移妇幼保健卫生工作方针,使得保健功能相对弱化,这都会导致在大部制改革过程中,只能机械地拆分组合,难以实现保健和临床的深入融合,出现名不副实的"两张皮"现象。其次,由于旧的体制机制问题,省级管理部门限制妇幼保健院发展业务,造成部分妇幼保健院仅做数据处理等管理工作,无法开展保健和基本临床服务,因此无法进行完整的大部制改革,如安徽省阜阳市妇幼保健计划生育中心。

2. 人员问题 妇幼保健机构人力资源作为妇幼保健机构的基本要素,是维持卫生系统与强化自身功能的重要因素。现场调研和访谈中,妇幼保健院领导认为开展大部制改革的重要问题之一就是人员的缺乏和聘任等问题。

(1) 专业人员缺乏:人员不足问题是影响妇幼机构改革的因素之一。妇幼保健机构专业人员缺乏是普遍现象,临床上主要是骨干人员缺乏,保健上主要缺少专业技术人员。如甘肃省张掖市山丹县提出,妇幼保健院专业技术人员少,闲置人员太多,同时没有高级职称的技术人员,此外,儿科和产科的急救中心也均没有条件设置人员,有限的业务人员难以分配和调整,大部制改革难以实施。

(2) 缺乏管理人员:既懂管理又懂保健人员极为缺乏,造成四大部部长较难选择。各个妇幼保健机构部长干部评定标准不同,北京市通州区妇幼保健院通过竞聘形式产生部长;河南省商丘市永城市妇幼保健院部长等中层干部公开竞聘产生,孕产保健部、儿童保健院由副院长兼任,妇女保健部由中层干部担任;湖北省荆州市公安县妇幼保健院孕产保健部和儿童保健部发展快,部长由原来的科主任担任。

(3) 人员编制问题:按照《各级妇幼保健机构编制标准(试行)》,县以上(含县)妇幼保健机构的人员编制总额,一般按人口配备,同时根据妇幼保健院、保健所工作任务、技术力量和开展工作情况的不同,按一、二类编制标准确定人员编制,但已改革的妇幼保健机构人员编制方面距建设标准仍有一定差距,其中编制人员不足现象较为突出,如湖南省张家界市武陵源区妇幼保健院 2017 年开始改革,改革后业务从一年 60 万元增长到 300 万一年,但编内人员仅 10 人,另外 10 人是临聘人员。人员编制问题亟待解决,使其服务提供与妇幼健康服务需求及承担的公共卫生职责相适应。

(4) 人员轮转及转换问题:临床人员可以做保健工作,但保健人员转至临床较难。如:甘肃省张掖市山丹县妇幼保健院认为儿保人员无法担任儿科工作,改革难点也主要在儿童保健部,感染和非感染科室之间人员关系难处理。北京市顺义区妇幼保健院也提出妇保、儿保等保健工作人员不愿,且也没能力干临床,临床与保健工作转换难。此外,在人才培养方面,现有大学没有妇幼保健学科,缺乏系统地培养人才的地方。

3. 技术问题

(1) 科室设置问题:妇幼保健机构本应既做保健又做临床,但原有的妇幼保健院在科室设置将防与治分离,妇幼保健机构的内部科室按保健部和临床部设置管理,造成保健与临床割裂的内部管理体制,导致现在很多机构在开展大部制改革时,在科室设置上存在诸多问题:如保健部如何有效设置,其管理与业务如何权衡。因此,找准临床与保健之间的"衔接点",有效合理设置科室尤为重要。此外,调研发现,一些小规模的县级妇幼保健机构在科室设置方面改革效果优于大规模的省级机构。

(2) 四大部人员配置问题:人力资源配置的合理与否直接影响着医疗卫生服务的质量,同时也影响医疗卫生事业的发展。目前在人员配置上,妇幼保健机构较难做到按四大部的专业人才需要配置卫生技术人员,使四大保健部内部形成防治结合、医护结合、高中初职称结合为特定人群服务的团队。一些改革较晚的妇幼保健机构,在人才配置上仍为短缺,AB 角色互换较难,如:宝鸡市妇幼保健院在人员配置方面,由于专科人才培养周期长,加上医务人员理念转变难以及地理位置等原因导致招聘人才较难,只能从院内调整。河北省石家庄市平山县妇幼保健院因缺医务人员,妇产科住院部暂未分开。浙江省台州市黄岩区妇幼保健院人员方面较难理顺。安徽省阜阳市妇幼保健计划生育中心包括临时工160人,仅十几个医师,并且目前没有床位,业务仅涉及保健门诊。

(3) 组织实施面临的问题:首先临床与保健融合较难,保健与临床分离格局已是历史问题,将两者融合,许多妇幼保健机构实施较为困难,如:北京市通州区妇幼保健院未将保健部与医务科进行融合,不知如何融合,目前拟将孕前、孕期、产后"围一圈",将业务部门的结构作空间上的调整,形成物理融合的局面。其次找不准临床与保健的结合点,如江西省抚州市临川区妇幼保健院建立大部制后,因找不准两者的结合点,保健业务发展了,但临床更弱了。医技科室、辅助功能如何进行配套改革,以及如何对基层保健做统计管理等问题难以解决。

改革效果较好的机构大都突破传统妇幼保健机构发展模式,打破保健与临床分别设置的格局,实施"大部制",更好地满足妇女儿童不断增长的对健康优质服务的需求。如:四川省阿坝州茂县妇幼保健院已实现保健与临床融合发展,已将儿童保健与儿科结合组建为儿童保健部,孕产保健与妇女保健结合组建为门诊部;广西壮族自治区环江毛南族自治县妇幼保健院于2017年完成三大部的组建,同时开展新的业务,如产后康复中心、月子中心、妇孺国医堂等;内蒙古自治区鄂尔多斯市杭锦旗妇幼保健院完成四大部改革,设有中医保健部,保健与临床人员轮转,护理人员可轮流当值,实现临床与保健融合,业务方面有所改善;河北省保定市莲池区妇幼保健院改革后,保健带动临床发展,如保健的28周母胎监测,可为临床带来各项检查和住院分娩业务;分娩后,产妇住进妇产科,有问题孩子进入新生儿科。部分妇幼保健院重视群体保健的群众基础作用,陕西省宝鸡市眉县妇幼保健院遵循业务增长需依靠群体保健,同时一级、二级预防要做好的工作思路,改革后其保健收入占比为50%。

由此可见,实现保健与临床的"学科结合、功能结合、管理结合",通过集约化归口管理,将会推动保健和医疗服务的同步发展。

4. 制度或政策障碍

(1) 事业单位分类与补偿机制问题:妇幼保健机构既不同于公共卫生单位,也不同于公立医院,是独立的医疗机构体系,政策倾斜不多,应探索建立事业单位财政"一类保障,二类管理"的机制,才能充分调动妇幼保健机构的工作积极性,激发活力、留住人才,获得长足发展。目前县级妇幼保健机构已划为公益一类事业单位。但妇幼保健机构运行补偿模式中仍面临较多瓶颈,首先运行补偿政策不明确。在事业单位补偿政策上,没有针对妇幼保健机构的补偿政策,造成妇幼保健机构服务人员待遇偏低,难以留住人才。此外,政府投入有限,从全国监测数据可见,63.3%的省级妇幼保健机构以差额拨款方式为主,地市级全额和差额比例相差不大,73.8%的县区级妇幼保健机构均以全额拨款方式为主。

(2)绩效考核问题:按照现行的事业单位改革指导意见,妇幼保健机构被划为公益一类机构实行绩效工资改革,执行收支两条线的绩效工资管理模式。但妇幼保健机构在服务职能、服务内容、工作性质上与公共卫生机构有很大不同,如果单一地按照这种模式推进,将影响其业务发展,不利于学科建设、人才队伍培养、可持续发展。在改革推进过程中,具体存在以下几方面问题:

首先,部分机构虽已实施绩效改革,但改革方式不完善,缺少统一绩效的评价方法。如:河南省商丘市永城市妇幼保健院进行绩效改革,但不符合大部制改革,目前仍按照收减支乘系数的方法。陕西省宝鸡市眉县妇幼保健院部长由主任兼任,部长的绩效规定是要与整个部的平均绩效挂钩,目前未做到。浙江省台州市黄岩区妇幼保健院也是因为绩效考核方面难以理顺而改革停滞。

其次,绩效考核与内部激励机制结合不明显,激励性不强,如:湖北省荆州市公安县妇幼保健院AB角色轮转时,临床技术人员积极性不高。新疆昌吉市妇幼保健院没有相应的绩效,干部没人愿意干,无法竞聘;贵州省遵义市凤冈县妇幼保健院大部制的目标责任制和绩效没有实施;湖南省张家界市武陵源区妇幼保健院接受财政拨款的10个人,不能享有奖金,导致临聘人员收入高于正式人员。

此外,绩效考核机制仍不完善,妇幼保健机构绩效考核不应照搬公立医院,导致考核结果失真,如:宁夏吴忠市妇幼保健院体制已建立起来,但绩效机制改革效果不明显,公立医院改革与大部制改革不配套。河南省许昌市妇幼保健院原来的绩效机制不适应大部制运行。总之,绩效考核结果应与主任目标责任、内部激励机制挂钩,同时,与四大保健部内部各职工的奖金分配挂钩。

妇幼保健机构在绩效改革上进行创新,成效明显,如:北京市房山区妇幼保健院群体保健大部制改革后,进行多元素考核,有明显的促进作用;广西壮族自治区南宁市宾阳县妇幼保健院大部制改革启动较早,已实现将大部制改革和绩效改单结合起来;2018年陕西省宝鸡市眉县妇幼保健院在转接上应用绩效鼓励机制,效果明显。湖南省郴州市汝城县妇幼保健院进行绩效改革,确定好各部人员后,部长和职工间进行双向选择,业务增长了20%。

(3)收费标准及支付方式:妇幼保健机构的保健类服务项目缺乏收费标准,新开展的业务收费没有编码条目,套用较为艰难。此外,医保对妇幼保健机构的支付方式不合理,限制妇幼保健机构业务发展。如河南省商丘市永城市妇幼保健院医保付费制度限制收入增长,儿童康复科付费是按照总额预付制。

(4)医共体影响:如何处理医共体与妇幼健康工作的关系,各地做法不同,有些妇幼机构适时把妇幼健康工作也融入医共体工作,提高了妇幼健康资源配置和使用效率,形成医共体内妇幼健康服务管理、责任、发展共担的机制。但也有些地方未能很好将妇幼保健院与医共体工作进行衔接,如山东省日照市岚山区妇幼保健院,目前存在的最大问题是按照"落户模式"进行医共体建设,区人民医院与乡镇卫生院紧密结合,导致妇幼保健院的病源缺乏。

七、主要发现与政策建议

(一)主要发现

1. 妇幼保健机构继续良性平稳发展　持续多年的全国妇幼保健机构监测数据显示,越来越多的妇幼保健机构从疾控中心、综合医院、计生等机构独立出来,机构独立设置率明显提高,2017 年全国 95.8% 的妇幼保健机构(2 930所)是直接隶属于同级卫生行政部门的独立机构。共有 92.2% 的妇幼保健机构提供门诊服务,省、地市、县区级妇幼保健机构开展住院服务的比例分别为76.7%、80.1% 和 64.2%,其中县区妇幼保健机构提供住院服务的比例从 2016年起有明显上升趋势。

随着国家对妇幼保健机构建设投入的加大以及妇幼和计生资源的整合,2010—2017 年各级妇幼保健机构的卫生技术人员数、业务用房面积、实有床位数等平均数(中位数)均保持逐年增长的趋势。同时,各级妇幼保健机构为妇女儿童提供了多种服务,门(急)诊人次数、出院人次数的平均数(中位数)也呈逐年增加的趋势。此外,全国各级妇幼保健机构内分娩活产占比也呈逐年增加趋势,由 2015 年的 22.2% 提高到 2017 年的 24%。

2. 大部制改革初见成效　大部制改革是妇幼保健机构管理机制和运行机制的综合改革。通过全国数据分析、典型案例深入调研以及现场座谈访谈等方式,都得到一致认可,认为妇幼保健机构实行大部制改革有助于理顺妇幼保健机构业务流程和发展思路,有助于学科发展、业务水平提高和业务量增长,有助于提高患者和职工满意度,有助于提升妇幼保健机构的社会认可度,有利于辖区内妇女儿童健康水平的提高。

3. 促进妇幼保健机构业务快速发展　2017 年全国数据监测分析显示,开展大部制管理模式的机构各项指标均明显好于未开展大部制管理的妇幼保健机构。针对 2010—2017 年各主要监测指标的年均增长率,将 2017 年进行大部制管理模式的机构和没有改革的但提供住院服务的机构进行比较,结果显示,在全国各级妇幼保健机构中,进行改革的机构其本身的发展状况就优于未改革机构,表明大部制管理模式改革在发展比较好的机构中开展的可能性更高。结果也显示,近 8 年县区级改革机构的年均发展速度均明显高于未改革的机构。典型案例调查也显示,实施大部制改革后,妇幼保健机构业务收入、业务量以及机构硬件设施等都得到了较大幅度的提高。

4. 促进妇幼保健机构全生命周期服务均衡发展　在省、地市级开展大部制改革的妇幼保健院中,无论是在卫生技术人员还是在业务收入分布上,儿童保健部占比均最高(29.2%、26.6%),其次为孕产保健部(20.6%、23.8%);在服务提供上,省、地市级"四大部"服务量占了全院门诊服务量的 87.1%、住院服务量的 93.2%,不论门诊服务还是住院服务,也均是儿童保健部的服务量最多,均占了全院总服务量的 40% 左右;其次为孕产保健部,门诊服务量占 23.9%,住院服务量占 36.0%。由此可见,在省级和地市级,妇幼保健机构在儿童保健方面具有较大的业务优势,儿童保健部业务发展更为充分,占有资源也更多。

在县区级大部制管理机构中,无论是在卫生技术人员还是在业务收入分布上,孕产保健部占比最高(25.1%、30.4%),其次为儿童保健部(21.6%、20.4%)。儿童保健部的门诊服务量最高(36.8%),其次为孕产保健部(24.8%);但孕产保健部的住院服务量占比最高(44.9%),其次为儿童保健部(35.5%);妇女保健部门诊和住院的服务量占比分别为 19.1% 和 12.6%。可见,在县区级妇幼保健机构中,孕产保健是主要的业务工作,市县级妇幼保健机构服务的核心人群。

5. 推动辖区内群体保健工作开展　大部制改革通过围绕重点人群,设置涉及全生命周期的连续性服务,促进了妇幼保健机构服务模式的转变,由原来的坐等患者上门,临床保健相隔离,向服务关口前移发展,保健与临床紧密衔接,群体保健和健康教育作为临床诊疗的第一站,由一支相对固定的团队对妇女儿童开展全生命周期的健康管理和指导。典型案例调查显示,在社会效益指标中,孕产妇死亡率、新生儿死亡率、政府指令性任务落实等方面,改革后妇幼保健机构的各项指标均趋好。

6. 提高妇幼保健机构的整体效率　实行大部制改革后,妇幼保健机构的患者满意度、职工满意度以及社会认可度都有显著提升。通过改革,促进了不同部门和专业的协作,提高了职工的凝聚力和向心力;围绕三大人群的健康需求理顺业务流程,转变服务模式,提高患者的满意度;同时通过主动服务和连续性的服务,妇幼保健机构得到了政府和群众的认可,这也成为政府关注的重要民心工程。

(二) 改革面临的问题和障碍

通过现场调研和座谈访谈,妇幼保健机构大部制改革过程中还存在较多的问题和障碍。妇幼保健机构实施大部制改革尽管方向明确,但是卫生行政部门、保健院院长等的认识还需要逐步提高,院领导改革的决心、魄力和能力还需增强,围绕大部制改革的内涵、关键环节以及实施路径等技术问题还需要进一步规范,一些制约妇幼保健机构改革的基础条件需要明确,阻碍妇幼保健机构发展以及在改革过程中需要的配套政策也需要充分考虑。

(三)相关问题讨论

1. 大部制改革是体制机制的综合改革　近年来的研究和实践表明,妇幼保健机构开展的大部制改革不仅仅是组织机构的变化,同时还需要后续的人事岗位配置、运行补偿政策、薪酬分配制度以及绩效评价制度等的配套保障才能真正落到实处。因此,妇幼保健机构的大部制改革是妇幼保健机构基于功能定位采取的新的服务模式,是体制机制的综合改革。

妇幼保健机构的大部制改革包括四个重要内容:

(1)组织架构和服务模式转变:大部制改革的基础工作是对妇幼保健机构围绕妇女、儿童、孕产妇的全生命周期的连续性服务进行系统梳理,在科室设置中体现三大人群在预防、保健和临床诊疗过程中的连续性,按照人群健康需求和三级预防的理念提供服务项目。因此,针对三个人群的保健与临床服务提供、相应的科室设置、辅助科室的配备以及适宜的组织形式和服务模式的确定是开展大部制改革的第一步。

(2)人事聘任制度改革:在院内组织架构明确后,需要选配合适的人员,担任三大保健部的主任,并对三大保健部内各科室进行岗位和人员的安排,这是大部制改革顺利运转的人力保障。合适的部主任以及部主任的权责任务是协调内部保健、临床服务、三大保健部之间转介关系的关键。部内群体保健人员、门诊保健人员,以及住院临床人员的连续性服务、岗位轮转以及统筹组织等也是大部制改革的重要人员配置内容。

(3)运行补偿机制改革和基于此的薪酬分配制度改革:妇幼保健机构应该建立灵活的运行补偿机制,以及在此基础上制定具有激励性的薪酬分配制度,这是实施大部制改革的运行激励保障。实施大部制改革的妇幼保健机构应落实一类保障、二类管理的政策,对妇幼保健机构承担辖区业务指导、基本公共卫生以及重大公共卫生等公共卫生服务足额保障,参照公立医院投入政策保障妇幼保健机构开展基本医疗服务的基础设施建设、人才培养、重点学科发展等经费,保证其公益性。

落实"两个允许",允许妇幼保健机构突破现有事业单位核定的工资水平,允许妇幼保健机构扣除成本后的结余用于分配。在薪酬分配中体现保健和临床服务的比例关系,对群体保健和个体保健人员的绩效统筹分配,部门绩效与机构绩效挂钩,向群体保健、具有一定专业技术的岗位倾斜,体现医务人员技术和劳动价值。

(4) 基于大部制的绩效考核评价:政府对妇幼保健服务体系的绩效评价是大部制改革落地的行政支撑。政府卫生健康行政部门应对辖区内妇幼保健机构开展基于大部制的绩效考核评价,对妇幼保健机构服务的社会效益、服务提供、运行效率、综合管理、可持续发展等内容进行综合考评,并将考评结果与政府卫生投入、保健院领导考评和年薪等挂钩,引导妇幼保健机构防治结合,促进辖区健康水平的提高和妇幼保健机构的整体服务能力和效率的提升。

2. 大部制改革的深远意义 长期以来,妇幼保健机构坚定不移地走保健和临床相结合的发展道路,被实践和理论证明都是行之有效的,是整合型医疗服务体系构建的重要基础,妇幼保健机构也成为防治结合的典范。防治结合的服务模式对于以患者为中心向以健康为中心的服务模式转变和健康中国的发展战略的实现,具有重要和长远的实践意义。

当前开展的大部制改革不仅仅是组织机构的变化,同时也是体制机制的综合改革,这是保证妇幼保健机构发展方向和防止发展倒退的重要策略。从理论和各地改革成效来看,大部制改革能够促进妇幼保健机构的业务发展,能够提高服务效率,能够得到职工的拥护和社会认可,提高服务对象对妇幼保健服务的获得感,有利于妇幼保健机构的可持续发展。大部制改革是妇幼保健机构的特色和发展方向。

但在当前改革过程中,大部制改革还面临着认识、知晓、行动和能力方面的问题,这也是大部制改革在认识层面上需要加强和改进的重要问题。

(1)"认"问题:通过座谈与实地调研结果发现,机构领导对大部制改革"认"问题主要存在认识误区,如简单理解为大部制改革仅是科室设置改变,认为实行大部制后会影响业务发展;将保健与临床对立,认为妇幼保健机构只能开展保健服务,不能开展临床等;此外,领导班子思想认识不统一,没有形成共识,很难形成改革发展的合力,也是促使大部制改革不彻底或迟迟不改革的主要原因。

(2)"知"问题:大部分妇幼保健院的领导班子已认识大部制改革是什么,但不知怎么改革。调查数据显示,96.35% 的调查对象认为妇幼保健机构大部制改革有必要,但对大部制具体整体运行不太清楚。领导思想仅达到"量变",行为未达到"质变",无法根据实际情况,因地制宜地开展大部制改革。

(3)"行"问题:大部制改革的关键是要转变观念,目前发现部分机构改革不彻底、不成功或难改革,与领导犹豫不决,下定不了决心有较大关系。很多机构领导曾多次出去学习,或将大部制改革列入计划中,但均未启动大部制改革。改革较为成功的机构认为领导下定决心并坚持实施是改革成功的关键。如北京市房山区妇幼保健院领导改革决心较大,大部制改革成效显著。

（4）"能"问题：机构领导虽已有决心，但没有能力。改革的有效推动，需要依靠领导者组织实施，特别是以院领导班子为中心的团队的素质和能力对改革实施起着决定作用。这需要院领导班子具有岗位必备的专业知识、政策理论水平和创新意识、领导能力及管理思维等条件。认知调查结果显示，75.05%的调查对象认为院长重视改革，反映出院领导坚决改革的决心，但仍未实施改革，可能与机构领导自身缺少管理方面知识、业务能力以及良好的操作水平有关。

3. 改革问题分类对策　妇幼保健机构开展大部制改革，需要具备一定的基础条件，也应有较为科学的操作路径，针对当前存在的问题逐一突破和解决，指导改革的分类实施和逐步落地。

（1）改革的基础条件：妇幼保健机构经过多年发展，已经形成了以开展住院服务的妇幼保健院为主，部分不能开展住院服务但可以开展门诊服务，还有部分妇幼保健机构仅能开展群体保健服务的妇幼保健所（站）的服务体系。

大部制改革的基础是三大保健部保健临床业务和人员的重组，要求改革的妇幼保健机构具备一定的保健和临床的服务能力。因此，仅仅开展群体保健服务，不能开展门诊和住院服务的妇幼保健机构还不具备实施改革的基础。应结合当地实际情况，鼓励具备条件的妇幼保健所（站）开展门诊和住院服务后，逐步推行大部制改革。

（2）改革应明确工作重点：现场调研和访谈发现，基于当前妇幼保健机构发展现状，地市级妇幼保健机构目前开展大部制改革的比例最多，其次为省级，县级妇幼保健机构改革比例略低，这可能与各级妇幼保健机构开展门诊住院服务的业务基础条件有关。从总体现状和体制机制改革的难度来看，县级妇幼保健机构数量多，人员规模相对不大，业务服务相对简单，实施大部制改革的难度更小些。

在推进妇幼保健服务体系大部制改革的过程中，应明确工作重点，分步推进，优先推进有条件的地市级妇幼保健机构，发挥地市级妇幼保健机构对县级妇幼保健机构的指导作用，推进县级妇幼保健机构的改革。同时，鼓励规模较大临床服务能力较强的省级妇幼保健机构结合自身实际推进大部制改革。

大部制改革还涉及体制机制的综合改革，应结合大部制改革的四项重要内涵，先从组织形式架构改起，逐步推进人事聘任、岗位薪酬、运行补偿和绩效评价等改革。

4. 妇幼保健机构发展中的风险预见　大部制改革是符合妇幼保健机构功能定位的重要改革举措，也是妇幼保健机构的发展方向。长期以来形成的重治轻防的服务模式，尤其是规模较大的省市级妇幼保健机构，极容易出现向临床过度倾斜的误区。因此，如何平衡好保健和临床服务、群体保健和个体保健的业务和发展关系,是保证大部制改革不走偏的重要技术难点。

随着近年来妇幼保健机构抓住生育政策调整的服务机遇和建设机遇,妇幼保健服务体系得到了跨越式发展,服务能力有了较大提高。但在实际建设和发展过程中,有些地区也出现了妇幼保健机构高估服务需求,盲目超规模建设,人员配置和服务能力跟不上,从而导致资源浪费的问题。因此,充分做到引导妇幼保健机构根据发展需求配置和储备资源,开展运行分析和成本核算,提高服务效率,避免出现空置和运行负担沉重的情况。

(四) 政策建议

1. 明确大部制改革内涵　妇幼保健机构的功能定位已经明确,但如何开展大部制改革还需从政策层面进一步明确。大部制改革不仅仅是组织机构的变化,同时还需要后续的人事岗位配置、运行补偿政策、薪酬分配制度以及绩效评价制度等的配套保障。要明确其内涵,包括组织架构和服务模式转变、人事聘任制度改革、运行补偿机制改革和基于此的薪酬分配制度改革、基于大部制的绩效考核评价等多项工作,以开展和深化妇幼保健机构综合改革。

2. 结合医改推动大部制度改革　妇幼保健机构是卫生服务体系的重要组成部分,是妇女儿童健康服务的重要提供者。随着医改工作的深入推进,各级各类医疗卫生机构都应融入改革大局中,以改革谋发展。大部制改革是医改工作在妇幼保健机构的落实和深化,是解决妇幼保健机构多年发展瓶颈的重要抓手,应抓住大部制改革为妇幼保健机构医改推进的重要契机,结合医改试点工作,尽快推进和落实妇幼保健机构的体制机制改革。

3. 破解三大政策障碍,落实两个允许　妇幼保健机构发展中面临着事业单位分类管理、投入补偿政策和薪酬分配等重要瓶颈和政策障碍,应以大部制改革为契机,结合医改试点工作,重点破解当前的政策障碍。

妇幼保健机构是具有公共卫生性质、不以营利为目的的公益性事业单位,妇幼保健机构承担了公共卫生服务和基本医疗服务的双向职责,不能简单地以公益一类或公益二类进行划分。应探索保障妇幼保健机构开展基本医疗卫生服务的公益性的一类事业单位的保障,同时要考虑医疗服务和机构运行的特殊性,实行二类事业单位的管理。在投入保障方面,参照专业公共卫生机构保障妇幼保健机构开展公共卫生服务的房屋、设施、人员以及运行经费和专项经费,参照医疗机构保障妇幼保健机构开展基本医疗服务的基本投入;在管理方面,实行购买服务的形式,通过政府购买、医保购买和个人购买等形式补偿妇幼保健机构开展基本医疗服务的运行成本,允许妇幼保健机构按照公益二类事业单位拥有收入分配自主权。在薪酬分配方面,落实两个允许政策,允许妇幼保健机构服务人员薪酬水平突破现行事业单位核定水平,允许妇幼保健机构扣除成本后的收支结余用于绩效分配。

4. 实施专业人才培训,解决人才急缺　人才问题是影响妇幼保健机构发展和改革的重要人力支撑,这也是现场调研和访谈中大家提及最多的突出困难。在新增专业人才有限的情况下,建议参照重点专科人才培养等机制政策,推动规划制定,实施妇幼专业人才的专科化培训基地,依托各级具有专业特色的妇幼保健院建立培训基地,采取计划组织或自愿轮训等形式,对现有的和新招聘的妇幼保健机构卫生技术人员开展规范化培养、专业培训和转岗培训,解决当前人才急缺的问题。

5. 明确改革操作路径,指导改革推进　大部制改革需要地方结合本地实际探索和创新,也需要有一定的技术指导,尤其是困扰改革的关键技术和操作层面。建议尽快梳理大部制改革的操作路径,从而指导地方改革的实施推进。

(1) 统一认识,提高能力:大部制改革是妇幼保健机构发展的方向,大部制改革有助于妇幼保健机构的可持续发展,要将大部制改革的重要意义进一步明确,形成共识。领导的认识和决心是推进大部制改革的重要决定因素,领导要具备一定的能力,如机构服务能力、机构领导魄力、领导艺术和方法,从而能够妥善解决改革过程中出现的各种问题。

(2) 明确改革思路和具体操作方法:大部制改革不能一刀切,应结合本地实际情况,逐步推进。明确工作重点,分步推进,优先推进有条件的地市级妇幼保健机构,发挥地市级妇幼保健机构对县级妇幼保健机构的指导作用,推进县级妇幼保健机构的改革。鼓励规模较大临床服务能力较强的省级妇幼保健机构结合自身实际推进大部制改革。

通过改革的手段推动改革。在具体技术环节上,应进一步研究妇幼保健机构的业务流程规划和梳理,指导地方解决具体技术问题。如明确四大保健部设置是否根据情况设置计划生育服务部;三大保健部衔接的问题,例如,新生儿科放在孕产范畴还是儿童范畴?产后康复科是放在孕产范畴还是妇女范畴等。人才聘任制度中如何选聘部长和部内人员岗位如何重新安排的问题等。

(3) 明确保障与配套条件:大部制改革需要具备一定的条件和配套政策,需要有一定的业务用房空间,具备充足的人员配备,需要明确妇幼保健机构的运行补偿政策和薪酬分配绩效考核政策等。

加大妇幼保健院基础设施建设,加大对贫困地区的支持力度以及贫困地区基础设施投入力度,特别是房屋和大型设备并给予制定优惠政策。根据大部制的办公场地标准要求,不达标且相差很大的妇幼保健院可优先给项目立项扩建。

妇幼保健院在人才引进上难度较大,特别是学科带头人的引进更为艰难,制约大部制改革。建议当地政府从人才引起,资金投入上向妇幼保健院倾斜,有实质政策上的支持,制定更多具体可操作性文件,给予基层可操作性的适合基层的具体操作方法和实施办法。

妇幼保健机构大部制和"大保健"改革需要地方政府大力支持,有资金投入保障,并由主管部门牵头,财政部门、人社部门等多部门支持,协调开展工作才能顺利实施。国家要对妇幼保健机构大部制和"大保健"改革加大力度,要纳入政府工作目标之中,同时要出台强有力措施要与当地政府工作考核挂钩,国家出台相关政策,对县级妇幼保健机构基础设施建设,人员配置,绩效考核制度进行考核验收,以促进地方政府重视此项工作,从而政府在人、财、物方面给予政策支持,除了从上到下地由政府层面推行,保障经费运行也是其必要一环。

6. 加强改革经验推广 目前大部制改革刚刚起步,取得了初步成效,应开展对现有经验的梳理总结,组织辨析的大部制改革典型案例和经验汇编,推广和复制典型经验,同时,组织改革成功的经验交流现场会,规模较大的医院可介绍大部制的改革的成功经验,尤其是多提供保健与临床有效结合方面,参观改革成功妇幼保健院案例或有样品单位(国家指定的),供医院参照。

充分发挥专家和典型示范作用,加强对改革操作路径的培训、宣传和推广,针对基层政府以及社会公众对于妇幼保健职能认识不足,从国家层面加大宣传力度和政策影响力。在提升能力方面,培训要有序进行且必要到每一个专业人士,多举办促进妇幼健康管理水平、促进专科能力建设的业务培训班,加强对基层妇幼保健机构的指导,通过加强对医院管理人员的培训,以及推广介绍中等条件县级妇幼保健院推广改革经验,使更多管理人员及医务人员深刻理解认识大部制改革的目的意义,更新观念,改善服务观念,培养优秀的妇幼保健人才。

报告三　妇幼保健机构绩效考核研究(2016年)

一、妇幼保健机构绩效考核的背景和目的

(一) 研究背景

妇幼保健机构的运行补偿机制研究已明确提出,政府对妇幼保健机构的补偿应通过"两保三购买"的形式。在政府购买妇幼保健机构服务的过程中,需要对妇幼保健机构的服务绩效进行考核,从而拨付政府补助资金。在新的运行补偿机制和四大保健部门的融合过程中,政府对妇幼保健机构的投入标准、妇幼保健机构对于四大保健部门的职能、目标责任制和绩效考核制等运行机制还没有成熟的理论和经验可以借鉴,这成为妇幼保健机构综合改革的较大障碍,直接影响到妇幼保健机构的健康发展。妇幼保健机构需要通过对四大保健部门的激励和考核,促进四大保健部内部临床和保健服务的有机结合,并将其作为不同保健部门和人员的绩效考核标准。在深化医改的进程中,有必要对影响妇幼保健机构发展的运行机制和激励机制等问题进行深入研究。

(二) 研究内容

1. "大保健"理念下的绩效考核指标体系研究　根据妇幼保健机构的功能定位和运行补偿情况,对实行"大保健"管理模式的妇幼保健机构的绩效考核目标、不同部门的岗位考核、绩效考评等措施进行调查,形成妇幼保健机构和各大保健部门的绩效考核指标体系。

2. "大保健"功能下的绩效考核方法研究　通过对实行四大保健部的妇幼保健机构实施的绩效考核办法和分配依据进行调查,对不同保健部门的人员收入和奖金情况进行分析,了解我国妇幼保健机构四大保健部门在实际运行中的经济激励措施和存在的问题。

3. "大保健"功能下妇幼保健机构绩效和激励策略建议　根据妇幼保健机构的服务项目和四大保健部科室设置改革,提出四大保健部目标责任制、绩效考核指标等促进四大保健部融合的经济运行和激励政策建议。

二、医疗卫生机构绩效考核主要实践

2015年,国家卫生计生委、人力资源社会保障部、财政部、国家中医药管理局下发了《关于加强公立医疗卫生机构绩效评价的指导意见》,对医疗机构、疾病预防控制机构、卫生监督机构和基层医疗卫生机构的绩效评价指标给予确定。文件提出了公立医疗卫生机构绩效评价的目标和主要指标。

1. 目标和原则　开展公立医疗卫生机构绩效考核的主要目标是:建立健全公立医疗卫生机构绩效评价机制,指导公立医疗卫生机构完善对工作人员

的绩效评价,规范各级各类公立医疗卫生机构绩效评价工作,推动医疗卫生机构改进服务质量,落实分级诊疗,规范服务行为,加强标准化、专业化和精细化管理,维护公益性、调动积极性、保障可持续,向群众提供安全、有效、方便、价廉的医疗卫生服务。

2. 绩效评价主体 各级卫生计生行政部门、中医药管理部门组织或会同有关部门对所属公立医疗卫生机构开展绩效评价。按照干部人事管理权限,各级卫生计生行政部门、中医药管理部门或有关部门组织实施公立医疗卫生机构负责人绩效评价。

县级公立医院综合改革和城市公立医院综合改革试点地区可由公立医院管理委员会等政府办医机构与院长签订绩效管理合同,根据合同实施绩效评价。公立医疗卫生机构负责组织对职工的绩效评价。

鼓励各地采取切实措施,充分发挥专业机构、行业协会等第三方机构在绩效评价中的作用,特别是首选委托第三方进行满意度评价。在绩效评价过程中注重吸纳社会公众、患者代表等参与。

3. 绩效评价指标体系 绩效评价指标应当体现公立医疗卫生机构公益性质、维护公众健康的要求,反映服务和管理过程,注重服务结果,突出目标管理和全面质量管理。机构绩效评价涵盖社会效益、服务提供、综合管理、可持续发展等内容。负责人绩效评价还包括职工满意度内容。人员绩效评价应当作为人员考核的重要内容,纳入平时考核、年度考核和聘期考核,突出岗位工作量、服务质量、行为规范、技术难度、风险程度和服务对象满意度等内容。

(1)公立医院绩效评价指标:社会效益指标重点评价公众满意、政府指令性任务落实、费用控制、与基本医保范围相适应、病种结构合理等情况。其中,政府指令性任务落实,包括承担公共卫生、突发事件卫生应急和医疗救治、支农支边、对口支援、援外医疗、医学人才培养、国防卫生动员、医疗惠民等公益性任务和社会责任的情况。

医疗服务提供指标重点评价医疗服务质量和安全、医疗服务便捷和适宜等情况,以促进医疗机构合理、规范诊疗。

综合管理指标旨在重点评价人力效率、床位效率、成本效率、固定资产使用效率、预算管理、财务风险管控、医疗收入结构、支出结构、节能降耗以及党建工作和行风建设等规范化管理情况。

可持续发展指标旨在重点评价人才队伍建设、临床专科发展、教学、科研等情况。

(2)基层医疗卫生机构绩效评价指标:社会效益指标旨在重点评价公众满意、健康素养提高等情况。

服务提供指标旨在重点评价基本公共卫生服务和医疗服务提供情况。其中,基本公共卫生服务包括国家基本公共卫生服务项目开展的数量和质量等,医疗服务包括医疗服务数量和效率、医疗质量和安全、医疗费用控制以及中医药、康复、计划生育技术等服务开展情况,以通过评价促进医疗机构合理、规范诊疗。

综合管理指标旨在重点评价财务资产管理、药品管理、服务模式、信息管理以及党建工作和行风建设等情况。

可持续发展指标旨在重点评价人才队伍建设等情况。

以上绩效评价指标主要针对乡镇卫生院和社区卫生服务中心,村卫生室和社区卫生服务站绩效评价可参考相关内容执行。

(3) 专业公共卫生机构绩效评价指标:社会效益指标旨在重点评价职工满意度、完成政府指令性任务、基层指导等社会责任的落实情况。

服务提供指标旨在重点评价疾病预防控制、健康教育、卫生应急、健康危害因素监测与控制等公共卫生服务的数量和质量,以及重大公共卫生项目完成情况等。具有医疗职能的专业公共卫生机构应根据其功能定位和工作特点,设立医疗服务评价指标。

综合管理指标旨在重点评价党建工作、设备管理、信息管理、实验室管理等情况。

可持续发展指标旨在重点评价人才队伍建设、科研能力等情况。本意见明确了疾病预防控制机构的绩效评价指标体系(试行)。

(4) 卫生计生监督执法机构绩效评价指标:社会效益指标旨在重点评价公众满意、普法宣传、完成政府指令性任务等情况。

服务指标旨在重点评价行政许可、经常性监督检查、依法查处违法行为、专项整治和抽检、投诉举报等情况。

综合管理指标旨在重点评价内部机构设置、规章制度和行风管理、党建工作、政务公开、信息化建设等情况。

可持续发展指标旨在重点评价人才队伍建设等情况。

三、典型地区妇幼保健机构绩效考核实践

(一) 北京市区县妇幼卫生工作绩效考核

2015 年,北京市对各区县的妇幼卫生工作开展绩效考核,主要考核内容包括:

1. 政府保障　主要考察政府政策支持、经费保障和妇幼的行政管理工作。

2. 妇幼保健网络建设　包括妇幼保健机构、业务用房、产科建设、设备配备、人员配备等。

3. 妇幼保健管理　包括依法执业管理、出生医学证明管理、妇幼健康服务管理、信息管理和健康教育管理。

4. 妇幼健康服务提供　包括妇幼保健服务提供和满意度。

5. 科研工作　主要考核区县级妇幼保健机构承担课题、科研论文和科研成果。

6. 妇幼健康状况　主要考核区县孕产妇死亡和婴儿死亡情况。

(二)甘肃省妇幼保健院

1. 考核内容的原则　①相关性,与医院的战略发展是否相关;②是否具有创新内涵;③所做的工作对医院目前的重大疑难问题是否有针对性;④结果导向。

2. 考核方法　自行填报考核指标,由计算机汇总结果。采用平衡计分卡和关键指标考核作为绩效管理的工具。

3. 考核程序　①考核指标的制定:定性指标与定量指标相结合,尽量多用定量指标,把定性指标转变为定量指标,制定的核心为医院的文化导向。②考核指标权重对每个指标分别给予加权及赋值打分。这一过程体现了某一指标在整个考核体系中的位置与重要性。加权和赋值具有政策导向的作用,还会引导被考核者的行为。员工考核得分 = ∑(各项指标得分 × 相应的权重)。③确定考核标准,员工考核指标包括三个标准:战略指标,指每一项工作与医院目标的相关性;创新性是医院发展的灵魂;满意度,指包括群众、领导、同行、院内院外服务对象满意度。④确定业绩目标:每年确定战略目标后征求各级意见方案做绩效沟通,形成医院的总体战略目标,包括文化目标、经济增长目标。目标分解到各主管院长、职能科室。分解到每个月。

4. 考核结果运用　医院制定奖惩方案,绩效工资分配不增减医院总额,由排名在后者奖励排名在前者。绩效工资按比例分配,评价结果满意度为70%可拿最低绩效工资,满意度在70%~90%之间按比例高低分配工资,满意度在90%以上可拿全额绩效工资。考核结果排名后两位科室年底集体下岗,次年重新竞聘上岗。质量考核办法为随机抽样汇报工作,评委现场打分。

(三)秦皇岛市妇幼保健院

1. 考核内容　①员工给医院解决的问题、提出的政策意见;②病房管理创新,进行创新比赛,设置病房管理创新奖;③医护分开考核。根据上年度工作量数作为基数后做"加法"考核;④转介考核;⑤医护比例根据上一年度工作量的多少做加法计算本年度绩效奖金。

2. 考核方法　主要是绩效考核,采用"加法"的方式,采用引导的方法,希望达到什么目的就在考核中增加什么内容。

3. 考核结果运用　综合考核分为百分制考核,由相关职能科室根据考核标准进行考核。其中工作量管理 30%,质量管理 44%(包括医疗、护理、保健、药事、医院感染、科研教学及医院安全质量),行为管理标 16%(包括医德医风、思想政治、服务及宣传院务、人力资源及 5 S 管理质量),经济管理 10%(包括财务、审计、物资管理质量)。单项奖惩考核按相关文件执行,综合目标管理分别由相关科室考核后由质管部汇总形成考核表,在绩效工资中兑现。

(四)长治市妇幼保健院

长治市妇幼保健院采取"中心化"学科体系,明确了妇幼保健院的功能定位与业务范围,由传统的"保健＋临床"学科模式转型到"三大业务部"(孕产保健、儿童保健、妇女保健)或"3＋1"(＋计划生育)的业务发展模式。

1. 考核内容 主要基于妇幼保健学科体系业务的绩效管理,考核的不能仅仅是成本核算及临床业务工作量等指标,而是紧紧围绕学科体系的内涵,综合考核科室管理、业务结构、服务质量、人员成长,要特别关注学科体系对服务的可及性和连续性的要求,以及一些只有成本没有利润的公共卫生服务,根据各自的服务功能及特点来"量体裁衣",从而改变传统临床医疗服务和保健工作"两张皮"的模式。

2. 考核方法 ①实行每月集中考核与平时抽查相结合,月终对各科室工作质量考核分数进行加减汇总,每个考核组填写"工作质量考核统计表",上报质控办,考核结果按实际考核得分与绩效工资挂钩,每季度召开"质量分析质询会",针对考核中发现的问题与各科室进行面对面的交流和沟通,提出整改要求。工作质量考核实行千分制考核,对考核不达 850 分的科室当月无绩效工资。②根据成本核算系统采集各科室工作数量。③确定成本项目。成本核算项目包括科室业务收入、固定成本、人员工资、变动成本。

3. 绩效考核步骤主要包括以下 5 个步骤

(1) 确定考核目标:根据医院年度工作计划,确定一年内要完成的战略目标。设定目标不能是单纯的经济效益指标,要建立服务能力、工作质量、工作数量、顾客与员工满意度、科室发展、员工成长等综合目标。平衡计分卡的四个维度财务、内部运营、顾客、学习与成长。

(2) 对目标进行分解:把各项业务及管理指标落实到相应科室,财务指标要紧扣年度财务预算。

(3) 制定考核的目标:本院进行绩效考核的重点是医疗质量和医疗安全,公共卫生工作任务要在绩效管理中占到相应的权重。

(4) 确定工作评价系数:系数确定原则:以岗定薪,一岗一薪;岗变薪变,人员不能带薪换岗;岗位职责发生变化,薪酬跟着发生变化;向关键岗位倾斜,向技术含量高的岗位倾斜;保证员工多干多得,按劳付酬。

(5) 建立有效的激励机制:对科主任、护士长,由医院核算并核定管理绩效,对医务人员发放劳务补助激励政策的实施要充分体现妇幼保健公共卫生服务功能等。

（五）海淀区妇幼保健院

1. 考核内容 ①考评指标的制定:包括月度考核指标如执行度、季度考核指标如标准度满意度和年度考核指标如发展度。②考评对象:医院各行政职能科室、临床科室、医技科室、后勤科室。

2. 考核机构设置与职责 ①绩效考核实行分级管理。医院设绩效考评委员会,负责考评方案的制定、调整和重大事项的决策。绩效考评委员会下设办公室,负责日常具体工作。考评委员会由相关部门人员组成,包括院办、党办、人事、医务、护理、财务、核算、客服等部门。②绩效考核办公室承担绩效考核的组织、培训、指导工作;监督、协调、处罚工作;结果汇总、分析、总结、通报工作。③党办、院办、医务科、护理部、财务科、核算科和客服中心分工承担工作绩效的考核工作。

3. 绩效考核流程 绩效考核分为月度考核、季度考核、年终考核三次,首先制定绩效考核方案,考核的内容包括服务质量、工作质量、业务工作量。考核采用全面客观、制度化、差异性、沟通与反馈、定性与定量相结合的原则。基本方法分为科室测评、公众测评、绩效办测评三种。考核对象为医疗科室、医技科室和职能后勤科室。考核结果反馈,并将考核结果运用到奖励和处罚两个方面,最后将考核结果存档。

4. 绩效考核办法包括以下内容 ①每月从各科核算的奖金中提取15%~20%比例的奖金用以绩效考核的奖励。②各职能主管部门参考当年的工作重点及上级主管部门的考核要求对各科制定切实可行的绩效考核指标。③院绩效考核办根据关键指标的达标情况再给予相同比例的奖励。④有个主管职能部门制定各绩效指标的所占权重。⑤每月由主管职能部门按照各专业考核标准对临床各科室的绩效指标进行考核。⑥各职能主管部门将当月的考核结果反馈到相关科室,提出改进措施,并由科室领导签字。⑦各职能主管部门于每月的10号之前将上月的绩效指标考核结果上报院绩效考核办公室。⑧院绩效考核办根据上月的考核情况在下月进行绩效兑现。

（六）浏阳市妇幼保健院

1. 考核内容 用平衡计分卡的运营质量、业务质量、综合管理、顾客满意度四个维度考核,具体考核指标与指标权重根据各阶段情况和各科室工作特点制定。

2. 考核组织 成立绩效管理领导小组与考核小组。

3. 考核程序 每月考核由各组自行安排,考核结果由副组长汇总交组长,签字认可后交绩效办,各考核组负责考核结果的最终解释。各考核小组每月 10 号之前上交上月考核结果,绩效管理办公室根据考核结果,于每月 17 日前发布上月考核结果,每月 25 日前核算出上月绩效工资,每月月底之前发放上月绩效奖金,划拨至科室二级分配。

4. 绩效管理步骤 采用"1336"模式:即一个核心,以"大保健"模式为核心;三个队列,群体保健、个体保健、配套医疗保障;三个主干,预算、分配、考核;六个步骤:①制定目标计划——根本目的。目标分为医院目标、大部目标、科室目标、员工目标。医院目标为医院的战略目标,包括孕产妇死亡率、5 岁以下儿童死亡率、婴儿死亡率、年门诊人次、年住院人次、年业务收入、年分娩量等指标。②全面薪酬预算——基本要求。③选择分配方法——关键环节,采用标准化工作量法的分配方法。④全面规范考核——工作核心。⑤考核结果应用——效果保障。将考核结果用于分配、管理和绩效改进三个方面。可以直接用应发奖金 × 考核得分,也可划等设置来分配。在管理方面可与科室年终总结、科室主任划分以及科室评先评优的依据等,并将考核结果应用于业务科室和行政后勤职能科室的绩效奖金发放。⑥合理二级分配——持续动力。进行二级分配的核心原则为 60% 以上按工作数量、工作质量、工作难度分配,40% 以内按出勤、职称等分配。以二级专科为基本单元进行二级分配,将科室的总奖金提取科室负责人奖金、二级专科负责人岗位绩效、转介劳务绩效、回访劳务绩效、扣罚绩效剩余的按二级专科工作量分值分配到二级专科各岗位。

（七）各地小结

从各地妇幼保健机构绩效考核的主要做法来看,妇幼保健机构运用绩效考核工具主要用于科室和人员考核,运用平衡计分法等工具,促进四大保健部之间的融合。具体情况(表 4-3-1)。

四、妇幼保健机构绩效评估的理论基础和框架

（一）绩效管理的主要理论与方法

绩效是业绩和效率的统称,包括活动过程效率和活动结果两层含义,即绩效应包括行为和结果两个方面,行为是达到绩效结果的条件之一。行为由从事工作的人表现出来,将工作任务付诸实施。行为不仅仅是结果的工具,行为本身也是结果,是为完成工作任务所付出的脑力和体力的结果,并且能与结果分开进行判断。当对绩效进行管理时,既要考虑投入(行为),例如机构建设、服务提供,也要考虑产出(结果),例如服务效果和社会效益。

绩效评估是指运用数理统计和运筹学方法,采用特定的指标体系,对照统一的评估标准,按照一定的程序,通过定量定性对比评估,对组织机构在一定运营时期的运营效益和经营者业绩,作出客观、公正和准确的综合评判,从而促进组织机构业绩和效率的持续提高。绩效管理旨在明确的组织目标下,通

表 4-3-1 各地妇幼保健机构绩效考核汇总

医院	考核内容	考核工具	特点
甘肃省妇幼保健院	1. 相关性，与医院的战略发展是否相关 2. 是否具有创新内涵 3. 所使的工作对医院目前的重大疑难问题是否有针对性 4. 结果导向	1. 平衡计分卡 2. 关键指标法	1. 设置调节系数（价值系数）即部门内岗位价值之和值之比值。能根据科室工作量和科室重要程度进行公平划分 2. 每年调整绩效考核的目标，把医院的文化融入绩效管理中去，并在考核中使员工形成一种自觉行为 3. 每项指标权重的赋予是以医院的战略目标和文化价值导向为前提 4. 缺陷管理法，根据医院突出问题考核，指标要少 5. 坚持结果导向法 6. 绩效管理的核心与关键为解决职能科室的绩效考核问题 7. 对每月绩效考核的结果进行绩效沟通，及时改正问题 8. 考核的核心为以文化导向作为关键指标的核心点 9. 让员工有出气口来自上级、同事，下属及客户及自我360度考核法的评价
秦皇岛市妇幼保健院	1. 员工给医院解决的问题，提出的政策意见 2. 病房管理创新，进行创新比赛，设置病房管理创新奖 3. 医护分开考核。根据上年度工作量数作为基数后做"加法"考核 4. 转介考核 5. 医护比例根据上一年度工作量的多少做加法计算本年的绩效奖金	"加法"	1. 采用细化的管理方法，例如查房 2. 采用绩效激励方法让每个员工成为医院的管理者 3. 针对课题、不良事件上报，持续改进，质控，公共卫生服务设立补充绩效 4. 针对不同科室设定量化考核指标 5. 医护分开进行绩效考核
山西长治妇幼保健院	1. 成本核算 2. 临床业务工作量 3. 科室管理 4. 业务结构 5. 服务质量 6. 人员成长 7. 学科体系对服务的可及性和连续性 8. 公共卫生服务	平衡计分卡	1. 采用多方面的绩效考核指标，不仅考核成本和工作量内容，还围绕学科体系内涵考核，重视公共卫生服务考核内容，体现了妇幼保健机构区别于医院的特点 2. 考核目标分解到科室，全员参与 3. 考核重视医疗质量和安全以及公共卫生工作 4. 工作评价系数随着质量、工作量的变化而变化

续表

医院	考核内容	考核工具	特点
北京海淀区妇幼保健院	1. 考评指标的制定: 包括月度考核指标如执行度,季度考核指标如标准度满意度和年度考核指标如发展度 2. 考评对象:医院各行政职能科室、临床科室、医技科室、后勤科室	绩效管理信息系统	1. 采用绩效管理信息系统进行两次分配,并且可按权限分别查询个人、医疗组、科室、全院绩效结果 2. 建立与考核结果适应的其他配套制度、办法 3. 考核结果进行双向沟通 4. 绩效考评是医院管理的工具之一,并不是医院管理的万能灵药 5. 个人考核结果与科室考核相关 6. 对产科病区和产房分别制定考核指标及权重并作为绩效奖金提取的依据
湖南浏阳妇幼保健院	用平衡计分卡的运营质量、业务质量、综合管理、顾客满意度四个维度考核,具体考核指标与指标权重根据各阶段情况和各科室工作特点制定		1. 医院目标任务分配相结合,目标要随科室预算绩效奖金落地到科室 2. 员工个人目标与科室目标融合 3. 进行全面薪酬预算能有效管控医院总收支,并将总薪酬分为为考核部分薪酬,能保证员工薪酬公平性的同时激发员工的工作效率和热情 4. 采用标准化工作量法的分配方法,根据常用的诊疗行为作为标准的工作量指额度,能有效保证各科室间的平衡 5. 全面规范的考核方法,强调考核定科室的全覆盖,并且科室都有个性化的考核指标

过持续开放的沟通过程,形成组织目标所预期的利益和产出,推动团队和个人作出有利于目标达成的行为。绩效评估是绩效管理的重要环节之一。目前,在全球范围内被广泛谈论和应用的绩效管理理论方法体系主要有两个,一个是发展较早的关键业绩指标法(Key Performance Indicator,KPI),另一个是20世纪90年代初产生的平衡计分卡法(Balance Scorecard,BSC)。关键业绩指标法(KPI)的注意力是在绩效指标与企业战略的挂钩上,其缺点主要是没有进一步将绩效目标分解到企业的基层管理及操作人员,也没能提供一套完整的对操作有具体指导意义的指标框架体系。

平衡记分卡(BSC)弥补上述方法的缺点。既强调了绩效管理与企业战略之间的紧密关系,又提出了一套具体的指标框架体系,包括财务、顾客、内部流程和学习与成长四个维度,并通过各维度的相互联结、促进,构成完整的评价及管理流程,促进机构发展。该理论和方法由哈佛大学商学院著名教授罗勃特·S.卡普兰创立,作为一种新的绩效评价方法引起各界的广泛关注,标志着绩效评价战略性评价阶段的开始。由于BSC所具有强有力的理论基础和便于操作的特点,得到广泛应用。

(二)绩效管理在医疗卫生领域的应用与优势

随着医疗卫生事业的发展和改革的需求,医疗保健机构绩效管理和绩效评估日渐得到重视,美国的管理型医疗组织从1997年开始将平衡计分卡移植于医院的绩效管理。目前,平衡计分卡在美国和欧盟一些国家的卫生保健机构得以应用并取得明显成效,应用范围逐渐从早期的绩效管理、质量评价,发展到医院战略管理、国家和区域性医疗卫生机构的宏观管理。

作为一种战略性绩效管理工具,平衡计分卡应用于医疗卫生机构的绩效管理有五个方面的优势:①将以市场为中心的战略和以患者为中心的战略紧密结合;②便于持续的监督、评价组织战略的实施情况;③为组织成员提供有效的沟通、合作机制;④明确整个组织的绩效任务;⑤通过组织战略实施的持续反馈,提升组织对市场、规律变化的适应能力。

(三)妇幼保健机构绩效管理的理论框架

妇幼保健工作的目标和机构功能定位　妇幼卫生工作是中国卫生工作的重要组成部分。新一轮医改以来,中国妇幼卫生事业取得了更大的发展,妇女和儿童的健康水平进一步得到改善。妇幼保健机构是承担妇幼保健服务的主要载体,肩负保护妇女儿童健康的特殊职责。妇幼保健机构随着妇幼卫生事业的发展而不断发展壮大,在改善和提高我国妇女儿童健康水平方面发挥了积极和重要的作用。现阶段,随着改革的不断深入和市场经济体制的建立,各地在确定公共卫生服务体系,进行卫生资源调整的过程中,由于对妇幼卫生服务体系的理解和认识存在偏差,预防为主、以保健为中心的工作方针受到冲击和动摇,对妇幼保健机构承担公共卫生职能的经费补助不到位,使得妇幼保健机构的生存、发展存在诸多问题。因此,在政府投入有限的情况下,如何利用妇幼保健机构自身的条件,对现有的医疗和预防保健资源进行有效配置和规划,积极促进管理水平的提高,不断改善机构绩效,提高可持续发展能力是我们需要关注的重点。

在妇幼保健机构功能定位上,虽然呈现出不断调整的过程,但办院方向和工作方针始终未曾改变。《中华人民共和国母婴保健法》及其实施办法明确提出"母婴保健工作以保健为中心,以保障生殖健康为目的,实行保健与临床相结合、面向群体、面向基层和预防为主的工作方针"。2007年初,原卫生部出台《关于进一步加强妇幼卫生工作的指导意见》,进一步明确妇幼保健机构的功能和定位,强调妇幼卫生的公共卫生性质,完善服务体系,健全保障制度。妇幼保健机构的服务功能是以公共卫生服务职能为重点,以群体保健工作为基础,适当开展与妇幼保健密切相关的临床医疗服务。2015年,国家卫生计生委《关于妇幼健康服务机构标准化建设与规范化管理的指导意见》指出,各级妇幼健康服务机构应当坚持妇幼卫生工作方针,强调其具有公共卫生性质,是不以营利为目的的公益性事业单位,应该按照全生命周期和三级预防的理念,以一级和二级预防为重点,为妇女儿童提供从出生到老年、内容涵盖生理和心理的主动、连续的服务与管理。应当加强内部业务规划,规范科室设置,强化公共卫生责任,突出群体保健功能。

妇幼保健机构属于卫生服务系统的一部分,与公立医院一样,属于非营利的社会公益事业,在机构运营和绩效管理方面存在很多的相似之处,妇幼保健机构的绩效考核管理可以借鉴国内外关于医院绩效管理的理论和实践经验。由于服务对象和机构职责的特殊性,妇幼保健机构的绩效内涵与医院不完全一样。妇幼保健机构的公共卫生职能,其与医院绩效相比,在保障医疗职能的同时,更需要关注其公共卫生成效。故其在绩效评价及管理方面,除借鉴医院研究及实践的成果外,还需凸显自身特色,制定符合其可持续发展需要的独立的绩效评价及管理体系。为了推动各级妇幼保健院(所)的规范性建设,原卫生部于1995年8月下发《妇幼保健机构评审标准》,制定了《妇幼保健机构评审实施规范》和《三级妇幼保健机构等级评审细则》,之后各省市积极开展了妇幼保健机构的等级评审工作,该项工作对于提高机构的管理与服务水平,充分发挥妇幼保健机构的整体功能起到了积极的作用。

随着《全国医疗卫生服务体系规划纲要(2015—2020)》和《关于妇幼健康服务机构标准化建设与规范化管理的指导意见》的出台,在"大保健"理念下,妇幼保健机构应按照保健与临床相结合原则,打通临床部和保健部分别设置的部门格局,按照服务人群优化服务流程,整合服务内容。业务部门主要包括孕产保健部、儿童保健部、妇女保健部和计划生育技术服务部。各部依据所承担的职能设置相应的科室,在充分履行公共卫生职能的前提下,为广大妇幼儿童从出生到老年,涵盖生理和心理的全生命周期服务,保障妇女儿童的健康。妇幼保健机构的服务模式发生较大变化,有必要建立一套适应这种服务模式的绩效评估体系,保证其在履行职能的同时自身也得到不断发展。

(四)基于平衡计分卡理论的妇幼保健绩效评估框架

为了实现妇幼保健机构的绩效评价和绩效管理目标,需要有效的工具将机构战略管理的计划、组织和实施统一起来,在国外医院已成功应用的平衡计分卡,为我们提供了一个理想的战略管理工具。

1. 平衡计分卡的框架体系　平衡计分卡的"平衡"理念通过绩效评估的开展,能够促使组织机构的内部与外部、近期与远期、个体与社会等方面相互交融,实现平衡发展。具体表现在:第一,财务指标与非财务指标之间的平衡,随着经济社会的发展,单纯追求财务指标已不能适应组织机构的生存发展。平衡记分卡将客户、内部业务流程、学习与成长维度列为考评指标体系,实现了多维度全面考评,弥补了单纯依赖财务指标的局限,达到了财务指标与非财务指标之间的平衡。第二,组织机构内部利益与外部利益群体之间的平衡,客户是外部利益群体,员工是内部利益群体。没有员工的满意就不会赢得客户的满意,只有满足内部员工的利益,才能保证外部客户利益。平衡计分卡要求组织机构对待员工要像对待客户一样,创造有利于员工成长进步,发挥才干,实现价值的环境和条件,不断提高满足客户需求的能力和素质,实现这些利益群体之间的良性平衡。第三,驱动指标与结果指标之间的平衡,驱动指标是取得结果指标的驱动因素,结果指标通常表现为企业经营结果的绩效评价。例如优质服务是客户满意度指标的驱动因素,客户满意度是优质服务的结果。平衡计分卡包括了驱动指标与结果指标,建立了驱动指标与结果指标之间的因果联系和平衡。第四,有形资产与无形资产之间的平衡,平衡计分卡将评价的视线范围由传统上只注重企业的有形资产评价扩大到了无形资产评价。将以往只看重以具体财务数据表现的有形资产,扩展到不仅重视财务数据,同时也重视客户、企业内部流程、学习和成长维度中包含的无形资产。第五,短期目标与长期目标之间的平衡,建立短期目标需要以长期目标为依据进行规划和设计,长期目标需要通过不断完成一系列的短期目标而累计实现。平衡计分卡能够使组织机构准确把握短期目标和长期目标之间的关系,达到短期目标和长期目标之间的平衡。

平衡计分卡从四个维度展开评估,以实现上述平衡(图4-3-1)。

财务维度。组织机构经营的主要目的是创造效益,包括经济效益和社会效益。尽管各组织机构的经营战略不同,对长期和短期效益的要求有所差异,

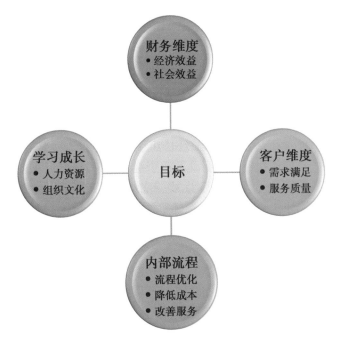

图 4-3-1　平衡计分卡的绩效评估框架

但从长远角度看,效益始终是各机构所追求的最终目标。因此,平衡记分卡将财务维度列为系统之首,密切关注组织机构的效益,追求效益的最大化。

客户维度。组织机构效益的高低取决于客户需求满意程度。只有以客户为中心,尽量满足客户的需求,才能在竞争中获得优势,才能取得较好的效益。客户维度是从质量、性能、服务等方面,满足客户需求,赢得客户认可,追求客户的最大满意度。

内部流程维度。要实现组织机构的战略目标,必须建立高效的内部业务流程,设计相应的指标跟踪这些流程,以达到降低成本,改善服务,提高效率和效果的目的。为了满足客户和组织机构的要求,可制定全新的或改善现有的业务流程,追求效能的最优化。

学习维度与成长维度。组织机构唯有不断地学习与创新,才能实现长远的发展。该维度主要关注员工的能力和素质,从而优化内部流程,满足客户需求,实现组织机构的财务目标。此维度强调创建一种支撑学习与成长的文化,发挥人力资源管理的作用,追求组织文化和资源的和谐化。

虽然平衡计分卡的四个维度各有特定的评价对象和指标,但每个维度的指标是根据组织的总体战略来确定的,彼此联结起来,形成因果关系,共同构筑了一个完整的评价体系。平衡计分卡中因果关系的基本路线走向为:学习与创新方面—内部流程方面—顾客方面—财务方面,它表明了企业员工的知识结构和工作能力(学习与成长角度),是创新企业内部过程和提高工作效率的必备条件(内部流程角度),这些使企业能够用特定的价值吸引更多的患者(顾客角度),从而最终实现更高的价值(财务角度)。

作为一种战略性绩效管理工具,2002 年 Inamdar 等认为平衡计分卡应用于医疗卫生机构可有 5 大作用:①将以市场为中心的战略和以患者为中心的战略紧密结合;②便于持续地监督、评价组织战略的实施情况;③为组织成员提供有效的沟通、合作机制;④明确了整个组织的绩效任务;⑤通过组织战略实施地持续反馈,提升了组织对市场、规律变化的适应能力。

2. 运用平衡计分卡建立妇幼保健机构绩效管理的理论框架　按照妇幼保健工作的内容与职责,妇幼保健机构作为非营利性医疗卫生机构,其战略愿景是保障妇女儿童的健康,提高该人群的健康水平。在国家经济资助下,实现最大的社会效益,让妇女儿童享受到医疗及公共卫生服务。在此基础上,努力提高效率,减轻国家资金负担。为了实现目标,本研究依据平衡计分卡的理论基础,从客户、财务、内部流程和学习成长四个维度,补充妇幼保健机构体现的公益性,共五个维度对妇幼保健机构的目标进行分解,从面向客户的服务提供、保障公益性的社会效益、围绕财务管理的运行效率、改进内部流程的综合管理、关注机构的可持续发展从五个方面构成基于平衡计分卡的妇幼保健工作绩效管理的评估框架(图 4-3-2)。

3. 妇幼保健机构绩效管理的评估体系　在妇幼保健机构中通过制定并实施基于平衡计分卡的绩效评估,可以形成符合机构战略管理价值观体系的机构文化,明确妇幼保健机构的发展方向,履行其医疗和防保于一体的社会功能。

在平衡计分卡的理论上,本研究进一步结合妇幼保健机构的服务模式和服务过程,建立妇幼保健机构绩效评价的理论框架:即三个层次(政府层次、机构层次、居民层次)、五个维度(综合管理、服务提供、可持续发展、运行效率、社会效益)、四个结合(供需结合、防治结合、动静结合、远近结合)的指标体系(图 4-3-3)。

(五)绩效评估体系的政策依据与研究过程

1. 绩效体系建立的政策依据　不管是机构绩效评估还是机构评审,都需要一系列内外部运行数据。这些数据要求覆盖面广、有效、可信、客观和特异,而且应该要建立在一个共同的标准上才能进行相互比较。在上述原则和方法基础上,本研究以现有医改相关文件、绩效考核相关文件、妇幼管理相关文件和其他有关文件为基础来进行设计指标体系。

(1)深化医药卫生体制改革相关文件:《中共中央　国务院关于深化医药卫生体制改革的意见》,原卫生部、财政部、原国家人口计生委《关于促进基本

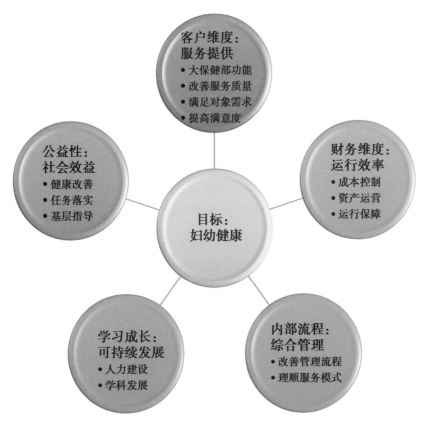

图 4-3-2　基于平衡计分卡的妇幼保健工作绩效评估内容

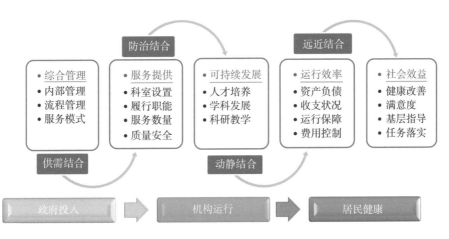

图 4-3-3　妇幼保健机构绩效评价的理论框架

公共卫生服务逐步均等化的意见》(卫妇社发〔2009〕70号),《中国妇女发展纲要(2011—2020年)》和《中国儿童发展纲要(2011—2020年)》(国发〔2011〕24号)。

(2)绩效考核相关文件:原卫生部、财政部《关于加强基本公共卫生服务项目绩效考核的指导意见》(卫妇社发〔2010〕112号),原卫生部《关于印发〈国家基本公共卫生服务规范(2011年版)〉的通知》(卫妇社发〔2011〕38号),国家卫生计生委、财政部、国家中医药管理局《国家基本公共卫生服务项目绩效考核指导方案》(国卫办基层发〔2015〕35号),国家卫生计生委、人力资源和社会保障部、财政部等《关于加强公立医疗卫生机构绩效评价的指导意见》(国卫人发〔2015〕94号)。

(3)妇幼保健管理相关文件:原卫生部《妇幼保健机构评审标准》,原卫生部《妇幼保健机构评审实施规范》和《三级妇幼保健机构等级评审细则》,《关于妇幼健康服务机构标准化建设与规范化管理的指导意见》(国卫妇幼发〔2015〕54号)

(4)其他相关文件:财政部、原卫生部《关于印发〈基本公共卫生服务项目补助资金管理办法〉的通知》(财社〔2010〕311号),国家及地方印发的关于做好妇幼保健工作的通知、开展绩效考核的通知及其他相关文件。

2. 绩效评估体系研究的过程

(1)专题小组讨论形成评估的理论框架和初步指标体系:在理论和文献研究的基础上,课题组成员与相关专家组织了多次专题小组讨论,探讨基于"大保健"理念下,对于保健和临床高度融合的发展要求,如何形成适应妇幼保健机构发展趋势的绩效评估框架,结合国家卫生健康委发布的妇幼保健机构标准化建设要求、妇幼机构科室设置指南、公立医疗机构绩效考核指标、疾控中心绩效考核办法、基层机构考核指标等文件,筛选形成适合妇幼保健机构服务功能的评估指标。

(2)专家咨询与论证:邀请妇幼保健领域、人力资源与绩效管理、公共卫生管理、卫生政策等领域的专家,围绕课题组构建的评估框架进行充分讨论和咨询,完善绩效评估的理论框架;对于课题组筛选的指标,经过专家的逐一讨论和论证,进行修订完善。

第一轮咨询。2015年9月29日,在北京泰山饭店举行了妇幼保健机构运行机制研讨会,参会专家有国家卫生计生委主管领导、甘肃、山西、河北、北京和湖南等地区妇幼保健机构的院长,参会专家结合自身医院实施的妇幼绩效考核体系的经验做了详细的讲解和交流,根据实际自身情况通过运用"平衡计分卡""加法""关键指标法"等绩效管理系统进行绩效考核。认为根据妇幼保健机构功能定位和运行补偿情况,对实行"大保健"管理模式的妇幼保健机构的绩效考核目标、不同部门的岗位考核、绩效考评等措施进行调查,形成妇幼保健机构和各大保健部门的绩效考核指标体系非常有必要。通过绩效考核指标体系对妇幼保健机构进行考核对推进妇幼保健机构综合改革具有重要意义。

第二轮咨询。邀请了妇幼保健和人力资源与绩效管理的专家,对于绩效评估的一级和二级指标进行充分讨论,为了保障本次绩效评估指标体系的适用性和可推广性,专家一致认为绩效评价框架应尽量与国家卫生计生委发布的各类医疗机构绩效评估的主体框架保持一致;在评估指标方面,专家对部分三级指标的界定和分类提出了建议。

五、妇幼保健机构绩效考核的指标体系与实施

(一) 妇幼保健机构绩效考核的指标体系

在妇幼保健机构绩效评价的理论框架上,通过多次专题小组座谈,形成妇幼保健机构绩效评价的一级、二级和三级指标体系。通过专家咨询,为各项指标赋予评估分值。

1. 绩效考核的目的 基于对"大保健"理念下妇幼保健机构功能定位和科室设置的研究,在新医改深入推进的大背景下,通过对妇幼保健机构改革和运行状况的调查,探讨形成妇幼保健机构"大保健"服务理念下的绩效考核体系和考核办法,为四大保健部融合的经济运行和激励政策提出政策建议。

2. 绩效考核的原则

(1) 以健康为目的,以需求为导向,树立大保健理念:妇幼保健机构作为专业公共卫生机构,除开展基本妇幼保健服务外,还承担着全区域内的群体保健和重大公共卫生服务项目,同时承担着降低孕产妇死亡率和新生儿死亡率的重要使命。围绕大保健理念开展妇幼保健机构的绩效考核,将全地区妇幼保健服务开展情况和妇幼保健水平纳入对妇幼保健机构的绩效考核范围,以此作为对妇幼保健机构开展的重大公共卫生服务项目和公共卫生服务财政补助的考核依据,能够促使妇幼保健机构重视群体保健和区域内妇幼卫生的管理指导工作,强化其体现社会公共职责。

(2) 针对三个人群,突出三大保健,细化三级服务:妇幼保健机构内部考核的重点是对孕产保健部、儿童保健部和妇女保健部这三大保健部的考核,考核指标要针对三大服务人群,突出三大保健服务的功能,围绕辖区内服务对象人群的健康水平提炼考核指标,以结果指标为导向促进医疗和保健服务的融合。

(3) 巩固"大保健"体制,促进保健与临床融合,引导三保竞争:妇幼保健机构是防治结合的公共卫生机构,通过绩效考核的引导,促进机构和医务人员积极利用多种服务手段和形式,为广大妇女儿童提供主动的、有针对性的、周

期性和连续性的孕产保健、儿童保健和妇女保健服务。从而改变妇幼保健机构重医轻防、重个体轻群体,重院内轻院外的误区,遵循三个生命周期的服务内容,主动上门,系统化专人化管理,为辖区内的妇女儿童提供以三大保健为中心,临床与保健相融合的妇幼保健服务,并通过内部绩效考核和激励机制,促进内部竞争和整体效率和效益的提高。

(4) 分清各单位责任,绩效与政府补助挂钩:妇幼保健机构作为政府举办的防治结合的公共卫生服务机构,具有社会公益性,尽管多个文件上提到妇幼保健机构的补偿政策,但不同地方政府对妇幼保健机构的投入和补偿各地执行标准不一,多数妇幼保健机构还存在自收自支,自负盈亏,在综合医院与基层卫生机构的夹缝中生存的问题。因此,应在深入研究妇幼保健机构的公益性和服务范围的基础上,根据妇幼保健机构的服务项目和性质,结合不同地区和不同类型的妇幼保健机构特点,需要在绩效考核中体现地方政府的投入责任,促进政府部门完善妇幼保健机构的稳定补偿政策。

(5) 绩效考核与投入产出、部门绩效和人员激励相挂钩:妇幼保健机构应参照公立医院改革的思路,实行内部管理运行机制的改革,包括用人制度,分配机制和运行机制改革。围绕妇幼保健机构的功能定位和发展方向,健全组织管控体系,落实科室及岗位职责,优化运作流程等管理系统平台,促使考核结果与部门、人员和投入相挂钩,第一步使考核结果与保健部的政府投入相挂钩,促使保健部积极提高服务效率和社会效益;第二步使考核结果与大保健部的奖金分配挂钩,运用奖惩激励机制调动全员的积极性;第三步使考核结果与保健部主任工资和奖金挂钩,促进保健部主任负起责任,既重视基本卫生保健,又重视二级和三级卫生保健,与全部门的医务人员共同做好三级卫生保健服务。

3. 绩效考核的思路 妇幼保健机构是为保护、促进和提高妇女儿童健康水平服务的公益性事业单位,是防治结合的专业公共卫生机构。除开展基本妇幼保健服务外,还承担着群体保健和重大公共卫生服务项目,降低孕产妇死亡率和新生儿死亡率的重要使命。因此,应开展政府卫生行政部门对妇幼保健工作的绩效管理和绩效考核,将妇幼保健服务开展情况和妇幼保健水平纳入对妇幼保健工作的绩效考核范围,以此作为对妇幼保健机构开展的重大公共卫生服务项目和公共卫生服务财政补助的考核依据,促使妇幼保健机构重视群体保健和区域内妇幼卫生的管理指导工作,强化其体现社会公共职责。

在绩效考核中可以分为政府对机构评估,卫生健康委对机构评估,以及机构对大保健部评估三个层次(图 4-3-4)。政府对机构的评估与政府的投入相挂钩,以区域内目标人群的健康改善和满意度提高为目标,同时考虑政府投入、硬件建设、政策支持和机构可持续发展等投入指标。卫生健康委对机构的评估与机构的达标评审相挂钩,主要考核机构的运行效率、服务提供、社会效

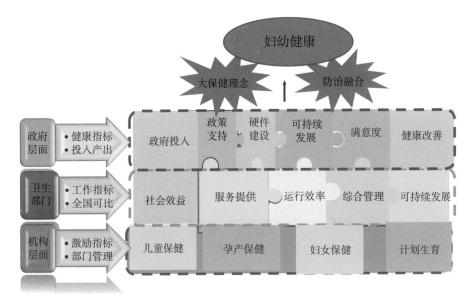

图 4-3-4　妇幼保健机构绩效考核思路

益和综合管理。机构对大保健部的考核与保健部的奖惩相挂钩,以妇幼保健部、儿童保健部、孕产保健部和计划生育部为考核对象,考核各大保健部的医疗和防保服务融合情况,促进保健部既重视基本卫生保健,又重视二级和三级卫生保健,与全部门的医务人员共同做好三级卫生保健服务。

4. 绩效考核的主体、对象与内容

（1）考核主体:由各级卫生行政部门同财政部门共同开展对妇幼保健机构的绩效评估,评估结果与机构、保健部和人员的激励奖惩相挂钩。

（2）考核对象:绩效考核的对象从三个层面展开:在政府层面,主要考核地方政府自身对妇幼卫生投入状况,政府的投入会影响到人群的健康、妇幼保健服务的社会效益和人群满意度。在机构层面,包括工作指标、效率指标、收益指标、职工收入和职工满意度等方面的指标。在保健层面,从保健部的科研立项、业务收益、获得荣誉和团队建设等方面进行考核。

（3）考核内容:指标体系分为三个层次（图 4-3-5）:第一层次分为社会效益、服务提供、运行效率、综合管理和可持续发展五大类;第二层次为第一层次中每一大类的主要内容;第三层次为第二层次的具体指标及其说明,优先选择可量化指标。

指标体系的考核从三个层面展开。第一层面侧重从政府角度考核卫生绩效,主要从健康水平和反应性的改善等方面考核妇幼系统的社会效益;第二层面侧重从卫生行政部门角度考核妇幼保健机构的绩效,从妇幼保健机构的

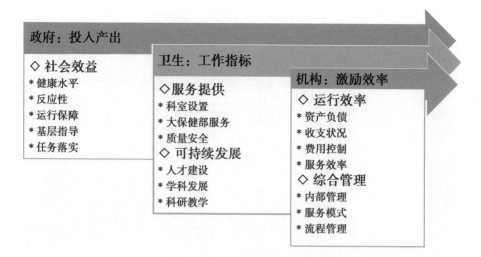

图 4-3-5　妇幼保健机构绩效考核指标框架

运行效率、综合管理和可持续发展三个方面展开;第三个层面侧重从机构角度考核大保健部的设置与运行,关注大保健部防治融合的功能发挥状况与成效。三个层面将政府、卫生和机构关注的焦点问题综合起来,推进妇幼保健机构大保健部的建设与功能的完善。

　　具体来说,妇幼保健机构的绩效考核从五个维度展开。第一个维度社会效益的考核从妇幼保健机构服务的目标出发,以妇女儿童健康水平的改善、人群的满意度作为考核评价的主要内容;兼顾妇幼保健机构承担的基层指导和基本卫生服务的职能,针对基层指导的实施情况,以及政府公益性指令任务的完成情况进行考核。

　　第二个维度运行效率的考核从机构运行及政府投入的角度进行评估,通过资产负债、收支状况、服务效率评价机构的投入产出运行效率,通过政府补助状况评估政府对机构的投入是否有利于保障机构公益性的实现,通过费用控制评估机构对控费目标的落实情况。

　　第三个维度综合管理的考核针对机构的内部管理模式和流程,包括内部信息管理、防治融合的服务模式、协同服务和流程管理等方面,评估机构现代化管理水平和部门融合情况。

　　第四个维度可持续发展的考核针对机构的发展能力,从人才建设、学科发展、省级机构的科研教学发展几个方面评估机构的可持续发展状况。

　　第五个维度服务提供的考核围绕妇幼保健机构核心职能的履行情况,从四大保健部的机构设置、各个保健部主要服务内容及其效果,以及机构的卫生服务质量安全等方面开展考核。

综合以上五个维度的考核,围绕妇幼保健机构服务的目标及大保健部建设的改革方向,形成对妇幼保健机构基本建设、服务过程和服务成效的全面评估,再结合量化标准,最终形成妇幼保健机构绩效评估得分,从而在机构的绩效管理和政府投入中发挥基础性的作用。

根据妇幼保健机构优化服务模式的特点,按照妇女、儿童和孕产妇三大保健部分别设计服务提供评价的指标,体现不同的服务功能和侧重点。这套指标体系主要以人均、百分比、增长率等表示,反映了事物发生的频率和强度,增强了不同级别、规模机构绩效评估结果的横向可比性。每一指标都经过了专家咨询法确定,所选专家中既有妇幼保健的行政管理人员,又有从事妇幼保健管理的实践者,还有相关领域的研究人员。指标基本与目前的统计指标口径吻合,既有反映最终绩效的指标,又有反映服务过程和投入的指标。在这些工作的基础上产生的指标体系,基本满足了本研究设计的基本原则和方法,并且实施的可行性和可操作性强。

5. 绩效考核的指标体系 省级、地市级、县级采用同一套指标体系,促使上级机构对下级的指导,以及各级机构内部的防治融合。评分形成两套体系,一套是基本的,适用所有的,基本得分是 100 分。另一套是加分项,科研教学、基层指导:在省级,权重设置为 20 分;在地市级权重仅设置 10 分(表 4-3-2)。

表 4-3-2 妇幼保健机构绩效考核指标体系

一级指标	二级指标	三级指标	指标内容	考核要求/标准	序号
社会效益	健康水平	孕产妇死亡率	孕产妇死亡率 = 同年孕产妇死亡人数 / 某年活产数 ×100 000/10 万	"十三五"规划要求 18/10 万	1
		婴儿死亡率	婴儿死亡率 = 某年内死亡的婴儿数/相应的同地区活产数 ×1 000‰	"十三五"规划要求 7.5‰	2
		5 岁以下儿童死亡率	5 岁以下儿童死亡率 = 同年 5 岁以下儿童死亡数 / 同年活产儿总数 ×1 000‰	"十三五"规划要求 9.5‰	3
	反应性	患者满意度	患者满意度 = 评价满意的被调查患者人数/接受调查患者总数 ×100%(包括安全性、经济性、舒适性、方便性和有效性等方面)	按同类机构得分排名依次减少,具体按省(自治区、直辖市)规定的相关要求	4
		职工满意度	职工满意度 = 评价满意的被调查职工人数/接受调查的职工总人数 ×100%(包括工作环境、机构管理、工资待遇、培训机会、职称晋升、发展前景等)	按同类机构得分排名依次减少,具体按省(自治区、直辖市)规定的相关要求	5

续表

一级指标	二级指标	三级指标	指标内容	考核要求/标准	序号
社会效益	政府投入	人均政府补助经费	人均政府补助经费 = 当年政府补助经费总额/年末服务人口数		6
		政府补助占比	政府补助占比 = 当年政府补助收入/总收入 ×100%		7
		个人负担占比	个人负担占比 = 当年自付医疗费用/总医疗费用 ×100%		8
		千人口妇幼保健床位数	千人口妇幼保健床位数 = 年末妇幼保健机构床位数/年末常住人口数 ×1 000		9
		千人口妇幼保健卫技人员数	千人口妇幼保健卫技人员数 = 年末妇幼保健机构人员数/年末常住人口数 ×10 000		10
		有妇幼卫生专干的卫生院占卫生院的比例	有妇幼卫生专干的卫生院占卫生院的比例 = 辖区内有妇幼卫生专干的卫生院数量/辖区内卫生院总数 ×100%		11
	任务落实	政府公益性指令任务完成率	政府公益性指令任务完成率 = 机构完成的公共卫生任务、突发事件卫生应急和医疗救治、支农支边等任务完成数/政府指令的公共卫生任务、突发事件卫生应急和医疗救治、支农支边等任务数 ×100%		12
		专家下基层、援外的人天数	对口支援、援外是指专家下基层、援外的人天数		13
服务提供	大保健科室建设	科室设置与制度管理评分	要求妇幼保健机构完成以下四项: (1) 建立孕产保健部、儿童保健部、妇女保健部和计划生育技术服务部; (2) 各保健部根据所承担的医疗和保健服务职能设定相应的科室; (3) 建立并公示各保健部的部门职责、机构构成、管理制度等信息; (4) 各保健部工作人员岗位职责明确		14
	妇女保健	辖区妇女常见病定期筛查率	辖区妇女常见病定期筛查率 = 该年该地区实查人数/该年该地区应查人数 ×100%	达到国家妇女发展纲要的要求80%	15

续表

一级指标	二级指标	三级指标	指标内容	考核要求/标准	序号
服务提供	儿童保健	辖区新生儿访视率	新生儿访视率=年度辖区内接受1次及以上访视的新生儿人数/年度辖区内活产数×100%	建议≥90%,具体按省(自治区、直辖市)规定的相关要求	16
		辖区新生儿疾病筛查率(血样采集)	新生儿疾病筛查率(血样采集)=通过血样采集的新生儿疾病筛查人数/年度辖区内活产数×100%	建议≥80%,具体按省(自治区、直辖市)规定的相关要求	17
		辖区儿童系统管理率(0~6岁)	年度辖区内按相应频次要求管理的0~6岁儿童数/年度辖区内应管理的0~6岁儿童数×100%	建议≥70%,具体按省(自治区、直辖市)规定的相关要求	18
	孕产保健	辖区孕产妇健康管理率	孕产妇健康管理率=年度辖区内孕期接受5次及以上产前随访的人数/该地该时间内活产数×100%	建议≥75%,具体按省(自治区、直辖市)规定的相关要求	19
		辖区高危孕妇管理率	高危孕妇管理率=年度辖区内高位管理的产妇数/高位产妇总数×100%		20
		辖区产后访视率	产后访视率=辖区内产后28天内的接受过产后访视的产妇人数/该地该时间内活产数×100%		21
		在妇幼保健院出生的新生儿占比	在妇幼保健院出生的婴儿占比=在妇幼保健院出生的新生儿数量/全县新生儿数量×100%		22
	计划生育	辖区婚检率	辖区婚检率=年内辖区婚前医学检查人数/结婚人数×100%	建议≥50%,具体按省(自治区、直辖市)规定的相关要求	23
		目标人群孕前优生健康检查覆盖率	目标人群孕前优生健康检查覆盖率=孕前优生健康检查人数/总目标人数×100%	建议≥80%(2013年国家卫生计生委要求),具体按省(自治区、直辖市)规定的相关要求	24
	基层指导	下基层专业指导覆盖率	下基层专业指导覆盖率=专业人员下基层指导医疗卫生机构数/辖区应指导医疗卫生机构总数×100%		25

续表

一级指标	二级指标	三级指标	指标内容	考核要求/标准	序号
服务提供	质量安全	医院感染发生率	医院感染发病率=年度内医院感染新发病人数/同期住院人数×100%	建议≤10%,具体按省(自治区、直辖市)规定的相关要求	26
		剖宫产率	剖宫产率=年内剖宫产数/活产总数×100%	建议≤40%,具体按省(自治区、直辖市)规定的相关要求	27
		每万名出院患者医疗事故发生次数	包括年度内鉴定为医疗事故数每万名出院患者医疗事故发生次数=年内医疗事故发生数×10 000/同期出院患者总数		28
运行效率	资产负债	人均固定资产总额	人均固定资产总额=总资产中的固定资产总额(含专业设备资产)/在岗职工总数		29
		人均房屋固定资产值	人均房屋固定资产值=房屋固定资产总值/在岗职工总数		30
		设备固定资产值占总固定资产的比例	设备固定资产值占总固定资产的比例=设备固定资产值/总资产中的固定资产总额×100%	建议≥40%,具体按省(自治区、直辖市)规定的相关要求	31
		资产负债率	资产负债率=负债总额/资产总额×100%	达到本省(自治区、直辖市)有关规定要求	32
	收支状况	业务收支结余率	业务收支结余率=业务收支结余/业务收入×100%业务收入如医疗收入、财政补助收入和其他业务收入	达到本省(自治区、直辖市)有关规定要求	33
		医保收入占业务收入的比例	医保收入占业务收入的比例=医保收入/业务收入×100%		34
		药品支出占业务支出比例	药品支出占业务支出比例=药品支出/业务支出×100%	不高于当地同类同级别医院平均水平,且逐步下降	35
		人均运行经费	人均运行经费=当年度总支出运营经费/总在岗职工人数		36
	费用控制	次均门诊费用	包括绝对值和增长率.(1)绝对值=门诊业务总收入/年门诊总人次数(2)增长率=(当年度次均门诊医疗费用−上年度次均门诊医疗费用)/上年度次均门诊医疗费用×100%	达到本省(自治区、直辖市)有关规定要求	37

一级指标	二级指标	三级指标	指标内容	考核要求/标准	序号
运行效率	费用控制	次均住院费用	包括绝对值和增长率： (1) 绝对值＝住院业务总收入/年住院总人次数 (2) 增长率＝(当年度次均住院医疗费用–上年度次均住院医疗费用)/上年度次均住院医疗费用 ×100%	达到本省(自治区、直辖市)有关规定要求	38
		业务收入增长率	业务收入增长率＝(当年度业务总收入–上年度业务总收入)/上年度业务总收入 ×100%	增长率与 GDP 等社会经济发展指标相适应,具体由省(自治区、直辖市)确定	39
	服务效率	医师年均担负门(急)诊人次数	医师年均担负门(急)诊人次数＝年度门诊和急诊人次数/平均在职医师数/250 天(法定工作日)	具体按省(自治区、直辖市)规定的相关要求,建议≥4 人次	40
		医师年均担负住院床日数	医师年均担负住院床日数＝年度实际占用总床日数/平均在职医师数/365 天	具体按省(自治区、直辖市)规定的相关要求,没有病床的机构不考核此项	41
		病床使用率	病床使用率＝实际占用的总床日数/实际开放的总床日数 ×100%	建议≥85%,具体按省(自治区、直辖市)规定的相关要求,没有病床的机构不考核此项	42
		固定资产平均服务量	固定资产平均服务量＝(门(急)诊人次＋出院人数 ×3× 本院平均住院天数)/年平均固定资产总额(万元)	目标值设定依据为高于上年水平	43
综合管理	内部管理	信息统计报告合格率	按上级要求统计上报信息 信息统计报告合格率＝符合规定的信息上报例数/实际上报的妇幼保健、医疗服务、计划生育等信息例数 ×100%		44
		妇幼保健服务信息网络建设	(1) 将妇幼保健服务信息系统纳入区域人口健康信息化规划 (2) 加强与其他信息系统的互联互通和信息共享		45

续表

一级指标	二级指标	三级指标	指标内容	考核要求/标准	序号
综合管理	服务模式	实现防治融合	妇幼保健机构四大保健部门内部均融合预防和医疗服务,流程规范		46
		协同服务	(1) 妇幼保健机构与基层卫生机构和医院分工协作,建立双向转诊机制; (2) 妇幼保健机构与基层医疗卫生机构、疾控、监督等专业公共卫生机构分工合理,业务指导到位		47
	流程管理	岗位轮转	建立医师在四大保健部内的轮岗制度,在保健部内的门诊、住院、保健和基层指导工作中轮岗,并且纳入个人绩效考核		48
		建筑设计流程通畅	建筑设计符合妇幼保健机构的大保健特色,服务流程设计合理		49
可持续发展	人才建设	卫生技术人员占机构总人数的比例	卫生技术人员占机构总人数的比例 = 机构卫技人员数/机构总人数 ×100%	《关于妇幼保健服务机构标准化建设与规范化管理的指导意见》要求≥80%	50
		继续教育达标率	继续教育达标率 = 实际达标的卫生技术人员数/卫生技术人员总数 ×100%	建议≥90%	51
		人均年收入增长率	人均年收入增长率 =(本年度人均年收入–上一年度人均年收入)/上一年度人均年收入 ×100%	目标值设定依据为高于上年水平	52
	学科发展	重点专科数量	获得国家和地方的重点专科数量	具体按省(自治区、直辖市)规定的相关要	53
		新技术项目数量	获得国家或省级部门批准开展的新技术项目数量	具体按省(自治区、直辖市)规定的相关要	54
	科研教学仅省级	科研项目数量	建议省部级以上科研项目的数量	具体按省(自治区、直辖市)规定的相关要	55
		科研成果数量	建议发表科研论文数量	具体按省(自治区、直辖市)规定的相关要	56
		对基层医学人才培养完成率	医学人才培养完成率 = 实际完成人次数/政府下达的医学人才培养人次数 ×100%		57
		教学医院	作为教学医院	作为教学医院可加分	58
		教材建设	(1)主编、副主编公开发行的教材; (2)参加编写公开发行的教材	教材建设可加分	59

（二）妇幼保健机构绩效考核的实施与管理

对实行四大保健部的妇幼保健机构绩效考核办法和分配依据进行调查，对不同保健部门的人员收入和奖金情况进行分析，了解我国妇幼保健机构四大保健部门实际运行中的经济激励措施和存在的问题。

1. 考核方式

（1）分级考核：国家级实施抽查考核，根据项目工作重点、难点和上年度考核情况，从指标体系中选择部分指标进行抽样考核，并对地方考核结果进行复核。省、市、县级卫生计生和财政部门根据国家指导方案，结合本地实际，制订辖区内妇幼保健机构绩效考核方案，分级组织考核工作，明确负责绩效考核的机构和具体人员，积极推进第三方考核机制的建立。妇幼保健机构应当进一步健全内部绩效考核制度，成有效的激励约束机制，促进项目工作任务落实。

（2）范围和频次：省级考核时，对每个被考核市至少抽查2个县区，省级考核每年至少开展1次，考核结果应当及时报送国家卫生计生委和财政部。县区对妇幼保健机构每年考核的覆盖面应当达到100%，并按照指标体系进行全面考核，县级考核至少每半年开展1次，考核结果应当及时报送上级卫生计生、财政部门。

（3）具体方法：妇幼保健机构的考核以采集绩效考核指标体系中定量指标为主，辅以现场考核。现场考核一般采取听取汇报、查阅资料、现场核查、问卷调查、电话访谈、入户访谈等形式进行。电话调查可委托第三方开展，也可以根据实际情况，由现场考核组同步实施。

2. 考核步骤

（1）制定考核方案：各级政府由卫生部门会同财政、中医药等相关部门，共同制定和下发本地区年度绩效考核方案，明确考核的具体内容、方法、时间和结果应用方式等，制定考核指标和考核标准，并提前公布。原则上，地方考核指标应当不少于国家的绩效考核指标体系的内容，考核标准不低于国家要求，考核方法要具有可操作性。

（2）组织考核人员：各级政府要明确考核人员遴选标准，建立相对稳定的考核队伍，包括从事卫生管理、财务管理、妇幼保健、公共卫生等专业，具有妇幼保健服务项目相关管理、服务工作经验，责任心强，具有协作精神的人员。根据考核覆盖范围，组成考核组。认真开展考核前培训，使考核人员明确职责和任务，熟悉考核工作要求，统一考核标准。

（3）收集并核实考核材料：现场考核前，应当明确通知被考核地区、机构需要准备的相关文件、报告、项目工作进展情况、妇幼保健档案、资金发文通知、财务管理资料、会计核算资料等材料。提前收集和分析被考核地区的自查考核报告、自查考核数据、相关人口数据和卫生数据等基础资料，了解妇幼保健工作基本情况。

(4) 现场考核。现场考核可参考以下实施步骤：

1) 现场抽样是按照考核方案要求,抽取被考核地区和妇幼保健机构。①现场核查要求听取被考核地区卫生计生行政部门的项目进展汇报,按照考核方案要求,查阅和收集有关文件、数据、问题整改情况和其他相关资料,现场核查项目组织管理、资金管理情况,了解被考核地区、机构的项目自查考核情况。②应完整、准确地记录所有原始数据和核查情况,对重要数据和资料,通过复印、拍照、收集原件或电子版等方式留存,以备复核。③考核评分采用绩效评价指标体系,对各考核指标进行评分。④反馈交流需要及时与被考核地区、机构进行反馈交流,对于有争议的问题,应由被考核地区、机构提供相应的证明材料。

2) 质量控制要求现场考核要严格遵循考核方案,遵守工作纪律,实事求是地反映项目开展情况。加强质量控制,制作和使用统一的考核工具表,设立核心专家组,统一解答相关技术问题。各考核组要设立质控员,对考核数据、考核材料的完整性、客观性进行复核。

(5) 分析和总结:考核结束后,要及时组织专人对考核材料的完整性、准确性、可信性进行整体复核,校正或清理错误的数据,补充不完整的材料。汇总、分析考核数据,形成考核报告。整理保存考核过程资料,总结考核工作的经验、存在的问题,形成年度考核工作总结。

3. 指标的分析应用

(1) 专家咨询法:通过文献回顾和专题小组座谈,课题组初步形成妇幼保健机构绩效评价的一级、二级和三级指标体系。通过座谈会或专家论证,对指标体系进行充分讨论和增删,并由专家对每一项指标根据其重要程度赋予不同的等效权重系数。

评价指标的转换。在对评价指标重新定值时,必须将各种定性、定量指标进行统一折算,从而形成综合评价的指标,有逆向指标的还须将其正向化。所谓逆向指标是指指标数值越小越好的统计评价指标,如人员经费占总支出的比重等。

(2) 指标标准化处理:在反映机构绩效的众多指标中,由于各指标具有不同的单位、不同的方向、不同的均值和方差,把这些不同测量值单纯的比较或简单加起来进行分析是不明智的,需要统一量纲以消除数据波动各异对综合结果的影响,对不同单位与不同方向的指标进行标准化处理。处理的方法主要有 Z 值法、指数法、线性插值法、秩次法、百分位数法等。根据指标性质的不同,合理选用相应的标准化方法,原则是尽量减少信息损失。

(3) 雷达图分析法:现代绩效管理中常常将基于平衡计分卡的评估体系与雷达图的可视化评估方法相结合,通过绩效评估框架所构建的一级到三级指标体系,形成各个维度的评价的数字或比率,就比较重要的维度或项目,集中画在一个圆形的图表上,表现组织机构重要评估项目的比率情况,使评估者和被评估者都能一目了然地了解组织机构各项评估指标的变动情形及其趋向。具体操作方法可以从以下四步来实施:

第1步:确定以上各三级指标的标准值,标准值可按全国或本省(市)妇幼保健机构的平均水平确定,并求和计算得到各一、二级指标的标准值。

第2步:计算各三级指标的实际值,并求和计算得到各一、二级指标的实际值。

第3步:绘制雷达分析图(图4-3-6)。实线箭头表示各一级指标,数值按箭头方向递增;双实线(外层的正五边形)表示各指标的先进水平数值,一般可以用指标标准值的1.5倍来表示;虚线(内层的正五边形)表示各指标的标准值;粗实线表示各指标的实际值。实际值小于标准值的,该类指标用"−"表示;实际值大于标准值的,该类指标用"+"表示。在实际应用中,一般绘出一级指标的雷达分析图已足以满足分析决策的需要,但也可以按研究需要进一步绘出二级甚至三级指标的雷达分析图,二级、三级指标的雷达分析图基本与一级指标的相同,只需将5个一级指标换成若干个同上级类型的二级、三级指标即可。

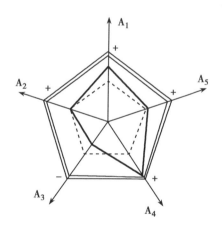

图4-3-6 妇幼保健绩效评估雷达图

第4步:根据粗实线坐落的区间,进行特征分析(以一级指标为例):

综合发展型:即雷达分析图中的五项指标均为"+"。如果考核对象处于这种状况,表明它各方面均有较高水平,不仅财务状况良好,而且注重管理和发展,其各方面工作水平均高于平均,意味着它的社会影响力也较高,是妇幼保健机构的理想发展模型。对于这种类型,上级领导部门应在政策上加以引导,充分利用这一发展良机,使其进一步扩大规模,在各个方面都迈上一个新台阶。

发展潜力型:即雷达分析图中的财务指标为"−",其他为"+"的指标不少于2个。一般情况下,一些成立时间较长的妇幼保健机构更容易出现这种状况,通常有较好的事业发展水平和科研基础,人才储备较为丰富,社会影响力也不低,但也存在着机构臃肿、人浮于事等问题。它们有着较好的发展潜力,只是现阶段未能很好地利用而已。在这种情况下,应对其大力推行机构改革,从整体上提高其管理水平和运行效率,使其将来的发展能步入均衡发展的轨道。

积极扩大型:即雷达分析图中的财务指标 A1 为"+",其他为"−"的指标不少于2个。一些妇幼保健机构的资金使用状态良好,但社会影响力较低,面临着服务提供不足、服务质量不高等问题。对于这种类型,应当积极引进人才,可以优先发展个别的特色或新兴专业,大力进行宣传,提高知名度,以点带面,提高学校的教学科研和管理水平,争取向综合发展型发展。

稳中求升型:即雷达分析图中的财务指标 A1 为"+",其他指标中只有一个为"−"。这种类型一般在一些成立时间较长的妇幼保健机构中容易出现,它们通过长时间的发展、积累,许多方面都已经达到了较高水平。只是由于种种因素的影响,在某个方面比较薄弱,有待补强。因此,需要集中力量,在保持现有稳定发展的基础上,加强政策导向,针对薄弱环节采取有效措施,从而求得进一步发展的空间。

基于雷达图分析法的妇幼保健机构绩效评价模型有助于机构管理水平的不断提高,实现卫生资源的合理配置,为妇幼保健机构的健康持续发展创造有利的条件。

4. 结果的反馈　政府部门需要加强对妇幼健康服务机构的绩效考核,建立以履行综合管理、服务提供、社会效益和机构自身可持续发展为核心的考核制度。妇幼健康服务机构应当开展机构内的部门和人员绩效考核,将辖区妇幼健康工作指标落实情况纳入考核指标。各级考核机构可以将考核结果与管理对象的绩效相挂钩,建立有效的激励约束机制,同时完善信息公开制度,形成有效的反馈机制,促进机构的可持续发展和妇幼健康水平的提升(图4-3-7)。

(1) 及时公布绩效考核结果:各地要实行考核结果通报制度,及时向上级卫生计生和财政部门报送考核结果和应用情况,并及时向被考核地区或机构通报考核结果。国家卫生计生委、财政部向各省(自治区、直辖市)卫生计生委、财政厅局通报国家级考核结果。

(2) 将考核结果与补助经费挂钩:各地均应当建立将考核结果与补助经费

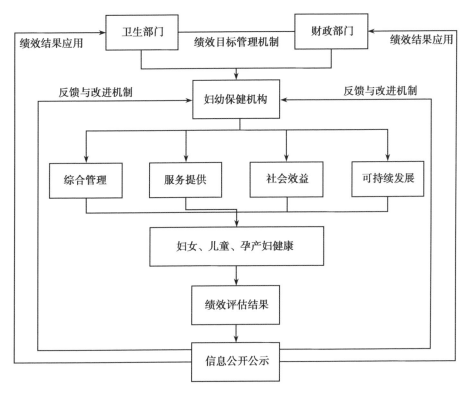

图 4-3-7　妇幼保健机构绩效评价与管理机制

挂钩的奖惩机制,对考核优秀的县区级妇幼保健机构给予奖励,对考核不合格的相应扣减补助经费。要合理确定奖惩分数线,具体标准各地可结合考核实际情况确定。中央财政将国家级考核结果作为奖励或扣减补助经费的重要依据,对考核优秀的省份予以奖励,对不合格的按比例扣减补助经费,扣减部分由各省地方财政补足。

(3)促进妇幼保健机构绩效的持续改进:各级卫生计生和财政部门应当建立对考核中发现问题的整改机制,深入分析问题产生的原因,采取有效措施,防止类似问题再度出现,切实发挥绩效考核对妇幼保健工作绩效的促进作用。

六、实现"大保健"功能的绩效策略与管理

实施基于平衡计分卡的绩效管理,是将对妇幼保健机构的绩效监测、评估、奖惩、反馈和持续提高融为一体的综合管理措施。通过有效的沟通和交流,提高信息的利用效率,改善与政府部门、公众媒体、社区居民的关系,以开放的精神状态,提升形象和品牌;密切机构内部各部门间、领导和员工间的关系,增

强凝聚力和组织活力,进一步强化社会功能和医务人员的社会责任感,通过平衡计分卡,建立科学的绩效评价体系,倡导共同责任感,实现有效的长期激励,强化员工的团队协作精神。此外,平衡计分卡对于革新妇幼保健机构的组织结构、明确职责、创新服务流程、规范服务行为、提高运行效率和效益具有显著的作用。

根据妇幼保健机构的服务项目和四大保健部科室设置改革,提出四大保健部目标责任制、绩效考核指标等促进四大保健部融合的经济运行和激励政策建议。各级妇幼健康服务机构应当坚持"以保健为中心、以保障生殖健康为目的,保健与临床相结合,面向群体、面向基层和预防为主"的妇幼卫生工作方针。妇幼保健机构按照保健与临床相结合原则,打通临床部和保健部分别设置的部门格局,按照服务人群优化服务流程,整合服务内容。业务部门主要包括孕产保健部、儿童保健部、妇女保健部和计划生育技术服务部。各部依据所承担的职能设置相应的业务科室,各相关科室应当加强功能衔接与合作。

(一)政府促进政策保障和配套措施

1. 以政府领导为保障,加强组织规划　各级卫生计生和财政部门要高度重视妇幼保健机构绩效考核和管理工作,将其纳入年度工作计划和财务预算管理,加强部门合作,共同组织实施。一方面,进一步建立健全长效考核和激励机制,保障妇幼保健机构的人、财、物等相关资源配置,将绩效考核结果与机构的政府投入相挂钩,形成可持续发展的激励机制。另一方面,各级政府和财政部门要切实保障妇幼保健绩效管理和考核工作所需经费,绩效考核并不是一次性的评估,而是要与政府的任务落实、机构的服务提供和可持续发展相一致的长期全面质量监控,财政部门需根据妇幼保健机构绩效管理工作的开展情况,足额安排、及时拨付工作经费。

2. 以妇幼健康为发展愿景,统领妇幼保健绩效评估与管理　绩效管理是一个复杂而广泛的系统工程,绩效评估是绩效管理的一个组成部分,绩效管理还涉及管理目标、措施、结果。在政府部门的实际工作中,应把绩效评估和绩效管理作为改善地区妇幼保健服务的手段,实现妇幼健康的愿景才是终极目标。在政府对妇幼保健机构绩效管理中,应始终以妇幼健康为己任和最终目标,围绕儿童、妇女和孕产妇服务对象的需求特点,做好对妇幼保健工作的前期投入、组织机构建设、服务中的过程评估、服务后的效果评估等,使绩效管理贯穿于妇幼工作全面质量管理的各个环节,形成政府领导、职能部门、服务机构和医务人员共同追求妇幼健康的合力,为服务对象提供全生命周期的预防保健和疾病治疗服务。

3. 妇幼保健绩效考核融入公立医疗机构改革评估管理体系　2015年12月10日,国家卫生计生委、人力资源社会保障部、财政部、国家中医药管理局以国卫人发〔2015〕94号印发《关于加强公立医疗卫生机构绩效评价的指导意见》。该文件从公立医疗卫生机构绩效评估的目标、原则、评价主体、指标体系、评价标准、评价程序、评价结果、组织保障七个部分,规范了国家层面对公立医疗机构的绩效评估和管理体制,妇幼保健机构的绩效评估与管理尚在研讨试点阶段,从提高政府部门整体绩效管理的效益出发,妇幼体系的绩效管理需要在体制机制上与公立医疗机构的绩效管理相衔接,为将来国家层面的行业统一管理奠定基础。

4. 重视人才队伍建设与考核,促进能力持续提升 妇幼保健人力资源是妇幼保健服务的核心要素。从前期对各地妇幼保健机构的绩效评价结果来看,我国妇幼保健人力资源数量不足、质量低下的问题是制约妇幼保健绩效提高和可持续发展的瓶颈,稳定的高素质妇幼保健卫生人力队伍是提高妇女和儿童健康水平的必要条件。本研究将人才队伍的建设作为政府投入的一项指标进行绩效考核,既是对政府投入状况的评估,也是对机构服务能力建设的综合评价。在实施大保健部和绩效考核的同时,也要求财政、人力资源和社会保障等部门对于妇幼保健机构紧缺的卫技人员提供政策和经费保障;对于大保健部改革带来的防保结合服务模式的转变,需要对关键岗位、成效突出的机构和部门在奖惩机制中提供福利保障,促使妇幼保健机构功能的充分发挥及服务能力的持续提升。

(二)卫生行政部门完善绩效考核机制

1. 绩效考核绩效管理挂钩 全面加强妇幼保健机构绩效评价与管理,大力推进绩效制度建设,将机构绩效考核结果与机构内部的绩效管理挂钩,通过绩效管理促进妇幼保健体系和妇幼保健机构内部管理的"三个转变",即从"重医疗"向"大保健"转变、从"重分配"向"重管理"转变、从"重项目"向"重效益"转变,使"大保健"的管理理念融入绩效管理各个环节,实现部门设置、服务提供、监督考核、绩效管理的有机统一。从国家级到地方建立规范的规章制度,并引导妇幼保健机构形成规范的内部管理流程与制度,实现规范化、科学化、合理化的妇幼保健服务绩效管理体系。

2. 建立激励约束机制 积极尝试根据绩效评价结果建立资金分配的"奖优罚劣"机制。将绩效评价结果作为预算编制的重要依据,与下一年度预算编制紧密结合,重点保障绩效高、管理好的机构或地区,减少绩效低、管理差的机构或地区的财政预算,以对其形成触动,提高其改善管理的自觉性。与此同时,以奖惩机制带动各级卫生部门和财政部门对绩效管理工作的重视,进一步完善妇幼保健服务绩效管理体系。

3. 促进相关资源整合协调利用 在绩效考核中增加对妇幼保健机构与相关机构协同作用的考核项目,妇幼保健机构作为专业指导机构的角色定位,通过绩效考核引导妇幼保健机构积极指导基层医疗机构开展健康教育、健康管理、个体保健等服务;对于超出服务能力的疑难重症,上转到有条件的综合医院的妇科、产科和儿科进行治疗,有利于促进在地方政府、相关行政部门的领导下,建立妇幼保健机构和综合医院、专科医院和基层医疗机构的协同服务机制。妇幼保健机构作为中国卫生服务体系的组成部分,在开展服务项目的同时,需充分发挥中国三级医疗服务网络的作用,与综合医院和基层医疗卫生机构建立双向转诊的协作关系,通过信息化建设、远程医疗、临床服务、双向转诊、学科建设、人才培养、医院管理等领域的深层次合作,实现资源共享,更好地为妇女儿童提供全生命周期的服务,提高医疗资源的整体社会效益。

4. 建立公平透明的反馈机制　建立评价结果公开公示制度,每年在相关部门通报绩效评价结果,并在一定范围内公开,使各地区政府和妇幼保健机构均了解各自的妇幼保健工作绩效评价结果及排位情况,促使其从综合管理、服务提供、社会效益及机构可持续发展等几个方面,努力提升本地区和本机构的妇幼保健工作水平。建立整改制度,将评价结果和专家意见及时反馈给被评价单位,对于存在的不足和问题,要求被评价单位提出整改意见,按时整改,并将整改情况上报卫生和财政部门。坚持以评价促管理。

(三) 妇幼保健机构主动推进"大保健部"改革与整体绩效改善

1. 以"大保健部"建设为内涵,绩效考核推进"大保健体系"建设　根据国家卫生计生委《关于妇幼健康服务机构标准化建设与规范化管理的指导意见》,落实各级妇幼保健机构大保健科室的建设,通过绩效考核促使各部门承担起各大妇幼保健部门的医疗和保健服务职能。孕产保健主要包括婚前、孕前、孕期、分娩期、产褥期保健服务等;儿童保健主要包括新生儿保健、儿童生长发育、营养、心理卫生、五官保健、儿童康复、儿童常见病诊治和中医儿童保健等;妇女保健主要包括青春期保健、围绝经期保健、老年期保健、心理卫生、营养、乳腺保健、妇女常见病诊治、生殖保健和中医妇女保健等;计划生育技术服务主要包括宣传教育、技术服务、优生指导、药具发放、信息咨询、随访服务、生殖保健和人员培训等。

2. 以人群需求为导向,实现防治融合,规范流程管理　妇幼保健机构是为保护、促进和提高妇女儿童健康水平服务的公益性事业单位,是防治结合的专业公共卫生机构。妇幼保健机构的功能定位应依据《中华人民共和国母婴保健法》,坚持妇幼卫生工作方针,以孕产妇保健、儿童保健和妇女保健为中心。在"大保健"概念下,明确孕产保健、妇女保健和儿童保健不同周期的三级卫生保健服务项目;在"大保健"概念下,针对妇女儿童的主要健康问题,采取预防和诊治手段、门诊和住院服务形式、院内和院外服务模式等综合措施和方式,为保护、促进和提高妇女儿童健康水平服务;在"大保健"概念下,融合保健与临床,实现防治结合,规范流程管理。

3. 以绩效目标为核心,强化妇幼保健绩效全过程管理 建立健全以绩效为核心,贯穿预算编制、执行、监督各环节的首尾衔接闭合的管理链条,实现上下互动,左右联合,各环节无缝衔接和信息共享。各级政府部门定期或不定期组织绩效考核与评价,促进妇幼保健机构对照绩效评价所确定的目标,开展绩效跟踪,按月度或按季度对妇幼保健服务目标的实施进度、阶段性目标完成情况、社会效益与预期目标偏差情况等进行跟踪管理,发现绩效目标出现偏差的,及时采取措施进行修正。政府部门以年度对目标实现程度进行综合评价,在此过程中,依照相关条例及有关规定进行问责,将结果与下一年度的预算安排挂钩,实现绩效管理目标。

4. 以精细化管理为方向,推进信息化和网络化管理 绩效管理和绩效评价应该逐渐成为机构常规工作的一部分,可以利用本次研究所得到的绩效评价指标体系,与妇幼信息管理系统进行适当的衔接,完善信息化建设与数据采集。为了便于操作与计算,简化评价过程,使评价工作逐渐成为一项常规工作,提高管理水平,建议研发相关的绩效评估软件,以妇幼信息管理系统为平台,使妇幼保健机构的信息管理水平再上一个台阶。为保证绩效指标数据采集的来源、计算过程与结果的准确性,制度实施之初就应对数据的采集指标、要求和流程进行规范,形成制度性的文件,明确归口管理的部门和科室,对任何新增和调整的内容或项目、改变核算方法或指标等事宜需要明确管理审批的主体和程序,为网络化、精细化的绩效管理奠定了坚实的数据基础。